Heidelberger Jahrbücher

HEIDELBERGER JAHRBÜCHER

XLI

Herausgegeben von der
Universitäts-Gesellschaft
Heidelberg

Springer-Verlag Berlin Heidelberg GmbH

Berlin Heidelberg New York
Barcelona Budapest Hongkong
London Mailand Paris
Santa Clara Singapur Tokio

Redaktionsausschuß:
Martin Bopp, Reinhard Mußgnug, Dietrich Ritschl,
Arnold Rothe, Friedrich Vogel, Hans Arwed Weidenmüller, Reiner Wiehl

Schriftleitung:
Professor Dr. Helmuth Kiesel
Germanistisches Seminar der Universität, Hauptstraße 207–209, 69117 Heidelberg

Assistenz der Schriftleitung:
Dr. Knut Eming

Mit 60 Abbildungen, davon 30 in Farbe

Die Heidelberger Jahrbücher erschienen seit 1808 unter den folgenden Titeln:
Heidelbergische Jahrbücher der Literatur. Jg. 1–10. 1808–1817
Heidelberger Jahrbücher der Literatur. Jg. 11–65. 1818–1872
Neue Heidelberger Jahrbücher. Jg. 1–21. 1891–1919
Neue Heidelberger Jahrbücher. Neue Folge. 1924–1941. 1950–1955/56
Heidelberger Jahrbücher. I ff. 1957 ff.

Die Verleger waren bis 1814 Mohr & Zimmer, bis 1820 Mohr & Winter,
1821–1828 Oswald, 1829–1839 Winter, 1840–1872 Mohr, 1891–1956 Koester,
seit 1957 Springer, alle in Heidelberg

Der Umschlag wurde von Hermann Zapf, Frankfurt a.M., entworfen. Er verwendete hierfür die von
ihm geschaffene Schrift „Michelangelo"
ISBN 978-3-540-63812-4   ISBN 978-3-662-01162-1 (eBook)
DOI 10.1007/978-3-662-01162-1

Ursprünglich erschienen bei Springer-Verlag Berlin Heidelberg New York 1997.
Satz und Datenkonvertierung: Ulrich Kunkel Textservice, Reichartshausen

Gedruckt auf säurefreiem Papier
SPIN: 10644628   20/3143-543210

Inhaltsverzeichnis

Hans Belting Deutsche Kunst und deutsche Identität 1

Peter Anselm Riedl Stilwechsel und Bewußtseinswandel....................... 21

Jörn Bahns Vom genius loci –
Heidelberg in der Malerei der Romantik...................................... 33

Klaus Heitmann Heidelberg aus italienischer Sicht 55

Arnold Rothe Abschied von einem Mythos?
Heidelberg im französischen Roman nach 1945 109

Birgit Sandkaulen Philosophie in Heidelberg 133

Susanne Weigelin-Schwiedrzik Ist der chinesische Markt
ein Phantom? Betrachtungen zur Integration
der Volksrepublik China in den Weltmarkt................................ 143

Hans-Günther Sonntag Wissenschafts-Technologie
und Gesundheits-Ökonomie-Management 163

Peter Hahn Interdisziplinarität in der Medizin............................ 175

Peter Gass Prionen als Erreger der Creutzfeld-Jakob-Erkrankungen
und der bovinen spongiformen Enzephalopathie (BSE) 199

Volker Ewerbeck Orthopädische Forschung –
Wo ist wegweisend Innovatives zu erwarten?............................ 211

Franz Josef Leven Aspekte der computerunterstützten
Informationsverarbeitung in der Medizin.................................. 225

Hochschule für Jüdische Studien

Gisbert Frhr. zu Putlitz   Integration und Identifikation 235

Daniel Krochmalnik Tora und Wissenschaft 239

Michael Graetz Judentum am Fin de siècle 241

Paul Kirchhof Mäzenatentum und Aufgaben des Staates
– Eine historische Betrachtung zur Gegenwart – 251

100 Jahre Karl Löwith

Peter Ulmer Karl Löwith 263

Wolfgang Wieland Karl Löwith in Heidelberg 267

Eugen Biser Karl Löwith: Kritiker – Deuter – Lehrer 275

Dominic Kaegi „Es ist mit unserem Leben etwas ganz
anderes geworden." Zwei Briefe von Löwith und Jaspers 285

Susanne Himmelheber Das Universitätsmuseum 297

Dieter Borchmeyer Heidelberg als geistige Lebensform
Neue Bücher im Umkreis der 800-Jahr-Feier der Stadt 305

Günther Debon Heidelberg – heimliche Hauptstadt
des geistigen Deutschlands? 329

Frieder Hepp Kurpfälzisches Museum: Heidelberger Stadtgeschichte 335

Mitteilung der Redaktion

Die Heidelberger Jahrbücher erscheinen hinfort ohne die Heidelberger Do-
zentenbibliographie, die ihnen bislang als Anhang beigefügt war. Sie wird aus
Kostengründen getrennt veröffentlicht und kann bei der Universitätsgesell-
schaft Heidelberg oder dem Rektorat der Heidelberger Universität angefordert
werden.

Mitarbeiter dieses Bandes

Dr. Jörn Bahns, Gustav-Kirchhoff-Str. 16/1, 69120 Heidelberg

Prof. Dr. Hans Belting, Staatliche Hochschule für Gestaltung, Durmersheimer Str. 55, 76185 Karlsruhe

Prof. Dr. Eugen Biser, Seniorenstudium der LMU, Leopold-Maximilians-Universität, Leopoldstr. 13, 80802 München

Prof. Dr. Dieter Borchmeyer, Germanistisches Seminar, Universität Heidelberg, Hauptstr. 207–209, 69117 Heidelberg

Prof. Dr. Günther Debon, Im Rosengarten 6, 69151 Neckargemünd

Prof. Dr. Volker Ewerbeck, Orthopädische Universitätsklinik, Universität Heidelberg, Schlierbacher Landstr. 200a, 69118 Heidelberg

Privat-Dozent Dr. Peter Gass, Pathologisches Institut, Universität Heidelberg, Im Neuenheimer Feld 220/221, 69120 Heidelberg

Prof. Dr. Michael Graetz, Hochschule für Jüdische Studien, Friedrichstr. 9, 69117 Heidelberg

Prof. Dr. Peter Hahn, Ludolf-Krehl-Klinik, Universität Heidelberg, Bergheimer Str. 58, 69115 Heidelberg

Prof. Dr. Dr. h.c. Klaus Heitmann, Romanisches Seminar, Universität Heidelberg, Seminarstr. 3, 69117 Heidelberg

Dr. Frieder Hepp, Kurpfälzisches Museum, Hauptstr. 97, 69117 Heidelberg

Dr. Susanne Himmelheber, Steingasse 9, 69117 Heidelberg

Dr. Dominic Kaegi, Philosophisches Seminar, Universität Heidelberg,
Schulgasse 6, 69117 Heidelberg

Prof. Dr. Paul Kirchhof, Juristisches Seminar, Universität Heidelberg,
    Friedrich-Ebert-Anlage 6–10, 69117 Heidelberg

Dr. Daniel Krochmalnik, Hochschule für Jüdische Studien, Friedrichstraße 9,
    69117 Heidelberg

Prof. Franz Josef Leven, Im Fuchsloch 21, 74199 Untergruppenbach

Prof. Dr. Gisbert Frhr. zu Putlitz, Physikalisches Institut, Universität
    Heidelberg, Philosophenweg 12, 69120 Heidelberg

Prof. Dr. Peter Anselm Riedl, Kunsthistorisches Institut, Universität
    Heidelberg, Seminarstr. 4, 69117 Heidelberg

Prof. Dr. Arnold Rothe, Romanisches Seminar, Universität Heidelberg,
    Seminarstr. 3, 69117 Heidelberg

Dr. Brigitte Sandkaulen, Philosophisches Seminar, Universität Heidelberg,
    Schulgasse 6, 69117 Heidelberg

Prof. Dr. med. Hans-Günther Sonntag, Hygiene-Institut, Universität
    Heidelberg, Im Neuenheimer Feld 324, 69120 Heidelberg

Prof. Dr. Peter Ulmer, Institut für deutsches und europäisches Gesellschafts-
    und Wirtschaftsrecht, Universität Heidelberg, Friedrich-Ebert-Platz 2,
    69117 Heidelberg

Prof. Dr. Susanne Weigelin-Schwiedrzik, Sinologisches Seminar, Universität
    Heidelberg, Akademiestr. 4–8, 69117 Heidelberg

Prof. Dr. Wolfgang Wieland, Philosophisches Seminar, Universität
    Heidelberg, Schulgasse 6, 69117 Heidelberg

Deutsche Kunst und deutsche Identität

Hans Belting

1.

Mein Thema mag eine gewisse Befremdung auslösen, denn der Titel kündigt ein Problem an. Deutsche Identität ist, das wissen wir alle, immer ein Problem gewesen oder wird gewöhnlich als solches dargestellt. Nach der neuesten Wiedervereinigung (es gab ihrer schon andere) ist das Problem wieder zu uns zurückgekehrt. Aber was ist mit Kunst? Ist sie nicht dazu da, uns von Problemen zu erlösen und sie im schönen Schein zu vergessen? Und ist im Volk der Dichter und Denker die Kunst nicht eine glückliche Erbschaft geworden? Die Dichter und Philosophen haben unser nationales Bewußtsein in historischen Zeiten nicht weniger geformt als die Staatsmänner, wie wir sie respektvoll nennen. Die Musiker haben deutsche Kultur in aller Welt verbreitet. Aber ich spreche von bildender Kunst, in der die Dinge etwas anders liegen. Die Deutschen haben sich mit dieser Kunst schwerer getan als mit Dichtung und Musik, weil gerade die Bildkünste, mit ihrer besonderen Bindung an öffentliche Wirkung, den schwierigen Kulturprozeß in Deutschland geradezu schmerzhaft spiegeln. Von Kunst zu sprechen, bedeutet hier immer, ihre ganz besondere Geschichte in Deutschland mit zu denken.

Diese Besonderheit verstärkt sich, wenn nicht von Kunst allgemein, sondern von deutscher Kunst die Rede sein soll. Da lagen die Selbstzweifel, nur schwach kaschiert, als Rechtfertigungen und Beteuerungen immer nahe. Mein kleines Buch über dieses Thema hat offenbar soviel Unbehagen erregt, daß es keine Diskussion auslöste, so sehr es auch seine Leser fand. Heute ergreife ich die Gelegenheit, diese Gedanken in mehrfacher Hinsicht zu erweitern. Man kann sich aber mit Recht fragen, ob es nicht altmodisch ist, Kunst überhaupt noch in nationale Begriffe zu fassen, also in unserem Falle deutsche Kunst in ihrem Deutschsein zum Thema zu machen. Der Kunstmarkt kennt keine nationalen Grenzen mehr. Längst haben wir die westliche Kunst der Moderne mit ihrem Focus in den USA verinnerlicht. Schon rücken die neuen Medien eine globale Welt in unseren Blick. Wie ist es dann noch möglich, von deutscher Kunst zu reden?

Eigenartigerweise kommt es in Deutschland immer wieder dazu, daß sich die Gemüter über deutsche Kunst erhitzen. Es gehört geradezu zur deutschen Kunst, daß sie in Deutschland Streit erzeugt. Wo anders hat es den Konflikt um *Entartete Kunst* gegeben? Die Nazis haben ihn nicht erfunden, sondern nur zugespitzt, wobei sie im neuerbauten Haus der Kunst in München eine Gegenausstellung eröffneten, die den Titel *Deutsche Kunst* trug. Schon in wilhelminischer Zeit war der „Kampf um die Kunst", der 1911 die deutsche Öffentlichkeit spaltete, ein Streit um deutsche Kunst. Und nach der Wiedervereinigung kehrt der Streit, diesmal in Gestalt der deutsch-deutschen Nachkriegskunst, erneut wieder. Als in der neuen Nationalgalerie in Berlin kürzlich drei ehemalige DDR-Maler in der Ausstellung auftauchten, die im übrigen zu 98% von Westkünstlern bestritten wird, rauschte es böse im Blätterwald. Schon wieder zeigt sich, wie gefährdet unser Selbstbewußtsein ist, wenn es um Kunstfragen geht. Wir schauen nicht gerne in das Doppelgesicht deutscher Kunst, weil nichts so drastisch unsere doppelte Nachkriegsgeschichte repräsentiert wie dieses ungleiche Doppelerbe, das wir so gerne auf den Gegensatz von unfreier Staatskunst und freier Marktkunst bringen. Der Streit um die Mitgliedschaft in der Berliner „Akademie der Künste", deren Ost-Pendant aufgelöst wurde, ist in dieser Hinsicht aussagekräftig genug. Für viele ist das Thema schon deswegen ungenießbar, weil sie am liebsten die DDR in unserer nationalen Biographie auslöschen möchten: sie geben sich der Hoffnung hin, die Geschichte abschaffen zu können, so wie wir die DDR, mit deren eigenem Willen, abgeschafft haben.

Aber das deutsche Thema sieht in der Kunst schon auf eine respektable Nachkriegs-Tradition in Westdeutschland zurück. Manchmal hat es den Anschein, als wäre es von jungen Malern in den 60er Jahren provoziert worden, die aus der DDR überwechselten: ich nenne nur Gerhard Richter und Georg Baselitz. Aber das wäre zu kurz gegriffen. Seit die Malerei wieder gegenständlich wurde, kamen die deutschen Themen zurück (in der Abstraktion erledigt sich das Problem von selbst). Die Stoffe waren eindeutiger deutsch als die Kunst selber, so sehr diese manchmal an einen altdeutschen Expressionismus anschloß. Auch andere Maler entwickelten oder parodierten eine deutsche Ikonographie, mit der Anselm Kiefer die Gemüter am meisten erhitzte. Es gehört zu deutscher Kunst, daß ihr weltanschauliche Themen nahe liegen oder nahe gelegt werden, wobei manchmal der Ausweg die Subversion ist. Immer noch aber ist die Diskussion um einen „deutschen Sonderweg" in der Kunst, um einen alten Begriff auszuleihen, nicht ganz ausgeleuchtet. Deutsche Kunst war nach dem Krieg so diskreditiert, daß man hoffte, sie ginge in der allgemeinen Westkunst auf. Unsere kulturelle Identität war synonym mit einer westlichen Moderne, ob man die nun in Paris oder in New York aufsuchen ging. Da war für eine deutsche Identität auch in der Kunst so wenig Platz, als befürchtete man eine Rückkehr in dunkle Zeiten. Die moderne und die deutsche Identität konnten sich nur gegenseitig widerlegen. Allein die kontroverse Vaterfigur eines Joseph Beuys, der den tiefsinnigen Ernst der Weltverbesserung wie ein Magier aus deutscher Frühzeit repräsentierte, weckte in Deutschland schrankenlose Verehrung, sobald er in New York anerkannt wurde. Die Kölner Galerieszene ist aber weiterhin vom schon ermüdeten Gegensatz zwischen lupenreiner Westkunst und deutschstämmiger Kunst geprägt, der beide Male an westdeutschen Künstlern demonstriert wird.

Diese Vorgänge sind um so erstaunlicher, als moderne Kunst gewöhnlich ganz persönlich geprägt ist und als Museumskunst, wie man meinen sollte, ohnehin auf einem neutralen Terrain residiert. Kollektive Themen, wie es das deutsche Thema ist, waren ihr fremd, und öffentliche Aufgaben mißlangen ihr meist gründlich. Ließ sie sich auf die Welt ein, so war es keine nationale Welt, sondern die reale Umwelt einschließlich ihrer Medien (die Pop-Art mag dafür als Beispiel dienen). Geschichte lag ihr fern, es sei denn als Geschichte der Kunst, die das fortgesetzte Kunstschaffen rechtfertigen sollte. Es fällt vor diesem Hintergrund auf, daß Geschichte in den Themen der deutschen Kunst eine besondere Rolle spielt, was sich daraus erklären mag, daß Identität in Deutschland nicht allein ein persönliches Problem ist, sondern in deutscher Geschichte einen Prüfstand besitzt, an dem sie wie ein Glaubensakt erprobt wird. Deshalb politisierte sich der Bilderstreit in der deutschen Kunst im gleichen Maße, wie er an ästhetischen Fragen vorbeizielte.

Ich möchte nach dieser Einführung die aktuelle Szene wieder verlassen, in der es keine Ergebnisse gibt, sondern nur Parteinahmen. Doch ermuntert die aktuelle Diskussion dazu, einen Streifzug durch die Geschichte anzutreten und dort nach Spuren zu suchen, an denen sich vielleicht ablesen läßt, wie es dazu kam, daß die Kunst Fragen der deutschen Identität auslöste. Lange schien die deutsche Geschichte von Auschwitz so blockiert, als habe sich daneben alles, was einmal von Bedeutung war, in Bedeutungslosigkeit aufgelöst. Doch bedeutet die Wiedervereinigung auch in dieser Hinsicht eine Wende. Die Geschichte, ob wir das nun mögen oder nicht, kehrt mit einer Macht zurück, die durch lange Verdrängung nur gewachsen ist. Wir beginnen uns wieder zu fragen, wer eigentlich die Deutschen gewesen sind, um uns selber verstehen zu können. Dieser Frage dient auch die Exkursion in die Geschichte, die ich hier unternehme. Die Frage lautet nicht, wie deutsch deutsche Kunst war, sondern eher, was die Deutschen in diesem Spiegel gesehen haben und wie sich darin ein deutsches Geschichtsbewußtsein abbilden konnte, zu dem eine ebenso spezifische Streitkultur gehört.

2.

Aber ich möchte noch ein anderes Stichwort einschieben und daran erinnern, daß sich die Deutschen selber bescheinigt haben, wie schwer sie sich mit der bildenden Kunst taten. Wenn Kunst, anders als die Musik, nicht gleich in die Seele drang, sondern zuerst das Auge füllte, das immer ein Organ der Welt ist, so sahen sie sich von Unbehagen ergriffen. Die „Innerlichkeit", an der sie hingen, war in Musik und Dichtung, so meinten sie, freier zugänglich als in der bildenden Kunst, in der die Bilder fertig vor das Auge traten. So schien die visuelle Welt mehr Widerstand zu bieten als die Welt der Gedanken und der Phantasie. Es sei unbestritten, daß die visuelle Intelligenz in Deutschland weniger zum Zuge kam als in romanischen Ländern. Die Frage ist nur, ob dieses Defizit aus einer deutschen Veranlagung oder eher aus den Erfahrungen mit der deutschen Geschichte zu erklären ist, also im Licht der Mentalitätengeschichte verstanden werden muß.

Öffnete man sich in Deutschland einmal der Kunst, so geschah es geradezu mit dem Wunsch nach Erlösung oder in der Sehnsucht nach einer Harmonie mit der Welt, die nur südliche Kunst erfüllen konnte. Ein Klassiker der deutschen Kunstliteratur, Jakob Burckhardts 1855 erschienenes Buch „Der Cicerone", versteht sich, wie der Untertitel lautet, als „Anleitung zum Genuß der Kunstwerke Italiens". Rilkes bedeutendster Kunsttraktat ist dem französischen Bildhauer Rodin gewidmet, und Peter Weiss beschrieb in seiner „Ästhetik des Widerstands" mit einer wahren Leidenschaft die französischen Gemälde im Louvre. Als deutsche Kunst in der Romantik zum leidenschaftlichen Thema der Literaten wurde, setzte Goethe, dem diese Entwicklung ein Dorn im Auge war, dagegen die Veröffentlichung seiner „Italienischen Reise", die, trotz ihrer autobiographischen Textform, seine bedeutendste Äußerung zur bildenden Kunst geblieben ist.

Im Fernweh nach einer anderen, schöneren Welt liegt ein ungestilltes Weltbedürfnis, ein Mangel an Welt, der von bildender Kunst erst recht zum Vorschein gebracht wurde. Aus lauter „Verlangen nach Weltgenuß" verschrieb Faust seine Seele sogar dem Teufel, wie Thomas Mann in seiner berühmten Rede „Deutschland und die Deutschen" ausführte, die er einen Monat nach Kriegsende in Washington hielt. „Weltbedürftigkeit" und „Weltscheu" seien beide im deutschen Charakter angelegt, so daß die kosmopolitische immer mit der provinziellen Haltung abwechsele. Selbst der Nationalismus sei hierzulande als „eine Form deutscher Weltfremdheit" hervorgetreten, im Sinne einer Fremdheit in der Welt. Kunst sollte sich mit unserer Seele füllen, statt uns mit der Augenwelt zu verbinden. „Soll Faust der Repräsentant der deutschen Seele sein, so müßte er musikalisch sein, denn abstrakt und mystisch, d.h. musikalisch, ist das Verhältnis des Deutschen zur Welt." Deswegen tritt der „deutsche Tonsetzer Adrian Leverkühn" in Thomas Manns Roman „Doktor Faustus" als der neue Faust auf. Schon Martin Luther, der „musikalische Theolog", habe die deutsche Sprache mit der deutschen Musik verbunden, nachdem er – wie wir hinzufügen dürfen – die katholischen Bilder in der Religion abgeschafft hatte und damit die Spaltung der deutschen Kunst einleitete. Die Bilder lösten, wie die Welt selber, den Impuls aus, sich gegen sie zu behaupten und sie durch Theorie zu beherrschen.

Die Theorielastigkeit der Deutschen, wenn es um die Kunst ging, wurde schon in der Napoleonzeit von Madame De Staël in ihrem berühmten Buch „De l'Allemagne" scharf skizziert. „Wenn man sich mit den Künsten in Deutschland beschäftigt, fühlt man sich veranlaßt, mehr von Schriftstellern als von Künstlern zu sprechen. In jeder Beziehung sind die Deutschen stärker in der Theorie als in der Praxis." Und im gleichen Kapitel XXXII: „Die Deutschen denken lieber über die Kunst nach, als daß sie sie betreiben. Kaum haben sie davon einen Eindruck, ziehen sie eine Menge Ideen daraus... Das ist ein großer Nachteil besonders in den Künsten, wo alles Empfindung ist: man analysiert sie, bevor man sie wahrgenommen hat. Nachher hat man gut reden, man wolle auf die Analyse verzichten, aber man hat vom Baum der Erkenntnis (*science*) gegessen, und die Unschuld des Talents ist dahin."

Eine kontroverse Identifikationsfigur des deutschen Künstlers war, von allem Anfang, Richard Wagner selbst für diejenigen, die seine Kunst bewunderten. In seinem „Gesamtkunstwerk", das sich weltflüchtig an die Stelle der Welt setzt, wird die bildende Kunst zur bloßen Dekoration in einer Synthese der Künste, in der die Musik herrscht. Als Hans Thoma, der badische Landschaftsmaler, 1896 in Bayreuth eingeführt wurde, entwarf der Maler die Kostüme für den „Ring der Nibelungen", unterwarf sich also willig der Hoheit der Bühnenkunst. Das widersprüchliche Deutschtum Wagners bereitete allerdings seinen Anhängern Sorge, die sich nur noch vergrößerte, seit es von den Nationalsozialisten mißbraucht wurde. Thomas Mann suchte die Öffentlichkeit noch einmal zur Balance zu bewegen, als er einen Monat vor seiner eigenen Ausbürgerung, im Februar 1933, in der Münchner Universität seinen Vortrag über „Leiden und Größe Richard Wagners" hielt. Die Balance allerdings ist prekär. In Wagners Kunst wird der „metaphysische Drang" als eine deutsche Eigenart, die „Weltgenießbarkeit" dagegen als eine übernationale Qualität entdeckt, die er keinem Mißverständnis ausliefern will. Er ruft also in der Debatte um deutsche Kunst, in der man damals jedes Maß verlor, zum rechten Maß auf, als hätte Wagner selber Maß gehalten, wenn immer er sich zum deutschen Thema äußerte und es kurzerhand in einem germanischen Mythos auflöste. „Wagners Kunst ist die sensationellste Selbstdarstellung und Selbstkritik deutschen Wesens ..., das sie kritisch-dekorativ verherrlicht." Ihr Nationalismus sei ganz „mit europäischer Artistik durchtränkt", so daß man sie nicht auf den simplen Begriff des Deutschen bringen dürfe.

Warum ist aber von Richard Wagner die Rede, der für visuelle Kunst allzu oft blind war? Zwar war er im Alter, wie aus seiner Schrift „Religion und Kunst" hervorgeht, reichlich spät ein Bewunderer der „Sixtinischen Madonna" in Dresden geworden. Aber in früheren Jahren hatte er, worauf Thomas Mann in der genannten Rede hinweist, in einem Brief an Mathilde Wesendonck eingestanden, daß „mir das Auge ... nicht genügt", um die Welt wahrzunehmen, und sich als Vandalen bezeichnet, „der seit einem Jahresaufenthalt in Paris nicht dazu gekommen ist, das Louvre zu besuchen. Sagt Ihnen das nicht alles?" Das war allerdings selbst Thomas Mann zuviel, der mit der Bemerkung protestiert, er fühle sich „dadurch in der Seele der Malerei gekränkt", und fortfährt: „Die Malerei ist eine große Kunst, so groß wie das Gesamtkunstwerk." Damit berührt er einen heiklen Punkt, denn das Gesamtkunstwerk, wenn es im Namen aller Künste auftritt, hebt nicht nur das Recht jeder einzelnen Kunst, sondern auch das Recht des Lebens auf, neben der Kunst zu existieren. Wagner wurde deshalb eine Identifikationsfigur der Deutschen, weil er seine eigene Kunst zu einem nationalen Anliegen erhob und für sie eine nationale Bühne im wörtlichen Sinne schuf. Sowohl das Übermaß sowie die Weltflucht lenken den Blick auf das „zu wenig" und das „zu viel", die in der deutschen Kunst nahe beieinander liegen. Die Rezeption Wagners ist auch in der bildenden Kunst Deutschlands, mit ihrem Hang zum Seelendrama, gehörig zu Buche geschlagen.

Man hätte gern in Böcklin einen Maler vom Range Wagners ins Feld geführt, als 1911 der „Kampf um die Kunst" entbrannte, in dem deutsche Künstler gegen die Museumsankäufe von französischen Bildern protestierten. Julius Meier-Graefe stellte seine Streitschrift gegen den Nationalismus in der deutschen Kunst 1905 unter den Titel „Der Fall Böcklin". Er erregte großes Aufsehen damit, daß sein Titel an Nietzsches Kampfschrift „Der Fall Wagner" erinnerte. War aber Böcklin wirklich der Wagner der Malerei? Er war es nicht, obwohl sein Hang zur Bühnenwirkung und zum Mythos an Wagner erinnern mochte. So brach der Streit mangels eines passenden Protagonisten bald zusammen und wandte sich ausländischen Feindbildern zu. Der nationale Ton im Umgang der Deutschen mit der Kunst hat immer gerne die mangelnde Überzeugung mit einem Überschuß an Emphase kompensiert. Dort, wo der deutschen Kunst die Glanzlichter fehlten, wurde sie ersatzweise als nationales Ideal gegen das Feindbild einer internationalen Moderne auf den Schild gehoben, obwohl nationale Kriterien in der modernen Kunst längst altmodisch waren. So haftete dieser Diskussion schon in der wilhelminischen Zeit ein Anachronismus an – was man deswegen ausdrücklich feststellen muß, weil der Streit um die „Entartete Kunst" erst eine ganze Generation später ausgebrochen ist.

Es weckt mein Interesse, daß man in Deutschland immer auf der Suche war, ob man deutsche Kunst fände, und sich manchmal allen Ernstes fragte, ob es sie überhaupt gäbe. So schreibt der Maler Thoma an den Heidelberger Kunstgeschichtsprofessor Thode 1905: „Wenn man fragt: was ist deutsch? So muß man unbedingt den Grünewaldschen Altar" nennen. Warum befragte man aber dazu die Kunst? Wollte man sich erst von der Kunst die Existenz des Deutschtums bestätigen lassen? Der Briefpartner Thode bekannte sich seinerseits zu deutschen Ängsten, wenn er an Thoma schrieb: „Die Rettung der Idealität durch die Kunst in der Zeit, in welcher die Religion bedeutungslos geworden." Sobald die Kunst eine solche Identität übernahm, war es kein Wunder, daß das nationale Etikett nur ein Notname war. Es war alles auf ein Mißverständnis hin angelegt, wenn man alle heimatlos gewordenen Ideale gläubig auf die Kunst übertrug, zumal sie in Frankreich ausgerechnet jene moderne Welt zu ihrem Thema machte, der man doch in der Kunst hatte entfliehen wollen. Gottfried Benn beschwert sich in seinem Text „Kunst und Drittes Reich" erbost über den Einwand, „daß Dürer sein Deutschtum gefährdete", als er sich den Proportionsstudien der italienischen Renaissance widmete. Es sei ein „jahrhundertaltes deutsches Problem", nach der „deutschen Substanz" zu suchen, und so sei es kein Wunder, daß die Nazis sich dieses wohlfeilen Arguments bemächtigt hätten. Er schließt daran die Hoffnung, „daß es eines Tages eine europäische Tradition des Geistigen geben wird, der auch Deutschland sich anschließt". Als diese Tradition nach Kriegsende wie ein Ausweg erschien, war aber Europa schon in den Sog der USA geraten.

3.

Der Verlauf der modernen Kunstdiskussion bei den Deutschen hinterläßt Fragen, die in der These von einer mangelnden Veranlagung der Deutschen für den Augensinn und das Kunstschöne noch keine befriedigende Antwort finden. Sie laden deshalb zu einem Gang durch die deutsche Geschichte ein, in der sich ganz besondere Umstände finden lassen, von denen der Umgang mit den Bildern gestört wurde. Das deutsche Problem mit der Kunst beginnt allemal als Problem mit den Bildern, was sofort deutlich gemacht werden soll, wenn man es nicht ohnehin ahnt. Aber ich will noch zwei Bemerkungen vorausschicken. In den Schwellenzeiten, in denen sich ein deutsches Bewußtsein bildete, war es beide Male die Sprache, welche zum Medium der Einigung wurde, während die Bilder Mißtrauen erweckten oder verjagt wurden. In der Lutherzeit wirkte das sprachschöpferische Werk des Reformators weit über die Religion hinaus, und in der Goethezeit gelang die Emanzipation von französischer Zivilisation in der Sprache, während sie in der Kunst mißlang, so heftig sie auch dort versucht wurde. Die zweite Bemerkung gilt der problematischen Rolle von Öffentlichkeit in Deutschland, sobald sie im 19. Jahrhundert nicht mehr von den Höfen und den Kirchen garantiert wurde. Der Rückzug in die Innerlichkeit war auch ein Rückzug aus der Öffentlichkeit, der

durch das Scheitern der nationalen Kräfte im Bürgertum verstärkt wurde, und
so war es kein Wunder, daß eine öffentliche Kunst hierzulande wenig Chancen besaß. Der Blick auf den Salon in Paris, den die Deutschen nie kannten,
mag das Problem beleuchten.

Das große deutsche Mittelalter kannte das Problem nicht, von dem die Rede ist. Es dachte ohnehin übernational (allemal vornational) und reichs-
römisch. Daran änderte auch die französische Gotik nichts, als man sie hierzulande einführte und eindeutschte, so gut es ging. Dieses Klima änderte sich
im Zeitalter der Reformation, als die Kunst die Prüfung der Religion bestehen
mußte, wobei übrigens Scharen von Künstlern arbeitslos wurden und um Um-
schulung baten, da die Bilder verboten waren. In Wittenberg ließ sich der
Maler Lukas Cranach d.Ä. von seinem Freund Luther dabei beraten, religiöse
Bilder neuer Art zu erfinden, welche ähnlich wie Merksätze fungierten
(Luther sprach von Merkbildern) und die Unähnlichkeit mit den katholischen
Bildern zum Thema machten. In den deutschen Inschriften und in den deutschen Charakterköpfen etwa auf dem Altarbild von Weimar, wo Luther und
sogar der Maler Cranach aufrecht unter dem Kreuz stehen (Luther mit der Bibel

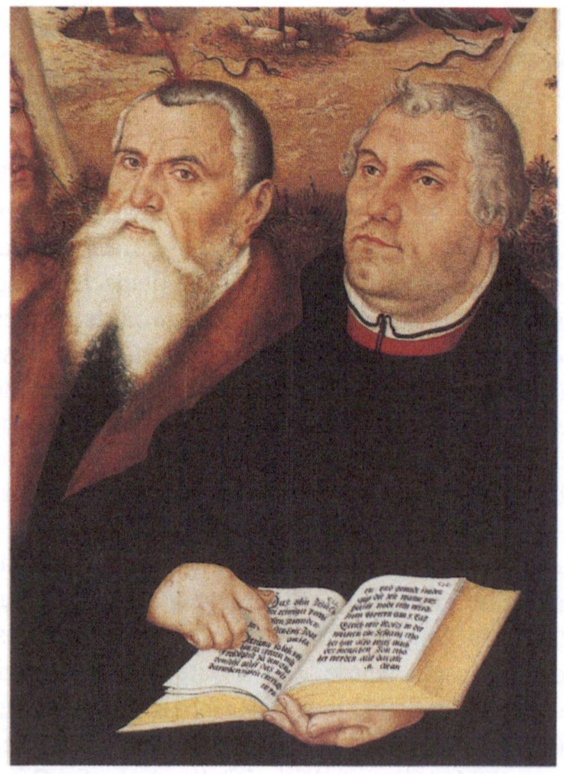

Abb. 1. L. Cranach d.J., Kreuzigung im Weimarer Altar (1555). Detail: Luther und Cranach d.Ä.

in der Hand), erscheint eine neue Kunst, die ebenso konfessionell wie deutsch war. Damit war das Reich in der Bilderfrage gespalten und ging jede Unschuld in der Kunst verloren, die sich pflichtschuldig um den rechten Ernst bemühte. Ein deutscher Künstler mußte sich fortan entscheiden, ob er katholisch oder evangelisch malte. Der deutsch-deutsche Bilderstreit erlebte seine Geburtsstunde.

Manche Künstler waren froh, wenn sie die Religionsfrage vermeiden und statt dessen antikisch, also weltlich malen durften. Aber hier begann ein neues Problem. Weltlich zu malen, war genau so gut wie „welsch" zu malen, also die Kunst aus Italien zu importieren und sie doch nicht so authentisch auszuüben, wie es die Italiener taten: bald war „welsch" ein Synonym für fremd und undeutsch. Noch einmal war die Kunst gespalten. Albrecht Dürer reiste zweimal in den Süden, um die Renaissance (nicht der Antike, sondern der Kunst) in Nürnberg einzuführen. Aber in der deutschen Heimat stürzte er nicht nur in eine Theoriekrise, weil Kunst in Deutschland der Rechtfertigung bedurfte, sondern auch in eine Krise der Identität. Im einen Falle ist es der Zwang zur Theoriebildung, im anderen Falle der Zwang zum Selbstbildnis, der seine Probleme verdeutlicht, wie S. Gohr in einem schönen Essay zur gestörten Kunstgeschichte Deutschlands dargelegt hat. Dürer hat nicht nur das berühmteste Selbstbildnis der Kunstgeschichte, sondern auch seine Bücher über die Lehre der Kunst aus einer inneren Not geschaffen.

Der vielbesprochene „Niedergang", den die deutsche Kunst nach der Dürerzeit erlebte, hatte eine Reihe von Gründen, die mit dem Ausfall großer Kunstzentren beginnen. Die deutsche Kleinstaaterei, begünstigt von dem konfessionellen Streit, zersplitterte auch die Kunst und verkleinerte sie in regionalen Aufgaben, wie W. Braunfels in seinem großen Werk zur „Kunst im heiligen römischen Reich deutscher Nation" meisterlich beschrieben hat. Das visionäre Politikspiel der Habsburger tat ein übriges, um die Peripherie zu stärken und die besten Kräfte aus den deutschen Kernlanden abzuziehen. In Spanien, in den spanischen Niederlanden und im Prag Rudolphs II. schätzte man katholische Themen und italienische Maler. In den Bildergalerien waren deutsche Künstler selten vertreten, und in den Kunstakademien, angeführt von der Pariser Akademie Ludwigs XIV., setzte sich mit zentralistischer Macht die klassische Doktrin durch, in der Italiener und Franzosen um den ersten Rang stritten. Sandrarts „Teutsche Academie" war dagegen nur eine private Zeichenschule in Nürnberg. Als die Akademien während des 18. Jahrhunderts allmählich in Deutschland Fuß faßten, waren die Kunstideale, die man hier pflegte, ein fremder Import. Die Romantiker riefen deshalb bald zum Widerstand gegen diese Überfremdung auf und erinnerten trotzig an die Zeit Dürers, als die Kunst noch deutsch gewesen sei (was, wie wir sahen, auch nur die halbe Wahrheit ist).

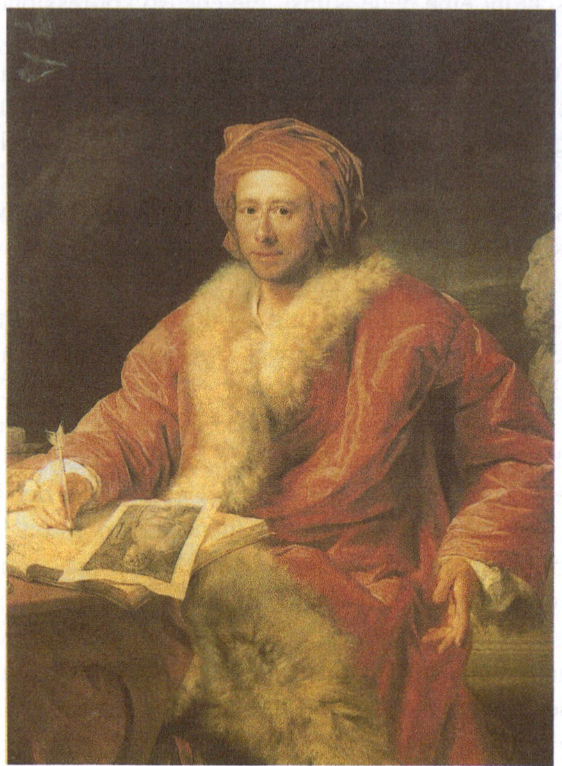

Abb. 2. A. Maron, Bildnis J.J. Winckelmann (1768) Weimar, Schloßmuseum

Aber zunächst wollten die deutschen Künstler zu „Kunstgriechen" werden,
bevor sie sich auf ihre deutsche Natur beriefen. Johann Joachim Winckelmann, der größte deutsche Kunstschriftsteller, trat in Dresden zum katholischen Glauben über, um mit einem Stipendium 1755 nach Rom gehen zu können, wo er aber die Griechen mit der Seele suchte. Er wollte, wie er damals in
einem Brief sagt, kein (lutherischer) Pfarrer werden und konnte kein
(katholischer) Maler sein. So wurde er ein (heidnischer) Kunsttheologe. Die
Griechen waren damals als Staat noch gar nicht vertreten und eigneten sich
umso besser als Repräsentanten eines utopischen, also übernationalen Kunsti-
deals. Wenn man sie nachahmte, war man alle anderen Nationen in der Kunst
los, aber tauschte dagegen eine unerreichbare Klassik ein, der man erst recht
nicht genügen konnte. Dresden war für die deutsche Kunst, was Weimar für
die deutsche Literatur wurde. In seiner Schrift über die „Nachahmung der
griechischen Werke" (ein Plädoyer für die Nachahmung eines absoluten Ide-
als und also eines Modells, das sich ernsthaft gar nicht nachahmen ließ) forderte Winckelmann seine Leser auf, „nach Athen (zu) reisen". Aber Athen lag

in den Antikensammlungen in Dresden, seit August der Starke, wie wir weiter lesen, „die Künste als eine fremde Kolonie in Sachsen eingeführt" hatte.

4.

In Dresden begannen eine Generation später auch erste Versuche mit einer deutschen Kunstliteratur, die man französischen Vorbildern und vor allem den Salonbeschreibungen Diderots abgesehen hatte. Im zweiten Band des *Athenaeum*, das die Brüder Schlegel herausgaben, findet sich ein fingiertes „Gespräch" über die Dresdner Gemälde, das den Kunstsinn der Deutschen anfachen sollte. Immer noch fallen die Schatten der Konfessionsspaltung darauf, wenn man vor Raffaels Sixtina von Schuldgefühlen ergriffen wurde, ein katholisches Altarbild zu bewundern. „Sie sind in Gefahr, katholisch zu werden", warnt ein Gesprächsteilnehmer die Wortführerin. Der einzige Ausweg lag darin, eine Kunstreligion aus der Taufe zu heben, in welcher der alte Konfessionsstreit obsolet wurde und die katholischen Themen sich in der Kunst auflösten. Einige Künstler aber ließen sich von den Parolen des Tages verwirren und trafen zum Katholizismus über, nur um die ersehnte Unschuld der Bilder wieder zu gewinnen.

Aber die Verführung zur Kunstreligion trug die andere Verführung in sich, auch den Gehorsam gegenüber dem Pariser Klassizismus aufzukündigen und das Kunsturteil auf deutsche Beine zu stellen: also nicht nur klassische Kunst mit deutschen Augen zu sehen, sondern auch deutsche Kunst gegen den internationalen Standard zu setzen. So begann die Romantik als eine intellektuelle Revolte, wenn es auch noch bis zu Napoleons Besetzung und den Freiheitskriegen dauerte, bis die Deutschen Mut faßten zum eigenen Mut (in dem sie, wie bekannt, allzu rasch wieder enttäuscht wurden). Aber in Weimar wurde Alarm geschlagen. Die Zeitschrift „Weimarer Kunstfreunde" wetterte gegen den Anachronismus des „altertümelnden christkatholischen Kunstgeschmacks, der recht mit Gewalt zur alten Deutschheit zurückkehren wollte" und damit das Ideal der Kunst verriet; zwar ließ sich der alte Goethe in Heidelberg im Palais Boisserée zur altdeutschen Kunst bekehren, aber von einer neudeutschen Kunst, die in seinen Augen nur alle mühsam errungenen Kunsturteile relativieren konnte, wollte er nichts wissen. Mit Heinrich Meyer, seinem Weimarer Kunstberater, warnte er noch 1816 vor einer religiös-patriotischen Kunst, doch konnte er den Lauf der Dinge nicht mehr aufhalten.

Im gleichen Jahr 1816 begann er aus ähnlichen Gründen mit der Veröffentlichung seiner „Italienischen Reise", die allerdings schon dreißig Jahre zurück lag, aber im Buch jetzt eine kunstpolitische Mission erfüllen sollte. Dazu gehörte wieder einmal der Blick auf Rom, um die Maßstäbe zurecht zu rücken. Die Kunst war für ihn, als Kind der Aufklärung, keine deutsche und auch keine private, sondern eine universale Sache. Da er die alten Notizen vernichtete,

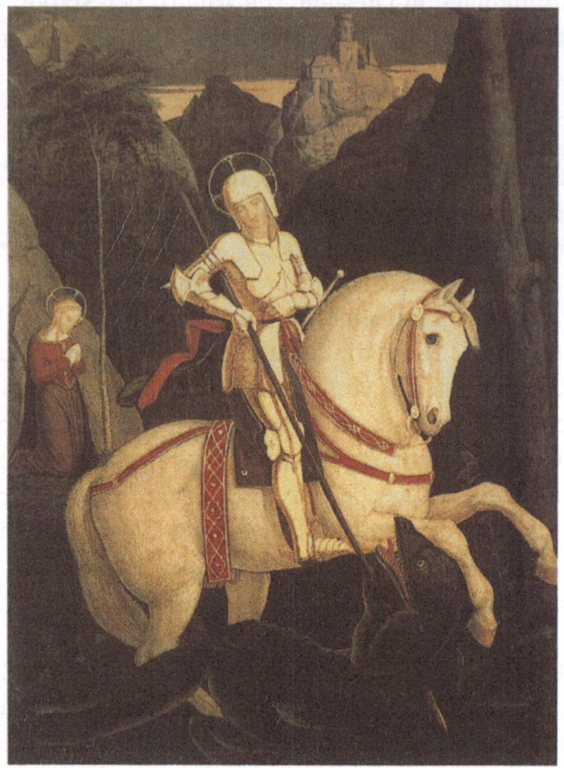

Abb. 3. F. Pforr, Drachenkampf Georgs (Frankfurt, Städel)

können wir über die neue Textfassung wenig sagen. Es steckt eine aktuell
klingende Mahnung in seiner Bemerkung, daß er in Rom nicht „der bloß Be-
schauende und Denkende" hatte bleiben wollen, um die Kunst durch praktische Kenntnis zu erlernen. „Die Kunst ist deshalb da, daß man sie sehe, nicht
davon spreche", heißt es im selben Zusammenhang, in dem auch zum ersten
Mal das Schimpfwort „Kunstgeschwätz" fällt. Aber selbst Goethe, der Augen-
mensch, war von der Schuld gequält, allzu rasch dem Kunstgenuß zu verfal-
len. So widerstand er in Rom auch der „Besitzeslust", wie er sie nennt, Kunst
zu kaufen. Anders als der sprichwörtliche Kunstkäufer aus England wollte
Goethe Kunst an sich verstehen und ermahnte sich deshalb: „Ich bin nicht hier,
um nach meiner Art zu genießen." Nein, „ausbilden" wollte er sich zum Kul-
turmenschen. Schon die Gipse der Antiken hinderten ihn beim Aufwachen,
„in Barbarei zurückzufallen", womit er wieder ein deutsches Klischee benutzt.
An seinem Malerfreund Tischbein rühmte er, „wie ganz original deutsch er
sich aus sich selbst herausbildete". In sich selber aber vereinte Goethe zwei
Neigungen, die sich nachher in zwei akademische Disziplinen spalteten: die
abstrakte Kunstphilosophie und die empirische Kunstgeschichte.

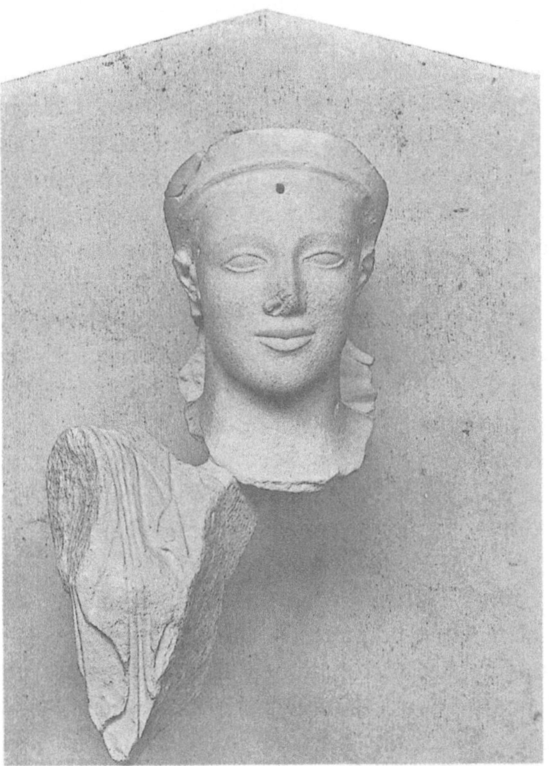

Abb. 4. Athena vom Aphaiatempel in Ägina (München, Glyptothek)

Goethe der Kosmopolit mißverstand aber lange den romantischen Wunsch nach Selbstfindung und Wurzelsuche. Doch lieferte er im Entwurf für einen nie vollendeten Essay zur deutschen Kunst dafür die beste Formulierung, als er notierte, es sei „vielleicht bei keiner anderen Nation" möglich, „daß die Künstler allen hergebrachten Vorteilen einer ausgebildeten Kunst" (dem antikischen Kanon der Akademien also) „entsagten und in den Schoß der Mutter" zurück strebten. In einem späten Zusatz der „Italienischen Reise" warf er ihnen mangelndes Selbstvertrauen vor, wenn sie sich „zu dem Älteren, Unvollkommenen wendeten". Er kommentiert hier die Suche nach den Ursprüngen, die in der modernen Kunst zum ersten Mal von sich reden macht und hundert Jahre später im Primitivismus ihren Gipfel erreichen sollte. Die romantischen Maler suchten bei den alten Meistern, die vom Fortschritt der Kunst ein für allemal überwunden schienen, nichts anderes als die Natur und das Natürliche, das keinen akademischen Regeln unterworfen, sondern einfach geblieben war. Auf diesem Wege wollten sie auch ihre eigene Natur entdecken, die nur deutsch und nicht griechisch sein konnte, um dieser Natur, selbst im Wider-

spruch zu den Antikenidealen der deutschen Intelligenz, Ausdruck zu verleihen.

Goethe war selber auf der Suche nach der Natur und schien etwas ganz
Ähnliches zu sagen, wenn er in der Kunst die „wahren und natürlichen Gesetze" forderte, wie sie von „den höchsten Naturwerken hervorgebracht werden:
das muß die Seele erweitern und ihr zuletzt den höchsten anschauenden Begriff von Natur und Kunst geben". Doch verstand er die Natur als Gesetz, das
sich der klassischen Kunst mitgeteilt hatte, und wollte sie deshalb auch auf
den Begriff bringen. Die „Urpflanze", nach der er forschte, war gleichsam der
Begriff, um eine streng logische Naturentwicklung zu verstehen und die Naturgeschichte anstelle der unheilvoll entgleisten menschlichen Geschichte,
wie er sie sah, zur letzten Autorität zu erhöhen. Natur bedeutete dagegen für
die Romantiker nicht Gesetz, sondern Freiheit: Freiheit vom Regelzwang einer undeutschen Kunst und Freiheit von den Verhaltensnormen der französischen Zivilisation, endlich die Freiheit zur Wiedergeburt aus einem langen
deutschen Winter, dem ein neuer geschichtlicher Frühling auch in der Kunst
folgen sollte.

Nur in Details behielt Goethe gegen die Romantiker Recht, so in der Warnung, ihr Heil bei religiösen und patriotischen Themen zu suchen. Die Religion,
die nur wieder die alten konfessionellen Ängste hervorrief, führte in der deutschen Kunst bald in eine Sackgasse, und der Patriotismus wurde ebenso bald
politisch verdächtig, wenn er sich nicht, wie bei Caspar David Friedrich, in
Winterlandschaften und Begräbnisszenen versteckte. Doch belieferten solche
Parolen eine Zeitlang einen deutsch-deutschen Bilderstreit. Die Neugriechen

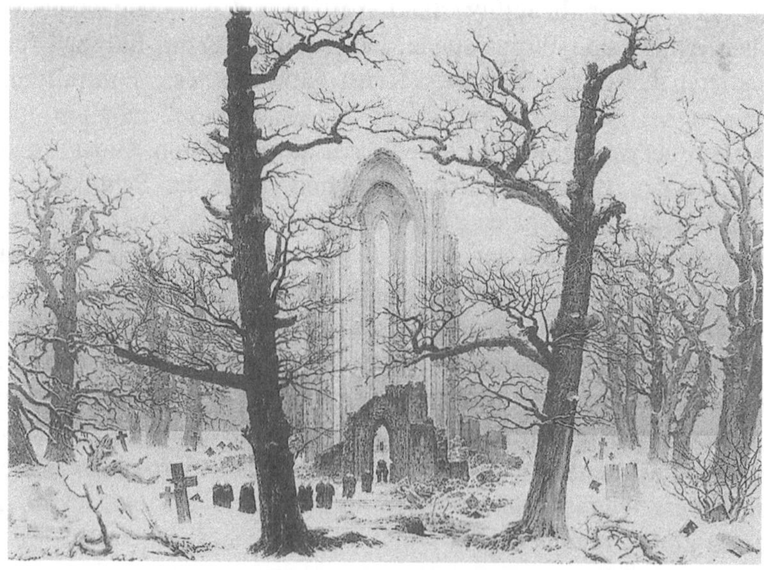

Abb. 5. C.D. Friedrich, Klosterfriedhof im Schnee (verschollen)

und die Neudeutschen, obwohl beide Anhänger der Utopie, gaben einem ähnlich weltfernen Ideal nur verschiedene Namen. Die Kunstsammlungen machten Dresden, wo Winckelmann einmal Athen gefunden hatte, jetzt zu einem der wenigen Orte in Deutschland, wo ein Kunststreit auf öffentliche Resonanz stieß. Deshalb verdächtigte Goethe mit Recht Dresden als den „Hauptort", an dem sich jetzt die neudeutschen „Gesinnungen praktisch entfalten".

In der „Italienischen Reise" verwies er die Deutschen wieder einmal mahnend auf Rom, indem er vielsagend von einer „Hauptstadt" sprach, wenn auch von einer solchen der Kunst. Die „Deutschrömer" bildeten nach wie vor eine starke Fraktion im deutschen Geistesleben. In der fortdauernden Südachse des einstigen Heiligen Römischen Reiches lebte auch eine übernationale Nostalgie weiter, die in ihrem antikenfrommen Epilog das Ihrige zur verspäteten Moderne in der deutschen Kultur beitrug. Der Blick nach Rom nahm inzwischen eine polemische Schärfe an, weil er den Blick auf Paris ausschloß, wo damals die Hauptstadt der Moderne heranwuchs. Die Deutschen kannten das Pariser Weltmuseum nur aus den Reiseberichten von Literaten wie Friedrich Schlegel, der viele hundert Kunstwerke des Louvre feurig beschrieb, ohne ein einziges abzubilden. Auch Goethe war nie in Paris gewesen und hatte sich über die Pariser Kunstwelt Nachrichten von Wilhelm von Humboldt erbeten. In Berlin aber wurde das „Alte Museum", wie es später hieß, mit höchst bescheidenen Beständen eine volle Generation nach dem Louvre, übrigens mit dem alten Wilhelm von Humboldt als Berater der Ankäufe, eröffnet. Hegel fühlte sich, während er eine universale Kunstgeschichte mit Hilfe seiner Bibliothek konzipierte, vom Lärm auf der Baustelle des nahegelegenen Museums gestört.

5.

Die Romantik wuchs aus einer Krise der deutschen Identität hervor. Sie wurde von dem Bewußtsein genährt, Jahrhunderte versäumt zu haben und keinen eigenen Ausdruck mehr zu besitzen. Da eine politische Tradition fehlte, wie sie die großen Nationen besaßen, erhob sich der Ruf nach dem „Volk", das sich in einer fernen Geschichte naturhaft verwurzelt fühlte (Helmuth Plessner hat dieses Thema exemplarisch behandelt). Der Rückblick auf eine metaphysisch gedeutete Geschichte war eine „Suche nach der verlorenen Zeit", wobei die Auflösung des alten Reichs und die französische Besatzung als Katalysatoren wirkten. Die literarische Sprache trat seit dem „Sturm und Drang" als Medium einer verinnerlichten „Kultur" hervor, die nicht nur den Widerspruch zur französischen Zivilisation in sich trug, wie ihn Norbert Elias maßgebend geschildert hat, sondern sich auch autonom fühlte gegenüber der deutschen Realität.

In diesem Licht besehen, weckte die fehlende deutsche Kunst eine besondere Ungeduld, die aber die Enttäuschung schon in sich trug, wenn man sie eilig herbeirufen wollte. Die Tradition, an die man hätte anknüpfen können, war lange unterbrochen. Sie war nur noch im Rückblick auf eine goldene Zeit zu erfahren, in der sich Raffael und Dürer, Italia und Germania die Hand gereicht hatten, wie man jetzt gerne träumte. Die Kunst wurde schon deswegen gebraucht, weil man sich von ihr beweisen lassen wollte, was sich in der politischen Gegenwart nicht erfüllte: die deutsche Naturveranlagung als Volk, das seinen eigenen Ausdruck besaß. Die visionären Experimente der romantischen Maler mit deutscher Geschichte und deutschen Volksmärchen sind dafür Indiz genug. Nur die Landschaft, die nach dem Ende der mythologisch-allegorischen Ikonographie ohnehin das zeitgemäße Thema war (Werner Busch hat darüber gehandelt), wurde zum Spiegel einer unvergänglich deutschen Natur, die selbst die Ruinen aus der alten Geschichte umschloß.

Die Suche nach deutscher Kunst erhielt nach den Befreiungskriegen einen patriotischen Auftrieb. Josef Görres forderte die Kunstbeute Napoleons als „unveräusserliches Volkseigentum" zurück, doch gab es in Deutschland kein handlungsfähiges Volk und auch kein Zentrum, an dem sich, ähnlich wie in Paris nach 1789, ein nationales Kunsterbe hätte repräsentieren lassen. Die späteren Nationalmuseen in Deutschland spiegelten eine andere politische Geographie und auch andere politische Ideen. So wandte sich die Aufmerksamkeit den alten Bauten zu, die in die Gegenwart herüber ragten: sie besetzten immer noch einen Ort, an dem einmal deutsche Geschichte stattgefunden hatte und auch heute Deutsche lebten. In der Gotik kontemplierte man, verführt von einem mißverstandenen Begriff, die germanische Frühzeit, als hätte Gotik etwas mit den Goten zu tun. Die Ruine, deren Kult in England eine längere Tradition besaß, war in Deutschland nicht nur ein Symbol der Zeit, welche die Geschichte besiegt, oder der Natur, welche alles Menschenwerk überdauert, sondern auch Träger einer Hoffnung auf Wiedergeburt. „Und neues Leben blüht aus den Ruinen", wie es Schiller im „Wilhelm Tell" formulierte.

Der Kölner Dom aber war keine Ruine, sondern seit Jahrhunderten unvollendet, ein Torso also dessen, was man hier hatte bauen wollen und nicht bauen können. Er stand, wie es wiederum Görres formulierte, den Deutschen als „ein ewiger Vorwurf" vor den Augen. So wollte man ihn als ein Symbol vollenden, wie man jetzt auch die unerfüllte Idee Deutschlands vollenden wollte. In seiner anonymen Größe und in seiner anonymen Werk-Kunst schien er prädestiniert als Nationaldenkmal, mit dem sich ein wiedervereinigtes Volk (um es zeitgemäß zu sagen) identifizieren konnte. Aber die preußische Staatsidee siegte über die idealistische Volksidee und prägte dem Ausbau des Doms ihren Stempel auf. Noch bevor das Bauwerk vollendet war, muße man außerdem schmerzlich einsehen, daß es ein Ableger der französischen Gotik war. Die Eisenbahn fuhr schon längst am Kölner Dom vorbei, als man immer

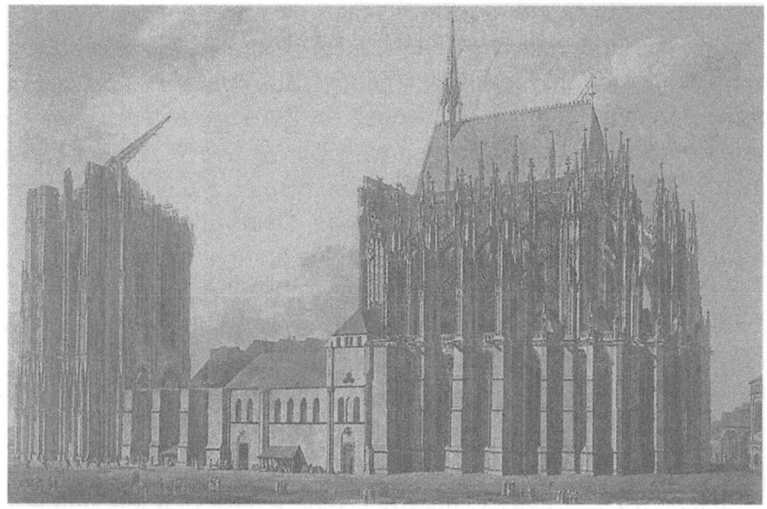

Abb. 6. Kölner Dom i. J. 1809 nach einem Kupferstich

noch in gotischen Formen baute. Die Denkmalpfleger der Zeit trugen den glühenden Willen in sich, an einem begonnenen Bau, und sei er noch so alt, weiterzubauen.

Die bildenden Künste konnten sich ein solches Rezept nicht zu eigen machen. Ihre retrospektiven Ideale gerieten unter Druck, als sich die Distanz zum modernen Leben dramatisch vergrößerte: eine Industriegesellschaft konnte sich auf die Dauer nicht vor neugotischen Wandbildern versammeln. Die Forderung nach einem historischen Realismus, welchen die belgischen Historienmaler ins Land brachten, wurde von dem jungen Jakob Burckhardt freudig begrüßt. Aber Realismus war eine gefährliche Sicht, welche die unerfüllten Geschichtsideale untergraben konnte. Seine Stunde dauerte ohnehin nicht lange, und auch die Illusionen der romantischen Kunstidee zerstoben, als das wilhelminische Reich den Künstlern die epische Repräsentation eines ganz unromantischen Nationalismus zumutete.

Die private Kunst bewies dagegen ihre deutschen Stärken, wenn immer sie den Blick auf die stille Natur oder die häusliche Sphäre richtete. Als der bürgerliche Realismus kam, wurden aus den alten romantischen Motiven reale Landschaften und reale Interieurs, so sehr auch diese Motive geeignet waren, zum Rückzug aus der materialistischen Öffentlichkeit einzuladen. Der Hang zur Idylle, der die romantischen Ideale ablöste, war mit dem französischen Impressionismus, der die Natur nicht idealisierte, unvereinbar, so daß darüber in Deutschland ein erbitterter Streit ausbrach. Man scheute sich nicht, den Franzosen das Schimpfwort des Nihilismus entgegen zu schleudern. Die Besonnenen aber erkannten, daß die Kunst international werden müsse, wenn sie modern werden wolle. Als diese Bereitschaft da war, kam dennoch, oder deswegen, eine genuin deutsche Kunst. Im Expressionismus der jungen „Wilden", wie sie sich im Geist eines neuen „Sturm und Drang" nannten, lag noch einmal der individualistische Appell an die eigene Natur, der für deutsche Kultur charakteristisch geworden war. Der andere Weg führte in die Abstraktion, die auch in Deutschland ein universales Kunstideal nährte. Man könnte von einer „verspäteten Moderne" in Deutschland sprechen, so wie Helmuth Plessner den Begriff der „verspäteten Nation" prägte: vielleicht kam daraus die Kraft, aber auch die Gefahr der Selbstüberbietung. Die Moderne mußte auch in der Kunst in Deutschland die problematische Nation besiegen, aber sie wurde dafür, als es soweit war, im Handumdrehen von den Nationalsozialisten bestraft. Das Schimpfwort der „Entartung" stellte die Kunst als undeutsch, aus der Art geschlagen, weil auf falsche Weise modern bloß. Die Ideologie hatte die Kunstdebatte wieder einmal eingeholt.

Der vielleicht wichtigste Text über deutsche Kunst, den ich kenne, handelt gar nicht von dieser, sondern ist als Traktat über die Griechen getarnt. Nietzsches Jugendschrift „Die Geburt der Tragödie aus dem Geiste der Musik" entstand kurz nach dem Sedankrieg und der Reichsgründung, aber in vollständigem Widerspruch zu deren Idealen. Sie klagte im „Dionysischen" oder im „Rausch" alles das ein, was der deutschen Kunst am meisten fehlte: Vitalität und Naivität. Da war allzuviel Traum, und da war ein Hang zur Vision, dem die Kraft ausging. Sechzehn Jahre später, im „Versuch einer Selbstkritik", die Nietzsche der Wiederveröffentlichung voranstellte, bedauerte er, daß er das „griechische Problem durch Einmischung der modernsten Dinge" verdorben habe. Aber er nahm die Absicht, die bürgerliche Moral und die deutsche Variante des Christentums im Namen einer dionysischen Kunst zu attackieren, auch jetzt nicht zurück. Es war eine Abrechnung mit der Romantik und einer „ermüdeten Kultur", von der er ahnte, daß sie vor den Kräften des Nationalismus längst kapituliert hatte und nur noch metaphysischen „Trost" spendete.

Aber auch die „sokratische Kultur" der Wissenschaft, wie er sie nannte, wurde nicht geschont. Er bezeichnet es als das „Urleiden der modernen Kultur", daß „der theoretische Mensch vor seinen Konsequenzen erschrickt": wenn dieser Zustand eintrete, müsse „eine Kultur, die auf dem Prinzip der Wissenschaft aufgebaut ist, zugrunde gehen". So träumte er von einer Wissenschaft, die selber Macht ergriff, statt sie den anderen zu überlassen: darin sollte sie der Kunst gleichen, während die Kunst sich im Leben behaupten müsse, statt nur über seine Mängel zu trösten. Von der Kunst seiner eigenen Zeit sagt er, sie offenbare diese „allgemeine Not", allzu gebildet und deshalb von der Kraft verlassen zu sein. So ergehe es auch dem gebildeten Kunstliebhaber, „der im Grunde Bibliothekar und Korrektor ist und an Bücherstaub und Druckfehlern elend erblindet". Was 1871 eine Auflehnung gegen eine deutsche Kultur war, die sich in der wilhelminischen Zeit von sich selber entfremdete, wurde eine Generation später, von der endlich aufgestandenen Avantgarde in Deutschland, als eine Kampfschrift gelesen, die der Kunst auch in Deutschland eine Zukunft versprach.

Literatur

Ball H (1980) Zur Kritik der deutschen Intelligenz (1918). Frankfurt

Belting H (1984) Max Beckmann. Die Tradition als Problem in der Kunst der Moderne. München

Belting H (1993) Die Deutschen und ihre Kunst. Ein schwieriges Erbe. München

Belting H (1987) (Hrsg) Nachwort des Herausgebers (darin: Der Streit um deutsche und internationale Kunst, und: Kulturkritik oder Definitionen der Moderne?). In: Meier-Graefe J, Entwicklungsgeschichte der modernen Kunst, Bd II, S 727–760

Belting H (1996) Die Moderne und kein Ende. In: Klotz H (Hrsg) Die zweite Moderne. München, S 57–69

Bolz N (1996) (Hrsg) Das Pathos der Deutschen. München

Braunfels W (1979–1989) Die Kunst im Hl. Römischen Reich. Bd I–VI. München

Brough S (1985) The Goths and the concept of Gothic in Germany from 1500 to 1750. Frankfurt

Busch W (1993) Das sentimentalische Bild. München

Christen CC (1991) Art and the reformation in Germany. Ohio State University

Damus M (1991) Malerei der DDR. Hamburg

Gohr S (1995) Das Museum zwischen Traum und Bedrängnis in der deutschen Kulturgeschichte. Köln

Hinz S (1974) (Hrsg) C.D. Friedrich in Briefen und Bekenntnissen. Berlin

Keller H (1974) Goethes Hymnus auf das Straßburger Münster und die Wiedererweckung der Gothik. München

Kerssen L (1975) Das Interesse am Mittelalter im deutschen Nationaldenkmal. Berlin

Koerner JL (1993) The moment on self-portraiture in German renaissance art. Chicago

Ladwein M (1993) Raphaels Sixtinische Madonna. Zeugnisse aus zwei Jahrhunderten Geistesleben. Stuttgart

Liess R (1985) Goethe vor dem Straßburger Münster. Leipzig

Paret P (1983) Die Berliner Secession. Moderne Kunst und ihre Feinde im kaiserlichen Deutschland. Wien

Paret P (1990) Kunst als Geschichte. Kultur und Politik von Menzel bis Fontane. München

Paul B (1993) H. von Tschudi und die moderne französische Kunst im Deutschen Kaiserreich. Mainz

Potts A (1994) Flesh and the ideal. Winckelmann and the origins of art history. Yale University

Robson-Scott WD (1965) The literary background of the gothic revival in Germany. Oxford

Plessner H (1974) Die verspätete Nation (1959). Frankfurt

Schulze S (Hrsg) (1994) Goethe und die Kunst. Katalog. Frankfurt

Schulze U (1987) Ruinen gegen den konservativen Geist. Worms

Syberberg HJ (1990) Vom Glück und Unglück der Kunst in Deutschland nach dem letzten Kriege. München

Thoma H (1928) Briefwechsel mit H. Thode. Hrsg v Beringer JA. Leipzig

Ullmann E (Hrsg) (1993) A. Dürer: Schriften und Briefe. Leipzig

Wood C (1993) A. Altdorfer and the origins of landscape. Chicago

Stilwechsel und Bewußtseinswandel

Von Peter Anselm Riedl

Die Umstände machen eine Vorbemerkung nötig. Die Veranstaltung sollte eigentlich in der Aula der Alten Universität stattfinden, und ich wollte in meiner Argumentation von dem Gemälde ausgehen, das Sie hätten vor sich haben und unter dem ich hätte reden sollen. Jetzt muß ich Sie also bitten, sich in der Vorstellung in die Alte Aula, die Sie ja alle gut kennen, zu begeben und sich dabei von ein paar Diapositiven helfen zu lassen.

Das Lünettenbild an der Stirnwand dieser Aula ist wie die gesamte sichtbare Ausstattung des Saales 1886 entstanden. Damals ließ man anläßlich der Fünfhundertjahrfeier unserer Universität die barocke Dekoration kurzerhand hinter einer historistischen Auskleidung verschwinden; die Stukkaturen und Deckenmalereien des frühen achtzehnten Jahrhunderts sind in der Tat noch teilweise unter der jüngeren Schicht verborgen und könnten jederzeit freigelegt werden –

---

* Marsilius-Vortrag, gehalten im Rahmen der Jahresfeier der Ruprecht-Karls-Universität am 19. Oktober 1996 in der Aula der Neuen Universität in Heidelberg. Die seinerzeit vorgeführten Bildbeispiele müssen hier auf zwei programmatisch kontrastierende Abbildungspaare verringert werden. Bewußt werden auch die folgenden Literaturhinweise beschränkt, und zwar auf solche zur Aula in der Alten Universität und zum Gemälde Ferdinand Kellers in diesem Saal (1) sowie solche zur Diskussion über die Anfänge der Gotik (2).

Ad 1: Michael Koch: Ferdinand Keller (1842–1922), Leben und Werk, Karlsruhe 1978. – Ulrike Grammbitter: Joseph Durm 1837–1919, Eine Einführung in das architektonische Werk, Diss. Heidelberg, München 1984. – Sabine Juschka: Die Alte Universität, in: Die Gebäude der Universität Heidelberg, Bände 5 und 6 der Festschrift zur Sechshundertjahrfeier der Universität Heidelberg, herausgegeben von Peter Anselm Riedl, Heidelberg 1985. – Sabine Juschka: Die künstlerische Gestaltung der Heidelberger Universitätsjubiläen, Veröffentlichungen zur Heidelberger Altstadt, herausgegeben von Peter Anselm Riedl, Heft 28, Heidelberg 1993. – Helmut Prückner: Eine Nike zum Fest, in: Lebendige Antike, Rezeptionen der Antike in Politik, Kunst und Wissenschaft der Neuzeit, Mannheimer Historische Forschungen, Band 6, Mannheim 1995, S. 187–194.

Ad 2: Christoph Markschies: Gibt es eine „Theologie der gotischen Kathedrale"? Nochmals Suger von Saint-Denis und Sankt Dionys vom Areopag. Abhandlungen der Heidelberger Akademie der Wissenschaften, Philosophisch-historische Klasse, Jahrgang 1995, 1. Abhandlung, Heidelberg 1995 (dort Bibliographie, S. 70–80).

eine Möglichkeit, an die natürlich niemand ernsthaft denkt. Die kunstwissen-
schaftliche Rehabilitierung von Barock und Rokoko bahnte sich in den achtziger Jahren des neunzehnten Jahrhunderts erst an, aber die historistische Kunst
hatte den Stil vielerorts bereits so adaptiert, wie sie sich vorher ältere Stile an-
verwandelt hatte. Doch zu einer Zeit, als in Frankreich die Pariser Grand Opéra
stand, das Deuxième Rococo blühte und in Bayern Schloß Linderhof im Entstehen war, zerschlug man in Heidelberg das zweifellos bedeutendste spätba-
rocke Ausstattungsstück der ganzen Region, Paul Egells Hochaltar der Jesuitenkirche, und erdachte für das Innere dieses Baus einen altertümelnden Phan-
tasiedekor.

Auch mit der barocken Aula mochte man sich nicht mehr abfinden. Josef
Durm, sicherlich einer der profiliertesten Architekten des späten Historismus,
machte aus dem hellgestimmten Raum ein Interieur, dem mehr das Flair des
Alt-Ehrwürdigen eignet. Die Mischung von Stilformen der Renaissance, des
Manierismus und des Frühbarocks hat gewiß ihre eigenen Reize, aber daß sie
sich gegen die als künstlerisch unwürdig diffamierte Ausstattung des achtzehnten Jahrhunderts richtete, ist ebenso wenig zu verkennen wie die Tatsache,
daß dieses Jahrhundert auf dem großen Wandgemälde programmatisch über-
gangen ist. Auf dem Bilde sind nämlich einerseits Repräsentanten des Heidelberger Geisteslebens aus frühen Zeiten zu sehen, so Johann von Dalberg, Marsilius von Inghen, Rudolf Agricola, Sebastian Münster und Samuel Pufendorf,
andererseits herausragende Professoren des neunzehnten Jahrhunderts, wie
Friedrich von Schlosser, Anton Friedrich Thibaut und Maximilian Chelius;
ausgeblendet sind die Vertreter des für Heidelbergs Universität wenig ruhmrei-
chen achtzehnten Jahrhunderts.

Das Gemälde, über das in den letzten Jahren von verschiedenen Autoren
wohl alles Wichtige gesagt worden ist, vergegenwärtigt die Stiftung der Universität durch Ruprecht I. im Jahre 1386. Pallas Athene, die Göttin der Weisheit und der Künste, hält in Heidelberg auf einem von zwei Schimmeln gezogenen Prunkwagen Einzug, geleitet von der Siegesbringerin Nike, die sich aus
dem Bild heraus uns, den Betrachtern, zuwendet und uns so ins Geschehen
hineinzieht. Kurfürst Ruprecht sitzt in der Mitte auf hohem, säulenflankierten
Thron, assistiert von der Stadtgöttin Heidelbergs. Rechts führen Studenten in
altdeutscher Tracht mit den Fahnen des Deutschen Reiches und des badischen
Herrscherhauses den Festzug an. Links drängt sich die schon erwähnte Schar
der Zelebritäten, angeführt von Johann von Dalberg im Bischofsornat. Rechts
oben ist die Ruine des Heidelberger Schlosses zu sehen.

Es geht mir hier nicht um eine vollständige Beschreibung und Interpretation
des Bildes, vielmehr um die Verdeutlichung des für ihn geltenden künstlerischen Prinzips. Wenn man dieses als *historisch-allegorisches Prinzip* bezeichnet, muß man gleich hinzufügen, daß Historie hier nicht als ein in sich stimmi-
ges Ereignis aufgerufen ist: Sie wird ganz im Gegenteil durch Geschichtsaus-

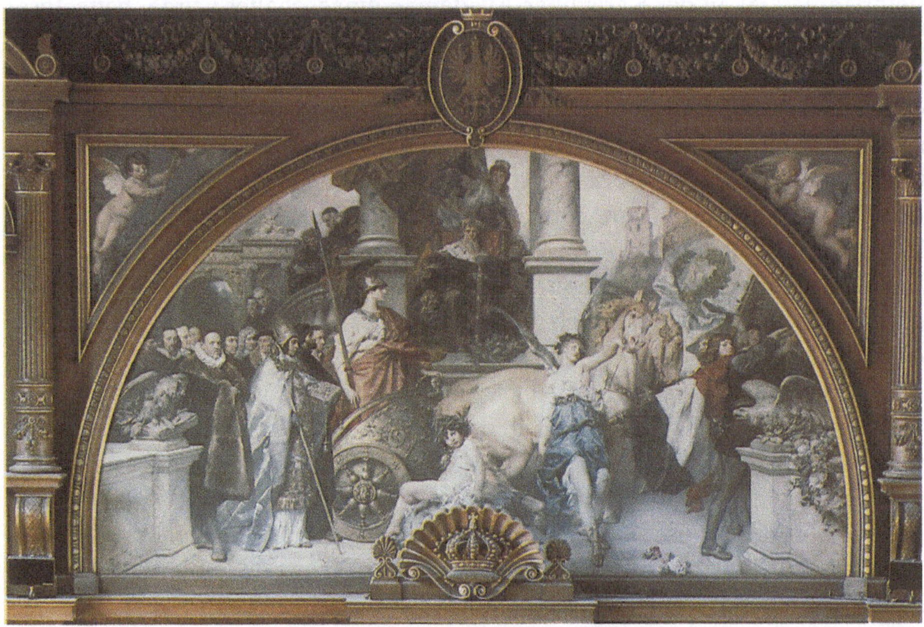

Abb. 1. Ferdinand Keller: Historische Allegorie der Gründung der Universität Heidelberg, 1886. Heidelberg, Aula der Alten Universität

schnitte vermittelt, die durch die Fiktion der Gleichzeitigkeit von Ungleichzeitigem einem höheren Darstellungsziel dienstbar gemacht sind. Die Personen gehören unterschiedlichen Geschichtsphasen an, die mittelalterliche Gründungsszene findet unter einer Schloßruine statt, die es erst seit dem Orléansschen Krieg gibt, Gelehrte des fünfzehnten und sechzehnten Jahrhunderts folgen der Flagge des Bismarckschen Reiches und so fort. Was solche Ungereimtheiten bühnenfähig macht, ist die verbindende Kraft der Allegorie. Ganz selbstverständlich setzt sie der Künstler des späten neunzehnten Jahrhunderts noch als das ein, was sie viele Jahrhunderte hindurch für die abendländische Kunst war: ein Element, das Verstreutes in ein Amalgam verwandeln konnte. Unentbehrlich war dabei die Welt der Mythologie, denn sie gab die Chance, Inhalte und Zusammenhänge zu versinnlichen, die sich einer historisch plausiblen Darstellung entzogen. Renaissance, Manierismus und Barock machten von dem hier skizzierten Modus ausgiebig Gebrauch – die Szene der Guten Regentschaft der Maria de' Medici aus Rubens' Luxembourg-Zyklus von 1621–25 mag es exemplarisch belegen. Und der Klassizismus bestätigte die fortdauernde Wirksamkeit des Prinzips in Gemälden wie Ingres' „Apotheose Homers" von 1827.

Auf Raffael, der bei Ingres als Kronzeuge des Klassischen im Kreise erlauchter Geister aus drei Jahrtausenden nicht fehlen darf, bezieht sich auch der Maler des Bildes unserer Aula. Schon bevor Ferdinand Keller, Professor für

Historienmalerei an der Karlsruher Akademie, eingeschaltet wurde, hatte Josef
Durm dazu geraten, die Figuren der von ihm vorgeschlagenen Darstellung nach
dem Vorbild von Raffaels „Borgobrand" in den vatikanischen Stanzen zu pro-
portionieren. Keller beteuert wenig später seinerseits: „Diesen Größenbemes-
sungen bin ich im neuen Entwurfe thunlichst nachgegangen und würde das
Bild etwa dem sog: Borgobrand Raffaels nahekommen, bei dem die Wasserträ-
gerin 1,80 m mißt und Form und Größe sich annähernd decken in beiden". Es
sind auf den ersten Blick Äußerlichkeiten, die das historistische Produkt mit
dem Werk Raffaels verknüpfen. Aber das Œuvre Kellers liefert genügend Be-
weise für Traditionsrekurse auch anderer Art. Der – gelegentlich als „badischer
Makart" titulierte – Künstler fühlte sich stilistisch besonders der Malerei der
italienischen Renaissance verpflichtet, dazu der Kunst Anselm Feuerbachs, die
ihrerseits stark durch das Vorbild der venezianischen, florentinischen und römischen Renaissancemalerei geprägt ist. Mag das Epigonenhafte bei Keller
überwiegen – der Atem für die effektvolle Inszenierung und die Virtuosität im
Umgang mit dem Pinsel sind ihm nicht abzusprechen. Gerade in der Wiedergabe des Stofflichen erreicht Keller eine bemerkenswerte Meisterschaft, und
ebenda konnte ihm Feuerbach ein Vorbild sein.

Als Ferdinand Keller an seiner Heidelberger Lünette arbeitete, malte ein fast
gleichalteriger Zunftgenosse im provenzalischen Gardanne eine Landschaft,
die viel weniger durch die Genauigkeit der Sachschilderung überzeugen will
als durch die Art der Evidenzstiftung mittels Formen, die aus der Farbe heraus
gewonnen sind. Dichte Gruppen von Pinselstrichen in Orangeocker, Rötlich-
grau, Hellviolett und Helltürkis, dazu Grün in einigen Helldunkelstufungen
formieren auf der Leinwand ein Gefüge, das nachdrücklich auf seinem Bild-
charakter beharrt. Das Flächige der Bilderscheinung behauptet sich gegen die
Tiefe des Landschaftsraumes, diffuses Licht saugt die Plastizität der Hügel und
der fernen Montagne Sainte-Victoire in sich auf, das auch im Himmel präsente
Grün verwebt alle Zonen miteinander. Die Regeln der Mimesis, der getreuen
Naturnachahmung, wie sie seit der Renaissance für die bildenden Künste ver-
bindlich waren, haben sichtlich ausgedient. Nicht mehr die Illusionierung von
stofflicher Wirklichkeit, sondern die Ersetzung von Stofflichkeitsanmutung
durch den Eindruck einer Malerei mit betontem Eigenanspruch ist angesagt.
Kunst hat, um die Formulierung des Autors der Provence-Landschaft aufzu-
greifen, *„parallel* zur Natur" zu gestalten – also nicht *nach* der Natur.

Paul Cézanne, um den es hier geht, war ganz und gar kein Traditionsfeind.
Er hat sich immer wieder mit den großen Malern der Vergangenheit auseinandergesetzt, und Maurice Denis hat ihm sogar unterstellt, daß er „aus dem Impressionismus etwas Solides und Dauerhaftes wie die Kunst der Museen machen" wollte. Gleichwohl hat Cézanne sich entschieden von den Vorstellungen
der offiziellen – das heißt der akademischen – Kunst der Epoche abgewendet
und damit zusammen mit einigen anderen eine Entwicklung eingeleitet, die in

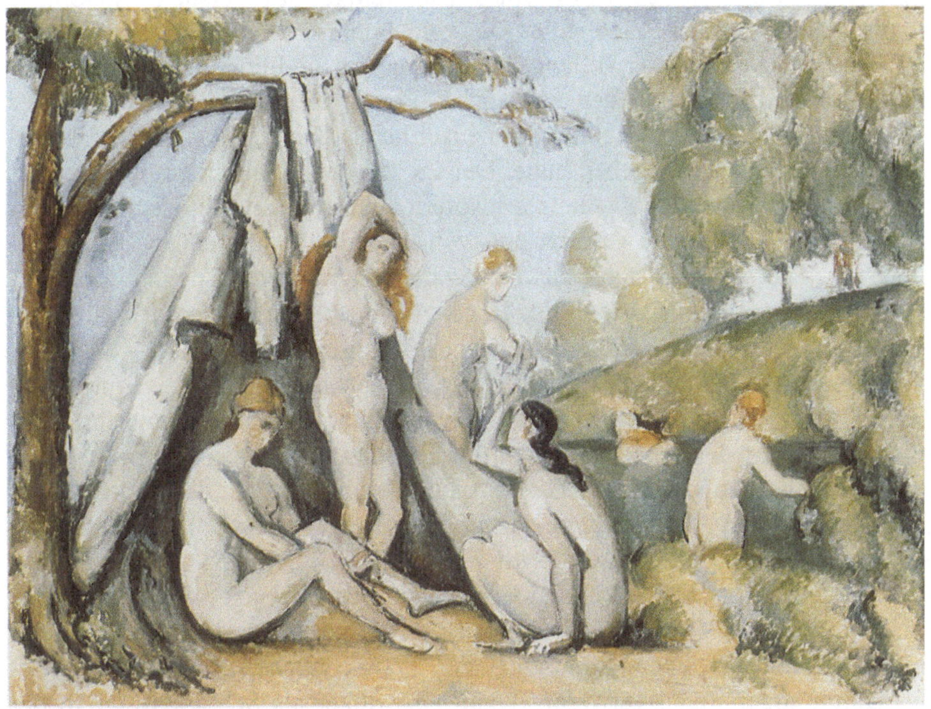

Abb. 2. Paul Cézanne: Weibliche Badende vor einem Zelt, 1883/85. Stuttgart, Staatsgalerie

die frühe Moderne führt. Schon in den achtziger Jahren des neunzehnten Jahrhunderts hat er Bilder wie „Weibliche Badende vor einem Zelt" gemalt, in denen anatomische und perspektivische Richtigkeit einer strukturellen Logik geopfert erscheinen, die eine primär künstlerische ist.

Jede und jeder an der Sache Interessierte wird, nach den malereigeschichtlich wichtigen Persönlichkeiten der achtziger Jahre des neunzehnten Jahrhunderts gefragt, sogleich an Cézanne denken, dazu an Vincent van Gogh, Paul Gauguin, Georges Seurat, Henri Toulouse-Lautrec und einige andere Angehörige der sogenannten postimpressionistischen Generation – schwerlich an Künstler von der Art eines Ferdinand Keller oder Anton von Werner. Das allgemein gültige wissenschaftliche Idealkonstrukt will, daß Geschichte das Wissen vom Wirken ihrer *Pioniere* ist. Tatsächlich ereignete sich das, was die Pioniere leisteten, zunächst in der Abgeschiedenheit von Insiderkreisen. Es gab nur wenige, die an Cézanne glaubten; van Gogh starb vereinsamt und unverstanden. Die Zeit kam für diese Meister erst im frühen zwanzigsten Jahrhundert. Als sie aus dem Zwielicht der Umstrittenheit herauszutreten begannen, hatte der Historismus als offizielle Kunst vielerorts noch immer nicht abgedankt.

Es leuchtet ein, daß ein neuer Stil um so weniger auf Verständnis stößt, je mehr er Gewohntes in Frage stellt. Die vom Impressionismus und noch mehr vom Postimpressionismus vollzogene Abkehr von traditionellen Gestaltungs- und Inhaltsvermittlungsweisen kam einem Paradigmenwechsel gleich, wie es ihn so einschneidend seit Beginn der neuzeitlichen Kunst, also seit der Frührenaissance, nicht mehr gegeben hatte. Der Prozeß der Verabschiedung des Hergebrachten selbst verlief als Ganzes insofern eher pragmatisch, als er von keiner einheitlichen Theorie gestützt und von keinem übergreifenden Willen gelenkt war. Die Argumente für das Neue entsprangen weithin dem Widerstand gegen das Alte; und weil sie in der Regel Argumente zugunsten des Subjektiven waren, entziehen sie sich synthetischer Beschreibung.

So selbstverständlich es ist, daß es für Stilwechsel bestimmte Gründe und Rahmenbedingungen geben muß: Ist es vorstellbar, daß ein Stil als Innovationskonzept vorgedacht und punktuell durchgesetzt werden kann, um sich dann eigendynamisch zu verbreiten? Es gibt einen berühmten Fall, der in der Kunstgeschichte als von Autoritäten geklärt und in den Rang von Schulwissen erhoben schien, bis er kürzlich wieder ins Zentrum der Diskussion rückte. Seit Erwin Panofskys Forschungen in den vierziger Jahren galt Suger von Saint-Denis – er lebte von 1080/81 bis 1151 und war von 1122 bis zu seinem Tod Abt der damals wichtigsten Benediktinerabtei des Frankenreichs, in den letzten Lebensjahren sogar Reichsverweser –, galt also Suger als Schlüsselfigur in der Entstehungsgeschichte der Gotik. In zwei Bauabschnitten hatte Suger die karolingische Abteikirche um eine Zweiturmfassade und einen Chor mit doppeltem Umgang und Kapellenkranz bereichert; ein geplantes Langhaus blieb unausgeführt. Die (durch spätere Umbauten stark veränderten) Sugerschen Teile von Saint-Denis repräsentieren stilistisch in ganzer Klarheit die Frühphase der Gotik. In drei Schriften *Ordinatio, De Consacratione* und *De Administratione* berichtet Suger über den Neubau und seine künstlerische Ausschmückung; von den Chorkapellen heißt es da etwa, sie sollten „[...] den ganzen Raum in wunderbarem und gleichmäßig die Schönheit des Inneren durchleuchtendem Glanze ihrer Glasfenster mit den heiligsten Darstellungen erstrahlen lassen". Auch mehrere Bauinschriften machen Aussagen über die der Architektur und den Glasmalereien anvertrauten Intentionen.

Sugers wiederholter Verweis auf Lichtphänomene brachte Panofsky auf einen fesselnden Gedanken: der Abt habe sich von den Schriften jenes christlich-neuplatonischen Mystikers aus dem Syrien des fünften Jahrhunderts anregen lassen, den die Tradition mit dem Areopagiten Dionysius gleichsetzte, einem biblischen Heiligen, der nun seinerseits in Saint-Denis mit dem hier bestatteten frühchristlichen Pariser Bischof und Märtyrer Dionys identifiziert wurde. Die Lichtmetaphysik des syrischen Pseudo-Dionysius sei, so Panofsky, als theologische Quelle der gotischen Architektur aufzufassen, Abt Suger sei Inspirator des neuen Stils. Otto von Simson spitzte in seinem Buch über die gotische Kathedrale 1956 Panofskys Thesen noch zu. Und in der Folge konnte man dann beispielsweise bei Christian Beutler 1970 über Suger lesen: „Der von ihm in Angriff genommene Neubau der Kirche [...] wurde zum Schöpfungsbau eines neuen Stils, der Gotik, die für Jahrhunderte die Architektur Europas bestimmen sollte, und er ist bis heute mit dem Namen des Abtes als seines eigentlichen Urhebers verbunden geblieben, während die Namen der ausführenden Baumeister unbekannt sind" (1970).

Einwände gegen die Thesen Panofskys und seiner zahlreichen Gefolgschaft kamen zunächst von seiten der Architekturgeschichte. Man meldete Zweifel an Sugers Kompetenz im Hinblick auf das Gesamtkonzept von Saint-Denis an und erläuterte, daß der angebliche Stilgründungsbau „eine Synthese von älteren Architekturelementen unterschiedlicher Herkunft ist". Was die Bauhistoriker wahrscheinlich machten, wurde im vergangenen Jahr in einer als Abhandlung der Heidelberger Akademie der Wissenschaften erschienenen Schrift von Christoph Markschies erhärtet. Auf die Frage „Gibt es eine ‚Theologie der gotischen Kathedrale'" (so auch der Titel der Untersuchung) kommt der Kirchenhistoriker zu der recht provokanten Antwort eines „Nein!". Markschies legt dar, daß Suger „kein origineller theologischer Denker war, sondern an der entsprechenden Koine seiner Zeit partizipierte", daß die Lichtterminologie der Bauinschriften gängiges, rein topisch angewendetes Gedankengut war und daß es, alles in allem, keinen Beweis für eine Umsetzung theologischer Ideen in gebaute Strukturen gibt. Auch wenn man nicht alle Beweisschritte des Autors mitvollziehen möchte und wenn die Architekturhistorie noch Lücken im Wissen zu schließen hat – beim heutigen Forschungsstand verbietet es sich, die Gotik für das theoretisch beziehungsweise theologisch begründete Produkt eines Willens zu halten, den man personalisieren könnte. Der Stil ist offenkundig vielmehr Resultat einer um 1130/40 an mehreren Stellen des französischen Kronlandes einsetzenden „Baubewegung"(Suckale).

Und wie steht es mit der Genese der italienischen Renaissance? Das, was in den Jahren seit etwa 1415 von einigen wenigen Architekten, Bildhauern, Malern und Kunsthandwerkern in Florenz gewollt und verwirklicht wurde, gehört zu den erstaunlichsten Phänomenen der Kunstgeschichte. Der herrschende Stil der späten Gotik wurde mit aller Entschiedenheit verworfen, der neue Stil als eine Norm etabliert, die im Laufe des fünfzehnten Jahrhunderts in Italien, später in ganz Europa Anerkennung fand. Daß schon in der Frühphase der Renaissance Werke von größter stilistischen Konsequenz – wie Filippo Brunelleschis Alte Sakristei oder Donatellos Bronze-David – entstanden, zeugt vom hohen Grad der Bewußtheit, mit der der Stilwechsel durchgesetzt wurde.

Nun muß man sich vor Augen halten, daß das Neue zugleich ein Altes war, denn es war ja die Kunst der Antike, auf welche die *Renovatio* oder *Rinascita* zielte. Für eine solche Wiedergeburt gab es in Italien seit der Zeit eines Dante, Petrarca und Giotto günstige Bedingungen; gleich einer Tiefenschicht blieben sie das ganze vierzehnte Jahrhundert hindurch erhalten und konnten jetzt den neuen Stil als Fundamente unterfangen. Als *ein* schöpferischer Irrtum unter anderen erwies es sich, daß die Renaissancepioniere die romanische Architektur der Toskana, die wir heute unter dem Begriff *Protorenaissance* fassen, für antik hielten. Was im Zeichen der Idee einer Wiedergeburt zustandekam, war, rückschauend betrachtet, durchaus innovativ. Aber vom Ansatz her war es dazu bestimmt, einen historischen Stil zu rehabilitieren und zu aktualisieren.

Manierismus, Barock und Rokoko müssen als Evolutionsstufen der Renaissance aufgefaßt werden. Daß in ihnen die Werte des begründenden Stiles zum Teil bis an die Grenzen beansprucht oder gar auf den Kopf gestellt sind, spricht nicht gegen ihren prinzipiellen Verwandtschaftszusammenhang. So reich an Wandlungen sich das Formenrepertoire zwischen Brunelleschi und Balthasar Neumann, Donatello und Ignaz Günther, Masaccio und Giambattista Tiepolo darbietet – es entstammt *einer* geschichtlichen Wurzel. Negativ wird das durch die von der klassizistischen Theorie eingeführte und bis weit ins neunzehnte Jahrhundert hinein immer wiederholte Behauptung belegt, der Barock sei eine späte Verfallsvariante der Renaissance.

Der Klassizismus selbst hat durch eine Einzelpersönlichkeit eine starke und zeitlich genau fixierbare Prägung erfahren. Doch Johann Joachim Winckelmanns Lehre hat einen *reformerischen* Kern, denn sie bindet das Neue, das den Barock absichtsvoll korrigieren soll, wiederum an einen historisch vorgegebenen Stil, den des griechischen Altertums, zurück – oder an das, was sich die Zeit darunter vorstellte. Wahr ist außerdem, daß bereits vor Winckelmann in den Künsten eine Tendenz zur klärenden Vereinfachung auszumachen ist. Sie ist zum Teil durch den Einfluß der frühen Aufklärung bedingt, hat aber wohl auch entwicklungsimmanente Gründe, insofern als auf Perioden extremer Komplizierung solche der Beruhigung zu folgen pflegen. Winckelmann gab der Tendenz gewissermaßen einen Inhalt, an dem sich Bewußtsein entfalten oder durch den sich Bewußtsein bestätigt sehen konnte.

Nach dem Klassizismus wird aus der europäischen Stillandschaft bekanntlich ein unübersichtliches Terrain. Die Romantik bildet keinen einheitlichen Modus aus, sondern stellt sich als ein Zugleich von Mitteilungsweisen einzelner Künstler und Künstlergruppierungen dar. Rekursive Züge finden sich neben realistischen, Ansätze zu einer hochgradig individuell gestimmten und dabei theorieverankerten Kunst (wie der von Philipp Otto Runge) neben Versuchen, zu einer unschuldig-religiösen Kunst zurückzukehren (man denke an die Nazarener). Breitenwirkung verschaffen sich die verschiedenen Varianten des Historismus. *Sie* sind es, die an den Akademien zu Ehren kommen – und leider bald auch zur Erstarrung. Gegen *sie* wenden sich seit der Mitte des neunzehnten Jahrhunderts der Realismus eines Courbet, seit den siebziger Jahren die den Realismus auf die Spitze treibende Malerei der Impressionisten und seit den achtziger Jahren die Kunst der Postimpressionisten. Allerdings ohne einen Publikumserfolg, der sich mit dem der akademisch sanktionierten Kunst messen könnte. Wenn ich damit wieder das Ausgangsthema berühre, dann nicht, um bei ihm zu verharren, sondern um von ihm aus eine Perspektive in unser Jahrhundert hinein zu eröffnen.

Die Reaktion der Postimpressionisten auf den Traditionalismus und auf den Impressionismus selbst war, wie gesagt, uneinheitlich und als Ganzes nicht theoriegelenkt. Aber interessanterweise lassen sich gerade in der Generation der Postimpressionisten Bemühungen fassen, Stil als *ein gewolltes und systematisch begründetes Novum* einzuführen. Gegen den Vorläuferstil war – ob reformbetonend oder revolutionär, ob offen oder unausgesprochen – noch jeder neue Stil gerichtet; es hätte ihm ansonsten die für eine Alternative unverzichtbare Durchsetzungskraft fehlen müssen. Was, wenn ich recht sehe, in der Geschichte der Stilwechsel ganz neu ist, ist das in den achtziger Jahren des vergangenen Jahrhunderts zu beobachtende Zusammentreffen der Momente *Vorbildlosigkeit*, *Verwurzelung in einer klaren Intention* und *Theoriebezogenheit*. Der Divisionismus oder Pointillismus Georges Seurats, entwickelt in den Jahren zwischen etwa 1885 und 1891, ist ein Stil, der historisch wohl eine bis Chevreul und Delacroix zurückreichende Vorgeschichte hat, aber kein direktes Modell, und der sich junge Erkenntnisse der Physiologie und der Optik zunutze macht. Dem Rezeptionsvorgang auf der Netzhaut erwächst eine Analogie im gemalten Bild, das sich aus vielen Pünktchen tendenziell unvermischter Farbe zusammensetzt. Das Sehen selbst wird zum Thema der Malerei.

Für Cézanne und Van Gogh gelten die genannten Bedingungen nur eingeschränkt, weil die Theorieausstattung des jeweiligen individuellen Stils weniger schlüssig ist als im Falle Seurats. Der Jugendstil, der um 1900 in Europa und Amerika zur Blüte kommt, ist so etwas wie eine konzertierte Rebellion gegen den Historismus: in sich außerordentlich vielgestaltig, zwischen elitär und volkstümlich changierend, reich an theoretischen Positionen und dabei für das Handwerkliche aufgeschlossen. Das unerhört vielstimmige Stilszenarium der Jahrhundertwende entläßt aus sich die Bewegungen, die den eigentlichen Anfang der Moderne markieren: den Expressionismus und den Kubismus. Beide verstehen sich primär als antitraditionalistisch, beide sind im Ansatz untheoretisch (der vielzitierte Neukantianismus der Kubisten ist eine von den Künstlern bereitwillig übernommene externe Deutungstheorie).

Die nächsten Schritte des jetzt immer ungestümer verlaufenden Stilentstehungsprozesses führen zu Resultaten, die das erläuterte Mehrfachkriterium geradezu beispielhaft erfüllen. Vor allem die Begründer der abstrakten Kunst bewähren sich im zweiten Jahrzehnt des Jahrhunderts in Praxis *und* Theorie als Verfechter absolut neuartiger Möglichkeiten. Wassily Kandinsky findet zwischen etwa 1910 und 1913 zu einer gegenstandsunabhängigen Bildsprache, über deren Wirkungsweise und deren Sinn er in der programmatischen Abhandlung „Über das Geistige in der Kunst" aufklärt. Den ersten Anstoß zum

Gegenstandsverzicht habe er, so Kandinsky rückblickend, von einem der Heu-
schober-Gemälde Claude Monets erhalten; das Sujet sei da bereits weitaus weniger bedeutsam als die Malerei und folglich im Prinzip entbehrlich. (Monets
Heuschober-Serie entstand übrigens knapp fünf Jahre nach unserer sujetgesät-
tigten Aula-Lünette.) – Wenig später als Kandinsky wird Piet Mondrian zum
Erfinder und Propagandisten eines rigorosen nichtgegenständlichen Stils und
entwickelt Kasimir Malewitsch ein bildnerisches Idiom mit einem auch verbal
verkündeten Unbedingtheitsanspruch.

Abstraktion, Neo-Plastizismus, Suprematismus, Orphismus, Futurismus,
Konstruktivismus, Rayonismus – wir sind mitten im Stilpluralismus, wie er für
unser Jahrhundert zu einem selbstverständlichen Faktum geworden ist. Daß
Stile sehr unterschiedlicher, ja gegensätzlicher Art nebeneinander existieren
würden, hat bereits Kandinsky hellsichtig vorausgesagt; wie verwirrend breit
das Spektrum am Ende des Säkulums sein würde, hat er nicht wissen können.
Aus dem Problem des allgemeinen Bewußtseinswandels in der Folge eines
Stilwechsels (dem selbstverständlich auf seiten der für den Wechsel Verantwortlichen immer schon ein Bewußtseinswandel vorausgegangen sein muß!),
ist, was die Rezipienten angeht, das Problem der Bereitschaft und Fähigkeit
geworden, Stilvielfalt und rasche Stilentstehung als Bewußtseinsinhalte zu akzeptieren. Als Zeitgenossen der Postmoderne erleben wir, daß auch das Historische und das Klassische zu Elementen eines aktuellen Stils gemacht werden
können. Freilich nicht mit der von der langen Tradition der Mimesis getragenen
Unbefangenheit des Historismus, sondern mit der Skepsis oder der analytischen
Lust später Nachfahren, die aus demÜberlieferungskontinuum entlassen sind.

Ferdinand Keller läßt Nike – wie Helmut Prückner gezeigt hat: in gelehrter
Anlehnung an die Nike des Paionios – als eine Vermittlerin zwischen dem im
Bild Inszenierten und dem Publikum auftreten; er vertraut dabei noch auf die
Gültigkeit von formalen und ikonographischen Konventionen, deren Funda-
mente in Wahrheit am Bröckeln sind. 1909 wird eine andere antike Nike als
Zeugin einer überlebten Ästhetik aufgerufen. Im „Ersten Futuristischen Mani-
fest" stehen die berühmten Sätze: „[...] wir behaupten, daß die Pracht der Welt
sich um eine neue Schönheit bereichert hat: die Schönheit der Geschwindig-
keit. Ein Rennwagen ist schöner als die Nike von Samothrake". Nicht mehr die
Schönheit einer in sich geschlossenen Erscheinung ist gefragt, sondern eine
Schönheit, die sich aus der sichtbaren Verschmelzung von Gegenstandsbewe-
gung und Bewegtheit des umgebenden Raumes ergibt. Umberto Boccionis
Bronze „Forme uniche della continuità nello spazio" („Einzige Formen der
Kontinuität im Raum") löst diese Erwartung ein, indem sie einen menschlichen
Körper gleichsam den Energien des Raumes preisgegeben zeigt. Für die Futuri-
sten besitzt die dynamistische Theorie den Rang eines Stilstiftungs-, ja eines
Welterklärungsmodells. Doch dieses Modell konkurriert in seiner Zeit mit meh-
reren anderen, und es sollte, wie die anderen, der allgemeinen Dynamik der

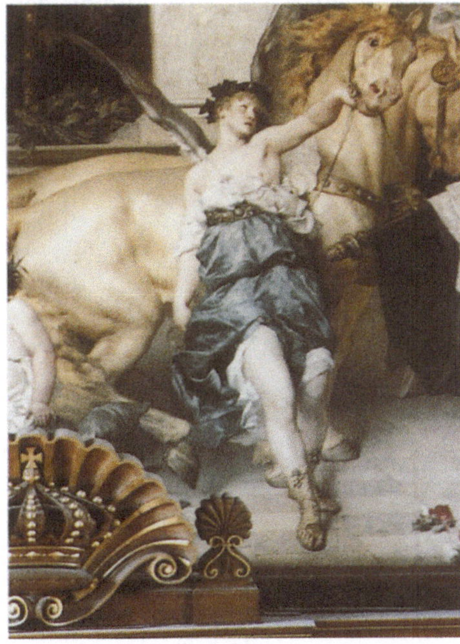

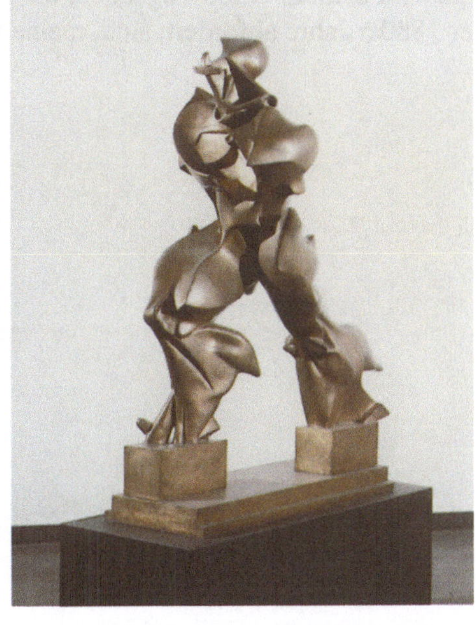

Abb. 3. Ferdinand Keller: Nike. Ausschnitt aus Abb. 1

Abb. 4. Umberto Boccioni: Forme uniche della continuità nello spazio. 1913. Mannheim, Städtische Kunsthalle

Stilentwicklung nur wenige Jahre standhalten, um dann von neuen Modellen abgelöst zu werden.

Unsere Aula-Lünette hat uns zu ausgedehnten Erkundungen Anlaß gegeben. Der Historist Ferdinand Keller konnte gewiß nicht ahnen, daß er sein Bild in einem kunsthistorischen Schwellenmoment schuf. Mitte der achtziger Jahre des neunzehnten Jahrhunderts – und das wäre meine Kernaussage – gibt sich in Frankreich zum ersten Mal jener neue Typus von Stil zu erkennen, der ganz wesentlich den weiteren Gang der Kunstgeschichte prägen sollte: der Typus des von einer Einzelpersönlichkeit oder einer kleinen Gruppe getragenen, theorieverankerten und betont innovationsorientierten Stils. War Stilwechsel bis dahin ein Prozeß, der entweder eher gleitend verlief oder der, wenn er ein plötzlicher war, an älteren Vorbildern Rückhalt suchte, so wurde er jetzt zu einem Vorgang mit einem eigentümlichen Unbedingtheitsanspruch.

Und das Bewußtsein hatte sich auf diesen veränderten Stiltypus einzustellen. Bis dahin war die Aneignung von Neuem für das Publikum ein Vorgang mit einer gewissen Verzögerungstoleranz (auch wenn den Innovatoren solche Toleranz nicht eben lieb sein konnte). Jetzt blieb angesichts der Komplexität und der hohen Wechselfrequenz der Stile im Grunde nur die Wahl des Mitgehens oder der Verweigerung. Mitgehen setzt Offenheit und Bereitschaft zur inneren

Beteiligung voraus, mehr noch: Fähigkeit zur unablässigen Überprüfung der eigenen Position. Diese Tugenden, die uns Kunst seit dem Paradigmenwechsel der 1880er Jahre abfordert, sind, meine ich, in unserer Welt unverzichtbar.

Vom genius loci – Heidelberg in der Malerei der Romantik

Von Jörn Bahns

Der genius loci – die Schönheit der topographischen Situation in Verbindung mit der Entdeckung von Licht- und Farb-Phänomenen – war einer der wichtigsten Gründe für die Blüte der Romantik in Heidelberg.

Zwei Vorbemerkungen sollen zum Thema hinführen. Die eine bezieht sich auf künstlerische Strömungen der Romantik, die andere auf ältere Heidelberg-Dastellungen, um im Vergleich die Neuartigkeit der romantischen Heidelberg-Ansichten deutlich zu machen.

In den Jahren 1810–1819 bildete, wie sich allein schon an den zwei Aufenthalten Goethes ablesen läßt, die Sammlung der Brüder Boisserée eine besondere Attraktion in der Stadt. Die altniederländischen und altdeutschen Gemälde zogen nicht nur Besucher an, sondern inspirierten auch die Maler der Zeit. Ich verweise exemplarisch auf eine zu Beginn des 19. Jahrhunderts in der Malerei beliebte Darstellung aus dem Leben des mittelalterlichen „Kaiser Rudolf von Habsburg", gemalt von Joseph Wintergerst, der zeitweilig Restaurator bei den Boisserées war. Ein Vergleich mit Ferdinand Kobells um 1780 entstandenem Gemälde „Große Flußlandschaft" macht die veränderte Auffassung deutlich. Anstelle der im 18. Jahrhundert zur Perfektion gebrachten Tonigkeit treten wieder, wie im späten Mittelalter, die nebeneinander gesetzten, starken Lokalfarben hervor. Zudem versucht Wintergerst, was der Größenvergleich zwischen der vorn im Bild gegebenen zerstörten Brücke mit den Figuren deutlich macht, die neuzeitliche Errungenschaft der Zentralperspektive zu überspielen, womit die vermeintliche Naivität spätgotischer Malerei evoziert werden soll. Ich verweise auf einen Rogier van der Weyden aus der ehemaligen Sammlung Boisserée.

Die Mittelalterrückbesinnung der Romantik verknüpft sich besonders seit den 1797 erschienenen „Herzensergießungen eines kunstliebenden Kloster-

---

* Abschieds-Vortrag gehalten am 22. November 1996 anläßlich des Jahrestreffens des Freundeskreises des Kurpfälzischen Museums der Stadt Heidelberg. Bei den Abbildungen handelt es sich um eine Auswahl aus den gezeigten Diapositiven.

bruders" von Wilhelm Wackenroder und Ludwig Tieck mit der Verehrung der
Kunst Albrecht Dürers. Seine sogenannte altdeutsche Kunst enthielt für die
Zeit eine ausgeprägt nationale Komponente. Das nationale Bewußtsein der
Romantik wiederum erklärt sich einerseits direkt aus der Ablehnung der bis
1814 dauernden napoleonischen Fremdherrschaft und andererseits aus der
Sehnsucht nach einer vermeintlich mittelalterlichen Kaiserherrlichkeit, die
nach dem Ende des Heiligen Römischen Reiches Deutscher Nation entstand
und in der Baukunst zu einer Entfaltung der Neugotik führte.

Ein zweiter Strang romantischer Malerei hatte gleichfalls Berührungs-
punkte mit Heidelberg, in größerem Maße allerdings erst in den 30iger Jahren.
Für diese Richtung wirkte nicht Dürer, sondern Raffael inspirierend. Diese
gegen die Aufklärung gerichtete mehr religiös als politisch-historisch orien-
tierte Strömung, die durch die Nazarener verkörpert wird, fand in den 30er
Jahren eine Heimstatt in Heidelberg und zwar im Stift Neuburg. Philipp Veit
und andere verkehrten dort bei Goethes konvertiertem Neffen Schlosser und
dessen Frau Sophie Du Fay. Als Beispiel für diese Richtung nenne ich aus
dem Museum Ferdinand Oliviers „Emaus-Bild".

Spielten diese beiden Strömungen romantischer Kunst – die historische und
die religiöse – in Heidelberg auch eine gewisse Rolle, so lag die größere Bedeutung der Stadt aber doch in der Ausbildung romantischer Landschaftsmalerei. Dabei kamen wiederum zwei Komponenten zum Tragen: einmal die
Entwicklung einer spezifischen Landschaftsmalerei, die von Heidelberger
Künstlern geprägt wurde, und sodann die Darstellung der besonderen topographischen Situation Heidelbergs, der der Schwerpunkt meiner Ausführungen gewidmet ist.

Die zweite – kürzere – Vorbemerkung bezieht sich auf ältere Darstellungen
Heidelbergs, um so den neuen Blick der Romantiker verdeutlichen zu können.

Vor 1800 nehmen die Heidelberg-Darstellungen üblicherweise ihren Ausgangspunkt vom rechten, dem Neuenheimer Flußufer. Das möglichst getreue
Abbild von Fluß, Stadt und Schloß wurde dabei schon seit 1544 geprägt durch
die große Ansicht aus der Münsterschen Kosmographie, und vervollkommnet
durch Merians Stich von 1620. Von der Neuenheimer Seite aus geht der Blick
über den Neckar auf die Stadt und dann in die Höhe zum Schloß und weiter
zu dem alles hinterfangenden Königstuhl. Durch eine Vielzahl von Darstellungen – Heidelberg war die nach Rom und Venedig am häufigsten abgebil-
dete Stadt – prägte dieser Blick bis heute – man denke nur an die Jubiläums-
briefmarke oder das neue Stadtlogo – das Bild von Heidelberg.

Um 1800 wird diese nahezu kanonische Darstellungsform allerdings
durchbrochen. Dieser Wandel, das heißt der neue, der romantische Blick auf
Heidelberg, hängt mit veränderten Sehgewohnheiten und Erlebnisformen zusammen, die sich im 18. Jahrhundert herausgebildet haben und auf die ich
kurz eingehen möchte. Erst in diesem Jahrhundert der Empfindsamkeit ent-

wickelt sich der Sinn für Natureindrücke. So werden etwa die Alpen nicht mehr in erster Linie als Verkehrshindernis erlebt, sondern als majestätische Natur – man denke an Albrecht von Hallers berühmtes Gedicht von 1729 – und an Joseph Anton Kochs spätere Gemälde, wie zum Beispiel sein „Lauterbrunntal". Im kleineren, persönlich erlebbaren Raum ist es der Wandel vom regelmäßigen französischen Garten zur – wenn auch noch gestalteten – Natur des englischen Parks, der einhergeht mit der Ausbildung empfindsamer Literatur wie Richardsons „Pamela" und Sophie de La Roches „Fräulein von Sternheim". Auch für Heidelberg gilt, daß die veränderte Seh- und Erlebensweise sich zunächst literarisch dokumentiert.

Eines der ersten Beispiele gibt 1785 Friedrich von Matthissons Gedicht „Elegie, in den Ruinen eines alten Bergschlosses geschrieben" ab. In ihm spielt vorzugsweise das Heidelberger Schloß eine Rolle, und zwar im Zusammenhang mit einer nun aufkommenden Vorstellung von Ruinen als Sinnbild der Vergänglichkeit. Deren malerischer Wert wird noch unterstrichen durch Wetter- und Licht-Stimmungen. Ich zitiere, um zumindest einen Eindruck zu vermitteln, die zweite der 16 Strophen dieses sicher nicht erstrangigen, so doch außerordentlich emphatischen Gedichtes:

> Schweigend, in der Abenddämmrung Schleier,
> Ruht die Flur, das Lied der Haine stirbt;
> Nur daß hier, im alternden Gemäuer,
> Melancholisch noch ein Heimchen zirpt;
> Stille sinkt aus unbewölkten Lüften,
> Langsam zieh'n die Heerden von den Triften,
> Und der müde Landmann eilt der Ruh
> Seiner väterlichen Hütte zu.

Nur wenige Jahre später, 1797, gibt Goethe dann auf seiner Reise in die Schweiz eine Beschreibung der Stadt, die erstmals die topographische Gesamtsituation berücksichtigt und daraus abgeleitet, sehr viel ausgeprägter auch bereits das Atmosphärische als Erlebnisfaktor einbezieht.

Goethe beschreibt den Blick auf die Stadt von einem erhöhten Standort östlich der Altstadt. Ich zitiere:

„Ich ging in Erinnerung früherer Zeiten über die schöne Brücke und am rechten Ufer des Neckars hinauf. Etwas weiter oben, wenn man zurücksieht, sieht man die Stadt und die ganze Lage in ihrem schönsten Verhältnisse. Sie ist in der Länge auf einen schmalen Raum zwischen den Bergen und dem Flusse gebauet; das obere Tor (gemeint ist das Karlstor) schließt sich unmittelbar an den Felsen an, ... Über dem Tore steht das alte verfallene Schloß in seinen großen und ernsten Halbruinen ... Darunter zeigt sich

die Masse einer wohlgebauten Kirche und so weiter die Stadt mit ihren
Häusern und Türmen ...."

Von einem weiteren Spaziergang, vermutlich zum heutigen, nach „Sissis"
Tochter benannten, Valerieweg heißt es:

„Die Brücke zeigt sich von hier aus in einer Schönheit, wie vielleicht keine
Brücke der Welt. Durch die Bogen sieht man den Neckar nach den flachen
Rheingegenden fließen und über ihr die lichtblauen Gebirge jenseits des
Rheins in der Ferne."

Dieser Blick von Osten über Stadt und Schloß bis zu den Pfälzer Bergen
kam damals einer Entdeckung gleich und gehört ja auch für die meisten von
uns zu den schönsten und anrührendsten. 1801 erscheint er so auf einer groß-
formatigen, vor einigen Jahren für das Museum erworbenen Gouache von Johann Jakob Strüdt zum ersten Mal in der Malerei (Abb. 1).

Der aus der Gegend von Basel stammende Strüdt hatte bereits Erfahrung
mit der schweizerischen Gebirgsvedute gesammelt. Bei Ferdinand Kobell in
Mannheim lernte er, seine mehr konventionelle Darstellungsweise mit unmittelbaren Natureindrücken zu verbinden. Diese künstlerische Umbruchssituati-
on läßt sich auch an seiner Gouache ablesen. Der Bildraum ist noch bühnen-
artig geschlossen. Zu den in traditioneller Weise rahmenden Elementen gehört
der hochragende Baum, der als Repoussoir eingesetzt wird. Als gleichsam
ideales Element im Sinne der älteren Auffassung kontrastiert er auffällig mit
der in Zeichnung und Farbe realistischen Auffassung des Schlosses. Der

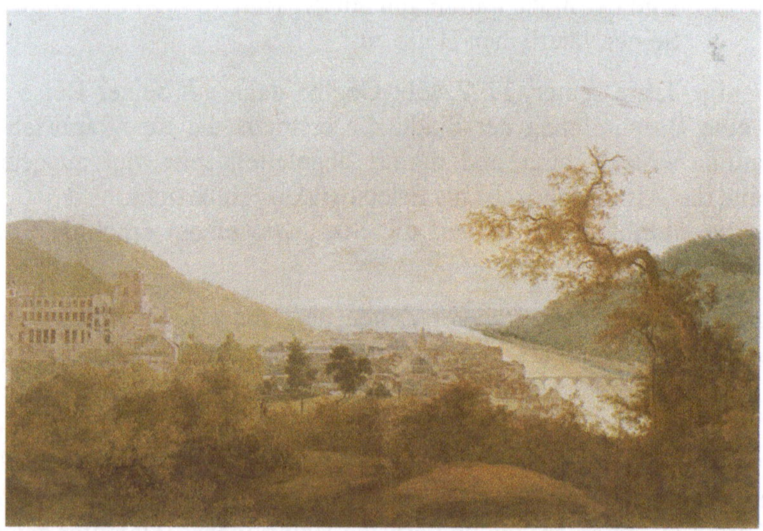

Abb. 1. Johann Jakob Strüdt (1773–1807): Schloß und Stadt Heidelberg vom Schloßwolfbrunnen-
weg, 1802, Gouache (KMH)

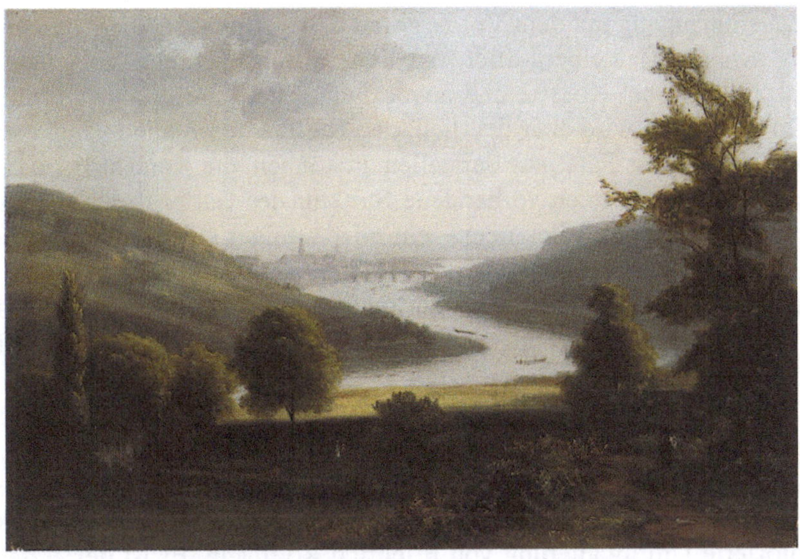

Abb. 2. Christian Philipp Koester (1784–1851): Heidelberg von Osten, 1816/18, Öl auf Leinwand (KMH, Leihgabe des Ministerium für Wissenschaft und Kunst Baden-Württemberg)

Blauton der Ferne ist einerseits als Vedutenelement zu sehen, beeinflußt aber
gleichzeitig die Farbigkeit des ganzen Bildes. In ihm verbindet sich die Kon-
vention mit Ansätzen einer neuartigen Lichtstimmung. Von Strüdts Gouache
läßt sich ein Bogen schlagen zu der um 1816 entstandenen, in der Komposition ähnlichen Heidelberg-Darstellung von Christian Philipp Koester (Abb. 2).
Auch er gehört noch der Vorromantiker-Generation an, blieb aber von den
neuen Strömungen nicht unberührt. Wie Strüdt, setzt auch Koester noch auf
die rahmende, Bildtiefe vermittelnde Repoussoirfunktion hochragender Bäume. Den Mittelgrund beherrscht die mächtige Ruine des Schlosses. Bei aller
Getreuheit im Detail bildet sie eine Gesamtform, die mit der Kleinteiligkeit
der Dachlandschaft der tieferliegenden Stadt kontrastiert. Die sich in die Tiefe
erstreckende Neckarebene verschwimmt im Hintergrund mit Horizont und
Himmel. Der Himmel ist, wie die ganze Gegend, in ein helles, gelbliches
Licht getaucht, das im ersten Eindruck eine mittägliche Stimmung suggeriert.
Bei näherem Hinschauen erkennt man jedoch, daß auch die Nordfront des
Schlosses beleuchtet ist, was eigentlich auf Abendlicht hindeutet. Die Sonne
als Lichtquelle ist aber für beide Interpretationen nicht auszumachen. So wird
erkennbar, daß es sich hier nicht nur wegen des bedeutenden Formats – das
man ja schlecht im Freien hätte malen können – um ein im Atelier entstande-
nes Gemälde handelt. Es verbindet aber offenbar direkt vor der Natur aufge-
nommene Eindrücke zu einer Komposition, die nicht mehr auf absolute Ve-
dutentreue angelegt ist, und Licht- und Farbphänomene zumindest schon als
zusätzliches Thema enthält.

Im Zusammenhang mit dem Vordergrund dieses Bildes möchte ich kurz auf Merians zweiten Heidelberg-Stich mit dem Hortus Palatinus eingehen. Der Bildausschnitt ist bei Koester und zuvor auch schon bei Strüdt nahezu identisch. Im Vergleich wird aber deutlich, daß Merian den Standort nur gewählt hatte, um den Hortus Palatinus darstellen zu können, die Romantiker dagegen nehmen die ja immer noch vorhandene Struktur des Gartens überhaupt nicht auf, sondern lassen den Blick über mehr oder weniger erfundenes Buschwerk in die Ferne gleiten. Das Laub der Büsche gibt Gelegenheit, Licht- und Schattenzonen, die sich aus dem natürlichen Blattwerk ergeben, mit malerischen Mitteln zu erfassen und wiederzugeben und dabei auch noch die Neuentdeckung, daß Schatten in sich farbig sind, vorzuführen. So lassen sich schon hier zwei für die romantische Malerei sehr charakteristische Elemente erkennen, nämlich die genaue Beobachtung und der Sinn für Farbwerte.

Daß sich die neuentdeckten atmosphärischen Reize allerdings auch bei einem Blick von Westen auf die Stadt ausmachen lassen, beweist in Ansätzen eine kolorierte Umrißradierung von Friedrich Rottmann. Er ist der Vater des berühmten Romantikers und wurde auch der Zeichenlehrer von dessen Generationsgenossen Ernst Fries und Carl Philipp Fohr. Die Stadtansicht selbst ist in Friedrich Rottmanns etwas trockener Strichführung wiedergegeben. Bemerkenswert ist dieses Blatt durch die Aufnahme atmosphärischer Elemente mit dem Sonnenaufgang hinter der Stadt, wenn auch die Strahlen am Himmel noch sehr hart gegeben sind.

Die drei bisher besprochenen, zwischen 1801 und 1816 entstandenen Ansichten belegen die Anfänge der romantischen Malerei in Heidelberg. Interessant ist, daß die literarische Romantik, die jedenfalls kurz angedeutet werden soll, hier im ersten Jahrzehnt des 19. Jahrhunderts bereits ihren Höhepunkt erreicht hatte. Das hing sicher entscheidend mit der Universität zusammen, die – nach dem Anschluß Heidelbergs an Baden 1803 neu geordnet – Professoren und eine neue Studentengeneration anzog. Der Jurastudent Joseph von Eichendorff begann seine romantischen Dichtungen in seinem Heidelberger Studienjahr 1807 und die 3bändige Volksliedersammlung „Des Knaben Wunderhorn" wurde von Clemens Brentano und Achim von Arnim in den Jahren 1805–1808 in Heidelberg zusammengetragen und zum Druck gegeben. In diesem Zusammenhang sei darauf hingewiesen, daß die Titelillustration des dritten Bandes von Ludwig Grimm stammt, dem Bruder Wilhelms und Jakobs.

Für die weitere Entwicklung der Malerei entscheidend wurde dann das Jahr 1812, in dem George Augustus Wallis nach Heidelberg kam. Wallis, obwohl in der Literatur immer wieder als Schotte bezeichnet, stammte aus der Umgebung Londons. Er hatte lange Zeit in Italien gelebt, wo er unter anderem mit Jakob Philipp Hackert, dem berühmten Vedutenmaler, befreundet, künstlerisch aber nicht abhängig von ihm war. In Heidelberg, wo er bis 1817 lebte, wurde er ein wichtiger Anreger.

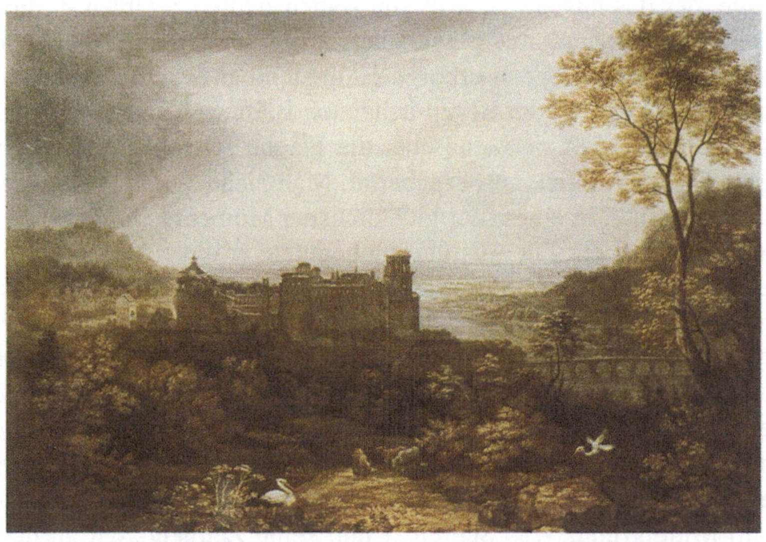

Abb. 3. George Augustus Wallis (1770–1847): Heidelberg von Osten, 1812, Öl auf Leinwand
(Privatbesitz)

Den Ausgangspunkt bildete dabei eine Heidelberg-Ansicht (Abb. 3), die er im Jahr seiner Ankunft für den Bankier, Sammler und Mäzen Adam Fries schuf, dessen Söhne später bekannte Maler wurden. Die besondere Wirkung des Bildes hat der Heidelberger Ästhetik-Professor Aloys Schreiber noch im Entstehungsjahr, im Dezember 1812, in „Cottas Morgenblatt für die gebildeten Stände" beschrieben. Ich zitiere ausführlich, um Ihnen zu demonstrieren, welche Bedeutung man diesem Werk, das sich heute in Privatbesitz befindet, schon zur Entstehungszeit beimaß: „Ich habe die erste Frucht seiner Begeisterung von Heidelberg gesehen; ein großes, vielleicht vier Schuh langes, drey Schuh hohes Ölgemälde, die alte Schloß-Ruine von oben herab darstellend, mit Wahrheit und Treue, und doch so mahlerisch genommen, als wäre sie von der Phantasie erschaffen, und mit zauberischer Kunst der Täuschung auf die Leinwand ausgegossen. Eine üppige, der Natur mit Sorgfalt nachgebildete, Vegetation des Südens, nimmt die große prachtvolle Ruine in die Mitte, zu beyden Seiten von den Bergen eingeschlossen, die der Neckar bey seinem Ausfließen ins weite flache Rheintal spaltet. Man sieht die Heidelberger Brücke unten zur Rechten, und an den Ufern des weiter hinströmenden Flusses die Dörfer Neuenheim, Wiblingen usw. Zur Linken des Schlosses, das am Berge liegende Klein-Heidelberg; über dem düsteren Schlosse die helle Ferne, die von den überrheinischen Gebirgen, auf deren Rücken sich der Donnersberg mächtig erhebt, am Horizonte bekränzt wird.

Doch dies alles gibt nur die Staffage zu einem Gemählde, welches wie ein Genius vom Himmel erscheint, und seinen Ausdruck sich von einem Sonnen-

Untergange, der das düstere Gewölk mit seinen lichten Strahlen in die Berge zur Linken hineindrängt, mit glücklicher Auffassung der meteorischen Erscheinungen in dieser Gegend erborgt. Halb sichtbar erblickt man die Sonne im lichten Gewölke, die vom Regen benetzten Blätter glänzen vor ihr, und einen matten Schein wirft sie herab über die Fläche zwischen Neuenheim und Wiblingen. Dieser Anblick ist bezaubernd. Man sieht, was der Künstler über die Natur vermochte. In einem der glücklichsten Momente wußte er sie aufzufassen und festzuhalten. Zur Ausführung benutzte er ein sorgfältiges Studium einzelner Partien. Auch der Storch ist nicht vergessen, der in der stillen Vereinsamung umherschreitet. Jede Staude im Vordergrunde ist der Natur nachgebildet. Das Gepräge der Wahrheit ruht auf dem Ganzen, und doch ist das Ganze eine Phantasie, die nur ihre Veranlassung in der Wirklichkeit fand".

Schreiber betont also neben den malerischen Besonderheiten die gleichen Elemente, auf die schon Goethe hingewiesen hat: die Lage der Stadt zwischen zwei Bergen, die den Blick in die Ebene freigeben, dazu Schloß, Häuser und Brücke im Mittelgrund. Was Schreiber und seine Zeitgenossen an dem Bild beeindruckt hat, läßt sich an der Beschreibung der Einzelheiten ablesen, die in dem Begriff „meteorische Erscheinungen" zusammengefaßt werden. Dieser meint im Sprachgebrauch der Zeit die Beobachtung und Erfassung von Licht- und Farbphänomenen in der Natur, d.h. des Atmosphärischen.

Damit wurde Wallis zu einem wichtigen Anreger auch für Carl Rottmann, der, 15 Jahre alt, als Wallis nach Heidelberg kam, bereits Zeichenunterricht bei seinem Vater hatte. Ich erwähne zunächst eine lavierte Zeichnung mit Stadt und Schloß, die noch Vieles von der Solidität seines Vaters enthält, ehe

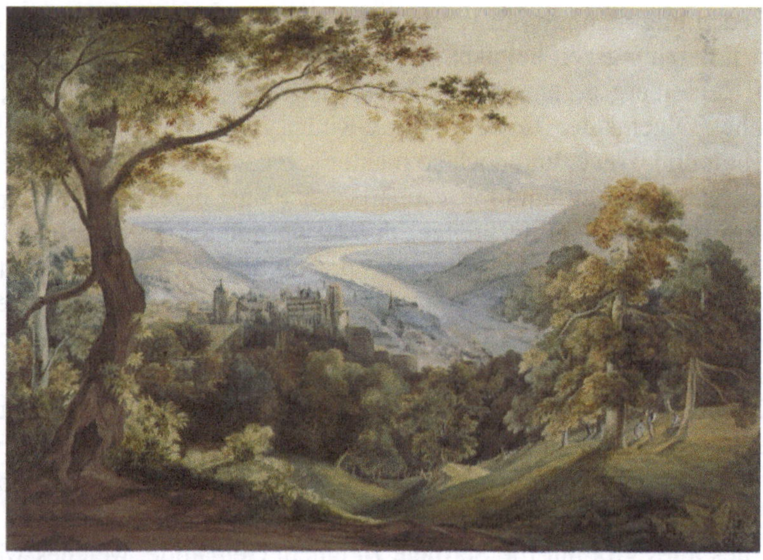

Abb. 4. Carl Rottmann (1797–1850): Heidelberg von Osten, 1815, Aquarell (KMH)

ich auf das bekannte, 1815 datierte Aquarell eingehe. Dieses Blatt (Abb. 4) zeigt bereits die eigentliche Begabung des gerade 18jährigen Künstlers, auch wenn es in der Anlage, durch den Einfluß von Wallis, noch einige Elemente des späten 18. Jahrhunderts enthält. Hierzu gehört der große Baum im Vordergrund links, der durch die Überschneidung mit dem Horizont die gewünschte Tiefenwirkung evozieren soll.

Das Schloß, als Architektur-Ensemble unverkennbar wiedergegeben, macht, in Verbindung mit der Stadt und dem Flußlauf, das Motiv benennbar, spielt aber keine so dominierende Rolle wie in den bisher gezeigten Beispielen. Es läßt den Blick nur kurz verhalten, ehe dieser sich in der duftig aufgelösten Ferne verliert.

Der bereits erwähnte Repoussoirbaum dient, neben seiner rahmenden Funktion, auch der Ausbildung der vorderen Schattenpartie, einer gleichwohl farbig nuancierten Dunkelzone, aus der sich erst die in ein südliches Licht getauchte Landschaft um so überzeugender entwickelt. Ein Teil der starken Wirkung läßt sich wohl damit erklären, daß Rottmann hierbei die Möglichkeiten des Gegenlichtes geschickt einsetzt. Damit wird auch verständlich, warum er das Schloß nicht so nahsichtig gibt, ihm als Motiv also eine weniger gewichtige Rolle zuweist. Für Rottmann spielt nämlich bereits hier der Aufbau des Bildes aus Farbe und Licht die vorrangige Rolle. Diese Sehweise konnte er seit den späten 20iger Jahren dann zu höchster Perfektion bringen, als er im Auftrag König Ludwigs I. von Bayern Italien und Griechenland bereiste und dabei nicht nur seine Eindrücke vor Ort in Aquarellen festhielt, sondern neben den königlichen Freskenaufträgen auch in Leinwandbildern zu differenziertester Wirkung bringen konnte. Ich erinnere an das „Genua-Bild" sowie an „Kopaissee" und „Ägina" in unserer Romantiker-Galerie.

Unter dem Gesichtspunkt der materialbedingt unterschiedlichen Wirkung von Aquarell und Ölmalerei wäre es gewiß aufschlußreich gewesen, wenn man Rottmans Heidelberg-Aquarell von 1815 mit seinem ähnlich aufgebauten und gleichfalls noch in seiner Heidelberger Frühzeit entstandenen Ölgemälde, ehemals in unserem Museum, hätte vergleichen können. Leider ist dieses Gemälde, von dem es nur eine mäßige Schwarz-Weiß-Aufnahme gibt, zusammen mit weiteren Hauptwerken der Romantik, 1931 verbrannt. Damals wurde der Münchner Glaspalast, eine der frühesten Glas- und Eisen-Ausstellungshallen auf dem Kontinent, aufgrund eines Kurzschlusses eingeäschert und mit ihm viele Werke der Romantik, die dort gerade in einer Ausstellung gezeigt wurden.

Vor einigen Jahren konnte als gewisser Ausgleich glücklicherweise ein anderes frühes Ölgemälde Rottmanns für das Museum gesichert werden (Abb. 5). Dieses nimmt bis hin zum Motiv Bezug auf Rottmanns damaliges Vorbild Wallis. Nicht nur wegen der Abendstimmung, sondern auch wegen der festeren Konsistenz der Ölfarben gelangt Rottmanns Bild nicht zu der Leichtigkeit

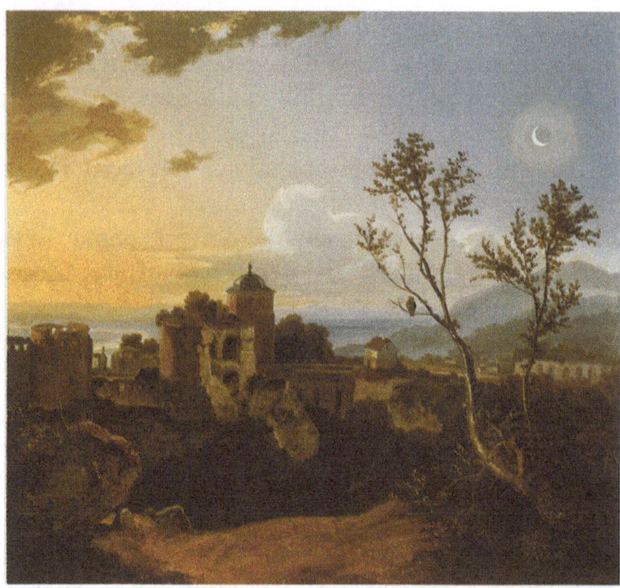

Abb. 5. Carl Rottmann (1797–1850): Blick auf das Heidelberger Schloß und die Rheinebene, 1820/22, Öl auf Leinwand (KMH)

und Strahlkraft der Farben des Aquarells, läßt aber im abendlichen Leuchten des Himmels seine künftige romantische Lichtauffassung erkennen. Von den drei aus Heidelberg stammenden, für die Entwicklung der romantischen Malerei wichtigen Künstler Rottmann, Fohr und Fries war nur Rottmann ein höheres Alter beschieden. So wäre es interessant, wenn es von ihm auch ein spätes Heidelbergbild gäbe. Dazu fand er jedoch angesichts der königlichen Italien- und Griechenland-Aufträge keine Gelegenheit mehr.

Ebenfalls bei Friedrich Rottmann und dann, – dank der Großzügigkeit des Bankier Fries – zeitweilig auch von Wallis angeleitet, begann die künstlerische Entwicklung des zwei Jahre vor Rottmann, 1795, geborenen Carl Philipp Fohr.

Seine breite Bekanntheit beruht auf den sehr individuell aufgefaßten, teilweise gewissermaßen schon psychologisierenden Portraitzeichnungen, die zu den bedeutendsten Stücken unserer graphischen Sammmlung gehören und im vergangenen Jahr den Kern unserer Gedenkausstellung zum 200. Geburtstag bildeten. Diese Portraits sollten Verwendung finden in einem Gruppenbild der deutschen Künstler, die in Rom im Café Greco verkehrten, darunter als Senior Josef Anton Koch. Zur Ausführung kam das Gruppenbild nicht, weil Fohr – als Hitzkopf schon aus Heidelberger Tagen bekannt – nach einem Streit mit seinem Freund Ruhl Abkühlung im Tiber suchte und dabei knapp 23jährig einem Herzschlag erlag. Fohrs früher Tod erschien den Zeitgenossen als Erfüllung eines romantischen Geschicks. Die Empfindungen lassen sich mit einer

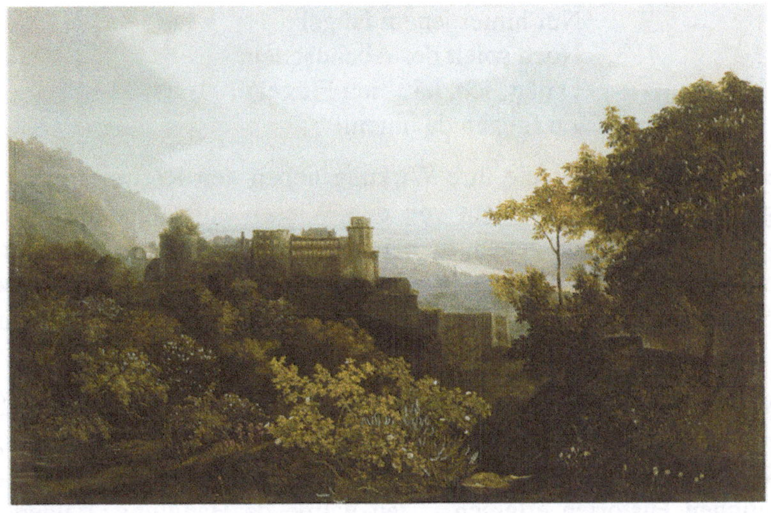

Abb. 6. Carl Philipp Fohr (1795–1818): Schloß und Stadt Heidelberg von Osten, um 1816, Öl auf Holz (KMH)

Bemerkung Koesters belegen, der über Fohr sagte: „daß er wie ein Phänomen bewundert und sein zu früher Untergang nicht genug bedauert werden könnte. Er war noch im Werden begriffen, erst 22 Jahre alt, eine Knospe, doch insoweit enthüllt, daß man genugsam wahrnehmen konnte, welche seltene Erscheinung sich nahezu entfalten sollte."

In seiner kurzen Lebensspanne entstanden zahlreiche Aquarelle sowie etwa ein Dutzend Ölgemälde, von denen sieben noch heute nachweisbar sind. Zu diesen zählt das 1976 mit Unterstützung des Freundeskreises erworbene Bild „Heidelberg im Abendlicht" von 1816. Unverkennbar setzt auch Fohr (Abb. 6) für die Bildwirkung auf den von Strüdt entdeckten und ebenso von Wallis und Koester benutzten Beobachterstandort am Anfang des Schloßwolfsbrunnenweges; der Unterschied ist allerdings unverkennbar.

Fohrs freie, gewissermaßen ungerahmte Komposition und die alles erfüllende Lichtstimmung machen dieses Gemälde zu einer genuin romantischen Darstellung. Wieder wird der Gegensatz zwischen dem festen und detaillierten Vordergrund und dem weiten flachen Tal deutlich. Und wie sehr das Ganze ohne feste Konturen nur aus Farbe und Licht aufgebaut ist, mag ein Blick auf das Neuenheimer Feld deutlich machen, über dem der rosa Abendhimmel seine ganze Zartheit entfaltet. Man ist geneigt, an Eichendorffs Gedicht „Abendlandschaft" zu denken, das ich an dieser Stelle zitieren möchte:

> „Der Hirt bläst seine Weise,
> Von Fern ein Schuß noch fällt,
> Die Wälder rauschen leise
> Und Ströme tief im Feld.

> Nur hinter jenem Hügel
> Noch spielt der Abendschein –
> O hätt' ich, hätt' ich Flügel
> Zu fliegen da hinein!"

Diese Abendstimmung, die ihre Wirkung neben den Rotwerten der schon untergegangenen Sonne aus dem von den Wiesen aufsteigenden Dunst bezieht, entspricht übrigens genau auch Landschaftsschilderungen in romantischen Erzählungen der Zeit, wie etwa in Eichendorffs „Taugenichts" oder in „Franz Sternbalds Wanderungen". Ich führe aus diesem Künstlerroman von Ludwig Tieck eine besonders charakteristische Stelle an:

> „Es wurde Abend, ein schöner Himmel erglänzte mit seinen wunderbaren, buntgefärbten Wolkenbildern über ihnen. ‚Sieh', fuhr Rudolph fort, ‚wenn ihr Maler mir dergleichen darstellen könntet, so wollte ich euch oft eure beweglichen Historien erlassen ... ich würde da Handlung, Leidenschaft, Komposition und alles gern vermissen, wenn ihr mir, wie die gütige Natur heute tut, so mit rosenrotem Schlüssel die Heimat aufschließen könntet, wo die Ahndungen der Kindheit wohnen, das glänzende Land, wo in dem grünen, azurnen Meere die goldensten Träume schwimmen .... Oh, mein Freund, wenn ihr doch diese wunderliche Musik, die der Himmel heute dichtet, in eure Malerei hineinlocken könntet!'"

Es wäre interessant, sich einmal genauer mit Gemeinsamkeiten dieser Art in Malerei und Dichtkunst zu beschäftigen! Die Leichtigkeit und die weiche Transparenz, die den atmosphärischen Gehalt dieses Gemäldes ausmachen, erzielt Fohr, indem er die Farben über einen Goldgrund setzt, was in dieser Zeit ungewöhnlich ist. Er erreicht damit, trotz der festeren Konsistenz des Materials, einen duftigen Farbenschmelz, der in der Wirkung seinen Aquarellen nahezu gleichkommt.

Um 1813 bereits hatte Fohr, vermittelt durch den Maler Georg Wilhelm Issel, für die Erbgroßherzogin von Hessen Darmstadt zwei Aquarellserien gemalt, das sogen. Badische Skizzenbuch sowie das „Skizzenbuch aus der Neckargegend" mit den bekannten Ansichten „Blick auf Heidelberg" sowie „Hirschhorn".

Neben den Gesamtansichten bekannter Orte hat er seine frühe Meisterschaft auch an Einzelmotiven erprobt und dabei neuartige Formulierungen gefunden. Als Beispiel dafür möchte ich ein Aquarell mit dem dicken Turm des Heidelberger Schlosses zeigen (Abb. 7). Die parallel zu den Skizzenbüchern entstandene, mit 42:55 cm nahezu Gemälde-große Gouache zeigt im Farbauftrag noch Einwirkungen von Strüdt, doch überwiegen bereits die leichteren, stimmungshafteren Valeurs romantischer Aquarellkunst. Besonders originell ist die Komposition. Der Bildausschnitt ist so gewählt, daß der Turm, ohne eigentli-

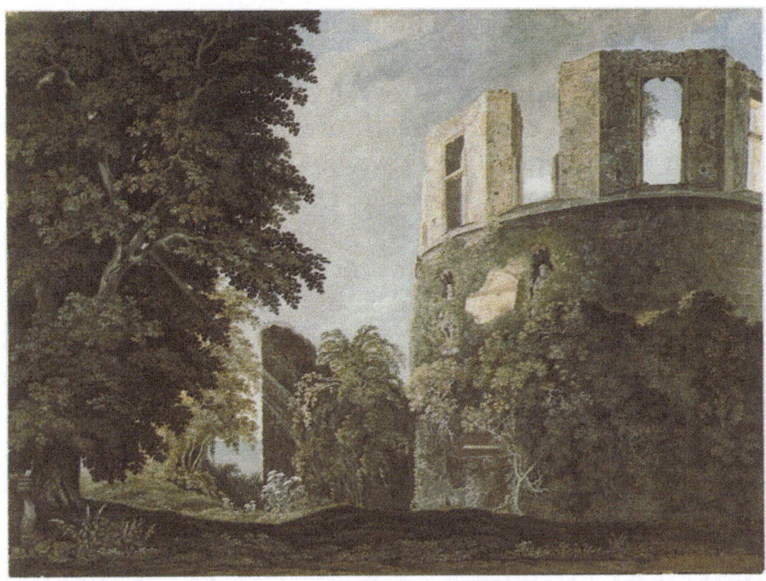

Abb. 7. Carl Philipp Fohr (1795–1818): Dicker Turm des Heidelberger Schlosses, um 1813/14,
Aquarell (KMH)

chen Vordergrund, mächtig und unvermittelt vor dem Betrachter steht und die
rechte Bildhälfte dominiert. Von vergleichbarem Volumen, durch das Laubwerk aber in der Oberfläche aufgelöst, wächst links (gleichfalls vom Bildrand
überschnitten) ein mächtiger Baum empor. So entsteht ein Gegensatzpaar aus
Baum- und Turmarchitektur, aus Natur und Ruine, den beiden Vergänglich-
keitssymbolen, die in der Romantik eine große Rolle spielen.

Zur Raffinesse der Komposition gehört der Blick in die Bildtiefe, den die
beiden so unterschiedlich gestalteten Volumina in der Bildmitte freigeben.
Am Ende des Mittelgrundes halten ein Mauerstück und einige kleine Bäume
den Blick vorübergehend auf, der sich dann in der blauen Weite verliert, die
ein tiefliegender Horizont teilt. Indem der Himmel die mächtigen Vorder-
grundelemente direkt zu berühren scheint, kommt trotz der andeutungsweise
vorhandenen Gliederung in Vorder-, Mittel- und Hintergrund eine deutliche
Zweischichtigkeit zustande. Fohr scheint hier zu einer ähnlichen Form gelangt
zu sein, wie sie Caspar David Friedrich öfter – wie zum Beispiel mit seinen
bekannten „Kreidefelsen auf Rügen" – einsetzt, nämlich daß Nähe und Ferne
direkt aneinanderstoßen.

Als dritten der wichtigen aus Heidelberg stammenden Maler habe ich Ernst
Fries bereits genannt, der 1801 geboren wurde. Erste künstlerische Eindrücke
erhielt er durch die bekannte Sammlung seines Vaters, sodann, wie Fohr und
Carl Rottmann, durch Unterricht bei Friedrich Rottmann und schließlich im
unmittelbaren Umgang mit Wallis. Ab 1815 studierte Ernst Fries zunächst in

Karlsruhe und Darmstadt, danach in München, ehe er 1823 nach Italien aufbrach. Von 1830 bis 1833, als er sich im Scharlachfieber die Pulsadern aufschnitt, war er Hofmaler des Großherzogs in Karlsruhe.

Fries' Anfänge stehen noch im Zeichen einer zeichnerisch präzisen Bestandsaufnahme seiner Umgebung, etwa in seiner Bleistiftskizze von Stift Neuburg und dem Neckartal nach Westen. Die Kirche rechts und der Schlierbacher Hang links geben der Ansicht die kompositionelle Festigkeit. Insofern ist der Naturausschnitt nicht willkürlich gewählt. Entscheidend wird, wie in diesem Rahmen mit exaktem Stift Details, etwa an der Mauer, erfaßt werden. Hier wird, ebenso wie an der Baumgruppe neben der Kirche und der Spiegelung im Fluß, durch Herausarbeiten der dunkleren Partien schon versucht, Licht und Schatten einzufangen.

Ähnlich verhält es sich mit einer Ansicht des Heidelberger Schlosses, die er zuerst in einer nur getönten Version wiedergab. Ein bemerkenswertes Element dieser gleichsam Ton-in-Ton gegebenen Fassung ist die Helligkeit, ist das Licht, das in zahlreichen Abstufungen herausgearbeitet wird. Noch entschiedener aber wird dieses Bemühen um eine atmosphärische Wiedergabe an dem gleichen Stich von Ernst Fries mit mehrfarbiger Ausmalung erkennbar. Hier können die Lichtwerte natürlich stärker kontrastiv eingesetzt werden; hier wird die im hellen Licht verschwimmende Ferne durch Farbvaleurs gestaltet, ebenso wie vorne die dunkle Zone von Buschreihe und Mauer. – Auch die Schattenpartien werden hier aus Farbelementen gebaut, statt einfach schwarz zu sein, ein Phänomen, auf das bereits bei Wallis hingewiesen wurde und das zu den veränderten Seh-Erfahrungen der Romantik gehört.

Das immer wieder angesprochene Atmosphärische, die Entdeckung des Lichtes in der Landschaft, spiegelt sich im wahrsten Wortsinne in Ernst Fries kleiner, in seinem Todesjahr 1833 entstandenen Ölskizze des „Neckartal mit Blick auf Stift Neuburg" wieder (Abb. 8). Wie anders, und nicht nur wegen der Farbigkeit, wirkt sie als die zuvor besprochene frühe Zeichnung. Zwar findet sich die Detailpräzision auch hier, aber sie wird überspielt von den reich abgestuften Valeurs, wenn man etwa den Himmel und seine Reflexe im Wasser betrachtet oder rechts am Schlierbacher Hang den Gegensatz zwischen dem Baum-Grün hinter den Häusern und dem Grün des Ufergrases unterhalb der Straße, das in seiner Saftigkeit Feuchtigkeit direkt suggeriert.

Das Neckartal-Gemälde dürfte als fertig ausgeführte Ölmalerei noch im Atelier entstanden sein, obwohl das Format 21:29 cm eine Ausführung vor Ort zugelassen hätte. In diesen Jahren kamen nämlich die Tubenfarben auf, so daß das Arbeiten im Freien für die Künstler einfacher wurde als früher, als sie die Farben noch selbst ansetzen und mischen mußten.

Ernst Fries war einer der ersten, der sich mit der Technik der Ölskizze vor der Natur beschäftigte, und der um 1826 in der Umgebung von Rom darüber auch einen intensiven Erfahrungsaustausch mit Camille Corot hatte. Als Bei-

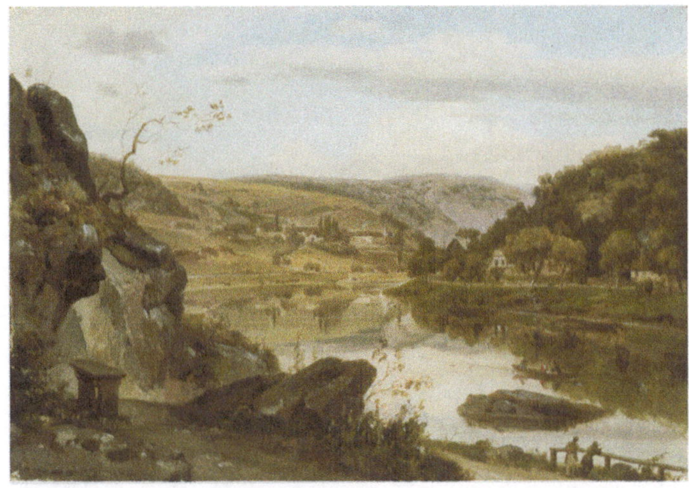

Abb. 8. Ernst Fries (1801–1833): Stift Neuburg und das Neckartal bei Heidelberg, 1833, Öl auf Leinwand (KMH)

spiel verweise ich auf Fries' „Ponte Nomentana-Ansicht", die sich kürzlich als Leihgabe in Washington und New York in der Ausstellung „Corot and Early Open-Air Painting" befand. Fries gehört somit zu den Wegbereitern einer neuen Entwicklung, setzt aber noch überwiegend für Skizzen das Aquarell ein, weil sich mit ihm sehr viel rascher Impressionen festhalten ließen als mit der langsamer trocknenden Ölfarbe. Zurück zu Ernst Fries' kleinem Gemälde. Es bietet mit dem Blick auf Stift Neuburg gewissermaßen die Sicht aus der Stadt in das nach Osten hin sich verengende Flußtal. Dieses selbst beschert den Künstlern aber auch noch eine Erweiterung der Seh- und Darstellungsmöglichkeiten, denn für den neuen Blick nach Westen, den sie zunächst vom Wolfbrunnenweg aus genommen hatten, bot das Hochufer weitere interessante Standorte.

Ein hierfür besonders charakteristisches Beispiel gelingt Christian Philipp Koester mit seinem „Blick von einer Hütte oberhalb des Haarlass" (Abb. 9), wie das kleine, nur 21:29 cm messende Bild genannt wird. Das auffälligste Element der Komposition bildet ein, auch schon in der älteren, von der Empfindsamkeit geprägten Landschaftsauffassung verwendetes, Sommerhäuschen mit offener Veranda. Zur Idee dieser Darstellung gehört darüber hinaus die Gestalt, die in die Betrachtung der ihr zu Füßen liegenden Landschaft versunken ist. Solche Rückenfiguren, die den Betrachter gleichsam in das Bild einbeziehen, sind uns aus Bildern von Caspar David Friedrich geläufig. Man muß sich jedoch dabei vor Augen halten, daß Friedrich damals außerhalb Dresdens kaum bekannt war, es sich also nicht um eine direkte Übernahme handeln kann, sondern eher um einen zeitgenössischen Topos, der sich wiederum auch in der Literatur findet. Denken Sie etwa an den einen oder ande-

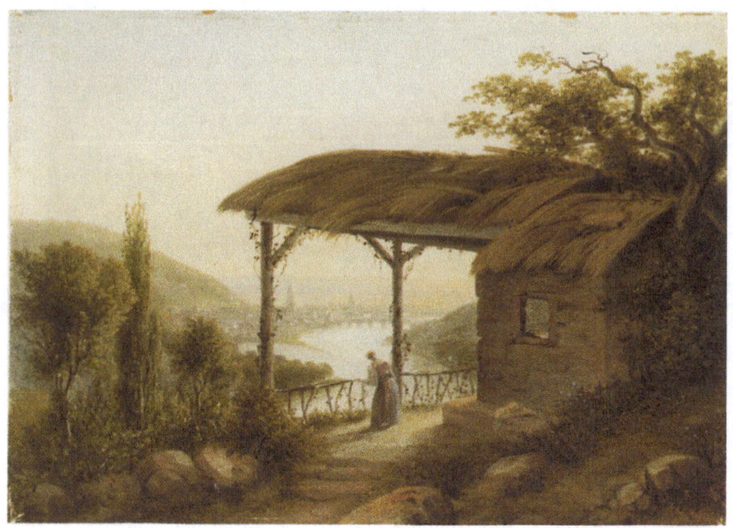

Abb. 9. Christian Philipp Koester (1784–1851): Blick auf Heidelberg von einer Hütte über dem
Haarlaß, um 1830, Öl auf Leinwand (KMH)

ren Wanderer der Zeit, der in der Regel ebenfalls von einer Anhöhe aus eine
Landschaft auf sich wirken läßt, wie etwa Eichendorffs „Taugenichts" auf einem Weg, „an einem Bergeshange": „Zuweilen konnte man über Tannenwip-
fel, die von unten herauflangten und sich dunkel rührten, weit in die tiefen,
stillen Täler hinaussehen ... Ein Fluß rauschte beständig in der Tiefe und
blitzte zuweilen im Mondschein auf."

Für die Dame auf der Veranda, und damit auch für den Betrachter, führt der
Flußlauf den Blick in die Tiefe des Bildes, in der sich Heidelberg mit seiner
idealen Lage zwischen Großem und Kleinem Odenwald erstreckt. Alte Brücke
und Schloß behalten trotz der Kleinheit ihren markanten Wiedererkennungs-
wert, vorangig wird nun aber die Einbindung in einen erweiterten Ausblick.
Das wird deutlich im Vergleich mit Koesters großer, gewissermaßen nahsich-
tiger Heidelbergansicht, auf die ich noch einmal hinweisen möchte (Abb. 2).

Der Blick nach Westen erstreckt sich auf dem frühen Bild – begrenzt durch
Heiligenberg und Gaisberg – gleichsam nur trichterförmig, während sich bei
dem späteren Blick von der Hütte die ganze Weite der Ebene erschließt, so
daß die Heidelberg-Ansicht quasi einen Vorwand abgibt für die Auflösung
der Landschaft in Licht und Farbe.

Dieses erweiterte Bestreben der Künstler wird auch deutlich an einem motiv-
lich ähnlichen Gemälde von Bernhard Fries, dem jüngeren Bruder von Ernst
Fries. Der Künstler verzichtet (Abb. 10) auf das anekdotisch-narrative Element von Hütte und Betrachterin, ist vielmehr rein an der Landschaft interessiert. Wird bei Koester die Atmosphäre eines pfälzischen Sommertages noch di-

rekt durch gleißendes Sonnenlicht evoziert, so vermittelt Bernhard Fries den gleichen Eindruck allein durch helle, immer diffuser werdende Farben.

Parallell zur der Ausweitung des Blicks in die Landschaft kommt in den 20er Jahren auch noch eine Tendenz zur Nahsicht auf. Dabei wird häufig das

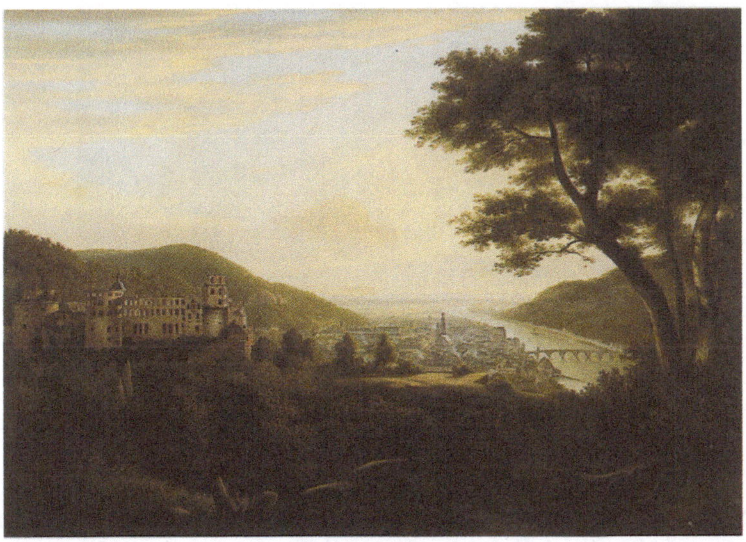

Abb. 10. Bernhard Fries (1820–1879): Blick auf Heidelberg von Osten, um 1850, Öl auf Leinwand (KMH)

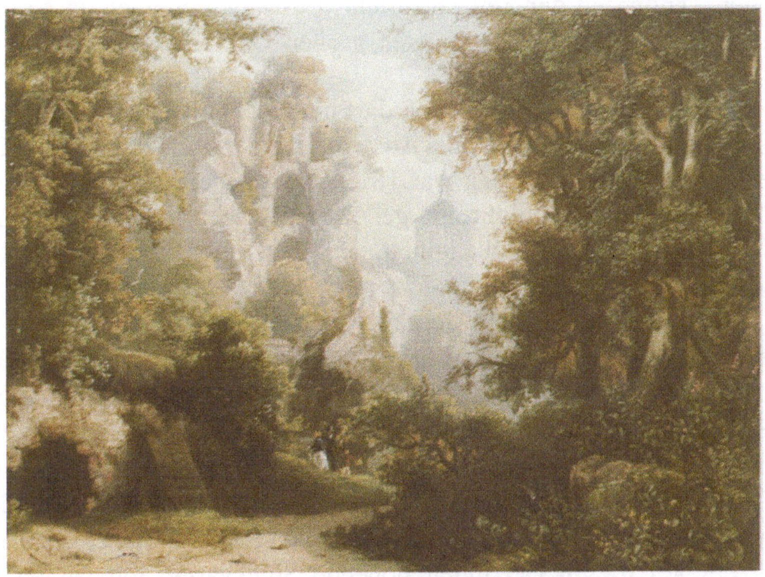

Abb. 11. Georg Maria Eckert (1828–1903): Blick auf das Heidelberger Schloß, 1852, Öl auf Leinwand (KMH)

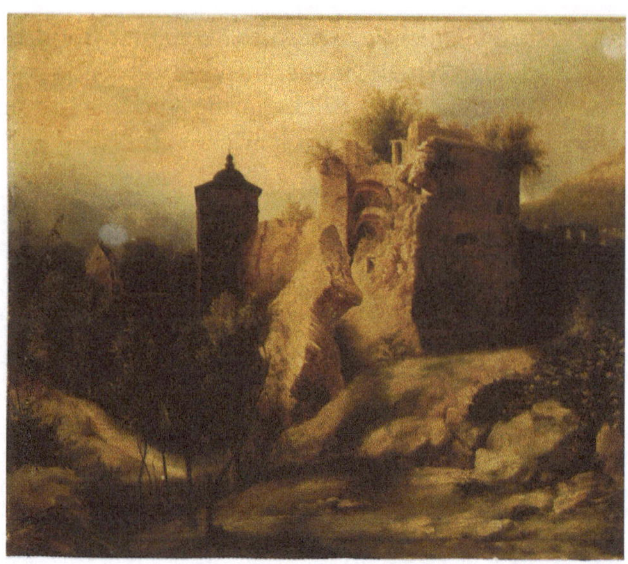

Abb. 12. Christian Xeller (1784–1872): Heidelberger Schloß mit dem gesprengten Krautturm, um 1825, Öl auf Holz (KMH)

Schloß in den Mittelpunkt gerückt, wie exemplarisch mit einem Bild von Georg Maria Eckert (Abb. 11) belegt werden soll. Symptomatisch für diesen Bildtypus ist der Durchblick durch eine breite Waldschneise auf das Schloß, das hinter der verschatteten Vordergrundzone im Licht liegt und insoweit den malerischen Tendenzen der Zeit entspricht. Das läßt sich auch an einem erst kürzlich im Kunsthandel aufgetauchten großen Gemälde von August Lucas ablesen.

Diese Konzentration auf das Schloß darf man nicht als Blickverengung auffassen. Man muß sie vielmehr als Auswirkung der Aktivitäten des Grafen Graimberg verstehen. Graimberg war 1811 nach Heidelberg gekommen, weil er von der bedeutenden Schloßruine gehört hatte, aber erst ihm verdankt sie ihre inzwischen weltweite Bekanntheit. Das bewirkten seine meisterlichen, schon nach kurzer Zeit als Kupferstiche verbreiteten Zeichnungen, von denen ich den „Blick vom Gaisberg auf Schloß und Stadt" in Erinnerung rufe. Durch Graimbergs gleichzeitige denkmalpflegerische Bemühungen zur Erhaltung des Schlosses wurde auch das Interesse an Einzelheiten der Architektur geweckt. Ein charakteristisches Beispiel hierfür findet sich wiederum bei Christian Philipp Koester, in seinem „Blick auf Dicken Turm und Englischen Bau". Die Inigo Jones zugeschriebene oder zumindest nahestehende Palastfassade wird mit dem wehrhaften Turm kontrastiert. In den Gesamteindruck ist der vor diesen Gebäuden liegende Stückgarten mit seinen hohen Bäumen einbezogen, wobei man darüber spekulieren kann, ob es Koester da-

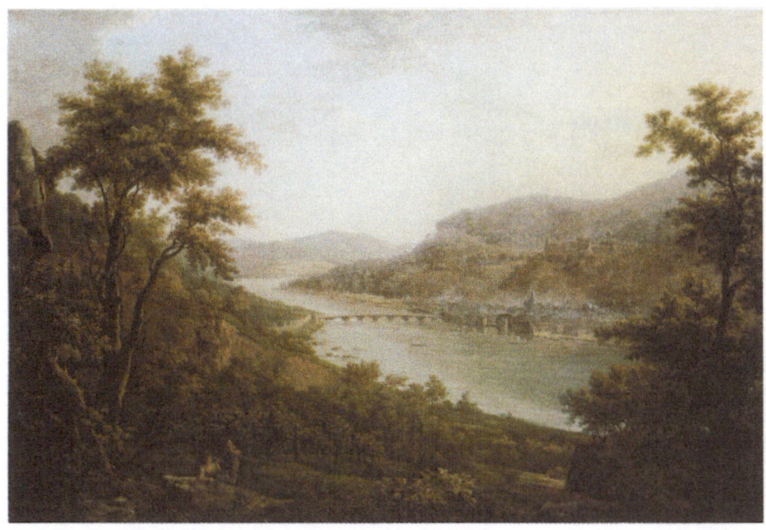

Abb. 13. Johann Jakob Müller gen. von Riga (1765–1832): Heidelberg von Westen, um 1817, Öl auf Leinwand (KMH)

bei auch um die Bank unter den Bäumen ging, die nach der Überlieferung dem letzten Zusammentreffen Goethes mit Marianne von Willemer diente.

Enthält Koesters Bild ausgesprochen realistische Elemente, so können Architekturdetails des Schlosses auch Motive abgeben, die sich mit raffinierter Untersicht-Perspektive und Beleuchtung romantisch-dramatisch darstellen lassen, wie es 1824 Christian Xeller mit dem gesprengten Turm tat (Abb. 12). Ich möchte zumindest erwähnen, daß gerade dieses Motiv auch Ernst Fries nach seiner Rückkehr aus Italien anzog und ebenso den großen Berliner Romantiker Carl Blechen, dem es Xeller – offenbar während seiner Zeit als Restaurator in Berlin – nahegebracht hatte.

Seit der eingangs zitierten Beschreibung Goethes waren mittlerweile knapp 30 Jahre vergangen. In dieser Zeit hatte Heidelbergs ja bereits seit dem Mittelalter bestehende Berühmtheit aufgrund ihrer, den Idealen der Zeit entsprechenden Gesamtsituation international noch weiter zugenommen. Symptomatisch hierfür war auch, daß Heidelberg 1815, als vorübergehendes Hauptquartier gegen Napoleon, den russischen Zaren, den Kaiser von Österreich sowie den König von Preussen und großes fürstliches Gefolge beherbergte. Dieses Ereignis löste natürlich seinerseits wiederum zusätzliches europäisches Interesse an der Stadt aus. So kam beispielsweise 1817 aus dem Baltikum Johann Jakob Müller, gen. Müller von Riga, auf der Durchreise nach Heidelberg, wo er rasch in Verbindung mit Wallis und der Familie Fries kam. Es ist interessant zu sehen, daß Müller (Abb. 13), obgleich von den ansässigen Künstlern bereits ganz neue Bildformen entwickelt sind, in seinem Bild wiederum von der seit Münsters Kosmographie vorgegebenen Standardsicht von der Neuen-

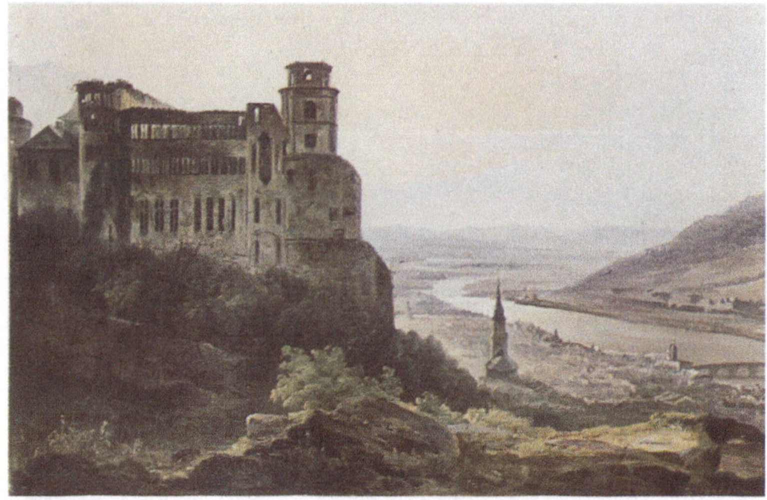

Abb. 14. Desirée Donny (1798–1861): Heidelberg von Osten, um 1840, Öl auf Leinwand (KMH)

heimer Seite ausgeht. Vielleicht hat dies mit dem wohl noch von der älteren Tradition geprägten Wunsch seines Auftraggebers, des Zaren, zu tun, hängt doch ein Gegenstück unseres Bildes noch heute im Kreml. Was unserem Bild trotz der eigentlich konventionellen Repoussoirbäume einen besonderen Reiz gibt, ist, daß Müller einen weit nach Westen gerückten, hoch am Hang des Heiligenberges gelegenen Standort gewählt hat. So kann er – trotz des Blicks flußaufwärts – den Anschein größerer Weite erwecken und gewinnt gleichzeitig die Möglichkeit romantischer Gestaltung der Ferne. Damit bekommt seine Komposition eine ähnlich zarte und zugleich nuancierte Lichtwirkung, wie sie eigentlich nur der neue Blick in die Ebene zu bieten schien.

Andere auswärtige Künstler wie etwa Desirée Donny, die um 1840 hier tätig war, machten sich hingegen die von Heidelberger Künstlern entwickelten Sehgewohnheiten zu eigen. Ihr Bild (Abb. 14), in den Farben überraschend dunkel, erweckt beinahe den Eindruck, als sei es noch nicht einmal mehr vom Schloßwolfsbrunnenweg, sondern in der Luft schwebend aufgenommen worden. Hoch ragt die berühmte Ruine in das Bild, der gegenüber Stadt und Landschaft in der Tiefe zu Miniaturen werden und in ihrer zunehmenden Auflösung in der Ferne, der Ruine etwas von magischer Symbolik geben, während diese sonst eher als eine Architektur gegeben wird, die noch Überreste einstiger Pracht enthält.

Als letztes Beispiel einer Reihe ausländischer Künstler, die sich beliebig mit Namen wie Bartlett, Richardson, Webb und anderen verlängern ließe, möchte ich auf ein Bild unserer Sammlung aus dem Umkreis William Turners (Abb. 15) eingehen. Turner war um 1840 mehrfach in Heidelberg, das er in zahlreichen Aquarellen aus verschiedensten Blickwinkel festhielt. Seine be-

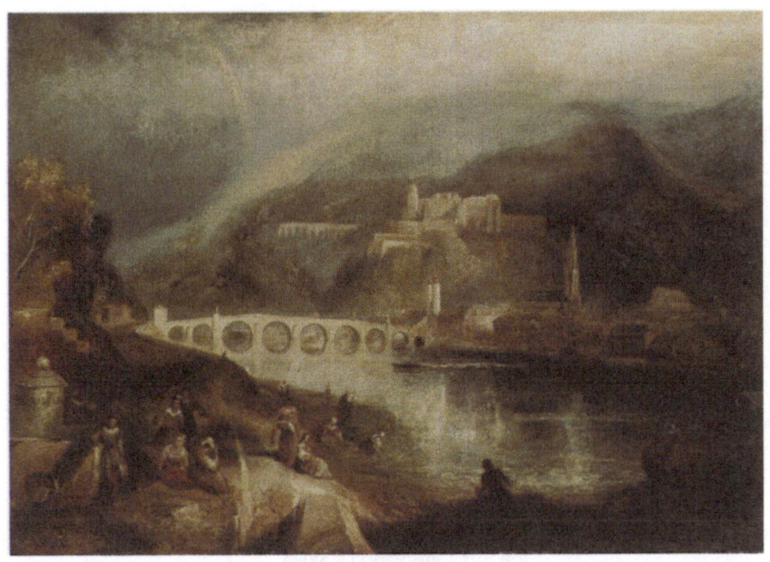

Abb. 15. Umkreis des William Turner (1775–1851): Heidelberg von Westen, um 1840, Öl auf Leinwand (KMH)

kannteste Ansicht war ein Aquarell, das in Nachstichen von Prior veröffentlich wurde und das auch unserem Gemälde zugrunde liegt. Auch hier der seit Sebastian Münster tradierte Blick, aber die malerische Durchbildung ist eine völlig andere. Stärker als jede Abbildung es zu erkennen gibt, löst sich das Formengefüge bereits partiell auf, setzt sich das Bild aus Komplexen zusammen, die zwar topographische Einzelheiten vermitteln, dabei aber – wie das Schloß oder die Andeutung der Stadt um die Heiliggeistkirche – nur noch Farbwerte abgeben. Die Brücke und ihre Spiegelung im Neckar werden zu einer beinahe magischen Gesamtform verschmolzen, die Farbe verselbständigt sich.

Das gleiche Phänomen zeigen Carl Rottmanns späte Werke aus eben dieser Zeit, auf die ich nochmals hinweisen möchte, auch wenn sie nicht mehr in Heidelberg entstanden sind. Seine Griechenlandbilder, vor allem das mehrfach gemalte rotglühende „Ägina", lassen sich als Parallelle zu Turner sehen, in der Auflösung der Formen und der Dominanz der Farbe.

Damit sind wir am Beginn der modernen Malerei, deren gestalterische Freiheit nicht zuletzt dadurch möglich wurde, daß für die reine Abbildung der Wirklichkeit jetzt als neues Medium die Photographie zur Verfügung stand. Zurecht kann man feststellen, daß wichtige Impulse zur Emanzipation der Farbe von Heidelberg und den hier wirkenden oder geprägten Künstlern der Romantik ausgingen.

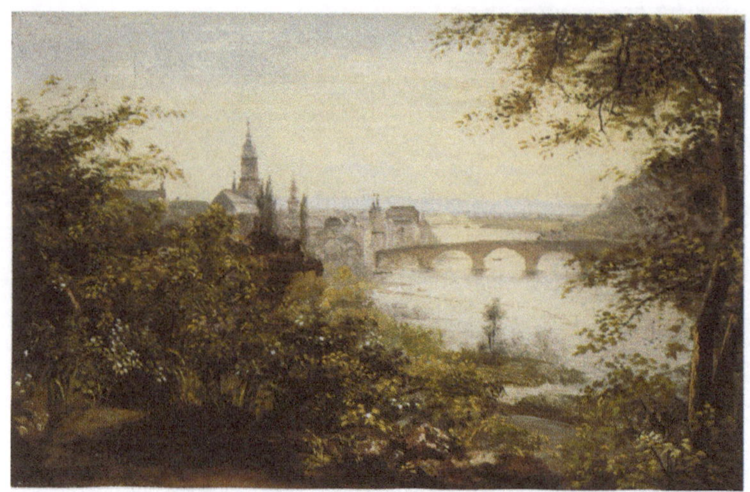

Abb. 16. Guido Schmitt (1834–1922): Heidelberg von der Gegend des Karlstors aus, 1855,
Öl auf Leinwand (KMH)

Daß neben der Entwicklung zur modernen Malerei, für die Turners Heidelberg-Ansicht steht, auch die Tradition weiterlebte, möchte ich abschließend
mit einem 1856 entstandenen Frühwerk Guido Schmitts (Abb. 16) aufzeigen.

Mit seiner duftigen Malweise, mit den hellen Farben, den aufgelösten
Konturen und dem Verschmelzen von Details in der Ferne belegt es – ich
verweise noch einmal auf Rottmanns Aquarell von 1815 – die Stärken der
romantischen Auffassung. Darüberhinaus entsprechen auch Standort und
Blickwinkel nach fast 50 Jahren dem, was in der Malerei in Heidelberg um
1800 aufkam – und was so nur Heidelberg zu bieten hatte.

In Guido Schmitts Bild kristallisiert sich also noch einmal das, was für die
Romantiker Heidelbergs genius loci ausmachte.

Literaturhinweise

Bahns J (1988) Die Heidelberger ‚Alte Brücke' in Malerei und Graphik. In: Die alte Brücke in
    Heidelberg, 1788–1988. Heidelberg, S. 107–129
Jensen JC (1987) Heidelberg in der Bildkunst um 1800. In: Strack F (Hrsg) Heidelberg im sä-
    kularen Umbruch. (Deutscher Idealismus, Bd.12). Stuttgart, S. 360–382
Lohmeyer K (1935) Heidelberger Maler der Romantik. Heidelberg

Heidelberg aus italienischer Sicht

Von Klaus Heitmann

I.

Heidelberg und Italien – zu diesem Thema stellen sich spontan Assoziationen ein. Manch ein Besucher und Bewunderer der Stadt glaubt am unteren Neckar schon einen Hauch von südlich der Alpen zu erspüren, eine Vorahnung von Italien. In seinem Buch *Zauber und Größe des Mittelmeers*[1] widmet Kasimir Edschmid einige Seiten auch dem Thema „Heidelberg und das Mittelmeer", bei dem er ins Schwärmen gerät.

„Nördlich von Heidelberg läuft die Bergstraße (...), über welcher der Himmel Palermos steht, in welcher die Luft weht, welche die Provence balsamisch macht, und an welcher Villen mit Bäumen in derselben idyllischen Klarheit liegen, mit welcher die Außenviertel von Rom sich voll entzükkender Lässigkeit in die Campagna hinein erstrecken. Eine Welle von der Luft, die das Mittelmeer allein besitzt und die auch in Bozen so unvergleichlich den Übergang von der deutschen Herbe zur deutschen Innigkeit umglänzt. Südlich vom Odenwald und südlich von Heidelberg beginnt dann freilich die Farbe Deutschlands wieder düster zu werden."

Zum Eindruck von der Natur gesellt sich hier die historische Erinnerung:

„Heidelberg hat durch die Sonne, die den Neckar trifft, noch etwas von dem Schein der Adler, welche die römischen Legionen, die hier lagerten, einmal im Zeichen ihres Imperiums aufgepflanzt."

Und dann der Eindruck, den Edschmid beim Beschauen der Renaissancefassade am Schloß gewinnt:

„Der Ottheinrichsbau des Heidelberger Schlosses (...) ist, mitten in der deutschesten Atmosphäre, mitten im deutschesten Charakter der Landschaft, das rührende und starke Zeichen der südlichen Sehnsucht, die alles

---

[1] Frankfurt 1932, S. 381–387.

erlesen Deutsche immer hatte und immer haben wird. (...) Der Ottheinrichsbau hat (...) die volle Glut, die volle Heiterkeit, die volle Symbolkraft
des Südens. Er hat in seiner schweigenden zerstörten Schönheit etwas von
der großen Stille, die Ravenna hat (...)"

Am evidentesten unter diesen von dem deutschen expressionistischen
Schriftsteller gesehenen Bezüge zu Italien ist sicherlich der architektonische.
Italien aus Heidelberger Sicht – diese Sicht wird dominant wohl eine solche
aus der Warte der Kunstgeschichte sein. Man denkt nicht nur – zuerst – an die
berühmteste Partie des Schlosses, die in vielem so deutlich auf das Vorbild
italienischer Renaissancebaukunst verweist. Man hat ebenso auch die Ba-
rockbauten der rekatholisierten Fürsten des Hauses Pfalz-Neuburg und der
von ihnen berufenen Jesuiten im Auge, erinnert sich an die Hofbaumeister
Galli da Bibiena und Rabaliatti. Insbesondere aber wird uns die Heidelberger
Maler-Romantik einfallen, ein Carl Philipp Fohr, ein Carl Rottmann, ein Ernst
Fries, die das deutsche Bild von der italienischen Landschaft im 19. Jahrhundert nicht unwesentlich mitgeprägt haben.

Doch sind wenigstens ebenso bedeutsam die Impulse, die in früheren Epochen das Heidelberger geistige Leben aus Italien empfangen hat. Stärker als je
hernach wirkten solche im Zeitalter des Humanismus und der Frührenaissance
ein. Blicken wir zurück in die Mitte des 15. Jahrhunderts. Zur Stärkung der
Regierung und, damit zusammenhängend, im Zuge der Institutionalisierung
des römischen Zivilrechts in seinem Herrschaftsgebiet war der damalige Kurfürst, Friedrich der Siegreiche, bestrebt, sich einen Beamtenapparat qualifi-
zierter Juristen zu schaffen. Zu diesem Zweck entsandte er systematisch jün-
gere Heidelberger Gelehrte auf italienische Universitäten, die dann, nach der
Promotion in Pavia oder Siena, an der jungen Hochschule in Heidelberg als
Professoren und bei Hofe als kurfürstliche Räte fungierten. Im Rahmen seiner
Universitätsreform von 1452 berief Friedrich als erste juristische Ordinarien
drei Doktoren, die ihre Ausbildung südlich der Alpen empfangen hatten.[2]
Auch zum Medizinstudium ging manch einer dorthin, so der 1425 in Padua
promovierte Heinrich Münsinger, Leibarzt mehrerer Kurfürsten.

Und indem sie juristische und medizinische Wissenschaft aus Italien im-
portierten, eröffneten sich Stadt, Universität und Hof zugleich der im Ur-
sprungsland des Humanismus erwachsenen neuen Geistigkeit. Denn:

„Wer auf italienischen Hochschulen studierte, brachte von dort auch zumeist ein Stück humanistischer Eloquenz, zumeist aber Respekt vor der
neumodischen weltlichen Bildung, oft auch echte humanistische Bildungs-
interessen mit nach Hause."[3]

---

[2] Vgl. V. Probst, *Petrus Antonius de Clapis. Ein italienischer Humanist im Dienste Friedrichs
des Siegreichen von der Pfalz*, Paderborn 1989, S. 22.

[3] G. Ritter, *Die Heidelberger Universität. Ein Stück deutscher Geschichte*, Bd. I, Heidelberg
1936, S. 439 f.

Das gilt z.B. für Rechtslehrer wie Peter Wacker oder Johann Bissinger.
Wenn Heidelberg die erste Blütestätte des deutschen Frühhumanismus wurde,
so haben solche Heimkehrer aus Italien zur Bereitung des Bodens dafür beigetragen. Ein Kirchenrechtler, Johann Wildenhertz, der in Ferrara den Doktorgrad erworben hatte, widmete sich dort seit 1450 als erster der Unterwei-
sung in den, wie es hieß, „humanitatis studia". Doch hat als erster wirklicher
Vertreter des Humanismus in Heidelberg Peter Luder zu gelten, der 1456 von
Kurfürst Friedrich dorthin berufen wurde, nachdem er sich viele Jahre in Italien aufgehalten und sich in Rom, Padua, Verona und vor allem bei Guarino
Guarini in Ferrara seine klassische Bildung geholt hatte.[4] In Italien ausgebildet hatten sich auch die Hauptrepräsentanten des Heidelberger Humanismus:
der kurpfälzische Kanzler Johann von Dalberg, der Rhetor und Dichter Rudolf
Agricola und sein Schüler Conrad Celtis, der Gründer der Sodalitas litteraria
Rhenana. Enge Beziehungen politischer wie kultureller Art zwischen Kurpfalz und Italien bestanden dann im folgenden Jahrhundert unter Kurfürst
Ottheinrich, der mit den Höfen von Mantua, Florenz und besonders Ferrara
freundschaftlich verbunden war und von dort geistige Impulse bekam.[5]

II.

Die bisher angeführten, weithin bekannten geschichtlichen Fakten und Gegebenheiten bezüglich der Bedeutung Italiens für Heidelberg galt es lediglich in
Erinnerung zu rufen. Doch was läßt sich, in der umgekehrten Richtung, über
das italienische Interesse an Heidelberg sagen? Die Frage ist unseres Wissens
bisher noch nicht gestellt worden, von einigen detailhaften Untersuchungen
abgesehen. Die folgende historische Skizze will eine erste Antwort darauf geben.

Die frühesten dokumentierbaren Berührungen von Italienern mit der
Hauptstadt der Kurpfalz datieren aus der bereits erwähnten Epoche des Frühhumanismus. Zu dessen Einbürgerung dort trugen nicht nur die aus Pavia und
anderen Universitätsstädten südlich der Alpen heimkehrenden deutschen
Akademiker bei. Seinen Anteil daran hatte auch ein nordwärts reisender Italiener: Petrus Antonius de Clapis aus Finale Ligure (ca. 1440–1512), der als
einer der wenigen seiner Nation in Deutschland eine Karriere begründete und
eine neue Heimat fand.[6] Als Humanist, Jurist und Literat diente er seit 1465 in

---

[4] H.O. Burger, *Renaissance, Humanismus, Reformation. Deutsche Literatur im europäischen
Kontext*, Bad Homburg usw., 1969, S. 140 f.

[5] Über Ottheinrich und Italien Näheres bei K. Roßmann, Heidelberg und Italien. In: *Heidelberger Fremdenblatt* 1. 9. 1938, S. 1–20, hier S. 5 ff. Der vom Titel her vielversprechende
Aufsatz ist seiner langen Digressionen wegen für seine Fragestellung im übrigen wenig ergie-
big. – Eine prägnante Übersicht zum Thema „Rom und Heidelberg" bietet für das 15.–18. Jahrhundert der so betitelte Aufsatz von W. Berschin in *Ruperto-Carola* 39, 76 (1987), S. 132–137.

[6] Über ihn jetzt Probst (wie Anm. 2).

der Nachfolge Peter Luders Friedrich dem Siegreichen. Bis 1482 stand er, der
„welsche Doktor", wie ihn Zeitgenossen respektvoll nannten, in enger Verbindung zum Heidelberger Hof. Von 1469 bis 1477 wurde er siebenmal als
kurfürstlicher Gesandter an die römische Kurie geschickt. Als Dompropst von
Worms hatte er gleichzeitig das Amt des Universitätskanzlers inne. Offenbar
schon bald nach seiner Ankunft am Hofe Friedrichs hielt er in dessen Gegenwart und vor der versammelten Universität eine lateinische Lobrede auf die
Stadt, die Hochschule und den Herrscher. Literarisch von nur bescheidenem
Wert, ist sie als älteste Darstellung Heidelbergs aus der Sicht eines Auslän-
ders und als zweitälteste Beschreibung der Stadt überhaupt[7] von Interesse.
Petrus Antonius leitet seine Rede[8] mit einem breit ausgeführten Lob auf den
Glaubenseifer der Heidelberger ein. Nach den Regeln der rhetorischen Kunst
des genus demonstrativum werden dann die Vorzüge und Ruhmestitel der
blühenden Stadt („florentissimum oppidum") entfaltet. An erster Stelle genannt wird das milde, feine Klima („suavis, dulcis, delicatus aer"). Höchst
glücklich nennt er die Lage der Stadt. Wenn man die drei Weltteile Asien, Europa und Afrika durchmustere, werde man leicht beurteilen können, wie sehr
Heidelberg mit der wunderbaren Fülle dessen, was es aufzuweisen habe,
manch andere Stadt hinter sich lasse („quanta optimarum rerum multitudine
nonnullis civitatibus Heydelberga antecellat"). Wenn man nach Osten hin
Ausschau halte, dann werde man feststellen, daß es in Kreta an Korn mangelt,
daß die Bewohner Zyperns unter verpesteter Luft leiden, daß in Rhodos der
Boden unfruchtbar ist, daß im Lande der Mohammedaner, in Ägypten und In-
dien unerträgliche Hitze herrscht; während es im westlichen Mittelmeerraum
teils zuwenig Getreide, teils zuwenig Wein gebe. Man könne sich somit ein
Bild davon machen, wieviel schlechter diese Gebiete, was die Vielfalt der
Produkte anbelange, dastünden als die eine Stadt Heidelberg („quantum hoc
uno oppido multiplici fructuum genere inferiores infelicesque sint"). In den
verschiedensten Hinsichten gebe es nur wenige Städte, die sich mit dieser
vergleichen ließen:

> „So hervorragend ist nämlich die Stadt angelegt, so voll von überaus ge-
> sunder Luft, so geschützt durch den edlen Neckarfluß, so überreich an
> Quellen mit süßestem Wasser, an Wein, Korn und einer Fülle übriger Ga-
> ben der Natur, daß ich an dieser Stelle zu behaupten wage, keine oder doch
> nur wenige andere Städte können es mit diesem Euren Heidelberg aufneh-
> men (ut audeam huc loci dicere, nullum aut pauca cum hoc vestro Heydel-
> bergensi oppida comparari posse)."

---

[7] Die älteste ist diejenige von Peter Luder; vgl. R. Kettenmann, *Heidelberg im Spiegel seiner
   ältesten Beschreibung*, Heidelberg 1986.
[8] Wir zitieren nach der Ausgabe der auf Heidelberg bezüglichen Teile der Rede in G. Voigt,
   *Italienische Berichte aus dem spätmittelalterlichen Deutschland. Von Petrarca bis Andrea
   de' Franceschi (1333–1492)*, Stuttgart 1973, S. 157 f.

Noch anderes weiß er an der Stadt zu rühmen: die schönen, fruchtbaren
Hügel, die sie umgeben, die stattliche, schmucke Ebene; weiterhin die Kirchen mit ihren Reliquienschätzen; dann auch noch die verkehrsgünstige Lage.
An das Lob der Stadt schließt sich das ihrer Bewohner an. Petrus Antonius
attestiert seinen hochansehnlichen Zuhörern („o Heydelbergenses viri opti-
mi", redet er sie an), daß es unter ihnen weder Haß noch Zwietracht gebe. Die
Bande der Freundschaft und der Nächstenliebe hielten sie zusammen, und so
verbrächten sie denn ihr Leben in Frieden und Eintracht. Hoch und Niedrig
verhielten sich so zueinander, als seien sie alle Kinder desselben Vaters. Diese Komplimente für die Stadt und die Menschen gipfeln in begeisterten Aus-
rufen:

„O summam oppidi felicitatem! O civium iucundam amicitiam!" (O höch-
stes Glück der Stadt! O liebenswerte Freundschaft unter Bürgern!)

Als nächsten Gegenstand seiner Lobrede behandelt der Autor die Universität. Er geht auf sie nicht insgesamt ein, wendet sich vielmehr der Reihe nach
den einzelnen Fakultäten zu, wobei er summarisch den Ruf der Gelehrten her-
ausstreicht, ohne mehr als zwei Professoren namentlich zu nennen. Den Abschluß der *Oratio* bildet die Verherrlichung Kurfürst Friedrichs, seiner Weisheit, seiner Tugenden und seiner Großtaten.

Die vollmundige Rhetorik des Petrus Antonius entspricht selbstverständlich
nur partiell der Realität ihrer Gegenstände. Ihre Hyperbolik gehört zur Tradition und zu den Gattungsgesetzen des genus demonstrativum, d.h. der epideiktischen Rede, speziell der enkomiastischen oder panegyrischen. Die *Oratio* des italienischen Humanisten entspricht recht genau den aus der Antike
übernommenen Konventionen des Städte- bzw. Fürstenlobes. Was Petrus
Antonius zeichnet, ist weniger das wirklichkeitskonforme Abbild einer bestimmten Stadt, als vielmehr das Idealbild *der* Stadt überhaupt. So kann es
denn auch nicht sehr verwundern, daß, wie gezeigt worden ist, die Laudatio
auf Heidelberg fast ganz identisch mit jener ist, die der Redner 1464 bereits in
und auf Basel gehalten hatte, und daß er für Heidelberg lediglich die für die
andere Stadt notwendigen Veränderungen im Einzelnen vornahm.[9]
Für die Verbreitung erster Informationen über Heidelberg in Italien war ein
Eintrag in der zuerst 1506 gedruckten, bis ins 17. Jahrhundert hinein mehrfach aufgelegten Enzyklopädie *Commentariorum urbanorum libri XXXVIII*
von Raffaele Maffei (R. Volaterranus) (1455–1522) von Wichtigkeit. In deren
geographischem Teil findet unter dem Stichwort „Germania" auch „Etel-

---

[9] Dies hatte bereits die Studie von G. Kisch, Petrus Antonius Finariensis' Lobrede auf Basel
(in: ders., *Gestalten und Probleme aus Humanismus und Jurisprudenz*, Berlin 1969, S. 241–
279, hier S. 258 f.) nachgewiesen. Dazu auch J.-D. Müller, Der siegreiche Fürst im Entwurf
der Gelehrten. Zu den Anfängen eines höfischen Humanismus in Heidelberg. In: *Höfischer
Humanismus*. Hrsg. v. A. Buck, Weinheim 1989, S. 17–50, hier S. 45 ff.

burgium" Erwähnung. Es wird mitgeteilt, dies sei die Hauptstadt Bayerns oder
Noricums („Bavariae sive Norici"). Es gebe dort eine „schola litterarum",
über welche der Pfalzgraf die Herrschaft ausübe, der soeben mit Kaiser Maximilian Krieg führe.[9a]

III.

War es im 15. Jahrhundert die Blütestätte des deutschen Frühhumanismus, die
einen italienischen Intellektuellen in die Hauptstadt der Kurpfalz ziehen
konnte, so hatte sie diese Anziehungskraft ein Jahrhundert später dank ihrer
europäischen Reputation als eines der Zentren der reformatorischen Bewegung. Verdrossen bemerkte der päpstliche Nuntius Pier Paolo Vergerio (der
später selbst zum Luthertum überwechseln sollte) im Jahre 1535, daß Heidelbergs alte Universität leider wie die ganze Stadt in ketzerischen Bahnen wan-
dele.[10] Dies traf damals, in der Regierungszeit Kurfürst Ludwigs V., der sich
im Streit der Konfessionen neutral verhielt, noch nicht voll zu, wohl aber
dann unter seinen Nachfolgern Ottheinrich und vor allem Friedrich III., dem
Frommen, der in der Pfalz den Calvinismus einführte und unter dem Heidelberg sich neben Genf und Leiden international zur dritten Hochburg des re-
formierten Bekenntnisses, zum „dritten Genf" entwickelte. Wie für antikatho-
lische Ausländer aus anderen Gegenden Europas bot sich auch für manchen
Italiener, dem in der Heimat die Verfolgung wegen Häresie drohte, hier eine
Zufluchtsstätte und eine neue geistige Heimat.[11]

Zu ihnen gehörte Olympia Fulvia Morata, eine der gebildetsten und ge-
lehrtesten Frauen ihrer Zeit.[12] Sie wurde 1526 als Tochter eines angesehenen
Professors aus Vicenza geboren, der sich um die Verbreitung des Calvinismus
bemühte. Olympia, die sich den Glaubenseifer des Vaters zu eigen machte,
lebte zunächst eine Zeitlang am Hofe der Este in Ferrara, wo ihre humanistische Gelehrsamkeit und ihre Begabung als neulateinische Dichterin Bewunderung fand. Sie heiratete dort den deutschen Arzt Andreas Grünthler, einen
Lutheraner, der in Ferrara promoviert war. Wie viele andere sahen sich die
beiden genötigt, Ferrara zu verlassen, als der mit der Reformation sympathi-
sierende Hofkreis um die Herzogin Renata d'Este von der Inquisition bedroht
wurde. Sie wandten sich nach Deutschland, wo sie sich schließlich, 1554, in

---

[9a] Maffei, op. cit., Roma 1506, f. 94 v. Bezug genommen wird hier auf den Bayerischen Erbfolgekrieg von 1504.

[10] Zitiert nach H. Liebmann, *Deutsches Land und Volk nach italienischen Berichterstattern der
Reformationszeit*, Berlin 1910, S. 121.

[11] Hierzu D. Raff, Die Pfalz als Refugium. In: *Heidelberger Jahrbücher* 30 (1986), S. 105–
122; wo allerdings nur auf Glaubensflüchtlinge aus Westeuropa eingegangen wird.

[12] Vgl. über sie N. Holzberg, Olympia Morata und die Anfänge des Griechischen an der Universität Heidelberg. In: *Heidelberger Jahrbücher* 31 (1987), S. 77–93 und die dort angege-
bene ältere Forschungsliteratur.

Heidelberg niederließen. Dort starb Olympia, von der Schwindsucht verzehrt, bereits ein Jahr später, 29jährig, am 26. Oktober 1555. Ihr Grabdenkmal ist heute noch in der Peterskirche zu besichtigen. Viel Zeit dazu, in ihren Briefen[13] an Freunde und Verwandte über ihr Leben in Heidelberg zu berichten, blieb ihr nicht. Einiges aber erfahren wir doch. So etwa, daß sie den Titel einer Ehrendame der Kurfürstin erhielt, diesen aber, um vom Hofleben entfernt bleiben zu können, ablehnte. Davon, daß ihr auch ein Lehrauftrag für Griechisch an der Universität angeboten wurde, wie eine glaubwürdige Überlieferung berichtet – mit dessen Annahme sie die erste Frau im Lehrkörper einer deutschen Universität geworden wäre –, ist in den Briefen nicht die Rede. Was sie die ihr Nahestehenden wissen läßt, bezieht sich, neben den vielen ergreifenden Bekundungen ihrer tiefen christlichen Gläubigkeit und des Gottvertrauens im Bewußtsein des nahenden Lebensendes, auf Aktuelles in ihrem Haus und in der Stadt. Wir hören von Wohnungssuche und -einrichtung; davon, daß in den damaligen elenden Zeitläuften die Menschen sich mehr mit den Waffen als mit der Wissenschaft beschäftigten und daß alles drunter und drüber ging; daß es in der Stadt gute (protestantische) Prediger gab, aber auch immer noch (katholische) Priester und Mönche, so daß die Sachlage ungeklärt war; dann wieder, daß sie wegen ihrer Krankheit eine Köchin engagieren mußte, die – unverschämt wie die Menschen in Heidelberg seien („adeo homines hic nihil pudet") – arrogante Forderungen stelle;[14] aus der Stadt meldet sie Ende 1554, daß man sich vor der Pest fürchte und zur Flucht vorbereite. Sie klagt darüber, daß man in Heidelberg mit Büchern schlecht versorgt sei („magna est hic bonorum librorum inopia").[15] In ihrem letzten, kurz vor dem Tode geschriebenen Brief lesen wir erneut von Not und Elend in der Stadt:

„Heidelberg wirkt verödet, teils weil die meisten wegen der Pest die Flucht ergriffen haben, teils auch weil viele Menschen gestorben sind." (Heidelberga deserta videtur tum ex fuga plurimorum propter pestilentiam, tum ex obitu quoque multorum.)[16]

Blieb der Heidelberger Universität der Ruhm versagt, die gelehrte junge Italienerin zu ihrem Lehrkörper zählen zu können, so trugen dann dafür einige Jahre später andere Glaubensflüchtlinge aus Italien zu ihrer internationalen Reputation bei. Im Sinne der neuen Religionspolitik Friedrichs des Frommen wurden zwei reformierte Italiener in die theologische Fakultät berufen, die sich bald im gesamten calvinistischen Europa als Koryphäen erweisen sollten. Der eine war der Alttestamentler und Hebraist Immanuel Tremellius (Tre-

---

[13] Wir zitieren nach Olimpia Morata, *Opere.* Hrsg. v. L. Caretti. Bd. I: Epistolae, Ferrara 1954. Deutsche Übersetzung: O.F. Morata, *Briefe.* Hrsg. v. R. Kössling, Leipzig 1990.
[14] ed. Caretti, S. 113.
[15] Ebd., S. 119.
[16] Ebd., S. 123.

mellio) aus Ferrara; der andere Hieronymus Zanchius (Zanchi) aus dem Bergamaskischen, der einen Lehrstuhl für Dogmatik erhielt.[17] Neben diesen beiden Lehrstuhlinhabern kamen noch andere italienische Häretiker nach Heidelberg, so 1568 Simone Simoni aus Lucca, einer der bekanntesten Philosophen seines Landes in der zweiten Hälfte des 16. Jahrhunderts. Er soll in Heidelberg Medizin gelehrt haben.[18]

IV.

Anders als in den Epochen des Humanismus und der Reformation bot Heidelberg im 17. Jahrhundert für Italiener keinen Anreiz zu längeren, gar mehrjährigen Aufenthalten in der Stadt. Es kam nur zu kürzeren Besuchen bei Gelegenheit von Deutschlandreisen.

Daß Heidelberg aber doch ein gewisses Renommee hatte, geht indirekt aus dem Verlauf der Reise hervor, die den Literaten Francesco Belli (1577–1644)[19] als Begleiter einer venezianischen Gesandtschaft 1626 durch Westdeutschland führte. Sie wurde, da man es offensichtlich eilig hatte, zu Schiff auf dem Rhein absolviert. Da ist es nun aufschlußreich, daß man dem Bericht, den *Osservazioni nel viaggio di Francesco Belli* (Venezia 1632), zufolge trotz der Geschwindigkeit, mit der man reiste, der Stadt zuliebe einen Abstecher über den Neckar machte, um die Metropole der Unterpfalz zu sehen. Bellis Beschreibung Heidelbergs, abgesehen von dem erwähnten humanistischen Panegyrikus die älteste überhaupt aus italienischer Feder, verdient in extenso wiedergegeben zu werden:

„Am 30. (30.5.1626, K.H.) verließen wir Speyer, und nach einer Schiffahrt von vier Meilen erblickten wir Heidelberg, die Metropole der unteren Pfalz, jetzt im Besitz des Durchlauchtigsten von Bayern und vom Rhein eine

---

[17] Vgl. über Tremellio und Zanchi die betr. Artikel in *Die Religion in Geschichte und Gegenwart*, Bd. VI, Tübingen ³1962, Sp. 1010f. bzw. 1865 (beide Artikel von G. Biundo) mit der dort angegebenen Literatur. Allgemeiner E. Wolgast, Die kurpfälzische Universität 1386–1803. In: *Semper Apertus. Sechshundert Jahre Ruprecht-Karls-Universität Heidelberg 1386–1986. Festschrift in sechs Bänden.* Bd. I. Hrsg. v. W. Doerr et al., Berlin usw. 1985, S. 1–70, hier S. 34f. Über Zanchi neuestens auch S. Caponetto, *La riforma protestante nell'Italia del Cinquecento*, Torino 1992, S. 222ff.

[18] Über ihn D. Cantimori, Un italiano contemporaneo di Bruno a Lipsia. In: *Studi germanici* 17 (1938), S. 443–466. – Mediziner war auch der Glaubensflüchtling Guglielmo Gratarolo, der wie Zanchi aus dem Bergamaskischen stammt. Heidelberg war eine der Stationen auf seinem Wanderleben durch Europa. Vgl. Caponetto (wie Anm. 17), S. 222–225. In Heidelberg studiert hatte Scipione Calandrini, reformierter Geistlicher in der Valtellina, der sich durch sein Eintreten für eine Koexistenz der Konfessionen einen Namen machte (Caponetto, S. 343).

[19] Vgl. Verf., Ein venezianischer Reisebericht aus dem Deutschland des Dreissigjährigen Krieges: die ‚Osservazioni nel viaggio di Francesco Belli' (1632). In: ders., *Spiegelungen. Romanistische Beiträge zur Imagologie*. Hrsg. v. G. Pinkernell/O. Roth, Heidelberg 1996, S. 202–230.

Reisestrecke von zwei Stunden entfernt. Dort hindurch fließt der Neckar, ein Fluß berühmt seiner nach ihm benannten Weine wegen. Im übrigen genießt die Stadt den Ruf, allerliebst zu sein mit ihren prächtigen Gebäuden und fürstlichen Gärten. Ruprecht der Ältere, 1346 Pfalzgraf, vermehrte das Ansehen und den Rang Heidelbergs durch eine hochangesehene Universität, der er später den Schmuck einer sehr bedeutenden Bibliothek beigab. Da die Ufergestade sehr hoch liegen, bekamen wir die Ebene nicht in den Blick, aber man versicherte uns, sie sei fruchtbar, gut bestellt, voll von Landhäusern und reich an Weinbergen auf den Hängen der nicht weit entfernten Hügel."[20]

Sehr gut informiert zeigt sich Belli über das damals nur wenige Jahre zurückliegende dramatische Geschehen, in dessen Mittelpunkt der Pfälzer Kurfürst Friedrich V. stand, der unglückliche Winterkönig, dessen böhmisches Abenteuer mit dem Verlust der Herrschaft nicht nur in Prag, sondern auch im angestammten Heidelberg endete, und das auch andere italienische Autoren seiner Zeit lebhaft beschäftigte.[21]

Einen Abstecher von einer Route den Rhein entlang, nur um Heidelberg besuchen zu können, leistete sich 1661 auch der Arzt Giovan Francesco Buonamico (1639–1680) aus Malta, der sich zwischen 1657 und 1666 zu Studienzwecken lange in Frankreich und den Niederlanden aufhielt.[22] In seinen nur teilweise edierten Erinnerungen an die vielen damals getätigten Reisen widmet er einen kurzen Abschnitt der „stanza ordinaria degl' Elettori Palatini". Er erwähnt das „prächtige Schloß" des Kurfürsten und erläutert daran anschließend:

„Als ein Wunderwerk zeigt man dort einige Fässer von außergewöhnlicher Größe, und darunter eines, das man über ungefähr dreißig Stufen besteigen kann."

Wie alle italienischen Deutschlandbesucher in der frühen Neuzeit registriert er konfessionelle Verhältnisse im Lande. Für „Heidelberga" notiert er: „Der Fürst und die Einwohner sind Calvinisten. Einige Lutheraner werden geduldet, aber keine Katholiken." Die Universität rechnet er zu den „più famose della Germania"; zu ihren Ruhmestiteln zählt er zwei Medizinprofessoren neuerer Zeit. In den vergangenen Kriegen nach Rom verbracht worden sei die „famosa Bibliotheca Palatina ricca di sì belli manoscritti". Den Abschluß der Ausführungen bildet das Lob, das Buonamici wie schon Belli den Neckar-

---

[20] Originaltext in Verf. (wie Anm. 19), S. 217 (Belli, *Osservazioni* ..., S. 56). Wir geben hier und im Folgenden Zitate normalerweise nur in Übersetzung (abgesehen von Fällen, wo der Originalwortlaut von besonderem Interesse ist).

[21] Nachweise gibt Verf. (wie Anm. 19), S. 214.

[22] Vgl. F. Reichert, Eine unbekannte Beschreibung Heidelbergs und des Rhein-Neckar-Gebiets aus dem Jahr 1661. In: *Heidelberger Jahrbücher 32* (1988), S. 79–90. Hiernach die folgenden Zitate.

weinen spendet, „den erlesensten, die Deutschland besitzt, und die sich mit
den besten französischen messen können".

Auf langen Reisen, die ihn durch ganz West- und Südeuropa führten,
machte auch Giovanni Battista Pacichelli (ca. 1634/36–ca. 1700), Auditor an
der päpstlichen Nuntiatur in Köln, im November 1675 Station am Kurpfälzischen Hof. Brief 41 seiner 1685 publizierten *Memorie de' viaggi per
l'Europa christiana*[23] ist zur Gänze der „Macht und dem Glanz der fürstlichen
Person und des Hofes der Rheinpfalz (Possanza e splendore della persona e
Corte Palatina del Reno)" gewidmet. Hier schildert er dem Adressaten die
Kurpfalz im Allgemeinen und deren Kapitale im Speziellen. Pacichelli, Die-
ner der katholischen Kirche, stellt den calvinistischen Kurfürsten Karl Ludwig vor als im Rufe stehend, der gelehrteste und gütigste Fürst im Reiche zu
sein. Er erwähnt die kostbare Münz- und Preziosensammlung, die er, der italienische Besucher, während eines gastfreundlich gewährten mehrtägigen
Aufenthaltes bei Hofe vom Herrscher selbst erklärt bekommen habe. Auch
berichtet Pacichelli über die Familiengeschichte des Kurhauses, den unglück-
lichen Winterkönig, den verschwenderischen Erbprinzen Karl, die Einheirat
der Tochter des Kurfürsten (der Nachwelt bekannt als die berühmte Liselotte
von der Pfalz) ins französische Königshaus – was ihm Anlaß zu der Feststellung gibt, ganz am Ende seines Briefes, nicht Frankreich allein strahle pom-
pösen Glanz aus, sowie zu der Prophezeiung, aus der Verbindung der beiden
Herrscherhäuser würden Helden hervorwachsen. Was die *Memorie* auf mehreren Seiten über „Heidelberga" bringen, stellt die erste eingehendere Beschreibung dieser Stadt aus italienischer Sicht überhaupt dar. Es sei nur eben
erwähnt, was ihm besonders bemerkenswert scheint: die schöne überdachte
Brücke, die – teils freilich aus Holz gezimmerten – Hausfassaden, der große
Rathausplatz mit seinen bunt verzierten Gebäuden („oggetto di maraviglia"),
die Heiliggeistkirche mit einigen prachtvollen Grabdenkmälern, die Universität von großer Reputation ob der an ihr wirkenden Gelehrten (es werden
einige Professoren namentlich erwähnt), das Schloß (an dem ihm vor allem
der neueste Teil, der Englische Bau, gefällt; auch hier wieder der Hinweis auf
das große Faß). Entzückt zeigt sich der Reisende über den Hortus Palatinus,
den er als „einen der herrlichsten Gärten, vergleichbar mit denen in Frankreich und Italien" einstuft und mit seiner Architektur und Bepflanzung prei-
send vorstellt. Die Bevölkerung von Heidelberg betreffend, notiert er:

„Hier geht stets viel Adel umher, wobei der Stadtgürtel nur 8000 Seelen
und 1400 bewaffnete Bürger umfaßt."

---

[23] Erschienen in fünf Duodezbänden in Neapel. Über Autor und Werk Verf., Die Sprache, mit
der Gott Adam aus dem Paradies vertrieb. Bemerkungen über Deutschland in Giovanni Battista Pacichellis ‚Memorie de'viaggi per l'Europa christiana' (1685). In: *Italica et Romanica.
Festschrift für Max Pfister zum 65. Geburtstag.* Hrsg. v. G. Holtus et al., Tübingen 1997,
Bd. 3, S. 277–292.

V.

Im Gegensatz zum 17. Jahrhundert bot die Kurpfalz im 18. bestimmten Kategorien von Italienern wieder einen Anreiz zu längerem Aufenthalt, wenn nicht zu dauernder Niederlassung am unteren Neckar.

Darunter befanden sich, wohl erstmalig, auch solche aus den Unterschichten. Cosimo Alessandro Collini (1727–1806), der als kurfürstlicher Geheimsekretär und Museumsdirektor jahrzehntelang in Mannheim lebte (von 1760 bis 1806), erwähnt[24] die Anwesenheit rühriger italienischer Lebensmittelverkäufer in Deutschland, die den gesamten Handel mit Gewürzen, Sardellen, Heringen, Stockfisch, Zitronen und Parmesankäse beherrschten und sich in erstaunlich großer Zahl in allen Teilen Deutschlands, sogar im Norden, fänden. Diese kamen Collini zufolge durch ihren Handel zu Wohlstand, litten aber unter der Fremdenfeindlichkeit der Deutschen. Er berichtet von starken Vorurteilen des Volkes gegen die Italiener. Ein Italiener könne für die Deutschen nichts anderes sein als ein Betrüger und ein Verräter und so eigennützig wie ein Jude. Collini spricht offensichtlich aber auch aus eigener Erfahrung, wenn er feststellt, daß der Deutsche keine Nation außer der eigenen schätze. Er konstatierte: „Der Ausländer bleibt in Deutschland stets Ausländer, und wenn er sich auch fünfzig Jahre dort aufhielte."

Man wüßte gern, ob eine andere Kategorie von Italienern, die sich im 18. Jahrhundert zum Teil für mehrere Jahre in Deutschland aufhielten, ähnliche Erfahrungen machten wie die erwähnten Gewerbetreibenden. Gemeint sind die vielen Künstler, die damals von südlich der Alpen kamen, um wesentlich zur Prägung des deutschen Barock beizutragen. Wie überall in den katholischen Territorien des Reiches sind sie auch in der Kurpfalz anzutreffen.[25] Speziell der Wiederaufbau des 1689 und 1693 zerstörten Heidelberg ist mit italienischen Namen verknüpft, von denen zwei schon eingangs genannt wurden. Der zweite katholische Kurfürst, Johann Wilhelm (Regierungszeit 1690–1716), verheiratet mit einer Mediceerin, Anna Maria Luisa, der Tochter Großherzog Cosimos III. von Toscana,[26] engagierte „jene glanzvolle Erscheinung im höfischen Bauwesen der rheinisch-fränkischen-Lande",[27] den Grafen Matteo Alberti aus Venedig, der zu der italienischen Künstlerkolonie gehörte, die der Medici-Prinzessin in die Pfalz gefolgt war. Alberti, der es dort zum

---

[24] In seinem anonym erschienen Buch *Lettres sur les Allemands,* Hamburg 1790. Hierzu Verf., Deutschland aus der Sicht eines italienischen Kosmopoliten: Cosimo Alessandro Collini und seine ‚Lettres sur les Allemands'. In: ders., *Spiegelungen* (wie Anm. 19), S. 269–300. Zum Folgenden dort S. 291 f., 294.

[25] Das Folgende in engem Anschluß an K. Lohmeyer, Kurpfalz und Italien in der Baukunst der Barockzeit. In: *Italien* 1 (1928), S. 260–267.

[26] Über sie *Anna Maria Luisa Medici. Kurfürstin von der Pfalz.* Hrsg. v. Stadtmuseum der Landeshauptstadt Düsseldorf, Düsseldorf 1988.

[27] Lohmeyer, S. 262.

kurpfälzischen Oberbaudirektor, Generalwachtmeister und Kämmerer brachte, ein phantastischer Geist wie Johann Wilhelm selbst, entwarf in dessen Auftrag den Plan zu dem ungeheuren Palast, der sich in der Rheinebene vor Heidelberg erheben sollte, einem Wunderbau, für den ein weiterer Italiener vom Hofe Johann Wilhelms, sein Sekretär und Librettist Giorgio Maria Rapparini, keinen anderen Vergleich fand als mit den „anciennes merveilles de l'Asie, à présent détruites et ensevelies".[28] Neben Albertini stand auch der Abate Domenico Martinelli aus Lucca in kurfürstlichen Diensten, sowohl in Düsseldorf, der Hauptresidenz Johann Wilhelms, als auch in Heidelberg. Für den letzteren Ort, an dem er selbst eine Zeitlang gewohnt haben muß, hat er wichtige Risse geliefert. So plante er als erster eine großartige Zufahrtsstraße zum alten Schloß und auch überhaupt eine ganz neue Stadtanlage. Neben den Architekten wirkten italienische Bildhauer, deren bekanntester Gabriel de Grupello ist. Die Vorliebe Johann Wilhelms für Italien und die Fürstin aus der Toscana lockten viele Italiener selbst als neue Ansiedler in die Pfalz, vor allem in das zerstörte Heidelberg, als der Ruf zur Neubesiedelung unter Erteilung bedeutender Vorrechte in alle Welt erging, besonders als man noch der Meinung war, daß der Herrscher selbst ebendort seine Hauptresidenz nehmen werde. Unter den damals zuwandernden Familien waren auch die Brentanos aus Tremezzo am Comer See, von denen ein Nachkömmling dann zum Mittelpunkt der Heidelberger Romantik werden sollte.[29]

Auch Johann Wilhelms Bruder und Nachfolger Carl Philipp (Regierungszeit 1716–1742) bewies Neigung und Verständnis für die Kunst Italiens. In Heidelberg griff er die Ideen seines Vorgängers und Martinellis für eine gewaltige, auf ungeheuren Bogensubstruktionen langsam aufsteigende Bergstraße zum alten Schloß, begleitet von Wasserkünsten, Statuen und Orangenbäumen in Kübeln, wieder auf sowie den Plan, am Universitätsplatz zur Bergseite hin eine gewaltige Baumasse für die kurpfälzischen Ministerien zu errichten. Diese Pläne der beiden fürstlichen Brüder blieben unausgeführt. In bescheideneren Dimensionen faktisch den kurpfälzischen Barock wesentlich mitgestalten konnte hingegen Carl Philipps „primo architetto" Alessandro Galli da Bibiena aus einer bekannten Bologneser Künstlerfamilie. Dessen Tätigkeit kam allerdings weniger Heidelberg als vielmehr Mannheim zugute. Sein Schüler war Franz Wilhelm Rabaliatti (Rabagliati) aus Stella bei Savona, der durch seine nach 1750 gebaute Fassade der Jesuitenkirche das südliche Bild Heidelbergs markant mitgestaltet hat. Mit ihm ging der Einfluß Italiens auf die Pfalz zugunsten des nachfolgenden westlichen Klassizismus dann zu En-

---

[28] Zitiert nach Lohmeyer, S. 263.

[29] Erwähnenswert ist noch, daß seit der Rekatholisierung des Hofes in gegenüber früher verstärktem Maße aus der Kurpfalz Reisen nach Rom unternommen wurden. Dazu Fr. Noack, Pfälzische Romfahrer. 1: Fürsten und Würdenträger. In: *Zeitschrift für die Geschichte des Oberrheins*. N.F. 39 (1926), S. 391–420.

de. Rabaliattis Front der Jesuitenkirche ist das steingewordene Vermächtnis des italienischen Geistes, der Heidelberg in den Jahrzehnten nach der Zerstörung durchwehte. Der Kunsthistoriker Karl Lohmeyer urteilt:

„(Diese Front) ist (...) das letzte wichtige Bekenntnis eines dieser südlichen Meister geworden, und sie zeigt trotz allem einheimischen Einfluß in den rheinisch-fränkischen Landen doch noch diesen italienischen Geist voll und ganz, wie sie überhoch mit ihrem mächtigen, von Voluten begrenzten Giebel in die Lüfte steigt und sich aus einem Stadtbild erhebt, das, auch sonst den südlichen und weichen Linien angepaßt, sich in seinen alten Teilen ausbreitet."[30]

Welchen Eindruck mögen all diese Italiener – ein Alberti, ein Rapparini, ein Martinelli, ein Galli da Bibiena, ein Rabaliatti – von Heidelberg und den Heidelbergern empfangen haben? Wie es scheint, hat keiner von ihnen Aufzeichnungen hinterlassen, aus denen dies hervorginge. Mit großer Wahrscheinlichkeit darf man immerhin vermuten, analog zu dem, was wir von anderen damals in Deutschland wirkenden italienischen Künstlern wissen, daß sie keine oder doch nur ganz geringe Deutschkenntnisse besaßen – hierin sicher ihren erwähnten Landsleuten aus dem 15. und 16. Jahrhundert vergleichbar – und mit der breiten Menge des Volkes kaum Umgang hatten. Hier bildet Rabaliatti, der seinen Vornamen germanisierte, eine gewisse Ausnahme. Von allen Italienern, die sich im 18. Jahrhundert länger in der Kurpfalz aufhielten, dürfte einzig Collini mit Land und Leuten gründlich vertraut gewesen sein. Was er hierzu in seinen *Lettres sur les Allemands* von 1790 zu sagen hatte,[31] gehört freilich zum Besten und Bedenkenswertesten, was überhaupt je aus italienischer Sicht über Deutschland und die Deutschen bemerkt worden ist. Leider ist dabei von Heidelberg jedoch nicht die Rede.

VI.

Um so wertvoller sind für uns wiederum, wie im Falle des 17. Jahrhunderts, die Berichte von Reisenden, die am unteren Neckar Station machten. Mit Einschränkungen freilich. Denn seitdem die Residenz 1720 von Heidelberg nach Mannheim verlegt worden war, verlagerte sich entsprechend auch das Interesse jener ausländischer Besucher, die mehr an den Höfen als an den Städten als solchen interessiert waren. Das läßt sich an der Kavaliersreise exemplifizieren, die zwei junge venezianische Patrizier, die Brüder Andrea (1725–1767) und Benedetto Giovanelli (1726–1791), von 1745 bis 1750 durch die ver-

---

[30] Lohmeyer (wie Anm. 25), S. 266.

[31] Hierzu Verf., ‚Die Erinnerung an Mannheim wird mir ewig teuer bleiben'. Cosimo Alessandro Collini über die Kurpfalz in seinen ‚Lettres sur les Allemands'. In: *Mannheimer Geschichtsblätter*. NF 1 (1994), S. 207–224.

schiedensten europäischen Länder führte, darunter 1747 auch durch Deutschland. Giovanni Andrea, der das Reisetagebuch[32] führte, erklärte, man habe
„die berühmtesten Höfe und die renommiertesten Nationen Europas"[33] studiert. Da sie dreieinhalb Jahre in der Ritterakademie der Abtei Ettal erzogen
worden waren und ihre Familie Besitzungen in Deutschland hatten, kamen sie
des Landes nicht ganz unkundig dorthin (dennoch enthält ihr Bericht nicht
wenige Irrtümer und Verwechslungen). In „Heidelperg", wo sie im Gasthaus
„Zu den drei Königen" abstiegen, lernten sie das von den Franzosen „im Jahre
1680" (sic) zerstörte Schloß und die zugehörige Weinschänke mit dem „so berühmten Faß, groß wie ein mittleres Zimmer" kennen und notierten sich, daß
die Stadt am „Necher" liege sowie daß in der halb lutherischen, halb katholischen Stadt der „Dom" mit Zustimmung des Kurfürsten zweigeteilt sei. Am
folgenden Tag fuhren die Brüder mit der Post eine „wunderschöne Strecke"
den Lech (sic) entlang durch die Ebene mit ihren gut gepflegten Tabakfeldern
bis Mannheim. Da dort gerade nicht Hof gehalten wurde, reiste man weiter
ins Rheinland, um dann einige Zeit später in die Residenzstadt zurückzukehren. Über die acht Tage, die man dort dann zubrachte, verbreitet sich Giovanni Andrea ungemein ausführlich. Seine Beschreibung des höfischen Milieus
in der am „Main" (er verwechselte „Meno" und „Reno") gelegenen Stadt wie
auch des gesellschaftlichen Lebens dort und seine Personencharakterisierun-
gen, angefangen mit dem Kurfürstenpaar, von dem sie eingeladen wurden,
würden das Interesse des Historikers verdienen. Heidelberg aber war für die
beiden jungen Adligen nur Etappe auf dem Wege nach Mannheim.

Ganz ähnlich ist die Verteilung der Gewichte auf die beiden Städte im Falle
des Grafen Alfonso Bonfioli Malvezzi aus Bologna (1730–1804). Dieser Ari-
stokrat, der in späteren Jahren zu hohen geistlichen Würden aufstieg, war ein
bedeutender Mathematiker und als solcher Mitglied der Pariser Académie des
Sciences. Er unternahm in den Jahren 1771 bis 1773 eine Bildungsreise durch
Europa, die in umgekehrter Richtung dem Grand Tour so vieler mittel- und
westeuropäischer Adliger damals über die Alpen nach Italien entsprach. Sein
zum Teil auf Französisch abgefaßtes Reisetagebuch[34] weist ihn als typischen
Vertreter des aufgeklärten Kosmopolitismus des italienischen Settecento aus.
Auch in seinem Fall konzentriert sich das touristische Interesse auf die Höfe.
An demjenigen Carl Theodors in Mannheim brachte er achtzehn Tage zu.
Vom Kurfürsten, der ihn mehrfach zu Tische bat, entwirft er ein sehr freund-
liches Bild:

---

[32] Publikation: A. Giovanelli/B. Giovanelli, *Lettere di viaggi*. Hrsg. v. Alberto Giovanelli, Venezia 1907.

[33] Ebd., S. 7. Zum Folgenden ebd., S. 79 f., 87–90.

[34] Publikation: A. Bonfioli Malvezzi, *Viaggio in Europa*. Hrsg. v. S. Cardinali, Palermo 1991.

„Der Kurfürst von der Pfalz ist den Fremden gegenüber sehr liebenswürdig, voller Gelehrsamkeit der verschiedensten Art, ein großer Freund der Naturgeschichte, und er schätzt die italienische Nation. Er pflegt und protegiert die schönen Künste, und er begünstigt Schöngeister und Wissenschaften."[35]

Bonfioli Malvezzi entwirft[36] ein farbiges, lebendiges Bild vom kulturellen Leben bei Hofe. Er spricht vom Theater, der italienischen Oper, den Konzerten, den Tänzen; desgleichen auch von seinen geselligen Kontakten und den Gelegenheiten zu geistigem Austausch dort. Er weiß die virtuose Kunst des Mannheimer Orchesters zu würdigen; und er geht auch auf die Bestrebungen zur Veredelung der deutschen Sprache sowie zur Schaffung einer Nationalliteratur ein. Wir erfahren auch, welche Kontakte er mit Mitgliedern der Mannheimer Akademie geknüpft hat. Gespräche geführt hat er mit dem Historiker Andreas Lamey, dem Bildhauer Anton Verschaffelt, dem Theologen Kasimir Haeffelin, dem Dichter François Desbillons, dem Bibliothekar Nicolas Maillot, alles Stars des blühenden Kunst- und Kulturlebens der Carl-Theodor-Zeit. Aber wohl keine Bekanntschaft ist ihm so wichtig gewesen wie die des jesuitischen Hofastronomen Christian Mayer, der damals einer der wenigen Heidelberger Professoren von internationalem Ruf war. Wenn der adlige Mathematiker aus Bologna seinen Aufenthalt bei Hofe für einen Tag unterbrach, um einen Ausflug nach „Heydelberg" zu machen, so offensichtlich vor allem zu dem Zweck, mit Mayer näher in Kontakt zu treten. Doch hat er den Kurzbesuch in Heidelberg nicht ausschließlich dazu genutzt, sich von dem gelehrten Pater Instrumente zeigen, Experimente vorführen und eine geodätische Publikation schenken zu lassen, sondern sich auch etwas in der Stadt umgeschaut. Er geht bei der Schilderung der Sehenswürdigkeiten mehr ins Detail als andere, gibt eigene Impressionen wieder und bespricht auch Heidelberger Gegebenheiten, die nicht zum Standardbesichtigungsprogramm gehörten, auf die ihn aber Pater Mayer aufmerksam gemacht hatte. Oben am Schloß stehend urteilt er:

„Die Überbleibsel dieses Schlosses sind recht schön, und sie zeigen eine gute Architektur. Man entdeckt im übrigen eine alte Stadt, die Verwüstungen und triste Wechselfälle hat erleiden müssen, die aber doch schön ist, in einer gefälligen Lage und mit einer überaus gesunden Luft. Sie war folglich die weitsichtige Fürsorge ihres Herrschers wert."

Er notierte, daß sie wegen der vielen berühmten Brunnen einen Vorzug vor Mannheim habe, wo das Wasser sehr schlecht sei. Auf die „celebre e rinomata Università" verwendet er nur einen Halbsatz. Dafür teilt er einiges über die „Maison allemande" mit:

---

[35] Ebd., S. 82.
[36] Ebd., S. 78–82 (dazu Hrsg. S. 16f.).

„Wir besichtigten die Maison Allemande (ein Kollegium oder Seminar),
das ganz und gar von Jesuitenpatres geführt und geleitet wird. Es wird dort
etwa hundert Internatszöglinge (collegiali) geben; und einige gehen dort
speziell zum Sprachstudium hin, besonders für die deutsche Sprache, die
jetzt mit großem Eifer studiert wird. Damals waren zu diesem Zweck zwölf
Franzosen da."

Nicht weit vom Jesuitenseminar entfernt, wie es scheint, stieß er auf eine
„Savonnerie", eine Teppichmanufaktur, die aber auch mit Blumen- und Figurenschmuck in einzigartig frischen und lebendigen Farben bemalte Möbel
herstellte. Am Abend war er dann wieder in Mannheim, wo er am folgenden
Tag den kurfürstlichen Marstall inspizierte, bei Hofe dinierte und am Abend
ebendort einer musikalischen Soiree mit einem Ausschnitt aus einer italienischen Oper beiwohnte.

VII.

Die beiden für die Frage nach dem italienischen Heidelberg-Bild im 18. Jahrhundert bei weitem interessantesten und aufschlußreichsten Darstellungen
sind jedoch gewiß diejenigen von Giuseppe Garampi und Aurelio de'Giorgi
Bertòla; von denen erstere speziell in kulturgeschichtlicher, letztere besonders
in literaturhistorisch-literarästhetischer Hinsicht Beachtung beanspruchen darf.
    Giuseppe Garampi (1725–1792), gebürtig aus Rimini, ist eine bedeutende
Figur in der Geschichte der römischen Kirche seiner Zeit.[37] Er war seit 1757
Präfekt des Vatikanischen Archivs, wurde von den Päpsten mit wichtigen diplomatischen Missionen betraut und 1785 zum Kardinal ernannt. Neben all
seinen offiziellen Funktionen entfaltete er noch eine reiche wissenschaftliche
Tätigkeit als Archivar und Historiker. Im Auftrag der Kurie reiste er nicht
weniger als dreimal nach Deutschland. Das erste Mal von Anfang August
1761 bis Ende Mai 1763, wobei offizieller Reiseanlaß die Visitation des
Reichsstiftes Salem war, es in Wirklichkeit aber um die Vertretung der päpstlichen Interessen beim geplanten Friedenskongreß in Augsburg ging, im Siebenjährigen Krieg. Die zweite Reise unternahm Garampi von Januar bis Mitte
1764, als Begleiter des Nuntius Oddi, der vom Papst als außerordentlicher
Botschafter zur Königswahl und -krönung Erzherzog Josephs nach Frankfurt
entsandt worden war. Er nutzte die Gelegenheit zum Besuch der Höfe in
Karlsruhe, Bruchsal, Mannheim, Mainz, Trier und Köln. 1776 von der Nuntiatur in Warschau zu der in Wien überwechselnd, machte er unterwegs noch
Bekanntschaft mit Schlesien, Sachsen und Böhmen.

---

[37] Über ihn W. Friedrichs, Die Deutschlandreisen Kardinal Garampis. In: *Deutsches Italienbild
und italienisches Deutschlandbild im 18. Jahrhundert.* Hrsg. v. Kl. Heitmann u. T. Scamardi, Tübingen 1993, S. 148–160; sowie neuestens D. Vanysacker, *Cardinal Giuseppe Garampi (1725–1792), an enlightened ultramontane,* Roma 1995.

Von all diesen Reisen existieren Aufzeichnungen, wobei die auf die beiden ersten bezüglichen für unseren Zusammenhang von Interesse sind, da Garampi sowohl 1761 wie auch 1764 „Eidelberga", wie er die Stadt nennt, besucht hat.

Anläßlich des ersten kurzen Aufenthaltes dort am 19.8.1761 finden sich in seinem Reisetagebuch[38] Bemerkungen über die Universität und die Gelehrsamkeit dort, über die konfessionellen Verhältnisse, die Jesuiten, die geistliche Finanzverwaltung, die Stadtbefestigung und das Schloß. Die Universität nennt er berühmt einesteils deshalb, weil hier bedeutende Männer gewirkt hätten, andererseits aus dem Grund, daß dort Luther damit begonnen habe, sein „Gift zu verspritzen". Gegenwärtig seien die Lehrstühle mit Jesuiten und anderen Katholiken besetzt; es gebe nur drei nicht-katholische Professoren, zwei Theologen und einen Mediziner. Offensichtlich und verständlicherweise gilt Garampis besondere Aufmerksamkeit den geistlichen Institutionen und den kirchlichen Gegebenheiten der Stadt. Er spricht von der Jesuitenniederlassung, dem „ziemlich großen Gebäude" ihres Seminars und Internats, dem noch wesentlich größeren Kolleg der Patres und ihrer Kirche („von angemessener und bescheidener Bauart", di struttura decente e modesta). Die Anzahl der Jesuiten gibt er mit etwa vierzig an. Den Gesamtanteil der Katholiken an der Bevölkerung Heidelbergs hat ihm der Pfarrer der Jesuitenkirche auf 2400 beziffert, mit dem Zusatz, diese Zahl wachse seit kurzem von Tag zu Tag.

Fast genau drei Jahre später kehrte der Prälat als Adlatus des Nuntius Oddi in die Kurpfalz zurück. Von diesem zweiten Besuch nun stattet er Berichte ab, die, was den Informationswert für unsere Kenntnis von Vorgängen in Stadt und Umgebung damals betrifft, ebenso wie auch mit der Anschaulichkeit und Detailfreudigkeit der Reportage in den zeitgenössischen Heidelbergschilderungen wenig ihresgleichen haben dürften. Es genügt nicht, sie lediglich zu referieren und zu resümieren; zumindest zwei Abschnitte daraus verdienen es, zumal wegen ihres geringen Bekanntheitsgrades, in extenso wiedergegeben zu werden. (Wir zitieren den im Original immer noch unveröffentlichten Text in der auszugsweisen Übersetzung von Friedrich von Weech,[39] mit dessen Ein- und verbindenden Überleitungen):

---

[38] Publikation: G. Garampi, *Viaggio in Germania, Baviera, Svizzera, Ollanda e Francia, compiuta negli anni 1761–1763. Diario del Cardinale G.G.* Hrsg. v. G. Palmieri, Roma 1889. Vgl. dort S. 152 über Heidelberg.

[39] Fr. v. Weech, Römische Prälaten am deutschen Rhein 1761–1764. In: *Neujahrsblätter der Badischen Historischen Kommission* 18 (1898), S. 1–80. Der folgende lange Auszug dort S. 64 ff. – Den Bericht Garampis über die Hofjagd referiert aus dritter Hand, ohne Kenntnis des Autors, D. Rentsch, Zum Jagdwesen an südwestdeutschen Fürstenhöfen im Barockzeitalter. In: *Barock in Baden-Württemberg. Vom Ende des Dreißigjährigen Krieges bis zur Französischen Revolution.* Ausstellung des Landes Baden-Württemberg. Badisches Landesmuseum Karlsruhe. Bd. II, 1981, S. 293–310, hier S. 296 ff.

Hier zunächst die Schilderung eines Augenzeugen bei einer Hofjagd. Garampi berichtet eingangs – kurz zusammengefaßt –, wie am 13. August die römischen Prälaten zu der großen Jagd fuhren, die Kurfürst Carl Theodor zu Ehren des Kurfürsten von Mainz in der Nähe von Heidelberg veranstaltet hatte. Dieser war am Nachmittag des 11. August um 4 Uhr unter dem Donner der Geschütze durch Mannheim nach Schwetzingen gefahren, wohin sich am gleichen Tage auch jene begaben. Man verließ Schwetzingen um sieben Uhr früh und kam um halb neun in Heidelberg an. Das Folgende jetzt im Wortlaut Garampis:

„Die Hauptstraße, welche die Stadt ihrer ganzen Länge nach durchzieht, war mit Bäumchen geziert, welche auf beiden Seiten der Straße alle zwei Schritte eingepflanzt waren. Längs der Straße bildete die Miliz Spalier und stand viel Volk. Die Dominikaner, Kapuziner und Jesuiten waren in Reihen vor ihren Kirchen aufgestellt. Am Ende der Stadt wurden Barken bestiegen, die am Ufer des Neckars bereit lagen, um die Gäste zwei Stunden weit flußaufwärts zum Jagdgrund zu bringen. Acht Barken waren für den Hof bestimmt, sämtlich innen und außen sehr hübsch mit Laub und Blumen verziert. Die prachtvolle Jacht für die beiden Kurfürsten und die Adeligen vom höchsten Rang, ein Schiff wie der Bucentaur, wurde von vielen Pferden gezogen. Außen wechselte Laub mit Blumen, im Innern hingen Zitronen, Pfirsiche, Trauben und andere Früchte an vielfarbigen Bändern von der Decke. Den Hofbarken, die zum größten Teil eigens für solche Gelegenheiten gebaut waren, fuhr vorauf und folgte eine große Zahl anderer kleiner Schiffe und Barken von Privatleuten. Es sollen deren etwa 150 gewesen sein, und trotz der Kürze der Fahrt sei für die kleinsten Fahrzeuge, die nicht mehr als fünf bis sechs Personen faßten, eine Miete von 12 bis 14 Gulden bezahlt worden. Die kurfürstliche Jacht geleiteten Musikbarken, in denen von Oboen, Flöten, Fagotten, Pauken, Trommeln, Trompeten, Jagdhörnern, Klarinetten und anderen Instrumenten der türkischen Musik sehr schöne Konzerte aufgeführt wurden. An den Ufern des Neckars sah man unausgesetzt Staats- und Mietswagen, Fußgänger, Soldaten und Dorfmilizen sich hin und her bewegen, die letzteren gaben zu Ehren der Kurfürsten Gewehrsalven ab. Die ganze Fahrt war prachtvoll, nicht durch alle diese festlichen Veranstaltungen, sondern vor allem durch die liebliche Gegend im Neckartal. Der Neckar fließt an Fuße hoher Berge vorüber, die zum großen Teil sehr bewaldet und mit vielen Dörfern bevölkert sind.
Als man am Ziele der Reise angelangt war, erblickte man zur Rechten einen hohen und steilen Berg, auf dem die Bäume und das Gestrüpp vollständig abgehauen waren und den man wie eine Gartenanlage mit Arabesken aus vielfarbigen Erdarten und mit einer Anzahl bemalter Statuen, die an verschiedenen Stellen symmetrisch aufgestellt waren, verziert hatte. Auf

dem Gipfel des Berges und der Anlagen war ein großes Tor aus Laubwerk, aus welchem das von etwa 80 Jägern in grünen silbergestickten Uniformen bewachte Wild hervorbrechen sollte. Unten am Ufer des Flusses war ein bemalter Holzbau aufgeführt, der einen Palast mit einer langen Säulenhalle in der Mitte vorstellte. An den beiden Ecken dieses Palastes, die sich bis zum Flusse erstreckten, waren vorgebaute Pavillons mit Balustraden, in denen sich Musikanten mit Blasinstrumenten aufstellten. Im Flusse sah man ein aus Holz errichtetes Gerüst, das mit Ornamenten und bemalten Figuren verziert war.

Zur Linken erhoben sich andere Berge, auf denen alle Zuschauer verteilt waren. Der Anblick dieser Volksmenge war sehr anmutig: man sah sicher 10 000 Personen, alle in verschiedenen, aber durchweg heiteren und festlichen Anzügen. Um sich vor der Sonne zu schützen, hatten viele Schirme aus Seidentaft in wechselnden Farben aufgespannt. Um den Anblick noch hübscher zu gestalten, war auf einem der Berge aus bemalten Brettern ein Haus improvisiert worden.

An dem Gerüst angelangt, begaben wir uns von der kurfürstlichen Jacht über eine Brücke auf eine runde Plattform, die auf mehreren Barken ruhte und von einem großen Zelt bedeckt war.

Als das Zeichen zur Jagd gegeben war, begann man aus dem Tore auf der Höhe der Anlagen die Hirsche in Trupps von 12, 15 und 20 herauszutreiben. Nachdem sie eine Zeit lang hin und her geirrt waren, liefen sie oder wurden sie von den Treibern nach dem Tor des am Flusse gelegenen Gebäudes gedrängt, wo sie sich in das Wasser warfen. Sie schwammen dann an dem großen Zelt vorüber, wo die zwei Kurfürsten mit Büchsen auf sie schossen. Der Kurfürst von der Pfalz hatte die Artigkeit, Msgr. Oddi zu fragen, ob er auch schießen wolle, aber dieser dankte. Eine solche Auszeichnung fiel sehr auf, da keiner der andern anwesenden Gesandten eine gleiche Aufforderung erhielt.

Sobald eines der Tiere getroffen war, eilte eine vierruderige Barke mit einem Jäger herbei, welcher den Hirsch beim Geweih ergriff und an das Ufer zog, damit er nicht untersinke. – Um 1 Uhr nachmittags hatte die Jagd ein Ende. 104 Hirsche waren erlegt. Man begab sich an das Ufer, wo Strekke gemacht worden war, um sie zu besichtigen.

In das Zelt zurückgekehrt, fanden wir eine große Tafel gedeckt, an der wir, im ganzen 40 Personen, die Minister, Damen u.s.f. mit den Kurfürsten speisten. Auf der kurfürstlichen Jacht speisten an zwei Tischen je 20 Personen von Adel. – Gegen 4 Uhr nach Aufhebung der Tafel bestiegen wir wieder die kurfürstliche Jacht und begannen neckarabwärts die Rückfahrt nach Heidelberg, stets begleitet von den übrigen Barken, unter dem Klang der Instrumente und von Zeit zu Zeit durch Gewehrsalven der am Ufer aufgestellten Milizen begrüßt. Einige Barken fuhren vorauf und aus ihnen wie

von beiden Ufern wurden Feuerwerke in die Höhe oder auf das Wasser losgelassen. – Bei Heidelberg landete man gegen 7 Uhr, bestieg die Hofwagen
und kehrte nach Schwetzingen zurück, wo die Ankunft um 8 Uhr erfolgte. –
Die ganze Veranstaltung war in der Tat eine der großartigsten, die man sich
denken konnte. Es wetteiferten miteinander die Schönheiten der Natur in
dem zur Jagd ausgewählten Landstriche, der Jubel des herzugeströmten
Volkes, die Eigenartigkeit des mitten im Wasser gegebenen Schauspiels
und die Besonderheit der Pracht und Ausschmückung. Man erzählt, der
Kurfürst habe für den Pomp dieses einen Tages die Summe von 20 000
Gulden verausgabt. Während drei Wochen waren etwa 300 Landleute mit
der ermüdenden Arbeit beschäftigt, die große Zahl von Hirschen aus den
benachbarten Bergen in den für die Jagd bestimmten Zwinger zusammen zu
treiben. Alle erlegten Hirsche wurden sofort verteilt, die einen an die Jäger
selbst, die andern erhielten Klöster und verschiedene Personen zum Ge-
schenk.“

Im Zusammenhang mit der Jägerei kommt Garampi wieder auf die Jesuiten
zu sprechen. Diese seien am pfälzischen Hof von jeher verfolgt worden und
würden es noch. Das sei die allgemeine Ansicht, und ihm habe in dieser
Richtung der Oberjägermeister, Baron von Hacke, Folgendes erzählt. Vor
vierzehn Jahren habe der Koch des Heidelberger Seminars, ein Laienbruder
der Jesuiten, von Wilddieben Hirschwildbret zu einem viel geringeren Preis
gekauft als man gewöhnlich dafür zahle. Man nahm an, daß solches Wildbret
durch eine heimliche Pforte in der Gartenmauer hereingebracht worden sei
und man daher den Koch nicht von dem Vorwurf einer unerlaubten Hand-
lungsweise freisprechen könne. Infolgedessen strengte der Oberjäger gegen
das Jesuitenseminar einen Prozeß an, der noch nicht entschieden sei. Es liege
hier zweifellos Beihilfe zur Wilddieberei vor; und da ein Wilddieb, der von
einem Jäger auf frischer Tat ertappt werde, getötet werden könne, ohne daß
diesen eine Strafe treffe, so mache sich jemand, der Wildbret von einem
Wilddieb kaufe, gewissermaßen mitschuldig, wenn dieser fortfahre, sein Leben aufs Spiel zu setzen. Der Kurfürst selbst habe eines Tages bei der Tafel
gesagt, er wolle ja nicht grausam gegen die Jesuiten sein, aber immerhin sei es
nötig, ein Exempel zu statuieren, um ähnlichen Betrügereien vorzubeugen.
Die Seminaristen hätten sich übrigens sogar beklagt, daß sie häufig Hirschwildbret essen müßten, welches hart und wenig wohlschmeckend sei. Der Minister Zedtwitz habe jedoch geäußert, die Strafe werde wohl nicht allzu hart
ausfallen, entsprechend der angeborenen Güte des Kurfürsten und seiner Verehrung für die geistlichen Orden.

Soviel zum höfischen Waidwerk. Eine weitere kulturgeschichtlich interessante Impression Garampis gibt Einblick in ein feierliches Ritual an der Hei-

delberger Universität. Am 6. September wohnte Garampi dort der Verleihung der Titel des Magisters und des Baccalaureus bei. Er berichtet:[40]

„Die Feierlichkeit vollzog sich im großen Saale der Universität unter starker Beteiligung. Alle Professoren versammelten sich im Jesuitenkollegium bei dem Professor der Philosophie, welcher die Kandidaten zu promovieren hatte, und nachdem man dort eine kleine Erfrischung eingenommen hatte, begab man sich um 8 Uhr zur Universität. Die protestantischen Professoren betraten den Saal erst, nachdem die Kandidaten das Glaubensbekenntnis abgelegt hatten. – Die Professoren hatten ihre Plätze rechts vom Eingang, die Kandidaten standen gegenüber der Eingangstüre. An erster Stelle saß der Rektor Magnifikus, in welcher Würde je ein Katholik und ein Protestant abwechseln, dann kam der vom Kurfürsten von der Pfalz ernannte Kanzler der Universität, der dem die Promotion leitenden Professor die Ermächtigung erteilte, den Kandidaten die Grade auctoritate apostolica et imperiali zu verleihen, hierauf folgten die Professoren der Theologie, sodann jene der Jurisprudenz, endlich jene der Artistenfakultät. Jesuiten und Protestanten saßen, jeder nach seinem Range, untereinander. Jeder trug über der Schulter ein Mäntelchen von rotem oder blauem Sammet mit goldenen Borten und auf dem Kopf ein blaues Barett. Die zur Magisterwürde promovierten Kandidaten trugen ein ähnliches Mäntelchen und Barret von blauer Farbe, doch nicht von Sammet, die Baccalaureen ein Mäntelchen, das nur e i n e Schulter bedeckt.“

Was dem Prälaten mißfiel, war, daß man sich bei der Verleihung der akademischen Grade einer Formel bediente, als ob es sich um ein Sakrament handele. Abschließend heißt es dann:

„Nach vollzogener Promotion verlas der Syndikus mit lauter Stimme einige Abschnitte, welche auf Befehl des Souveräns von allen Promovierten beschworen werden müssen. Eigentlich haben diese keine besondere Bedeutung, doch wunderte mich, daß einer derselben das strengste Stillschweigen über alles auferlegt, was sich bei der Prüfung der zu Promovierenden zutrug. – Nach Schluß der Feierlichkeit gingen die Professoren und die Promovierten paarweise in die Jesuitenkirche und wohnten dort der hl. Messe bei. Am Eingang der Kirche zogen sich die Protestanten zurück. Am nächsten Tag gehen alle neu Promovierten zur hl. Kommunion.“

---

[40] von Weech, S. 69.

VIII.

Die Reiseberichte Garampis erheben ebensowenig wie die der Brüder Giovanelli und Bonfioli Malvezzis literarische Ansprüche. Sie wurden in ihrem Jahrhundert nicht veröffentlicht und waren auch sicherlich, wenig stilisiert wie sie waren, nicht zur Publikation bestimmt, sondern wohl nur zur Erinnerung für die Autoren selbst und für Familie und Freunde. Ihre Verfasser waren auch keine Schriftsteller im engeren Sinne des Wortes.[40a]

Ganz anders steht es mit dem *Viaggio sul Reno e ne' suoi contorni* (1795) von Aurelio de' Giorgi Bertòla (wie Garampi aus Rimini, 1753–1798),[41] einem professionellen Literaten, der seinen festen Platz in der italienischen Literaturgeschichte hat, als bedeutender Vertreter des Übergangs vom Rokoko zu vorromantischer Sensibilität. Sein literarisches Oeuvre ist zu einem erheblichen Teil zugleich Symptom für die tiefgreifende Umorientierung des geistigen Italien in der zweiten Hälfte des Settecento in Richtung auf die germanischen Kulturen, in erster Linie auf die englische, in einem gewissen Maße aber auch auf die deutsche.[42] Es dokumentiert die von manchen damals auch mißbilligte neuartige – mit einem Ausdruck Alfieris – „oltramontaneria" des italienischen Geistes. Bertòla war der entscheidende Wegbereiter für die Anfänge der Kontaktaufnahme Italiens mit der deutschen Literatur. Seine beiden Essays und Anthologien *Idea della poesia alemanna* (Napoli 1779) sowie *Idea della bella letteratura alemanna* (2 Bände, Lucca 1784) sind Meilensteine in der Geschichte der deutsch-italienischen Geistesbeziehungen. Unter den deutschsprachigen Autoren galt seine besondere Neigung dem Schweizer Idyllendichter Salomon Gessner, für den er mit seinem *Elogio di Gessner* (Pavia 1789) warb. Im Sommer und Herbst 1787 unternahm er zu Studium- und Bildungszwecken die Reise in die Schweiz und nach Deutschland, deren Frucht das 1795 in Rimini erschienene Buch bildet, von dem bereits ein Jahr später eine anonyme deutsche Übersetzung erschien (*Mahlerische Rheinreise von Speyer bis Düsseldorf*, Mannheim 1796).[43] Bei *Il viaggio sul Reno e ne' suoi contorni* haben wir es mit der literarischen Ausarbeitung eines Teiles der Reisetagebücher (*Diari*) zu tun, die uns überkommen sind.[44] Im Vergleich er-

---

[40a] Von Heidelberg ist auch die Rede in dem uns unzugänglichen, noch uneditierten Reisebericht des Geistlichen D. Gandolfo aus Bologna, der 1763 dort Station machte. Vgl. *La regione e l'Europa. Viaggi e viaggiatori emiliani e romagnoli nel Settecento*. Hrsg. v. E. Guagnini, Bologna 1986, S. 121 und 346.

[41] Die Originalausgabe erschien in Rimini. Jetzt maßgebend die kritische Edition von M. und A. Stäuble, Firenze 1986.

[42] Dazu A. Noyer-Weidner, Erwachendes Deutschlandinteresse und italienische Präromantik. In: *Romanische Forschungen* 66 (1955), S. 305–341.

[43] Neuausgabe Wuppertal 1980. Die Übersetzung stammt wohl von dem in Rom ansässigen Maler Müller (Vermutung von J.-U. Fechner).

[44] Publikation: B., *Diari del viaggio in Svizzera e in Germania (1787)*. Hrsg. v. M. u. A. Stäuble, Firenze 1982.

weist sich, daß der *Viaggio* sehr systematisch alle persönlichen Elemente der *Diari* tilgt, ebenso alle namentlichen Erwähnungen von Reisebekanntschaften, auch manche Bemerkungen über das Volk und seine Gebräuche sowie Mitteilungen praktischen Charakters über den Verlauf der Reise. Ein Hauptakzent liegt im *Viaggio* auf den Landschaftsdarstellungen und dem Landschaftserlebnis, wobei das erwähnte vorromantische Empfinden des Schriftstellers manifest wird. Von den Fakten und Personen verschob sich der Schwerpunkt hin zur Naturdarstellung aus subjektiver Erfahrung und in literarischer Absicht.

Für die Literaturgeschichte ist zweifellos das Rheinreisetagebuch wichtiger als das Tagebuch. Für unsere Fragestellung verhält es sich umgekehrt. Denn die rohstoffartigen *Diari* geben, da nicht zugerichtet und beschnitten, umfassender, direkter und spontaner Kunde von Bertòlas tatsächlichen Reaktionen auf Deutschland. So beziehen wir uns im folgenden denn auch statt auf den Heidelberg-Abschnitt im *Viaggio*[45] auf die betreffenden Passagen in den *Diari*.[46]

Bertòla weilte zweimal in Heidelberg: auf der Hinreise am 4. und 5. September, auf der Rückreise zwischen dem 6. und dem 9. Oktober 1787. Seine Schilderung der Stadt entstammt dem zweiten, längeren Aufenthalt. Er wohnte damals im Gasthof „Zum Goldenen Ochsen" (Ecke Hauptstraße und Schiffgasse), wo ihn das Logis für drei Übernachtungen vier Gulden kostete.

Sein Bild von der Stadt am Neckar ist ein zeittypisch empfindsames, ja schwärmerisches, ganz in lichten Farben gehalten, bestimmt vom Einverständnis mit der schönen Natur und einem anziehenden, liebenswerten Menschenschlag. Längere Auszüge aus den Tagebucheintragungen mögen das belegen.

Er nähert sich der Stadt mit zunächst zurückhaltenden Erwartungen.

„Von Mannheim nach Heidelberg reiste ich des Nachts und ward erst in der Nähe von Heidelberg gewahr, daß ich den Neckar entlang fuhr.

Ich war gespannt, ob mir die herrlichen Berge des Rheins, die ich jüngst gesehen, Heidelberg weniger schön erscheinen lassen würden; sei es, daß ich ein großes Bedürfnis nach Neuem habe oder daß die wunderbare Vielfalt der Berge des Rheins schon alle Rührungen meines Herzens erschöpft hatte, Heidelberg verlieh mir zunächst nicht mehr jenes lebendige Gefühl, das ich geschworen hätte, bei jedem Wiedersehen zu empfinden. Als ich es jedoch von neuem genau betrachtete, so fand ich noch mehr als eine Sehenswürdigkeit, einen Ort, der lebhaftesten Bewunderung würdig, der den Wunsch erwachen läßt, hier Aufenthalt zu nehmen."

---

[45] Dort S. 64–67.

[46] Dort S. 237–244. Übersetzt in W. Sauer, ‚Hier hätte ich gerne Verse geschrieben'. Ein italienischer Reisender des 18. Jahrhunderts über Heidelberg. In: *Rhein-Neckar-Zeitung*, 14./15. 4. 1984. Hiernach die folgenden Auszüge.

Als erstes nimmt er dann die Kirchen in den Blick; doch nur um sich sogleich den Menschen in der Stadt zuzuwenden und festzustellen „che la bellezza del sangue degli abitanti corrisponde alla bellezza del paese"; wobei er zumal den weiblichen Teil der Bevölkerung im Sinn hat:

„In diesen Kirchen, ebenso wie beim Umhergehen, an Türen und Fenstern und in manchem Haus, stellte ich mit Genugtuung fest, daß die Schönheit der Einwohner der Schönheit des Landes entspricht. Vor allem die Mädchen haben eine gar muntere Art und etwas Frisches, Festes, ausgesprochen Gesundes an sich. Ihre Gesichtsfarbe ist gewöhnlich nicht jenes satte deutsche Rot, sondern ein schönes Rosarot; eine gewisse Lebhaftigkeit ist gepaart mit Bescheidenheit; der Blick, durchdringend und scharf und im Nu gesenkt, die Antworten stets höflich; kleine Küsse im Dahineilen entspringen der Schlichtheit und Sanftmut der Sitten und der Inbrunst ihres Wesens, welches die Sonne, die Bergluft und das Heilwasser der Gegend mit Kraft belegt. Ein weiterer Vorzug der Schönen von Heidelberg ist die schöne Farbe ihrer Lippen und Zähne; diese sind geradezu weiß wie Elfenbein, jene aus dem lebhaftesten Zinnoberrot. Es heißt auch, sie besäßen noch etwas sehr Schönes, und nach dem, wie es die Dichter beschreiben und die Maler darstellen, ist dies ein Busen, wie man ihn sonst nur in den Bergen findet. Das Hemd der Heidelberger Frauen – und um so mehr der Bergbewohnerinnen – ist am Hals fast geschlossen und kaum weiter als nötig, um den Kopf hindurchzustecken. Man kann sich auch nicht vorstellen, daß es möglich wäre, mit kühner Hand da einzudringen, wo sonst nur der Kopf durchgeht (Die Hemden sollen übrigens seit einiger Zeit am Hals etwas weiter sein, nachdem sie gelegentlich zerrissen wurden!). Überdies zeichnet die Schlichtheit der Kleidung die Heidelbergerinnen aus, doch mehr noch ihre Gesichtszüge, die ich unter einer Million deutscher Frauen erkennen würde."

Bertòla ist in Heidelberg viel spazierengegangen: zum Wolfsbrunnen, auf den Hügeln beiderseits des Neckars.

„Es ist äußerst angenehm, draußen vor dem Neuen Tor (Karlstor, K. H.) am Neckar entlangzugehen, doch im Sommer muß es das Entzückendste auf der Welt sein. Der Wolfsbrunnen ist vom Tor gut anderthalb Meilen entfernt. Er ist frisch wie die Tempe, sauber und gesund und dient als Teich für vortreffliche Fische, die man teuer verkauft. Der Ort ist mit kleinen Häusern übersät, wohin die Heidelberger kommen, um ein Vesper einzunehmen und das Wasser zu trinken (...) Um dorthin zu gelangen, verläßt man den Neckar und steigt eine kleine Schlucht hinauf, welche die Berge an seinem Ufer bilden. Die Schlucht ist reich an schönen Obstbäumen und Wiesen und zeichnet sich durch verschiedene malerische Windungen aus (...)"

An einem Herbsttag, wie er in Italien nicht schöner sein könnte, steigt er zum Schloß hinauf – das er im Tagebuch nicht weiter beschreibt, während ihm dann im *Viaggio* einige glänzende Seiten gewidmet werden –, von dessen Terrasse seine Augen zu einem zauberhaften Horizont schweifen. (Immer wieder sind es die Ausblicke in die Ferne, die den Rheinlandreisenden faszinieren.) Weitere Spaziergänge dann am Nachmittag.

„Auch in Heidelberg erzählte man mir von der Weinlese als von der angenehmsten und fröhlichsten Jahreszeit, einer Zeit allgemeinen Feierns. Der Tag war schön, wie in Italien im schönsten Herbst. Morgens ging ich zum Schloß, das mich wieder in Erstaunen versetzte, vor allem seine Terrasse, auf der ich mich eine halbe Stunde lang erging und dabei wirklich jene physische und moralische Ruhe verspürte, die de Luc zu Recht den fruchtbaren und gesunden Höhenlagen zuschreibt. Ich fand seinen Namen noch an einem Baum und an der Brüstung der Terrasse geschrieben. Die Luft war äußerst klar, so daß der Anblick des Horizontes von wahrhaft lachendem Zauber war.

Am Nachmittag unternahm ich einen kleinen Spaziergang eine kleine Bergschlucht hinauf hinter der Stadt, fast auf gleicher Höhe mit dem Schloß. Welche Frische! Welch buntes Gemisch an Edlem und Wildem! Welch malerische Pfade! Dann ging ich durch das Mannheimer Tor aus der Stadt hinaus und spazierte eine Zeitlang am Neckar entlang. Die Weite des Tales ist hier voller Anmut. Schließlich setzte ich in einem Nachen über den Neckar und ging am anderen Ufer entlang, wobei ich bald die Stadt, bald das Schloß, bald die Brücke, bald den Fluß betrachtete – das ganze Stoff für Bilder von höchster Schönheit. Vor allem der Fluß zog meinen Blick auf sich. Überall von schimmernden Felsklippen unterbrochen, ist er dennoch voller Nachen, die zwischen den Klippen dahineilen mit einer Sicherheit, die wie ein Wunder scheint und einen manchmal schaudern läßt. Das gegenüberliegende Neckarufer, auf dem ich mich erging, hat eine schöne Straße und darüber Hügel, die unten mit Weinbergen und oben mit Wäldern geschmückt sind. In den Weinbergen stehen einige Häuschen, manche zur Erholung einzelner, andere Gasthäuser, wo man trinkt und tanzt.“

Am Abend schließlich bei Sonnenuntergang auf der Brücke das Panorama des malerischen Neckartals genießend, gewahrt der Flaneur zugleich einfache Menschen, deren bescheidene Zufriedenheit und harmonische Eintracht mit der Stimmung der Stunde korrespondiert. Es ist, als verwirkliche sich da eine Gessnersche Idylle mit ihrer Vision vom Glück.

„Gerade war die Sonne untergegangen, und ich ging in die Stadt zurück und schritt über die neue Brücke, die noch im Bau ist. Als ich darauf verweilte, um noch einmal den Austritt des Neckars aus dem so malerischen Tale zu betrachten,[47] erblickte ich von weitem einen Nachen, der flußaufwärts auf die Brücke zukam. Zunächst konnte ich nicht erkennen, wer darin saß; unterdessen war ich damit befaßt zu beobachten, wie der Nachen mühelos seinen Weg inmitten der Felsklippen zog. Schließlich, als er eben fast bei der Brücke war, hatte ich ihn unter mir. Ein Mann, offenbar sehr kräftig, stemmte sich gegen ein Ruder und stieß es häufig auf den Grund, um den Nachen fortzubewegen, gegen den die Strömung laut toste. Ein Haufen Gemüse lag in der Mitte des Bootes, auf einer Seite saß eine Frau, zu ihren Füßen ein Knabe.

In dieser Familie, als welche ich sie bald erkannte, schien ich einen gewissen Anschein von Ruhe und Glück wahrzunehmen, der mich neugierig machte, sie etwas näher kennenzulernen. Ich ging hinterher und bemerkte bald, daß der Bootsmann das Ufer nicht weit von der Brücke zu erreichen beabsichtigte. Sogleich trat ich durch das Tor in die Stadt und begab mich ans Ufer, wo ich dachte, daß der Nachen anlegen müßt. Ich langte tatsächlich dort an, als die Familie an Land ging. Die Frau war ungefähr 25 Jahre alt und hatte ein engelgleiches Antlitz; der Mann ungefähr 30 Jahre, von gesundem und kräftigem Aussehen; der Knabe ungefähr drei Jahre und glich ganz seiner Mutter. Nachdem der Bootsmann den Nachen vorsichtig an einem Pfahl angebunden hatte, ging er ins Boot zurück und reichte seiner Frau, die schon mit dem Knaben an Land gestiegen war, vier große Bündel Gemüse. Dann trat auch er hinauf aufs Land, half seinem Weib einen Teil der Last auf den Kopf setzen und lud sich selbst den größten Teil auf. Der Knabe faßte den Rockzipfel der Mutter, und sie machten sich auf den Weg. Bis dahin hatte ich nicht gewagt sie zu stören, aber jetzt trat ich näher auf sie zu und befragte sie.

Es war eine Gärtnersfamilie, die eines der ärmlichen Häuschen in der Nähe des Schlosses bewohnte. Sie hatten einen Garten jenseits des Nekkars, wo sie den ganzen Tag gearbeitet hatten und von wo sie Erzeugnisse nach Hause brachten, von denen sie wohl am Abend essen als auch am Morgen in der Stadt verkaufen wollten. Die Höflichkeit, die Heiterkeit mit der sie meine Fragen eifrig beantworteten, der auf ihr Antlitz geschriebene Ausdruck wahren Glückes, ihre Flußfahrt, ihr Leben hätten Stoff für eine schöne Gessnersche Idylle abgegeben. Ich streichelte den Knaben und drückte ihm das beste Geldstück, das ich im Beutel hatte, in die Hand. Der Knabe reichte es der Mutter, die Mutter wiederum lächelnd dem Gatten. Nur mit Mühe konnte ich das Angebot jener Leute abwehren, mir die

---

[47] An der entsprechenden Stelle im *Viaggio* ... (ed. Stäuble, S. 64) bemerkt Bertòla beim Blick von der Brücke neckarabwärts auf den Hügel rechts (d.h. den Heiligenberg), die Erhebung stehe dem Posillipo (Kap in Campanien) an Sanftheit in nichts nach.

schönsten Köpfe Blumenkohl, die sie hatten, und Obst zu meiner Wohnung zu bringen. Ich schied von ihnen, erfüllt von süßem Trost, glückliche Menschen gesehen zu haben, glücklich mit so wenig. O Natur, du allein kannst dies vollbringen!"

Nur im Tagebuch, nicht auch im *Viaggio* spricht Bertòla auch von den Kontakten mit der gelehrten Welt, die er in Heidelberg hatte. Es scheint, daß ihm ein guter Ruf vorausgeeilt war, bot man ihm doch sogar eine Professur an der Universität an. Er berichtet:

„Ich habe Professor Sukow aus Weimar wiedergesehen, welcher mir erzählte, daß der Kavalier Landriani vor vierzehn Tagen auf der Durchreise nach Frankfurt hier vorbeikam; Herr Gattenhof ist Professor für Medizin, Herr Gatterer, Sohn, Professor für Landwirtschaft. Viele angesehene Personen des Landes luden mich ein, den Lehrstuhl für Geschichte, der in Kürze errichtet werden soll, zu übernehmen, und erwiesen mir unaufgefordert Dienste; was mich um so mehr verpflichtet, als ich keinerlei Mißfallen über die Stellung, die ich jetzt bekleide, gezeigt habe. Die Universität ist im Oktober geschlossen."

Allerdings war der Ruf der Universität selbst nicht mehr der früherer Zeiten. Sie lebte vom Ruhm der Vergangenheit.

„Einen Pufendorf gehabt zu haben, macht ihr große Ehre, und manche gestehen ein, daß ihr heute keine andere mehr bleibt."

Am Vorabend seiner Weiterreise zieht Bertòla Bilanz. Er spendet dieser Stadt, die ihm Stärke für Leib und Seele gegeben und sein verschüttetes dichterisches Ingenium angesprochen hat, Lob wie keinem anderen Ort auf seinem Weg durch das Rheinland und die angrenzenden Gegenden.

„Morgen werde ich Heidelberg verlassen, dessen Anblick, Luft, Wasser und Einwohner mich gerne noch lange Zeit hier verweilen ließen. Ich weiß nicht, wie dieser Aufenthalt meinem Geist und meinem Körper neue Kraft verliehen hat. Während meiner Reise habe ich mich nirgends so wohl gefühlt wie in Heidelberg. Hier hätte ich gerne Verse geschrieben, was ich schon so lange nicht mehr getan habe; und um so mehr hier als anderswo, hier hätte ich mir einen Gefährten gewünscht!"

IX.

Zwei Jahre nach Bertòlas Reise brach das Zeitalter der revolutionären Veränderungen in Europa an, zu denen im frühen 19. Jahrhundert dann auch das Streben der Italiener nach Wiedergeburt des Volkes gehört, die Bewegung des Risorgimento. Die uns bekanntgewordenen italienischen Reisen und Reiseberichte der ersten nachnapoleonischen Jahrzehnte lassen normalerweise den politischen Zeitbezug in dieser oder jener Hinsicht erkennen.

Das gilt gewiß nicht ausnahmslos. So ist der Besuch, den der Bildhauer Antonio Canova im Dezember 1815 in Heidelberg machte,[48] rein künstlerischen Interessen zu verdanken. Wenn er damals auf einer Reise von London nach Rom da einen kurzen Aufenthalt nahm, so zu dem Zweck, die dort befindliche berühmte Boisseréesche Sammlung altdeutscher Gemälde kennenzulernen.

Deutlich tritt aber die politische Tönung des Deutschland- und damit auch des Heidelberg-Bildes bei Gino Capponi (1792–1876), der zentralen Figur des politischen, kulturellen und literarischen Lebens in Florenz damals, hervor. Im Tagebuch[49] der Reise, die ihn im Frühjahr 1820 von Paris in die Heimat führte, wird, wo er von Deutschland spricht, der für das gesamte Risorgimento so charakteristische Haß auf Österreich, den Unterdrücker Italiens, deutlich. In Mannheim, wo er der Hinrichtung des radikalen Burschenschaftlers Karl Ludwig Sand beiwohnt, macht er sich Gedanken über den deutschen Liberalismus. Dieser ist ihm zwar als gegen die österreichische Reaktion gerichtet und im italienischen Interesse liegend willkommen; andererseits aber zuwider wegen der Exaltiertheit der deutschen Liberalen und „ihres finsteren, wilden Mystizismus und ihres beständigen Umherirrens in den Träumen der Phantasie". Was Capponi ablehnt, ist die deutsche Nationalromantik.[49a] Es ist unschwer sich vorzustellen, wie er über die Heidelberger Romantiker geurteilt hätte, wären sie ihm bekannt gewesen. Wegwerfend läßt er sich über die dem deutschen Mittelalterkult teuren Burgen aus, die „nur gut dazu (seien), die wilde Einbildungskraft der Deutschen (la selvaggia immaginazione degli Alemanni) zu beeindrucken". Zum Heidelberger Schloß macht er nur die lakonische Angabe, es habe im Dreißigjährigen Krieg Schaden genommen und sei dann von Turenne (sic) vollends zerstört worden.

Um vor der Verfolgung durch die österreichische Polizei in der Lombardei sicher zu sein, lebte der Publizist und Kritiker Giovita Scalvini (1791–1843) von 1822 bis 1839 im selbstgewählten Exil.[50] Er nutzte die dreißiger Jahre zu intensiver Beschäftigung mit der deutschen Literatur, insbesondere mit Goethe, dessen *Faust* er 1835 in Übersetzung herausbrachte, obwohl er den Dichter seines Skeptizismus, seiner politischen Indifferenz und seiner Dunkelheit wegen streng verurteilte. Als zeitweiliger Begleiter des Sohnes der in

---

[48] Vgl. P. Chiarini, Canova, Goethe e dintorni. In: *Antonio Canova.* Hrsg. v. G. Pavenello, Venezia 1992, S. 9–13.

[49] Noch unediert. Vgl. zum Folgenden das Referat in *Gino Capponi. I suoi tempi, i suoi studi, i suoi amici.* Hrsg. v. M. Tabarrini, Firenze 1879, S. 92–97.

[49a] Vgl. über diese aus heutiger italienischer Sicht G. Moretti, *Heidelberg romantica. Romanticismo tedesco e nichilismo europeo,* Bologna 1996.

[50] Das Folgende nach P. Paolini, Giovita Scalvini e la cultura tedesca. In: *Otto/Novecento* sett./ott. 1991, S. 21–40.

Belgien ansässigen Marchesa Arconati, einer Sympathisantin der italienischen politischen Exilanten, die ihren Sohn deutsch-moralisch erzogen wissen wollte, hörte er zusammen mit diesem Vorlesungen in Berlin und Heidelberg („Eidelberga") und bekam 1836 Lust, einige Jahre an einer deutschen Universität zu studieren; ein Gedanke, der dann aber nicht Wirklichkeit wurde.

X.

Zur politischen Emigration in den Jahren der Restauration gehörte auch Giovanni Berchet (1783–1851), der populärste patriotische Dichter des Risorgimento.[51] Sein Name ist eng verbunden mit der Entstehung der romantischen Bewegung in Italien, für die er 1816 eine der wichtigsten Programmschriften lieferte. Mit der deutschen Literatur vertraut, hatte er 1810 Schillers *Geisterseher* und später Bürgers Balladen *Der Wilde Jäger* und *Lenore* übersetzt, zwei Gedichte, in denen er die deutsche Romantik wesenhaft ausgedrückt sah und auf die er sich in seinem Manifest stützt. Es offenbart sich in seinem Leben und Werk eine für viele italienische Intellektuelle des Risorgimento charakteristische innere Spannung in ihrem Verhältnis zu Deutschland, wobei die Bewunderung für die deutsche Kultur und Literatur im Gegensatz zur tiefen Abneigung gegen die „tedeschi" – dies die gewöhnliche Bezeichnung für die Untertanen der Habsburgermonarchie – als Unterdrücker des Freiheits- und Einheitsstrebens der Italiener stand.

Wie Scalvini, bei dem sich ein ähnlicher Zwiespalt beobachten läßt, und als dessen Schicksalsgefährte, entzog er sich drohender Repression durch die Flucht über die Alpen. Auch er fand Zuflucht und dauernde materielle Absicherung durch die Marchesa Costanza Arconati, den guten Geist der italienischen Emigranten.[52] Als Vertrauter ihrer Familie lebte und reiste er von 1829 bis 1845 in West- und Mitteleuropa, wodurch er sich einen kulturellen Horizont verschaffte, mit dem er in der weithin provinziellen italienischen Literatur der Epoche als große Ausnahme wirkt. Auf Anraten und im Auftrag der Marchesa, sicher aber auch im eigenen Interesse, hielt Berchet sich zwischen 1829 und 1838 lange Zeit in Deutschland auf. Er betrieb Studien an der Universität Bonn und in Berlin. Dort wie auch bei Besuchen in München trat er mit illustren Vertretern des deutschen Geisteslebens in Kontakt: mit Diez, Niebuhr, Schelling, Bopp, Tieck, Alexander von Humboldt, Ranke, Fichte, August Wilhelm Schlegel, Savigny, Bettina von Arnim und insbesondere Varnhagen von Ense.

Schließlich Heidelberg. Wie bereits erwähnt, war die Marchesa darauf bedacht, ihrem Sohn Carletto eine solide deutsche Erziehung angedeihen zu las-

---

[51] Grundlegend über ihn E. Li Gotti, *G. Berchet. La letteratura e la politica del risorgimento nazionale (1783–1851)*, Firenze 1933.

[52] Speziell hierzu G. Berchet, *Lettere alla Marchesa Costanza Arconati*. Hrsg. v. R. Van Nuffel. Bd. II, Roma 1962.

sen, bevor er auf französischem Boden aufwachse. Sie schrieb Ende April
1834 an Scalvini:

> „Nicht daß ich das deutsche Erziehungswesen grundsätzlich höher als das
> französische bewerten möchte, wohl aber die Aura der deutschen Jugend.
> Carletto soll sein Gemüt (dieser deutsche Begriff im Text, K. H.) lieber in
> Deutschland als in Frankreich ausbilden. Ich glaube, daß ein zunächst auf
> deutschem Boden eingesetztes und nach den Jugendjahren auf französi-
> schen umgepflanztes junges Gewächs die besten Voraussetzungen für gutes
> Gedeihen mitbringt (...)"[53]

Über den günstigsten Ort für diese Einpflanzung ließ sie sich von Berchet
beraten. Dieser hatte ihr brieflich, unter Bezugnahme auf den Heidelberger
Historiker Friedrich Christoph Schlosser, am 26. 8. 1833 folgende Auskunft
gegeben:

> „Ich habe mich an Schlosser gewandt, eine ganz ausgezeichnete Person. In
> einer zweistündigen Unterhaltung habe ich die Informationen einholen
> können, die Sie wünschten; und Schlosser meint, daß Ihren Vorstellungen
> nichts besser als Heidelberg entspräche: *absolute* Sicherheit, *keine Polizei,*
> Gesellschaftsleben einigermaßen, Gymnasium na soso; dafür aber ein In-
> ternat – hervorragend – zur Vorbereitung auf das Universitätsstudium – da
> würde Carletto als Externer eintreten können. Über Details betr. Wohnung,
> Möbel etc. schreibe ich nichts. Klima *windig,* aber für jemand, der nicht
> brustkrank ist, gesund. Für genauere Auskünfte kann man an Schlosser
> schreiben. Nachdem ich von Schlosser weggegangen war, habe ich mit
> Bellerio zu Mittag gegessen (...) Bellerio reist in acht Tagen ins Kanton
> Tessin ab; und er sagt, er würde um nichts in der Welt nach Heidelberg zu-
> rückkehren, wo er sich sehr gelangweilt habe. Kein weiterer Italiener in
> Heidelberg, in Mannheim ein gewisser Mainoni."[54]

In der Tat bezog Carletto dann, als er – 1820 geboren – das Alter erreicht
hatte, die Universität der Neckarstadt. Berchet begleitete ihn als sein Mentor.
Sie kamen dort am 4. 5. 1837 an; bereits im folgenden Jahr konnte der junge
Arconati, achtzehnjährig, den juristischen Doktorgrad erwerben. Es scheint, daß
das akademische Studium in jener Zeit keine hohen Anforderungen stellte.

Berchet gefiel es in Heidelberg dann doch nicht. Seine Briefe von dort[55]
enthalten fast nur negative Eindrücke. Er klagt der Marchesa gegenüber mehrfach über das Wetter. Vor allem aber fehlt ihm der menschliche Umgang in
der Stadt. Dies meint er, wenn er äußert, die Stadt sei allzu sehr „bar der Res-

---

[53] Zitiert nach A. Luzio, Costanza   Arconati. In: ders., *Profili biografici e bozzetti storici.*
Bd. II, Milano 1927, S. 1-60, hier S. 38.
[54] Berchet, *Lettere* (wie Anm. 52), S. 14.
[55] Ebd., S. 40 ff.

sourcen" (E troppo nuda di risorse la città).[56] Geselligkeit scheint ihm hier keine Mode zu sein: „La *Gesälligkeit* (sic) non mi par qui virtù alla moda".[57] Er hat denen, für die er Empfehlungsbriefe hatte, Besuche abgestattet, und zwar wiederholt, aber kaum erwidert bekommen. Ende Juni 1837 äußert er seinen Unmut darüber, seit zwei Monaten niemanden zu haben, mit dem er über Politik sprechen könne („ein großes Opfer für mich"). Die wenigen, mit denen er überhaupt für eine Minute täglich ein Wort reden könne, seien daran entweder nicht interessiert oder erzreaktionär („ultroni"). Es war offensichtlich nicht nur das meteorologische, sondern auch das menschliche und geistige Klima in Heidelberg, das dem liberalen Italiener den Aufenthalt dort verleidete. Die Professoren, die wie angenagelt über ihren Büchern säßen, mit ihren Frauen zu Hause eingesperrt, bezeichnet er als „orsi" (Bären), was im Italienischen eine Metapher für unfreundliche, kontaktarme Wesen ist. Nur insofern er reichlich über Zeitungen verfüge, stehe er sich besser als in Bonn. Einzig Schlosser nehme sich freundlich seiner an.[58] Ein Jahr nach seiner Ankunft hat sich die Situation für ihn nicht gebessert. „Ich leide schwer unter der Einsamkeit", berichtet er der Marchesa noch am 3. 7. 1838.[59] Was die Universität betrifft, so sieht er diese im Niedergang begriffen. Er zieht einen Vergleich mit der von Göttingen. Zwar spricht er von der dortigen „*schlaffheit* universale degli studi"; nichtsdestoweniger urteilt er: „Insgesamt scheint mir jene Universität nicht so sehr auf dem Wege des Verfalls zu sein wie Heidelberg."[60]

Dieser ganze Verdruß Berchets machte sich in einem poetischen Zornesausbruch Luft, einer lyrischen Heidelbergschmähung, die wohl in der Fülle der literarischen Darstellungen, die dieser Stadt im 19. Jahrhundert von in- und ausländischen Dichtern zuteil geworden sind, einen singulären Platz beanspruchen darf. Wir reproduzieren das mit *Elegia rabbiosa* (Wütende Elegie) überschriebene, im damals recht verbreiteten sapphischen Metrum gehaltene Poem und geben dazu eine wortwörtliche Prosaübersetzung.

> „Dunque non verran mai l'ore giulive,
> L'ore de' sogni miei, delle mie brame,
> Quando non vedrò più queste tue rive,
>   Neckero infame?
>
> Valle della sciagura! Esoso fiume!
> Aer ch'ogni salute uccidi in petto!
> Sôl miserabil che non hai più lume,
>   Sii maladetto!

---

[56] Ebd., S. 43.
[57] Ebd., S. 40.
[58] Luzio (wie Anm. 53), S. 44; Berchet, *Lettere* (wie Anm. 52), S. 43.
[59] Berchet, *Lettere*, S. 93.
[60] Ebd., S. 49.

> E maledetti voi, monti fastosi
> Per fesse torri e rotti archi; rovine
> Ch'altra storia non san che di vinosi
>   Prenci la fine!
>
> Tienti il castello tuo, valle del pianto:
> Tientel col goffo onor della sua Botte!
> Tienti i tuoi studj, a' quai già presso è tanto
>   L'ultima notte!
>
> Tienti le nebbie tue, colla freddura
> Delle tue piove, e i tuoi rabbidi venti,
> E le laide tue donne, e la sozzura
>   Delle tue genti!
>
> E s'anco il sôl talvolta non è schivo
> Di tue colline, e appari tu men trista;
> Godati quei che non ha senso vivo
>   Fuor che la vista.
>
> Io cerco gioia d'uomini; e, covile
> D'orsi in sembianza d'uom, tu non la dai.
> Cerco tregua alle angustie; e tu la bile
>   M'aggrevi e i guai.
>
> Deh, chi mi toglie e te, valle abborrita?
> Chi fuor mi salva della tua gran noia,
> Tanto ch'io senta ancor che sia la vita,
>   Prima ch'io muoja?
>
> Deh, ch'io me n'esca alfin da questo rio
> Alternar d'ire, e di temenze grame!
> Deh, ch'io in eterno alfin ti dica addio,
>   Neckero infame.“[61]

(Werden denn niemals kommen die frohen Stunden, die Stunden meiner Träume, meiner Sehnsüchte, da ich diese deine Ufer nicht mehr sehen werde, infamer Neckar?

Tal des Unheils! Verhaßter Fluß! Luft, die du alle Gesundheit im Leib ertötest! Erbärmliche Sonne, die du kein Licht mehr hast, sei verwünscht!

Und verwünscht ihr, Berge, stolz ob gespaltener Türme und zerbrochener Bögen; Ruinen, die keine andere Geschichte kennen als die vom Ende weintrunkener Fürsten!

---

[61] Aus dem Nachlaß veröffentlicht von Li Gotti (wie Anm. 51), S. 390f.

Behalte dein Schloß, Tränental: behalte es mit dem plumpen Ruhm seines Fasses! Behalte deine gelehrten Studien, denen die letzte Nacht schon so nahe ist!

Behalte deine Nebel, mit der Kälte deiner Regengüsse, und deine wütenden Winde, und deine häßlichen Frauen und die Schmutzigkeit deiner Menschen!

Und wenn die Sonne mitunter deine Hügel nicht flieht und du weniger trübe wirkst, dann möge sich deiner erfreuen, wer keinen lebendigen Sinn außer dem Sehvermögen hat.

Ich suche Freude an Menschen; und du, Höhle von Bären in Menschengestalt, gewährst sie nicht. Ich suche Frieden für meine Ängste; und du machst mir die Wut und den Kummer noch schwerer.

Ach, wer enthebt mich deiner, verabscheutes Tal? Wer entreißt mich rettend deiner großen Öde, auf daß ich wieder verspüre, was Leben ist, bevor ich sterbe?

Ach, käme ich doch endlich heraus aus dieser schlimmen Abwechslung von Grimm und trostloser Frucht! Ach könnt' ich dir für ewig Lebewohl sagen, infamer Neckar.)

Das Gedicht, das vom Autor, wohl in richtiger Einschätzung seines bescheidenen Kunstwertes, nicht veröffentlicht wurde und als poetische Vituperatio den Rezepten der epideiktischen Rhetorik konform geht, kann man sich unschwer als bewußt dialektisch konzipierte Antwort auf so manche Heidelberg-Eloge der deutschen Romantik denken, von der Berchet Kenntnis bekommen haben mag. Daß Widerspruchsgeist als mitschwingend anzunehmen ist, bedeutet jedoch nicht, daß die sich hier aussprechende Kritik nicht ernstzunehmen wäre. Über das hinaus, was sich schon in den Briefen ausdrückt, tun sich in der Elegie noch weitere Aspekte eines negativen Heidelberg-Bildes auf; die zum Teil alt eingewurzelten italienischen Stereotypvorstellungen von den Deutschen entsprechen: so Trunksucht, Reizlosigkeit des weiblichen Geschlechts, mangelnde Reinlichkeit.

So unfreundlich wie über Heidelberg hat sich der Dichter über keinen anderen Teil Deutschlands geäußert. Sucht man Vergleichbares, so entdeckt man es in den von viel Bitterkeit zeugenden Berichten[62] eines anderen Risorgimento-Dichters und Interessenten für die deutsche Literatur, den Aufzeichnungen Alessandro Poerios über seinen Studienaufenthalt in Göttingen 1825/26.

---

[62] A. Poerio, *Viaggio in Germania. Carteggio letterario, pensieri.* Hrsg. v. B. Croce, Firenze 1949.

XI.

Wenn Berchet eine so geringe Meinung von der Heidelberger Universität
hatte, so stand er damit im Widerspruch zu den Urteilen anderer Italiener.
Denn diese genoß schon im frühen 19. Jahrhundert ein hohes Ansehen. Von
der Rechtswissenschaft behauptete der Verfasser einer der ersten italienischen
Darstellungen des deutschen Schrifttums, Angelo Ridolfi, 1818, ganz Europa
verdanke Deutschland deren Beförderung, d.h. den „berühmten Universitäten
Deutschlands und unter diesen in besonderer Weise der von Heidelberg".[63]

Es entwickelte sich damals in Italien wie in ganz Europa die Vorstellung
von Deutschland als dem Sitz des Denkens, der Gelehrsamkeit und der modernen wissenschaftlichen Methodik. Die „dotta Germania" wurde für das
1861 entstandene junge Königreich Italien, das sich in vielen Hinsichten
rückständig fühlte, zum Entwicklungsmodell für den anstehenden Modernisierungsprozeß. Die deutschen Universitäten zogen in der zweiten Jahrhun-
derthälfte zahlreiche italienische Intellektuelle an, die dort ihre Ausbildung zu
vervollkommnen suchten, Historiker, Philologen, Juristen, Mediziner, Ingenieure gleichermaßen. In Deutschland einen Studienaufenthalt absolviert zu
haben, galt bald als prestige- und karrierefördernd wie heutzutage für den
Nachwuchswissenschaftler überall in Europa ein Jahr in den USA. Was heute
Berkeley und Harvard sind, waren damals Berlin, Leipzig, Bonn und Heidelberg, neben anderen Universitätsstädten. Ein mit den deutschen Verhältnissen
gut Vertrauter, Francesco Montefredini (1827–1892), ein geradezu schwärme-
rischer Germanophile, erläuterte freilich 1883 in einer Übersicht über das
Hochschulwesen,[64] in Heidelberg inmitten der herrlichen Umgebung („fra
quelle deliziose campagne") werde im Sommersemester weniger ernsthaft
studiert als etwa in Leipzig oder in Straßburg. Der Student pflege dann zu
„bummeln" (Montefredini kennt diesen Ausdruck wie überhaupt die deutsche
Burschensprache).

Leider läßt sich über Heidelberg als Magnet für bildungsbeflissene Italiener
im 19. Jahrhundert beim gegenwärtigen Stand unserer Kenntnis nichts Genaueres sagen. Die Zahlen müssen recht beträchtlich gewesen sein. Doch existieren hierzu, wie es scheint, keinerlei Untersuchungen. Solche müßten sich
auf Auswertungen der Universitätsmatrikel stützen, wobei auf die Herkunftsorte der Inskribierten und ihre Fächerwahl zu achten wäre. Möglicherweise
darf der Fall des Rechtshistorikers Guido Padelletti aus Livorno (1843–1878)
als exemplarisch angesehen werden. Nach Studienabschluß in Siena ging dieser nach Deutschland, zunächst nach Berlin, dann nach Heidelberg, deren
Hochschule, wie wir bei Ridolfi sahen, schon längst ihrer juristischen Fakultät
wegen angesehen war. Nach zwei Studienjahren nördlich der Alpen kehrte er

---

[63] A. Ridolfi, *Prospetto generale della letteratura tedesca*, Padova 1818, S. 175.
[64] F. Montefredini, *Le più celebri università antiche e moderne*, Torino 1883, S. 120.

in die Heimat zurück, wo er auf einen Lehrstuhl erst in Bologna, dann 1873 in Rom berufen wurde. An seine Zeit in Deutschland dachte er mit Sehnsucht zurück. Einem Freund, der ebenfalls in Deutschland studierte, schrieb er 1875:

> „Wie sehr ich Sie beneide, liebster Freund, daß Sie sich voller Kraft und Willen in diesem intellektuellen und wissenschaftlichen Milieu befinden! Ich erinnere mich sehr gut daran (...) Dieses Milieu stärkt und verdoppelt das Geistesleben."[65]

Padelletti gehörte zu den vielen italienischen Akademikern, die ihren Landsleuten die deutschen Hochschulen als Vorbild hinstellten. In einem 1874 erschienenen Aufsatz über die polytechnischen Schulen in Italien und Deutschland[66] äußert ein Namensvetter von ihm, Dino Padelletti, wohl sein Bruder, sich grundsätzlich zur Bewunderung deutscher Modelle, wie sie im Königreich nach 1866 und 1870, den Jahren beeindruckender preußisch-deutscher Triumphe, an der Tagesordnung war. Er konstatiert im Vergleich von Gegenwart und früheren Jahrhunderten die Umkehrung eines ehemaligen Lehrer-Schüler-Verhältnisses, wenn er, Dante zitierend, schreibt:

> „(...) wir dürfen uns nicht scheuen, unsere Unterlegenheit einzugestehen, dort wo sie existiert, und das Gute dort zu nehmen, wo es sich findet. Im Mittelalter strömten die deutschen Studenten in Scharen zu den Universitäten von Bologna und Padua, jetzt sind die Rollen vertauscht:
> ‚Drum herrscht ein Volk, ein andres schmachtet bange,
> Entsprechend ganz dem Urteilsspruche jener,
> Die sich verbirgt wie unterm Gras die Schlange.‘"[67]

Eine höchst tragische Folge seiner zwei in Berlin und Heidelberg verbrachten Jahre war, daß Guido Padelletti „in mezzo al rigido clima del Nord" (im rauhen Klima des Nordens), wie es in einem Nachruf heißt,[68] an der Schwindsucht erkrankte, der er dann, noch nicht fünfunddreißigjährig, zum Opfer fiel.

XII.

Als Tribut an eine im intellektuellen Italien berühmte Universität war dann, am Ende des Jahrhunderts, der Zwischenaufenthalt zu werten, den im April 1897 dort eine Reisegruppe von nicht weniger als 336 Personen nahm, die zu

---

[65] Zitiert von A. Del Vecchio in seinem Nachruf auf Padelletti. In: *Archivio storico italiano.* Ser. IV,2 (1878), S. 488–491, hier S. 488.

[66] Dino Padelletti, Le scuole politecniche d'Italia e di Germania. In: *Nuova Antologia di scienze, lettere ed arti* 25 (1874), S. 669–692, hier S. 678.

[67] Zitiert wird Dante, *Inferno* VII, 82–84.

[68] Wie Anm. 65.

einer Studienreise (gita d'istruzione) durch Deutschland aufgebrochen war.[69]
Sie bestand aus etwa vierzig Professoren und Assistenten der verschiedensten
italienischen Universitäten, zahlreichen Pressekorrespondenten führender
Mailänder Zeitungen, etwa hundert Graduierten und rund zweihundert Studenten, vor allem aus den Bereichen Medizin, Jurisprudenz und Ingenieurwe-
sen. Die stark beachtete Reise, die in Pavia, einem wichtigen Zentrum für
Kontakte mit Deutschland, organisiert worden war, berührte Heidelberg,
Köln, Berlin, Leipzig und München; sie dauerte elf Tage. Einen Bericht darüber liefert der junge Studiosus Arnaldo Agnelli („Arnaldus"; 1875–1921),
der sich später als Dozent für politische Wissenschaften, Parlamentarier und
Publizist einen Namen machen sollte.

Sein Reiseprotokoll *I Trecento a Berlino*[70] widmet Arnaldus den deutschen
Freunden zum Dank für herzliche, großzügige und brüderliche Gastlichkeit.
Wie diese der großen, mit einem Sonderzug reisenden Gesellschaft schon auf
der ersten Etappe zuteil wurde, schildert er auf den acht Seiten über Heidel-
berg.[71] Großartig scheinen der Empfang schon auf dem Bahnhof und die Be-
treuung gewesen zu sein. In besonderer Weise rühmt Arnaldus den Archäolo-
gen Friedrich von Duhn mit seinen perfekten Kenntnissen der italienischen
Sprache und Kultur (von Duhns Forschungsgebiet war die antike Kunst in
Rom und Pompeji), der ihnen „mit echter deutscher Gewissenhaftigkeit und
Genauigkeit" (con cura scrupulosa e con esattezza veramente tedesca) einen
Vortrag über das Schloß hielt; während die Mediziner gleichzeitig die Klini-
ken besichtigten, vor allem die „in Europa berühmte" chirurgische. In der
Aula der Universität lauschte man dann der Begrüßung durch den Rektor (in
Wirklichkeit Prorektor; ständiger Rektor war der Großherzog von Baden), den
Staatsrechtler Georg Meyer, der darauf abhob, daß Italien das Mutterland der
Universitäten sei, daß Tausende deutscher Studenten in das schöne Land ge-
kommen seien und von dort Wissenschaft, Kunst und römisches Recht nach
Deutschland mitgebracht hätten. Frappiert waren die italienischen Akademi-
ker von den studentischen Gepflogenheiten: vom Ritual des vielen Biertrin-
kens, den mit martialischer Stimme und ebensolchem Blick ausgebrachten
Toasts und den unschönen, platten Schirmmützen der Studenten, „einer der
ganz wenigen Sachen, in Bezug auf die diese armen Italiener sich den Luxus
erlauben konnten, keinen Neid zu empfinden". Wie angetan Arnaldus persönlich von der Stadt war, davon zeugt es, daß er von Viktor von Scheffels *Alt-
Heidelberg, du feine* den Anfang ins Italienische übertrug:

---

[69] Vgl. dazu C. Visentin, *Nel paese delle selve e delle idee. Viaggiatori italiani in Germania
  1866–1914*, Milano 1995, S. 414.
[70] Arnaldus, *I Trecento a Berlino. Memorie della gita d'istruzione degli studenti italiani in
  Germania* (10–21 aprile 1897), Milano 1897.
[71] Ebd., S. 31–38.

„O Heidelberg, sí graziosa,
Ricca assai di onor tu se':
Sopra il Neckar o sul Reno
Nessun'altra è pari a te!"

XIII.

Natürlich kamen nicht nur Professoren und Studenten, von der Alma Mater angezogen, nach Heidelberg. Es gab auch sonstige Reisende. In leicht kritischem Ton bemerkt 1879 der Redakteur einer Mailänder Reisezeitschrift über das normale Besuchsprogramm seiner Landsleute in Deutschland:

„Wenn wir Italiener nach Deutschland fahren, dann geht das wie im Fluge: wir sehen Frankfurt, Leipzig, Dresden, Berlin, machen eine Schiffahrt auf dem Rhein, höchstens erweisen wir noch dem klassischen Heidelberger Faß die Ehre eines Besuchs; und dann kehren wir zurück in der Überzeugung, Deutschland zu kennen. Ganz wenige nur dringen etwas tiefer in das Land ein, weit ab von den großen Städten, und versuchen, das alte Teutonien und sein braves Volk kennenzulernen (...)"[72]

Daß das große Faß auch für Italiener seit dem 17. Jahrhundert eine Attraktion war, sahen wir schon. Im 19. wurde es z.B. von Eugenio Cenughi (1862 oder 1875), Emidio Renazzi (1867)[73] und unserem Arnaldus bestaunt, immer im Zusammenhang mit einer Schloßbeschreibung (die bei Renazzi sieben Seiten einnimmt).

Sich absetzen gegen die stereotypen Themen der Heidelbergdarstellungen – „aus Furcht, mich in den üblichen Beschreibungen zu verlieren", erklärt er – und gerade nicht vom Schloß und den Abmessungen des Fasses sprechen, da man ja dafür den Baedeker habe,[74] will Ferdinando Fontana (1850–1919). Der Autor, ein überaus produktiver, seinerzeit angesehener Komödien- und Librettoverfasser, der zur Mailänder Scapigliatura gehörte, lebte 1879/1880 als Korrespondent für eine piemontesische Zeitung in Berlin und brachte 1883 in Mailand als Frucht seiner Deutschlanderfahrungen die Feuilletonsammlung *In Tedescheria. Quadri d'un viaggio in Germania* heraus, die auch einige Seiten über Heidelberg enthält.[75] Systematisch ist er darauf bedacht, seinen Lesern wenig bekannte Seiten des deutschen Lebens und der deutschen Wirklichkeit vorzuführen. Dies gilt für das Buch generell. Der kleine Abschnitt über Hei-

---

[72] Zitiert nach Visentin (wie Anm. 69), S. 94f.

[73] Zu beiden genauere Angaben bei Visentin, S. 301.

[74] Italienische Reiseführer für Deutschland gab es vor 1914 nicht; man war ersatzweise, soweit man – wie im Regelfall – keine deutschen Sprachkenntnisse hatte, auf die französischen oder auch englischen Ausgaben des Baedeker angewiesen.

[75] S. 321–328.

delberg besteht aus nichts weiter als einer hübschen Schilderung eines Abstieges über den Schloßweg zur Stadt. Der Leser bekommt ein reizvolles, poetisches Bild von dem steilen Gäßchen mit den vielen Blumen, Blüten und Gräsern, den Fettblattgewächsen, den Efeusträhnen und den wilden Nelken, die da aus den Mauern hervorwachsen,

> „kurz, all den Familien von Gräserchen und Blümchen, mit denen Mutter Natur all das so verschwenderisch bedenkt, was sie zur Ruine werden läßt, als wolle sie das Hinscheiden mit einer Farbe und einem Duft trösten.“

Fast schon am Ende des Gäßchens macht er Bekanntschaft mit einer „ehrenwerten kleinen Familie“ von einfachen Leuten: Es sind die Nachkommen des letzten Scharfrichters von Heidelberg. Fontana entläßt den Leser mit den makabren Erinnerungen, die die freundliche Urenkelin des Henkers nicht ohne Stolz zum Besten gibt. „Wie glücklich bin ich, im 19. Jahrhundert geboren zu sein!“, denkt er bei sich und eilt zum Bahnhof.

XIV.

Fontana ist ein ausgesprochen deutschfreundlicher Autor. Das Buch schließt mit einem „Auf Wiedersehen“ (so im Text) an die Adresse des „guten und starken Deutschland“. Seine Sympathie ist jedoch eine nicht unkritische. Er geht auf Distanz zu jenen „ignoranten Bewunderern von allem Ausländischen, von denen es leider in Italien eine solche Menge gibt“.[76] Zu diesen hätte er höchstwahrscheinlich Felice Pagani gerechnet, den Autor von *Vivendo in Germania* (Milano 1909), dem Buch, das der Stadt am Neckar von allen uns bekannten Darstellungen den breitesten Raum widmet. Der Verfasser ist nicht weiter bekannt; seine Lebensdaten wissen wir nicht. Wie aus seinen Ausführungen hervorgeht, war er Gymnasiallehrer, offenbar für Deutsch, in Mailand. Ein Ignorant war er keineswegs, wohl aber von grenzenloser Bewunderung für alles Deutsche erfüllt. Fast prototypisch verkörpert er, ähnlich wie Francesco Montefredini, die im umbertinischen Italien anzutreffende Spezies des Germanomanen. Im Vorwort spricht er von seiner „spontanen und vernunftmäßigen Sympathie für die Deutschen“; und er gibt als seine Absicht aus, „Deutschland besser kennen und lieben zu lehren“. Speziell will er den „poetischen Zauber und die Lebenskraft“ spürbar werden lassen, wie er sie empfand, als er in Heidelberg, Stuttgart, Nürnberg, Mannheim, Berlin, Hamburg und anderen Städten lebte. Wir erfahren, daß er sechs Jahre hindurch seine Ferien in Deutschland zugebracht hat und in den Jahren 1903 und 1904 in Heidelberg weilte. Wir haben bei ihm den nicht eben häufigen Fall, daß der traditionellen deutschen Italiensehnsucht eine italienische Deutschlandsehnsucht entspricht. Seine erste Berührung mit dem Land schildert er so:

---

[76] Fontana, *In Tedescheria*, S. 96.

„Es geschah nicht ohne eine gewisse bewunderungsvolle Erregung, daß ich
zum ersten Mal in das Deutschland der Philosophen, der Dichter und der
Soldaten einreiste. Strenggenommen hätte ich noch hinzufügen müssen:
‚und auch der Arbeiter', aber im Überschwang meiner jugendlichen Begeisterung war es mir so, als begäbe ich mich zu einem ersten Liebesstelldich-
ein; und es gelang mir nicht, so genau zu sein wie ein Deutscher. Soviele
Jahre hatte es mich schon danach verlangt, Deutschland zu sehen, im Lande
der Wälder und der Gedanken (nel paese delle selve e delle idee) zu leben."
(S. 3)

„Spontane Sympathie" legt er auch für die „tiefgründige und grandiose"
deutsche Sprache an den Tag, die in ihrer „zarten und starken Intimität" dem
Volkscharakter so sehr verbunden sei (S. 11, 135).

Paganis ganzes erstes Kapitel, betitelt „Die Stadt der Studenten" (La città
degli studenti; S. 3–31) gilt Heidelberg, von dem auch in anderen Teilen des
Buches noch die Rede ist. Es ist für ihn eine Stadt, die weiß, daß sie schön ist,
und immer Komplimente erwartet, immer anmutig lächelnd, immer liebenswürdig wie eine Dame der besten Gesellschaft, die es gewöhnt ist, daß man
ihr den Hof macht (S. 8). Das Schloß erscheint ihm wie ein einsiedlerischer
Alter, der seine vergangene Herrlichkeit betrauert und auf das muntere, von
jungem Leben erfüllte Treiben zu seinen Füßen herabschaut, wohlgefällig und
doch aus eigener Erfahrung warnend. Aber diese Warnung wird von der schönen Stadt nicht zur Kenntnis genommen: denn zu verlockend sind die Wälder
rings um sie herum, zu heiter das Rauschen unter der Alten Brücke und zu
freundlich der Himmel – der zwar die Azurfarbe des italienischen nicht hat,
aber dennoch den leichten, wie ein poetischer Traum über der Stadt schwe-
benden Nebel zerteilt.
Vor allem aber interessieren Pagani die Menschen in Heidelberg. Als Teil
des deutschen Volkes partizipieren sie an den Nationalspezifika, die er diesem
zuschreibt: „der naturhaften Gutmütigkeit" (bontà ingenua, S. 111), der
„gefühlsbedingten Ursprünglichkeit" (ingenuità sentimentale, S. 276), wie
auch der „deutschen Seriosität" (serietà tedesca, S. 18). Auf letztere Eigen-
schaft ist er immer wieder gestoßen, bei den verschiedensten Anlässen, sei es
bei einem Ball in der Stadthalle (S. 116 f.), sei es auf den akademischen Fei-
ern zum Universitätsjubiläum 1903 in der Aula, die ihm als solche schon einen typisch deutschen Eindruck macht, als „eine wahrhaft deutsche Aula,
ernsthaft und nachdenklich" (S. 12). Hier wie allüberall im Lande kann er
„dieselbe ernsthafte Art, dieselbe Unlebendigkeit" (S. 116) konstatieren. Die
Deutschen, so Pagani, „sind ernsthaft auch dann, wenn sie lachen" (S. 331),
„deutsche Fröhlichkeit ist sehr verschieden von italienischer, wenig lebhaft
und ziemlich korrekt" (S. 117). Mit der „seriosità" hängen „die deutschen Tu-

genden der Disziplin und des Pflichtgefühls" (S. 26) zusammen, die sich ihm
ebenfalls in Heidelberg auf Schritt und Tritt offenbarten.

Von der alteingesessenen Bevölkerung der Stadt ist bei Pagani nicht viel
die Rede. Sie erscheint ihm im Vergleich mit den „prächtigen jungen Soldaten", die er dort sieht, vom physischen Erscheinungsbild her atypisch, da
kleinwüchsig und nicht robust.

> „Man sagte mir, die Soldaten seien Rekruten aus dem Schwarzwald und die
> Bevölkerung des Neckartals sei eine Mischung aus verschiedenen Völker-
> familien. Durch die Kriege zugrunde gerichtet, habe sie die germanische
> Robustheit eingebüßt."

Unheilvolle Spätfolgen des Dreißigjährigen Krieges und der von Ludwig
XIV. veranstalteten Gemetzel – stellte er fest.

Er definiert Heidelberg als „Stadt der Studenten und der Fremden" (S. 8).
Hierbei nun wieder beherrschen die Ersteren sein Interesse so sehr, daß im In-
haltsverzeichnis Heidelberg auf „La città degli studenti" reduziert wird. Die
Universität selbst, als Stätte der Forschung, kommt ihm nur wenig in den
Blick. Von der akademischen Jugend ist er wie fasziniert. Die mensurschla-
genden Korpsstudenten haben ihn beeindruckt. In den Frankonen, Wandalen
und Saxoborussen sieht er die Repräsentanten des „denkenden, gesunden und
starken jungen Deutschland", die Erben des Arminius, Friedrichs des Großen
und Moltkes, voller „urtümlichem Stolz", mit dem sie ihre Schmisse zur
Schau tragen (S. 20); großgewachsene und kräftige Jünglinge, ernst und di-
stinguiert bis zur Prahlerei, die als die Herren durch die Stadt promenieren
(S. 8), sich in ihrer Haltung den Offizier zum Vorbild nehmen (S. 16) und bei
der Jubiläumsfeier in der Stadthalle in vollem Wichs und militärischer Haltung, auf den Säbel gestützt, die „kühnen, mit Schmissen bedeckten Gesichter" auf den Großherzog gerichtet, unbewegt den Festreden lauschen (S. 19).
Aber die da so militärisch auftreten, sind zugleich die Propagatoren des von
der deutschen Universität ausstrahlenden Geistes. Buch und Säbel sind gleichermaßen ihr Stolz (S. 20 f.). Lebhaft zustimmend, entdeckt der italienische
Beobachter in der Heidelberger Studentenschaft die unbewußte Überzeugung,

> „daß die Kraft der Idee die Idee (oder besser: die Realität) der Kraft nötig
> hat" (ebd.).

Wie ein roter Faden zieht sich durch Paganis *Vivendo in Germania* die
Konfrontation deutscher mit italienischen Verhältnissen hindurch. Bereits im
Vorwort weist er voraus auf die „Kontraste, wie sie einem italienischen Tem-
perament erschienen". Mehrfach sprangen ihm solche beim Aufenthalt in
Heidelberg in die Augen.

Pagani gehörte selbst zu der von ihm erwähnten Kategorie der „forestieri"
in der Stadt. Diese war ihm zufolge vor allem durch Deutsche aus anderen

Landesteilen sowie – damals schon – durch Amerikaner vertreten. Italiener waren darunter kaum zu finden. Unser Autor litt deswegen unter Vereinsamung. Ihm fehlte die Brücke zur Heimat. Dies um so mehr, als er in den Buchhandlungen und den Cafés keinen italienischen Lesestoff vorfand. Wenn er ein beträchtliches Angebot an Literatur über italienische Kunst bemerkt, so hat er doch Anlaß zu der von vielen Italienern damals und später geführten Klage:

„Hier sind wir immer noch die Italiener der Renaissance, dachte ich, und das moderne Italien, das nunmehr zu studieren und zu arbeiten gelernt hat, ist zu wenig bekannt. Von diesem habe ich in Heidelberg nur Hüte aus Alessandria gesehen und Photos von unseren brillanten Kavallerie- und Artillerieoffizieren bei den Manövern von Tor di Quinto; und in späteren Jahren in anderen Städten, außer den üblichen künstlerischen Stuatuetten und unserem schönen Obst, vor allem Sachen aus Seide und Automobile. Das hat mir eine große Freude bereitet, freilich schien es mir etwas wenig." (S. 9)

Kommen wir aber zu jenen „contrasti apparsi ad un temperamento italiano". Eine Spannung sieht er zwischen deutschem und italienischem Kunstgeschmack, wenn er vor der Jesuitenkirche steht, die ihm „nicht prächtig genug für einen Italiener und in ihrem Barock allzu majestätisch für einen Deutschen" (S. 8) vorkommt. Doch ist dies eine Bemerkung mehr nebenbei. Zentral bedeutsam sind hingegen Paganis in Verfolg seiner erklärten national-pädagogischen Absicht, Italien das Vorbild eines „fortgeschritteneren Volkes" (S. 69 f.) vorzuführen, angestellten Vergleiche.

Gerade im Heidelberg-Kapitel entwickelt er dazu Überlegungen. Im dortigen Abschnitt „Educazione tedesca" (S. 21 ff.) stellt er der Erziehung der deutschen Jugend die der italienischen gegenüber. Letztere kritisiert er als von schlaffem, nachsichtigen „laissez-faire" bestimmt. Er führt das auf das moderne liberale Denken und den „verfehlten demokratischen Geist" zurück. Die italienischen Väter ließen es an Strenge fehlen. So ermangelten denn der jungen Generation Italiens für den harten Kampf, den das Leben darstelle, die nötigen Voraussetzungen, wie sie die deutsche habe: Ausdauer, Arbeitsamkeit, Strenge, Ordnung und Disziplin.

„Ganz anders in Deutschland. Ein Volk, nicht allzu verfeinert durch eine lange Zivilisation, gesund und robust an Leib und Seele, begabt mit dem Instinkt für Disziplin und Ernsthaftigkeit, darüber hinaus autoritär, erzieht dort seine Söhne von Kindheit an zu Pflichtgefühl, Selbstbeherrschung, Respekt vor jedweder Autorität, sei es auch um den Preis der Behinderung der freien Entfaltung der seelischen Kräfte, der Energieabschwächung, der Beschränkung der Eigenständigkeit." (S. 23)

Als beispielhaft für Italien beschreibt Pagani auch den deutschen Militarismus
und Patriotismus. Die Deutschen – führt er aus –

> „wissen, daß sie die stärksten Vertreter der germanischen Rasse, die so ver-
> schieden von der lateinischen und der slavischen ist, sind; sie wissen, daß
> letzten Endes die Geschichte der Zivilisation sich auf Rassenkampf zurück-
> führen läßt, bei dem die Kriege die ausschlaggebende, letzte Bewegkraft
> sind“,

und er fährt fort:

> „welchen Grad dieses deutsche Empfinden erreicht, mag die Tatsache bele-
> gen, daß ein Heidelberger Professor, als er, im Sterben liegend, von der
> Schlacht bei Sedan hörte, die Studenten zu sich rief und seine Seele zu Gott
> hin aushauchte, während um den Dahinschwindenden herum das stolze
> Lied von der ‚Wacht am Rhein‘ erklang.“ (S. 137)

Paganis Traum von der Erziehung Italiens zu Ernsthaftigkeit, Strenge, Disziplin, Ordnung und anderen soldatischen Tugenden mitsamt seinem Sozial-
darwinismus läßt bereits an den späteren Faschismus denken. Doch ist zu betonen, daß er nur wiederholt, wenn auch in besonders radikaler Form, was
damals seit einem halben Jahrhundert weiten Kreisen in Italien als Programm
zur Schaffung einer starken, im europäischen Konzert konkurrenzfähigen Nation vorschwebte. Unter dem Eindruck der preußisch-deutschen Siege von
1866 (dem Jahr der eigenen vernichtenden Niederlage gegen Österreich) und
1870/71 wurden in Italien viele Stimmen laut, die der eigenen Nation eben die
nationalspezifischen Qualitäten der Deutschen als nottuend vorführten, die
uns bei Pagani begegnen: ruhige Ernsthaftigkeit, Disziplin, Pflichterfüllung,
Gehorsam. Die grundlegende Reform des italienischen Militärwesens zwischen 1871 und 1873 richtete sich bis in den Schnitt der Uniformen am Modell Preußen-Deutschlands aus.[77] Und wenn Pagani den Heidelberger Studenten außer dem Säbel auch das Buch als Attribut zuschreibt, so ist daran zu
erkennen, daß in Italien, wie in Europa allgemein, außer im deutschen Heeres-
system auch im Bildungswesen der Deutschen, von der Elementar- bis zur
Hochschule, und in ihrer Wissenschaft das Geheimnis ihrer überragenden
Machtstellung gesehen wurde.

---

[77] Vgl. W. Suchanek, *Das Deutschlandbild in der italienischen Presse 1870/71*, Diss. Bonn
1975, S. 266 f. und insbesondere G. Ch. Berger Waldenegg, *Die Neuordnung des italienischen Heeres zwischen 1866 und 1876. Preußen als Modell,* Heidelberg 1992.

XV.

Eine Sonderstellung unter den uns interessierenden Heidelberg-Schilderern des 19. Jahrhunderts nimmt Antonio Fogazzaro (1842–1911) ein, und zwar insofern, als er mit Kap. XXXIX seines in Deutschland spielenden Romans *Il mistero del poeta* (1888) die einzige uns aus dem 19. Jahrhundert bekannte, im engeren Sinne des Wortes literarische Evokation der Stadt geliefert hat. Fogazzaro, dessen Romane und Gedichte zum klassischen Bestand der neueren italienischen Literatur zählen, ist im Gegensatz zu einer bei seinen Kollegen damals vorherrschenden Tendenz nicht nach Frankreich, sondern nach Deutschland hin orientiert, und dies in einem Maße, daß man auch in seinem Fall von Deutschlandsehnsucht sprechen muß. Er war der erste italienische Schriftsteller, der sich in solchem Ausmaß und in solchem Ernst die deutsche Kultur zu eigen gemacht und sich um das Verständnis deutschen Lebens und deutschen Wesens bemüht hat; und er war wie kein anderer bemüht, einer italienischen Leserschaft das Vorhandensein dieser deutschen Kultur zum Bewußtsein zu bringen.[78] Man darf ihn in gewissem Maße mit Bertòla vergleichen. Seinem „germanismo", der ihm auch vorgeworfen wurde, entspricht der romantische Grundzug seines Romanwerkes. Ja, man hat ihn als Mystiker angesprochen. Deutschland kannte er zunächst nur aus der Literatur und von der Kunst her. Von sich in der dritten Person sprechend, bekennt er:

> „Er ertappte sich dabei, wie er mit unerklärlichen Empfindungen zärtlicher Liebe davon träumte, so daß ihm die Tränen in die Augen kamen."[79]

Dieser Traum erfüllte sich, als er 1885 in das Land seiner Sehnsucht reiste. Die dabei gewonnenen Eindrücke fanden ihren Niederschlag in dem uns hier interessierenden Roman, dessen autobiographischen Charakter der Autor selbst hervorgehoben hat. *Il mistero del poeta* erzählt die melancholische Geschichte von der Liebe eines italienischen Dichters zu einer jungen Engländerin, die einem anderen versprochen ist, den Italiener am Ende doch heiratet, aber gleich darauf, zart konstituiert wie sie ist, an der Erregung während eines Streites zwischen den beiden Männern zugrunde geht. Schauplatz des Liebesromans, bei dem man sich an die Atmosphäre von Dantes *Vita nova* und von Novalis' *Heinrich von Ofterdingen* erinnert gefühlt hat, ist im wesentlichen Deutschland. Wir bekommen dabei sehr romantische Landschaftsbeschreibungen, bei denen Naturempfindung und Seelenhaltung der Protagonisten miteinander korrespondieren. Doch wird auch die Aura deutscher Städte eingefangen. Als Kabinettstück darf man die stimmungsvollen Impressionen aus Nürnberg bewerten.

---

[78] Hierzu W. Th. Elwert, Deutschland in den Romanen Fogazzaros. In: *Italienische Studien* 8 (1985), S. 61–70.

[79] Zitiert nach G. Poncini, *Il mondo tedesco in Fogazzaro*, Varese 1952, S. 53.

Heidelberg ist für den Ich-Erzähler eine Märchenwelt. „Fairyland", Land der Feen, so nennt Violet, die junge Engländerin, die selbst als eine Fee erscheint, die Stadt und die waldreiche Umgebung. Das „liebe, reine Heidelberg" (la clara, nitida Heidelberg) wird nicht mit seinen Bauten und Straßen, sondern als ein Stück Natur erfahren. So gleich zu Beginn des Kapitels XXXIX auf einem Spaziergang vom Hotel Victoria über die „Wolfshöhle" (Wolfsbrunnen) zum Schloß:

„Was für stille Schatten, was für ein duftiges Grün, was für eine Frühlingsmusik in diesen tiefen Wäldern der Hügel, wo soviele Pfade aufsteigen, Kreise ziehen, sich kreuzen, sich in einsamen Gegenden verlieren und an Wegekreuzungen schweigende Hinweise auf unsichtbare Örtlichkeiten geben!

,Fairyland', sagte Violet lächelnd zu mir. ,Ja', antwortete ich mechanisch, ,Fairyland'. Und im Herzen durchfuhr mich eine Vorahnung auf die Zeit, wo diese Stunde für mich eine ferne Erinnerung sein würde. Die Vision eines für einen Augenblick genossenen, für immer verlorenen Fairyland."

Ein weiterer Ausflug führt die Liebenden zur „Molkencur", von wo man die Stadt überschaut:

„Von dort, wo wir saßen, sahen wir zu unseren Füßen das enge Tal des Neckars, und vor uns in der Weite, auf einer anderen Erhebung des Gestades, das alte Schloß mit seinen im Grünen versunkenen gewaltigen Turmruinen. Weiße Wolken zogen da an der Sonne vorbei, ein sanfter Lufthauch wehte uns ins Gesicht. Auf dem Weg kam niemand, und wir fühlten uns noch mehr allein als in Geisenheim. Violet überließ mir ihre Hand, und ich sprach zu ihr von der ersten Berührung unserer Hände in Belvedere, von meiner Freude in jenem Augenblick."

Aus Natur- und Liebeserlebnis entspringt das Gedicht, das der Poet dem Ort der Feen widmet und in seine Aufzeichnungen aus Heidelberg einfügt.

„(Fairyland)

In un paese d'incanto
Passo una selva profonda;
Sospiro e immagino intanto
Dove la fata si asconda.

Or geme il bosco ed or tace
Ora si schiara, or s'oscura;
Riposa immobile in pace,
Spande la inquieta verdura.

Stupido io miro la via
Che sale, gira e si perde;
Vorrei saper dove sia
Più scuro e segreto il verde,

Perché se dai passi miei
Colà rifugge turbata,
Chetar co' baci vorrei
La bionda timida fata.

E se la via m'è straniera,
E se mistero m'è il bosco,
Forse nell'ombra più nera
Le fini labbra conosco."

(In einem Zauberland / Gehe ich durch einen tiefen Wald; / Ich seufze und stelle mir dabei vor / Wo sich die Fee verbergen mag.

Bald stöhnt der Wald, bald schweigt er / Bald wird er hell, bald dunkel; / Regungslos liegt er in Frieden da, / Breitet aus sein unruhiges Grün.

Staunend betrachte ich den Weg / Der steigt, der kreist und sich verliert; / Wo ist, so möchte ich wissen, / Am Dunkelsten und Geheimsten das Grün, /

Denn, wenn sie vor meinen Schritten / Dorthin verstört sich flüchtet, / So möchte ich sie mit meinen Küssen beruhigen / Die blonde, scheue Fee.

Und wenn der Weg mir fremd ist, / Und ein Geheimnis mir der Wald, / Vielleicht daß ich im schwärzesten Schatten / Die feinen Lippen kennenlerne.)

Der Spaziergang auf den Höhen über Heidelberg, dessen Beschreibung das ganze Kapitel einnimmt, klingt aus mit dem Aufgang des Mondes über der Stadt:

„Als wir hinabstiegen, ging der Mond über den bewaldeten Höhen des Königstuhls auf. Violet wollte zu Fuß hinuntergehen, auf meinen Arm gestützt. Ein fernes Glockengeläut aus der Stadt kam und verging mit dem Wind, der Kuckuck sang in den Wäldern, über deren bewegte Wipfel der Mond hinwegstrich (...) Und da wir gerade im Schatten einer großen Kastanie dahinschritten, war es nur natürlich, daß meine Fee mir auf die süßeste Weise die für sie gemachten Verse in Erinnerung rief: ‚Vielleicht daß ich im schwärzesten Schatten / Die feinen Lippen kennenlerne.'"

XVI.

Paganis *Vivendo in Germania* gehört dem Erscheinungsdatum nach bereits
zum 20. Jahrhundert; seiner ganzen Inspiration nach aber noch zu jenem ver-
längerten 19., das in der europäischen Geschichte und auch in derjenigen des
italienischen Verhältnisses zu Deutschland erst mit dem Schwellenjahr 1914
endet. Was seither zu unserer Fragestellung erschienen ist, wirkt im Vergleich
zu den Quellen, aus denen wir für die früheren Epochen schöpfen konnten,
dürftiger. Zwar ist das italienische Schrifttum über Deutschland und damit
verbundene Probleme in den letzten achtzig Jahren enorm angewachsen. Jedoch scheint es, abgesehen von Nachschlagewerken und Sachliteratur, keine
Darstellungen von Heidelberg mehr zu geben. Dies gilt jedenfalls für Deutschland betreffende Buchveröffentlichungen, wie Reisebeschreibungen, Feuille-
tonsammlungen, Publizistik, Memoirenliteratur u.ä. Nach Gründen dafür läßt
sich fragen. Eine wichtige Ursache mag man darin sehen, daß eine par excel-
lence deutsche Werte verkörpernde Bildungsstätte wie Heidelberg nach 1918
viel von dem Prestige einbüßte, das sie für Pagani und seine Generation hatte.

Nicht, als ob dieses nach den beiden Weltkriegen und in deren Gefolge
völlig verschwunden wäre. Der Universität und der vielen Freunde wegen, die
er dort hatte, hielt sich Arturo Farinelli (1867–1948),[80] der Begründer der modernen italienischen Germanistik, oft in Heidelberg auf (in welchen Jahren
genau, erfahren wir nicht). Er pflegte hier Umgang mit Max Freiherr von
Waldberg, Friedrich Gundolf, dem Ehepaar Vossler und der Familie des Me-
diziners Curt Oehme, dessen Haus ihm heitere Geselligkeit bot. Doch hatte er
auch ein Empfinden für „die bezaubernde Landschaft" und ließ vom Schloß
aus den Blick wandern über „die sanfte Linie der sich längs der Windungen
des Flusses hinziehenden Wälder".

Worte hoher Anerkennung spendete der Alma Mater Giorgio Pasquali
(1885–1952), einer der führenden italienischen Altphilologen, der sie infolge
seiner Freundschaft mit dem Archäologen Ludwig Curtius in den zwanziger
Jahren näher kennenlernte. Für ihn war im Rückblick[81] aus der Zeit nach 1945
die Heidelberger Universität „eine kulturelle Synopse von europäischem und
deutschem Geist mit der ethisch-politischen Haltung des Einzelnen und der
Nation". Er vergleicht diese Universität mit der von Göttingen, an der er sich
vor dem ersten Weltkrieg habilitiert hatte. Er glaubt feststellen zu können, daß
„Göttingen wissenschaftlich vielleicht höher (stehe), aber weniger mensch-
lich" sei. Nicht umsonst dominierten in Göttingen die Naturwissenschaften, in
Heidelberg Philosophie, Soziologie und Geschichte. Auch sei Heidelberg im

---

[80] Wir beziehen uns im Folgenden auf Farinelli, *Episodi di una vita,* Milano 1946, S. 148, 274,
277, 337.

[81] G. Pasquali, *Storia dello spirito tedesco nelle memorie di un contemporaneo,* Firenze 1953.
Über Heidelberg hier S. 92–98.

weitesten Sinne des Wortes die politischere der beiden Universitäten gewesen. Dies verdanke sie dem Geiste Max Webers, diesem (mit Aristoteles gesprochen) „Gott unter den Menschen". Allerdings sei sie gerade wegen ihrer Politisierung durch die NS-Zeit geschädigt worden. Zu den Ruhmestiteln Heidelbergs in der Zwischenkriegszeit rechnet Pasquali die Gesprächskreise, die sich dort damals um prominente Persönlichkeiten herum bildeten: Er erwähnt Alfred und Marianne Weber, Gerhard Anschütz und Gustav Radbruch mit ihren demokratischen Zirkeln. So habe denn „im kleinen Heidelberg, und in Deutschland nur in Heidelberg, so etwas dem Pariser literarischen Salon Ähnliches existiert". Für die Zeit nach 1933 verweist er auf Ludwig Curtius' Wort von den beiden Ruinen in der Stadt: dem Schloß oben, der Universität unten.

XVII.

Aus jener trüben Epoche selbst stammt das Zeugnis eines anderen Altphilologen, des Gräzisten Aurelio Peretti, der 1941 als Gastprofessor in der Stadt wirkte. In seinem Aufsatz *Das neue Heidelberg*[82] geht er von Fogazzaro aus, wie der Protagonist von *Il mistero del poeta* romantisch empfindsam die Stadt von oben betrachtend. Er nennt Heidelberg „eine Stadt des Lichtes, eine Stätte des Geistes, ein kleines Florenz im Tal des Rheines"; weist auf die Spuren der Römer in und bei Heidelberg hin: die von ihnen erbaute Straße, die Platea montana, und „das unfehlbare Zeichen der Mittelmeerkultur in diese(r) Gegend: den Weinstock, der heute noch hier gedeiht und auch nach der festlichen Weinernte die sonnbeschienenen Hügel schmückt. Möge Gott sie beschützen!" Im übrigen läßt sich Peretti als „Vertreter des faschistischen Italien" bezeichnen. Wenn er erfreut konstatiert, „in den Gängen der Universität atme man die Luft des neuentstandenen Europa", so bekennt er sich eben zu dem Ungeist, der soviele seiner Landsleute zur Abkehr von Deutschland bringen sollte.

Diesen ist ein anderer Italiener zuzurechnen, der sich damals in Heidelberg aufhielt: der junge, damals 23jährige aus Südkalabrien stammende Mario Spinella (1918–1994), der sich später als Journalist und Schriftsteller einen Namen machen sollte. Als Stipendiat und Lektor für Italienisch lehrte er im Wintersemester 1941/42 und im Sommersemester 1942 am Dolmetscherinstitut der Universität. Gleich anschließend zum Militär eingezogen, nahm er als Angehöriger der von Mussolini an die Ostfront entsandten Truppen am Krieg in Rußland teil; 1943 mit deren kleinem Rest zurückgekehrt, schloß er sich in der Toscana der Resistenza an, zum Kampf gegen Deutsche und Faschisten. Über Heidelberg hat er nichts im Zusammenhang geschrieben; doch

---

[82] In: *Heidelberger Fremdenblatt*, April 1941, S. 3–6.

ist davon des öfteren die Rede in seinen Büchern *Memoria della Resistenza* (1974) und dem stark autobiographischen Roman *Lettera da Kupjansk* (1987),[83] wo die Geschichte der Hauptfigur, des Sergeanten Pietro Trímbali, seine eigene ist.

Die Vorstellung von Heidelberg ist für Spinella mit dem verbunden, was er den „Mythos des Nordens" (mito del Nord) nennt, dessen trübe Irrationalität er „im Kriege der Deutschen" erkennen mußte (1974, S. 21), von dem er aber dennoch nicht völlig loskommt. Dazu gehört für ihn die Faszination von der Zauberwelt der Berge und der Wälder, wie er sie in der Jugend im Aspromonte erlebte und dann wieder im Odenwald (1974, S. 161). In seinen Kindheitsphantasien hatte Trímbali von einer „Landschaft der Wälder, der Flüsse, der alten, in ihren Monumenten der Vergangenheit, in der Sauberkeit ihrer Gegenwart hellen Städte" geträumt.

> „Ein wenig wie Heidelberg; ein wenig wie die nordische Welt, Dänemark, Norwegen, Schweden, die, seit ich von deren Existenz aus Büchern und Atlanten erfuhr, den Gipfel meiner Träume eines südländischen Kindes und Jugendlichen bildeten." (1987, S. 391)

Angesichts russischer Winterlandschaft kommt ihm wieder eine Assoziation:

> „Schnee auch auf den Hügeln von Heidelberg, als Kontrast zum dunklen Grün der ewigen Wälder, zu den Seiten der zum Neckar hinablaufenden Gässchen, auf dem Hof der Universität, dem großen Rasen, wo im Frühjahr sich die Blumenkronen der jungen Mädchen niederließen. Und das seltene, ganz seltene Wunder des Schnees im südlichen Messina (...)" (1987, S. 336 f.)

Erinnerungsträchtig sind für ihn im Osten die Farben.

> „Es blieben, ich wiederhole es, die Farben: die blendende Sonne des Strandes an der Meerenge, das graue Licht der Hörsäle, das trübe Gelb des Arno, der grüne Fleck des Rasens im Hof der Universität: Heidelberg. Vielleicht war dies ein Versuch, auf die Monotonie des weißen Schnees und Eises und das Feldgrau der Uniformen zu reagieren; oder vielleicht gaben mir diese Farben, mit ihrem Wechsel entsprechend den Epochen meines Lebens (...) Stärke in der fahlen, beengten Gegenwart." (1987, S. 376)

Im Fluß der Erinnerungen an einen lieblichen Sommer, „la dolce stagione di Heidelberg") (1977, S. 69), spielen die „ragazze" eine zentrale Rolle, die jungen Studentinnen, unter denen der erotisch aktive junge Lektor seine Eroberungen machte und von denen er umschwärmt wurde. Wenn er des öfteren von der Heidelberger Mädchenblüte spricht, als von einem „großen Garten",

---

[83] Erscheinungsort beide Male Milano.

in dem man nur zu wählen brauchte (1987, S. 253), von „Blumenkronen" (1987, S. 337), vom „Reigen der Gesichter, der Körper, der Düfte in Heidelberg" (1987, S. 257), so ist diese Metaphorik eine literarisch fundierte. Sie läßt an Marcel Prousts „jeunes filles en fleur" denken. In der Tat erzählt Trímbali, wie er und Ilse, seine Geliebte, sich und ihre Umgebung in die Welt von *A la recherche du temps perdu* hineinträumten und das Romanwerk auf ihre Ausflüge in den Odenwald mitnahmen. Prousts Werk und Welt erleben die beiden inmitten des Krieges und des Nazismus als eine „verzehrende Stimme der Zivilisation, ein mögliches anderes Leben" (1988, S. 41 f.).

Am Donbogen trifft Trímbali eine seiner ehemaligen Studentinnen wieder, die dort als Wehrmachtsdolmetscherin für Italienisch eingesetzt ist. Inge, eine fanatische Nationalsozialistin, steht für jene Gesinnung, aus der heraus die Inschrift „Dem lebendigen Geist" über dem Eingang der Heidelberger Neuen Universität ersetzt wurde durch „Dem deutschen Geist" (1987, S. 38 f.). Der Antifaschist Trímbali versteht sich mit ihr wenigstens im Austausch heiterer Erinnerungen an die fröhliche Atmosphäre in der großen Mensa, an Bootsfahrten auf dem Neckar, an den Philosophenweg, an die Cafés und die Geschäfte auf der Anlage, an ein Fest, wo er von seinen Studentinnen systematisch unter Alkohol gesetzt wurde ... (1987, S. 86, 148, 160, 203 f.). Er und Inge, die von ihm seinerzeit kaum beachtet wurde, da sie nicht zu den Schönsten gehörte, kommen sich in dem Maße näher, da die junge Frau ihre politische Glaubensüberzeugung verliert (woran sie schließlich zugrunde geht).

Insgesamt ergibt sich ein helles, freundliches Bild von den Erfahrungen Spinella/Trímbalis in der deutschen Stadt. Wenn er später zum Widerstandskämpfer wurde, so entwickelte er sich doch nicht, trotz aller schockierenden Erlebnisse an der Ostfront, zum Deutschenhasser. „Ich kenne die Deutschen zu gut, um sie zu hassen", bemerkt er. Und er fährt fort, aus der Perspektive des Partisanen:

> „Die Deutschen sind eine große irrationale Maschine, welche rotiert und zermalmt, gut geölt, beständig im Fluss. Das Problem mit ihnen ist, wie man diese Maschinen hemmen, eine Handvoll Sand in ihre Mechanismen und ihr Getriebe werfen kann; anderes können wir momentan nicht machen. Aber einen Automaten schaut man ohne Zorn an; man stellt sich ihm und kämpft, um ihn in seine Teile zu zerlegen und unschädlich zu machen (...)" (1974, S. 63 f.)

Das elementare Deutsch, das er in Heidelberg gelernt hat, dient dem Widerstandskämpfer nun dazu, Karl Marx zu übersetzen (1974, S. 54).

Geistigen Widerstand hatte dem Nationalsozialismus schon vor dem Zweiten Weltkrieg Benedetto Croce (1866–1952), der Praeceptor Italiae in der ersten Hälfte des 20. Jahrhunderts, entgegengesetzt. Sein Name verbindet sich für unsere Fragestellung mit dem speziellen Interesse, das Heidelberg und seine Universität in neuerer und neuester Zeit, bis in die Gegenwart, für italienische Philosophen bot und bietet. Starke Anregungen bekam er von dem dort lehrenden Wilhelm Windelband, dem Begründer des südwestdeutschen Neukantianismus.[84] Dankbar bekannte er 1924: „Wie sehr hat uns doch Windelband belehrt mit seinen *Präludien* und mit seiner *Geschichte der Philosophie!*" Croce legte Wert auf die Feststellung, daß er letztere in Italien bekanntgemacht und ihre Übersetzung (1925) veranlaßt habe. Zusammen mit Simmel und Bergson gehörte Windelband zu den vom frühen Croce am meisten geschätzten zeitgenössischen Philosophen. Windelband seinerseits erwiderte diese Hochschätzung für den Italiener, der ihm ein wichtiger Bundesgenosse im Kampf gegen den damals in Europa verbreiteten Positivismus war. Er lud ihn als solchen zu einem der Hauptreferate beim III. Internationalen Kongreß für Philosophie ein, den er vom 1. bis 5. September 1908 in Heidelberg organisierte und leitete. Hier hielt Croce ein Referat[85] über das Thema *L'intuizione pura e il carattere lirico dell'arte*, das eine Etappe in der Entwicklung seiner Ästhetik der Form markierte. Drei Jahre hernach widmete Croce Wilhelm Windelband, „einem der größten heutigen Meister der Philosophiegeschichte", sein Buch über Giambattista Vico, den Neapolitaner des 18. Jahrhunderts, den er „einen Romantiker nach deutscher Art"[86] nannte.

Heidelberg, das für ihn auch die Wirkungsstätte seines Freundes Karl Vossler, des Romanisten, war, bei dem er 1908 wohnte, sollte ihm, dem Freund der deutschen Kultur, später den Anlaß zu tiefem Befremden über deren Irrweg geben. Als 1936 über dem Portal der nunmehr NS-beherrschten Universität die Inschrift „Dem lebendigen Geist" durch „Dem deutschen Geist" ersetzt wurde, ließ Croce in der Berner Zeitung *Die Nation* eine Streitschrift mit dem Titel „Das Deutschland, das wir geliebt haben" erscheinen.[87] Aus seiner ganzen weltoffenen, allem Nationalismus abholden Grundeinstellung heraus, die er 1914–1918 bereits in seinem Streit mit den antideutschen Kulturchauvinisten im eigenen Land bewiesen hatte, rechnete er jetzt mit denen ab, die einen Leibniz, einen Kant, einen Schelling, einen Goethe für das Germanentum gleichsam als dessen Quintessenz in Beschlag nahmen. All diese großen Deutschen – so Croce – waren vielmehr Europäer, ihren geistigen Wurzeln und ihrer Bildung nach, wenn nicht Kosmopoliten, und europäisch war auch ihre Ausstrahlung.

---

[84] Zum Folgenden nähere Nachweise bei D. Coli, *Croce, Laterza e la cultura europea*, Bologna 1983, S. 66 ff.

[85] Zuerst veröffentlicht in *Bericht über den III. Internationalen Kongress für Philosophie zu Heidelberg 1. bis 5. September 1908*. Hrsg. v. Th. Elsenhaus, Heidelberg 1909, S. 100–121.

[86] Croce, Il De Sanctis e il pensiero tedesco. In: ders., *Una famiglia di patriotti ed altri saggi storici e critici*, Bari ³1927, S. 277–286, hier S. 282.

[87] Das italienische Original: *La Germania che abbiamo amata* erschien 1943 im befreiten Süditalien. In: Croce, *Pagine sparse*. Bd. II, Napoli 1943, S. 397–405.

Der italienische Denker sieht in dem schmählichen Ereignis einen weiteren Schritt auf dem Wege dessen, was er 1944 dann in einem berühmten Aufsatz als die „geistige Loslösung Deutschlands von Europa" (il dissidio spirituale della Germania con l'Europa), die schon im Mittelalter feststellbar sei, interpretieren sollte.

XVIII.

Als nach seinem Debakel der „deutsche" Geist auch in Heidelberg nach Europa zurückfand, war es, neben anderen Geisteswissenschaften, wieder speziell die Philosophie, die dieser Universität Reputation in Kreisen der italienischen Intelligenzija verschaffte. Der Philosophiehistoriker Sergio Givone[88] konstatierte 1993 im Rückblick auf die vergangenen Jahrzehnte „eine Art *grand tour* in umgekehrter Richtung" (grand tour a rovescio) aus Italien nach Heidelberg. Speziell aus Turin seien seit den fünfziger Jahren Italiener zur Vervollkommnung ihrer Studien dorthin gekommen, darunter eine Reihe von späteren Protagonisten der italienischen Philosophie wie Valerio Verra, Pietro Rossi und Gianni Vattimo. „Es entstand so eine kleine, aber festverwurzelte Tradition, die noch andauert." Sie beruhe auf der Überzeugung, daß Deutschland „nunmehr der ‚Ort' der Philosophie" sei. Die Begegnung mit der deutschen Philosophie sei für jeden unerläßlich, der ein theoretisches Projekt oder eine historiographische Rekonstruktion entwerfen wolle, ohne von vornherein das Stigma der Marginalität oder der Provinzialität zu tragen. Wenn gerade in Heidelberg die klassische deutsche Philosophie nach Meinung vieler „einen ihrer interessantesten Umschlagplätze" (uno dei suoi sbocchi più interessanti) gefunden habe, längs einer Linie, die vom Existentialismus Heideggers und Jaspers' bis zur Hermeneutik Gadamers führe, so seien auch die tiefen Spuren nicht zu übersehen, die der Historismus dort hinterlassen habe. Givone verweist hierfür auf die Schule Windelbands, vor allem aber auf die Max Webers und auf Karl Löwith,

> „Autoren, die in die Tiefe gehend, sei es auch von sehr unterschiedlichen, wenngleich in bestimmten Hinsichten konvergierenden Gesichtspunkten aus, die Grundlagen für einen alles andere als ausgeschöpften Diskurs über die Modernität und die Säkularisierung schufen."

Unermüdlich und meisterhaft nennt er auch die in Heidelberg betriebene Forschungstätigkeit zur Philosophiegeschichte des 18. und 19. Jahrhunderts. Givone selbst hat seine Grand Tour (il grande viaggio) nach dort in einem mehrjährigen Aufenthalt in den achtziger Jahren absolviert. Heidelberg war für ihn das Observatorium, von dem aus er Deutschland in den Blick nahm:

---

[88] Givone, Marionette a Heidelberg. In: *La mia Germania.* Hrsg. v. M. Freschi, o.O. (Firenze) 1993, S. 87–93.

„Ein Land der Seele, in dem auch die Greuel, die man verdrängen möchte, aufbewahrt werden, ebenso wie die gescheiterten Utopien; eine Reserve von ins Unwirkliche zerflossenen und doch unverzichtbaren Signifikaten, eine zu sich selbst exzentrische Dimension – so erschien mir mit immer größerer Evidenz mein Deutschland."

Schon einige Jahre zuvor hatte einer der erwähnten führenden italienischen Philosophen, Valerio Verra,[89] den prägenden Einfluß Hans-Georg Gadamers in seinem Land festgestellt, unter Hinweis auf die Übersetzungen, die Rezensionen, die an das Werk anschließenden Arbeiten, unter Hinweis aber auch auf „die tiefgreifende Wirkung" von Gadamers Lehrtätigkeit, sowohl in Heidelberg, „das von der Mitte der fünfziger Jahre an zum Ziel einer ständig steigenden Zahl an der Hermeneutik interessierter junger italienischer Wissenschaftler wurde", als auch in Neapel, wo der Heidelberger Philosoph viele Jahre hindurch ganze Zyklen von Vorlesungen hielt. In seinem Essay *Incontro con la filosofia tedesca* von 1993[90] berichtet Verra davon, wie er den viersemestrigen Aufenthalt in Heidelberg von 1954 bis 1956 dazu nutzte, Kontakt nicht nur mit der deutschen Kultur, sondern auch mit dem „deutschen Leben" aufzunehmen. Über diese Stadt als große Ausnahme in der deutschen Nachkriegswelt schreibt er:

„Im damaligen Deutschland, das noch die schweren Spuren der Kriegszerstörungen aufwies, stellten die kleinen Universitätsstädte und insbesondere Heidelberg so etwas wie kostbare und unersetzliche Oasen dar, auch dank der Bibliotheken und Institute, die den Krieg überstanden hatten; und sie verzeichneten darum einen starken Zustrom nicht nur deutscher, sondern auch ausländischer Studenten."

Hohes Lob spendet er dem Geist und dem Klima im Heidelberger Philosophischen Seminar unter der Ägide Karl Löwiths und Gadamers, deren bei aller Unterschiedlichkeit der Orientierungen freundschaftliche Kooperation die entsprechende Atmosphäre auch unter den Studenten erzeugte. Ein solches Miteinander auch zwischen Lehrenden und Lernenden scheint Verra für das Leben in einer Universitätsstadt wie Heidelberg charakteristisch. Mit einer gewissen Sehnsucht erinnert er sich:

„Ich will (...) nicht (...) auf die positiven Aspekte der Organisation von Wissenschaft und Lehre eingehen, die jedem, der einen Studienaufenthalt in Deutschland verbracht hat, bekannt sind; doch möchte ich, nicht ohne ein bißchen Nostalgie, auf die durch das Zusammenleben in kleinen Uni-

---

[89] Verra, Hans-Georg Gadamers hermeneutische Philosophie in Italien. In: *Heidelberger Jahrbücher* 34 (1990), S. 177–188.

[90] In: *La mia Germania* (wie Anm. 88), S. 127–139. Die folgenden Zitate dort S. 132, 135 f.

versitätsstädten gegebene Möglichkeit hinweisen, zwischen Dozenten und Studenten etwas mehr als eine rein didaktische Beziehung zu entwickeln, nämlich eine regelrechte Form der *Bildung* (dieses deutsche Wort im Text, K. H.) in den verschiedensten Bereichen der Kultur und der Künste, und zwar im Verlauf langer informeller Diskussionen, mit denen häufig der Tag außerhalb und jenseits des normalen akademischen Betriebs zu Ende ging."

Im Gedächtnis hat der in katholischen Traditionen aufgewachsene italienische Philosoph speziell auch seine Heidelberger Berührungen mit dem Protestantismus behalten, wie er ihn in der Kirche und in der Theologischen Fakultät erlebte. Beeindruckt war er davon, wie sich hier die grundlegenden Prinzipien der Lehre, das „sola fide" und das „sola Scriptura", in konkreter Lebenswirklichkeit und in der Empfindung und Beurteilung der schlichten Alltäglichkeit wiederfanden, nicht nur in der großen Welt von Politik und Kultur. Sein Heidelberg-Aufenthalt hat ihn erfahren lassen, in welchem Maße von der Musik bis zur Literatur und Philosophie die deutsche Kultur von den Grundsätzen und dem Ethos des Protestantismus durchdrungen ist.

So verfügt also die Stadt am unteren Neckar im geistigen Italien am Ende des 20. Jahrhunderts über eine gewisse Anziehungskraft. Daß sie auch für den normalen Italiener, der in der Gegenwart reiselustiger geworden ist als es seine Vorfahren jemals waren, zu den bekanntesten und beliebtesten Zielen in Deutschland gehört, belegen die Statistiken der Tourismusbranche. Für an Deutschland, der deutschen Sprache und Kultur interessierte junge Italiener und Italienerinnen ist Heidelberg offensichtlich in besonderer Weise attraktiv. Der Grad ihrer Nachfrage läßt sich daran ablesen,[91] daß unter den 600 Teilnehmern des Internationalen Ferienkurses, die sich aus 56 Nationen rekrutieren, Italien mit 112 Teilnehmern 1996 wie bereits in den früheren Jahren[92] die Spitzenstelle einnahm. Vielleicht, daß aus den Reihen der vielen sommerlichen Besucher der Stadt unter neuen Auspizien Beiträge zum italienischen Heidelberg-Bild des 21. Jahrhunderts kommen werden.

---

[91] Laut Bericht in *Frankfurter Allgemeine Zeitung,* 16. 8. 1996, S. 7f.

[92] Teilnehmerin am Ferienkurs des Jahres 1955 war Fabrizia Ramondino. Die bekannte Schriftstellerin, geboren 1936 in Neapel, hielt sich 1954/55 zu Studienzwecken in Heidelberg auf, wo sie als Gasthörerin die Elisabeth-von-Thadden-Schule besuchte. In ihrem „deutschen Notizbuch" (*Taccuino tedesco*, Milano 1987) erzählt sie (S. 16–33) von ihrem Umgang und ihren Unternehmungen mit deutschen Freundinnen damals und vom Leben der Studenten, deren zwei Hauptbeschäftigungen in der „Jagd nach Zimmern und auf Mädchen" bestanden und die im übrigen mehrheitlich „in ewigen Ferien" gelebt hätten (S. 30). Sehr beeindruckt war die junge Süditalienerin von der großen Freiheit und Selbständigkeit, deren sich die deutschen Frauen erfreuten und die selbst zu praktizieren sie in der Mitte der fünfziger Jahre in Deutschland lernte (S. 116).

Abschied von einem Mythos?
Heidelberg im französischen Roman nach 1945

Arnold Rothe

Zu wissen, wie man uns von außen wahrnimmt, ist für unsere Selbsterkenntnis wichtig, gerade dann, wenn das Fremdbild mit unserem Selbstbild so gar nicht übereinstimmen will. Und so kann es einem Wahlheidelberger auch nicht gleichgültig sein, wie seine Wahlheimat von außen gesehen wird, zumal von französischen Schriftstellern, von Leuten, die als besonders wach, respektlos und einflußreich gelten und einer Nachbarnation angehören, mit der uns eine konfliktreiche Vergangenheit verbindet und hoffentlich eine einvernehmliche Zukunft.

In der Annahme, daß die letzte militärische Auseinandersetzung auch einen literarischen Einschnitt bedeutet, will ich mich auf die Zeit nach 1945 beschränken. Durch eine Dissertation über das Deutschlandbild im französischen Roman dieser Epoche wird der Lokalpatriotismus bereits ein erstes Mal erschüttert: „Der Vaterlandsstädte Ländlichschönste", von Victor Hugo einst so ausgiebig gewürdigt,[1] rangiert zwar vor anderen traditionsreichen Universitätsstädten, nimmt aber, zusammen mit Köln und Nürnberg, doch nur den vierten Platz ein, weit zurückgeschlagen von Berlin und München und selbst von Saarbrücken.[2] Allerdings reicht die Untersuchung nur bis 1978. Von heute aus sind, wenn mir nichts entgangen ist, die folgenden Werke einzubeziehen:

---

* Erweiterte Fassung eines Vortrags, gehalten im Rahmen der 800-Jahr-Feier der Stadt Heidelberg am *Tag der offenen Tür* der Universität, dem 16.November 1996.

[1] Vgl. Klaus Heitmann, „Mütterliches Deutschland. Zu Victor Hugos Heidelberg-Erlebnis", in ders., *Spiegelungen. Romanistische Beiträge zur Imagologie* (Studia Romanica 86), Heidelberg 1996, S. 63–90.

[2] Marie-Agnès Morita-Clément, *L'Image de L'Allemagne dans le roman français de 1945 à nos jours*, Nagoya (Japan) 1985. Meine Rangliste beruht auf der Anzahl der Verweise im dortigen Register, kann also nur Näherungswerte vermitteln.

(1) 1963: André PIEYRE DE MANDIARGUES (1909–1991), *La Motocyclette*,
            Paris: Gallimard
            (*Das Motorrad*, Reinbek: Rowohlt 1984)
(2) 1974: Dominique FERNANDEZ (*1929), *Porporino ou les mystères de
            Naples*, Paris: Grasset
            (*Porporino oder die Geheimnisse von Neapel*, Reinbek: Rowohlt
            1976)
(3) 1978: Maurice GENEVOIX (1890–1980), *Lorelei*, Paris: Seuil
            (*Lorelei*, Freiburg: Herder 1979)
(4) 1989: Jean-Pierre LEFEBVRE (*1943), *La Nuit du passeur*, Paris: Denoël
            (*Die Nacht des Fährmanns*, Frankfurt a.M.: Fischer 1992)
(5) 1992: Tahar DJAOUT (1954–1993), *Les Vigiles*, Paris: Seuil
(6) 1996: Fawzi BOUBIA (*1948), *Heidelberg-Marrakesch, einfach*, Mainz:
            Kinzelbach

Die nächste Ernüchterung also: Es fehlt der Deutschlandroman schlechthin,
Tourniers *Erlkönig*, erst kürzlich verfilmt als *Der Unhold*, es fehlen auch die
hierzulande bekanntesten Autoren, Sartre, Camus, die Vertreter des *Nouveau
Roman* und diejenigen der Postmoderne. Immerhin, Genevoix (3) war Mitglied
der *Académie Française*, deren Generalsekretär und Träger des *Grand Prix
National des Lettres*. Fernandez erhielt für (2) den *Prix Médicis*, Djaout für (5)
den *Prix Méditerranée*. (1) und (3) wurden verfilmt und, wie (2) und (4), ins
Deutsche übersetzt. (4) und (6) sind die ersten und bisher einzigen Romane ihrer Verfasser.
    Fast alle in Frage kommenden Generationen sind beteiligt. Die Beschäfti-
gung mit Heidelberg beginnt trotzdem erst spät, nimmt dann aber zu, zuletzt
dank zweier Maghrebiner. Djaout vertritt die junge, immer gewichtigere Literatur der Frankophonie. Boubia, obwohl Absolvent eines marokkanischen *Ly-
cée Français*, schreibt auf Deutsch, ein Sonderfall. Vor uns liegen nicht Reiseführer oder Abhandlungen, sondern die komplexen Gebilde von Romanen.
Heidelberg dürfte hier also nicht nur eine Ansammlung von kulturellen und
landschaftlichen Sehenswürdigkeiten sein. Der folgende Längsschnitt stellt daher zunächst Werk für Werk vor und muß gegebenenfalls weiter ausholen.

(1) Mandiargues gehörte nach Kriegsende vorübergehend zur Gruppe der Sur-
realisten um André Breton. Als Verfasser von Gedichten und Novellen nur einer kleinen Gemeinde bekannt, fand er erst spät zum Roman. Die Haupthandlung seines zweiten, *La Motocyclette*, läßt sich in wenigen Worten resümieren:
An einem Frühlingstag fährt Rebekka, eine jungverheiratete Genferin, auf ihrem Motorrad vom elsässischen Hagenau in Richtung Heidelberg, um dort ihren Geliebten zu besuchen. Kurz vor der Autobahnausfahrt kommt sie aber bei
einem Verkehrsunfall ums Leben. Die 224 Seiten sind allerdings nicht nur ein

Log-Buch, ein Protokoll von Straßenzustand und Straßenführung, Landschaften und Ortsdurchfahrten, Verkehrsdichte und Fahrweise, von Einzelheiten der Bedienung. Mehr noch hören wir von den Erinnerungen, denen Rebekka während der Fahrt nachhängt, belustigt und allenfalls erstaunt. Sie war, noch in Genf, von Daniel defloriert und dann, obwohl bereits anderweitig verlobt, seine Geliebte geworden. Das bleibt so auch nach der Heirat mit dem anderen und nach der Übersiedlung von Genf nach Hagenau. Zwölf Tage zuvor war sie zum ersten und einzigen Mal nach Heidelberg gekommen.

Daniel, gut doppelt so alt, ist hier an einer Bibliothek der Universität beschäftigt. Gütig und brutal, höheres Wesen und wildes Tier, bleibt er, da ausschließlich mit Rebekkas Augen gesehen, einigermaßen rätselhaft. Leser des Theosophen Swedenborg und Kenner von allerhand Kulten und Mysterien, hatte er das Mädchen sexuell und intellektuell schrittweise initiiert und dabei auch Ritualen unterworfen. Nach der Hochzeit mit dem anderen hatte er sie einmal geradezu gekreuzigt und dann mit blühenden Rosenzweigen gegeißelt. Die Beziehung hat also etwas Sadomasochistisches: Der Geliebte als Lehrmeister, Druide, Priester, Opferpriester, Sonne, Tiger, Gott, Tigergott. Aber nicht nur für die Figuren, auch für den Erzähler ist die Welt voll okkulter Bezüge. Spielerisch macht er sich Swedenborgs Theorie der „Korrespondenzen" zunutze, der Analogien zwischen den verschiedenen Rängen der Seinshierarchie.[3] Ja, je banaler etwas ist, desto verdächtiger, vorneweg das Motorrad des Buchtitels. Daniel hatte Rebekka einst auf einem roten Moto Guzzi entführt und später das Fahren gelehrt. Die schwere Harley-Davidson, auf der sie jetzt sitzt, war sein Hochzeitsgeschenk, – ein Flugzeugrumpf, düster und leuchtend zugleich, Rassepferd, Schlachtroß, schwarzer Stier, schwarzer Dämon, Bauch aus Ebenholz. Rebekka trägt, ebenfalls in Schwarz, einen enganliegenden Overall, bald Rüstung, bald Haut in den Händen des Schinders. Ohnehin von knaben-, ja engelhafter Gestalt, wird sie so vollends zur Amazone, zum Mannweib germanischer Sagen, zu einem Zwitterwesen. Biologisch nach wie vor eine Frau, genießt sie als Fahrerin die männlichen Prärogativen von Macht, Initiative und Kontrolle – damals, anno 63, durchaus noch anstößig –, und für einen Augenblick erlaubt sie sich auch als Liebende den Wunsch nach einem gelegentlichen Rollentausch.

Die deutsch-französische Grenze ist gleich zweifach markiert, durch Zollstation und Rheinbrücke. Die Grenze trennt nicht nur zwei einst verfeindete Völker, sie trennt auch das Vaterland des Gatten von der Wahlheimat des Ge-

---

[3] Vgl. Paul Edwards (Hg.), *The Encyclopedia of Philosophy*, New York, London 1967, Bd. 8, S. 49 f. – Obwohl Swedenborg zu den ganz wenigen Autoren gehört, die von Mandiargues überhaupt erwähnt werden, und er der einzige ist, der einschließlich seiner Werke (p. 134) gleich mehrmals genannt wird, scheint er zur Interpretation von *La Motocyclette* bisher noch nicht herangezogen worden zu sein. Auch ich kann hier nur erste Hinweise geben.

liebten (p. 50),[4] gewissermaßen die Legalität von der Illegalität. Schon bei der
ersten Überquerung des Rheins erinnert sich Rebekka an einen Unterweltsfluß.
Sonst aber findet sie Deutschland schön, freundlich, warm, voller Licht und
Leben. Zügig durchfährt sie Karlsruhe, wechselt auf die Autobahn, und bei der
Abzweigung nach Heidelberg denkt sie „Kanaan [...], als hätte sie die Wüste
durchquert ..." (S. 61).

Heidelberg wird im Roman so ausgiebig behandelt wie anderweitig nur noch
Genf. Doch nicht als Touristin, sondern als Geliebte kommt Rebekka hierher.
Zielstrebig umfährt sie die Altstadt, obwohl sie damals noch die Hauptstraße
hätte durchqueren können. Industriegebiet – Bismarckplatz – Neckarstaden –
Marstall (Kloster oder Markthalle?) – Alte Brücke – Karlstor. Die Leute am
Straßenrand sind ein Volk von Kropfkranken, „Schwarzwaldkretins", wie Rebekka die Kinder beschimpft (S. 63), Studenten mit der Arroganz von Haude-
gen. Der Himmel über dem Fluß, blaßblau und von weißen Dunststreifen
durchzogen, hat etwas Ungewisses, Unheilschwangeres. Das Schloß breitet
seine Kuppeln und Türme polypenartig aus, ein Labyrinth wie der Bismarckplatz. Das doppeltürmige Brückentor erinnert an den Kerker aus Verdis *Trou-
badour*, das doppelbogige (!) Karlstor an Rinderherzen auf der Auslage eines
Innereienverkäufers. Beide Monumente im nachgedunkelten Rot von Sandstein
aus dem Schwarzwald. Und Rebekka fragt sich:

> Doch welchen Leviathan oder welchen Behemoth hatte dieser legendäre In-
> nereienhändler, dieser Heros oder dieser Gott aufgeschlitzt, daß er aus sei-
> nen höhlenreichen Tiefen das Doppelorgan hatte heraufholen können, das
> am Ufer stand? In welchen Beziehungen konnte dieser Titan der Innereien-
> händler zu Karl Theodor stehen, zu dessen Ruhm das Doppelherz errichtet
> war? (S. 66)

Nach dem Karlstorbahnhof geht es dann nach rechts über die Gleise und in
Serpentinen hinauf in Richtung Schloßwolfsbrunnenweg. Daniel bewohnt dort
ein geteertes Holzhaus, von dunklem Efeu umrankt und von schwarzen Tannen
gesäumt. Jenseits umso lichter, das Neckartal beherrschend, eine weite, recht-
eckige Terrasse. Glyzinien und „vigne vierge", wie der Wilde Wein auf französisch heißt, mit Bienen und Schmetterlingen. Sandfarbene Fliesen. Genau in
deren Mitte ein Auge aus Mosaik. Gerade erst angekommen, wird Rebekka
hier von Daniel entkleidet. Von der Seite des Philosophenwegs winkt das
Mithras-Heiligtum unter der karolingischen Basilika.

Es ist ein Trip heraus aus der Zeit, aus der Gegenwart in die Vergangenheit
und aus der Geschichte in den Mythos. Das düstere Labyrinth, aus dem Daniel
seine Geliebte herausführt „wie an einem Faden" (S. 67), noch einmal gespie-

---

[4] Mit *p.* wird im folgenden auf Seitenzahlen der französischen Originalausgaben verwiesen,
mit *S.* auf solche der deutschen Übersetzungen, sofern sie benutzt wurden.

gelt in den „höhlenreichen Tiefen" der Eingeweide, erinnert an das minoische,[5] an eine Unterweltstadt, ebenfalls von einem Fluß begrenzt, ja es gemahnt mit seinen alttestamentarischen Ungeheuern an die Hölle. Außerhalb und in den Höhen dann die Gefilde der Seligen, der Paradiesesgarten. Nur dieser Teil von Heidelberg kann mit „Kanaan" gemeint gewesen sein.

Rein optisch erreicht die Verdüsterung ihren Höhepunkt im nächtlichen Garten Daniels, um auf der Terrasse einer umso blenderen Helle zu weichen. Die dominanten Farben sind nacheinander Rot, Schwarz und Weiß, dominant und signifikant im Buch auch sonst. Rot steht etwa für Gefahr, Schwarz für Tod, beides aber auch für Sexualität. Was das kalte, sakrale Weiß versinnbildlicht, könnte man vielleicht mit „Transzendenz" umschreiben.[6] Unter dem Gesichtspunkt der Kosmologie Swedenborgs erhebt sich Rebekka vom „règne minéral" zum „règne végétal", unterteilt noch einmal in Baum- und Blumenwelt, und von hier zu demjenigen der „espèces supérieurs", wie es an anderer Stelle heißt (p. 19, 116). Zu diesen gehören die Engel, die auf der Terrasse durch die Insekten repräsentiert sind und von denen einer Rebekka beschützt (p. 79 f.). Der Faden, der sie zieht, verkörpert jetzt die Anziehungskraft, die von der Sonne als göttlichem Zentrum ausgeht. Die Serpentinen folgen dabei der Grundbewegung der Spirale, und wenn der Overall abgestreift wird, dann ist er das Kleid, von dem sich sterbend die Seele befreit, – zwei weitere Grundannahmen Swedenborgs.[7] Anders als bei diesem vollzieht sich bei Mandiargues die Wiedergeburt aber durch den Liebestod und ist – wenn auch vorläufig nur symbolisch – eine blutige Angelegenheit. Wie die vermehrten Hinweise auf herkömmliche Opfertiere bestätigen, ist die Terrasse eine Art Opferstätte, und zwar nach Farbe, Beschaffenheit und Lage die Replik einer altmexikanischen Tempelpyramide. Dort wurde den Gefangenen – so erinnert sich Rebekka im weiteren Zusammenhang mit der Terrasse – das Herz noch lebend aus der Brust geschnitten und der Sonne dargeboten (p. 219). Wir können hinzufügen, daß zur Frühlingsfeier einer jungen Frau die Haut abgezogen wurde, – die eng anliegende Motorradkleidung.[8] Mit der Terrasse korrespondiert die

---

[5] Vgl. David J. Bond, *The Fiction of André Pieyre de Mandiargues*, Syracuse, New York 1982, S. 64.

[6] Vollständiger und, da vom Gesamtwerk ausgehend, z.T. auch abweichend Susan Campanini, „Alchemy in Pieyre de Mandiargues' ‚Le Diamant'" in *French Review* 50 (1977) 602–609, hier S. 603 f.

[7] Zum Vorherigen die *Realencyklopädie für protestantische Theologie und Kirche*, Leipzig, ³1907, Bd. 19, S. 177–195, insbes. 180 f., 187, 191.

[8] Zu diesen aztekischen Bräuchen vgl. Jonathan Leonhard Norton, *Amerika und die indianischen Imperien* (rororo 780), Reinbek bei Hamburg ²1973, S. 42, 100. Über die Darstellung eines Auges auf den dortigen Opferterrassen konnte ich hingegen nichts in Erfahrung bringen.

Opferstätte eines anderen Lichtgottes, das Mithräum, von Mandiargues dem Heiligenberg zu diesem Zwecke angedichtet.[9]

Die dominanten Farben Rot, Schwarz und Weiß sind, kombiniert, diejenigen des Zweiten und Dritten Reichs. Ausgesprochen wird das an anderer Stelle, als kurz nach der Grenze aus einer schwarz-weißen Tankstelle ein rot gekleideter Tankwart heraustritt:

> Die drei solchermaßen vereinigten Farben sind die Farben einer Fahne, die als barbarisch verschrien war und dadurch in jüngster Vergangenheit mehrmals die Völker der ganzen Welt hatte erzittern machen (S. 116).

Das erste Mal wohl 1870/71. Der Verantwortliche, Bismarck, wird als Namensgeber des Platzes zweimal erwähnt. Nicht nur topographisch, auch politisch korrespondiert er mit dem einzigen weiteren Namen, der ebenfalls in Zusammenhang mit einer Ortsangabe und ebenfalls gleich zweimal fällt, mit Karl Theodor, der Gründer des Zweiten Kaiserreichs mit einem Kurfürsten des Ersten. Beziehungen zwischen dem absolutistischen Potentaten und dem mythischen Schlachter, nach denen Rebekka gefragt hatte, gibt es tatsächlich, und zwar über den Leviathan, nicht nur alttestamentarisches Untier, sondern bekanntlich, bei Hobbes, auch Inbegriff des allmächtigen Staats. Diese Antwort wirft aber nur neue Fragen auf: Warum zwei Herzen, wo das reale Bezugsobjekt, das Karlstor, bekanntlich doch nur aus einem einzigen Bogen besteht? Repräsentieren sie das alte und das neue Deutsche Reich? Und wer kommt als deren Überwinder, als göttlicher Metzger in Betracht? Immerhin: Die infernalischen Kapitel deutscher Staatlichkeit scheinen geschlossen zu sein.

Gelehrte und fürstliche Vergangenheit, die Altstadt am Fluß, darüber das Schloß, rechts und links die bewaldeten Höhen: Dieses Heidelberg, wie es sich jedem darbietet, der von Westen kommt, ist nie nur Kulisse. Affektiv besetzt, auf wenige Farben und Kontraste reduziert, werden Stadt und Umgebung von vorneherein ins Gigantische übersteigert. Von vorneherein werden ihre Bilder mit denen aus anderen Kulturen amalgamiert. Antike, Orient und Altmexiko liefern sogar mehr Dramatik als Heidelberg selbst. Der einzige Heidelberger, der hervortritt, Daniel, ist nur ein Wahlheidelberger. Die Vielfalt der Traditionen, aus denen Mandiargues synkretistisch schöpft, und die Notwendigkeit, sich den örtlichen Vorgaben hin und wieder doch zu beugen, haben dabei zur Folge, daß der Text überdeterminiert ist und mehrdeutig bleibt. Die Logik des Lesers, von der internen Topographie geradezu herausgefordert, wird weniger befriedigt als die Phantasie.

---

[9] Jedenfalls scheint es nach den neuesten archäologischen Erkenntnissen auf dem Heiligenberg kein Mithras-Heiligtum gegeben zu haben, anders als in der Ebene (vgl. Peter Marzolff, „Der Heiligenberg", in Elmar Mittler [Hrsg.], *Heidelberg. Geschichte und Gestalt*, Heidelberg 1996, S. 38–44, hier S. 40, und Tilmann Bechert, „Die Frühzeit bis zu den Karolingern", ebd. S. 20–37, hier S. 35).

Heidelberg als mythischer Ort schlechthin. Aber warum angesichts dieses Universalismus gerade Heidelberg? Ein Zufall kann es nicht gewesen sein; nicht weniger als fünf Mal will der Autor während der Niederschrift die Strekke von Hagenau aus abgefahren haben.[10] Wahlbestimmend war wohl das angeblich Romantische der Stadt. Im Text kommt es allerdings – Kloster, Kuppeln, Kerker, Schandpfahl, Labyrinthe – eher im Gewand des angelsächsischen Schauerromans daher, auf den auch das Motto anspielt, aus *Metzengerstein* von Edgar Allan Poe. In der Tat, Mandiargues hat nicht diejenige Romantik im Auge, die üblicherweise mit Heidelberg verbunden wird, die Freundschafts-, Gefühls- und Naturseligkeit der Brentano, Arnim und Eichendorff. Bei allem Pantheismus ist seine Sache vielmehr, im Sinne von Mario Praz,[11] die schwarze Romantik, jene spannungsreiche Variante, deren Spätling er selber noch ist, auch in anderen Werken: Manichäismus, Mystizismus, Exotismus, Ästhetizismus, Dandyismus, Androgynismus, Sadomasochismus usw. Heidelberg also auf die schwarze Romantik hin uminterpretiert und enthistorisiert.

Wie erinnerlich, ist Heidelberg auch Ziel einer zweiten Fahrt, wird diesmal aber nicht mehr erreicht. Schon früh aufgebrochen, macht Rebekka mehrere Pausen und genehmigt sich einmal auf leeren Magen drei Gläser Schwarzwälder Kirsch. Beim anschließenden Sonnenbad gerät sie in eine Extase, glaubt sie doch, vom Boden abzuheben. Um schneller beim Geliebten zu sein, steigert sie dann das Tempo und gerät geradezu in einen Geschwindigkeitsrausch. Dabei wird der Körper zwischen ihren Schenkeln nicht nur symbolisch, sondern auch rein physisch zum Phallus:

> Das erste Ergebnis jedenfalls ist, daß sie noch enger mit dem Sattel verwächst, dessen Federung – sie zittert im selben Rhythmus wie die Kolben, die mit höchster Geschwindigkeit in den beiden dicken Zylindern arbeiten – den unteren Teil ihres Körpers einer unbarmherzigen Massage unterwirft. So hat der scharze Dämon, der auf der Autobahn Daniel entgegenstürzt, in Rebeccas Gedanken die Neigung, mit ihm zu verschmelzen (S. 203).

> Auf monströse Weise ist sie mit der Maschine gepaart (S. 205).

Der tödliche Unfall ereignet sich, als ein LKW vor ihr plötzlich nach links ausschert, um einem amerikanischen Militärfahrzeug auszuweichen, das wegen eines Motorschadens angehalten hat. Rebekka bremst sofort, gerät aber in die riesige Öllache, die das defekte Fahrzeug hinterlassen hat, und wird mit voller Wucht auf den LKW geschleudert. Dieser, dunkelgrün, ist ein Brauereiwagen. Von seinem Heck blickt, überdimensional, der Kopf eines Bacchus: Auf blondem Haar eine Dornenkrone aus Hopfen, das Gesicht blaßrosa, die Augen geschlitzt, das Lächeln archaischer Statuen – Daniels Gesichtszüge. „Das All ist

---

[10] Morita-Clément S. 154.
[11] Mario Praz, *Liebe, Tod und Teufel. Die schwarze Romantik* (dtv 4375), München ²1981.

dionysisch", so Rebekkas letzter Gedanke. Beim Aufprall hat sie das Gefühl,
daß Tausende von aztekischen Obsidianmessern in sie eindringen und der Geliebte sich in ihr verströmt.

> Ein übermäßig lächelndes Antlitz wird sie verschlingen (und es betrachtet
> sie mit unendlicher Fröhlichkeit, die einer grenzenlosen Traurigkeit gleichkommt), ein menschliches oder übermenschliches Antlitz, das letzte, vielleicht das eigentliche Antlitz des Alls (S. 214).[12]

Ambivalent wie diese Vision ist auch der gesamte Romanschluß. Alkohol
am Steuer? Bestrafung dafür, daß Rebekka den Ehemann mit dem Geliebten
oder den Geliebten mit dem Ehemann betrogen hat? Bestrafung für die Vorwegnahme des Orgasmus, für die Emanzipation vom Geliebten? Überhaupt
Bestrafung? Nicht vielmehr die Vollendung des Liebestods? Oder die Verewigung des Geschlechtsakts in der Verschmelzung mit dem Kosmos? Oder nur
das Opfer für einen blutrünstigen Gott? Oder beides zugleich?

Schon beim Grenzübertritt hatten sich diesmal, geradezu aufdringlich, die
alarmierenden Zeichen gehäuft. Ein Zöllner trägt einen Ring mit einer Isis-Schlange, für Rebekka ein Symbol des Todes. Sie verhandelt mit dem Beamten
wie mit dem Fährmann eines Unterweltsflusses.[13] Deutschland ist jetzt windig,
kühl, verhangen. Ein einziger Wald, wie in Wagners *Tristan*, wo die grüngoldenen Tiefen die Liebenden verschlingen und „ihnen ein Hochzeitsgemach
bereiten, in dem bereits das Grab sich abzeichnet" (S. 107). Also lebenspendend und zugleich -zerstörend, gewissermaßen eine Magna Mater, Kybele. In
der Tat trägt „la belle Allemagne" weibliche Attribute, wenn in ihre Landschaft
eine Pflugschar eingesenkt oder durch ihre Täler und Berge ein Durchgang gebohrt werden soll (p. 214). Inmitten dann die Lichtung, eine „Insel der Seligen", wieder mit Insekten, wieder mit Blumen, diesmal Salomonssiegel, grünweiß wie die Standarten des Propheten Mohammed (p. 190f.). Die Lichtung
also, wie es scheint, ein Reflex des Neuen Jerusalem, der künftigen Kirche
Swedenborgs (vgl. p. 134).[14]

Der Biertransporter, durch den Rebekka danach zu Tode kommt, ist dunkelgrün wie der Wald. Dionysos und Kybele scheinen sich zusammengetan zu haben, um sie zu zerreißen, beides Vegetationsgottheiten, zuständig für Werden
und Vergehen, bekannt für ihre orgiastischen Kulte. Mit den chthonischen
Mächten konkurriert allerdings – Obsidianmesser – die Sonne sowie – „das eigentliche Antlitz des Alls" – der *Maximus Homo*, Swedenborgs Gestalt des

---

[12] Text wie üblich nach der deutschen Ausgabe. Im Hauptsatz der Parenthese sind Subjekt und
Objekt aber vertauscht. Dieser Fehler wurde oben von mir korrigiert.

[13] Bond S. 37, 52; Lowrie S. 383.

[14] Vgl. *Realencyclopädie der protestantischen Theologie und Kirche* S. 191 f.

spirituellen Universums. Neben der Rückkehr in den ewigen Kreislauf also die Auferstehung, neben der zyklischen Bewegung eine zielgerichtete.[15]

Wie sich jetzt herausstellt, ist Rebekkas Parcours durch Heidelberg die verkürzte Vorwegnahme ihrer Fahrt durch Deutschland, ihrer letzten Fahrt. Allerdings handelt es sich nur um eine Simulation. Die endgültige Vereinigung mit dem Kosmos ereignet sich ja nicht mehr in der Stadt, sondern auf freiem Feld und ohne die physische Anwesenheit Daniels. Der Initiant hat seine Schuldigkeit getan.

Wie Heidelberg erscheint auch Deutschland insgesamt als ein faszinierendes Spannungsfeld von antagonistischen Kräften, von Oben und Unten, Licht und Finsternis, Eros und Thanatos. Wie die Stadt wird auch das Land mit Phantasmen und Symbolen verwoben, mit Mythen und Mysterien unterschiedlichster, keineswegs nur örtlicher Herkunft. In der Tat, die Bewohner haben mit all dem wenig zu schaffen. Fast nur als Verkehrsteilnehmer wahrgenommen, fahren sie diszipliniert, vorzugsweise in Kolonnen, wie Soldaten oder das liebe Vieh. Ansonsten sind sie reinlich, träge, unfrei, gleichgültig bis zum Stumpfsinn. Nordbaden, der Schauplatz, ist nur ein Teil Deutschlands, Deutschland aber auch nur ein Teil des germanischen Nordens. Zu ihm zählt bei Mandiargues bereits das Elsaß und selbst Genf. In Deutschland erfährt diese poetische Provinz allenfalls ihre entschiedenste Ausprägung.

(2) Dominique Fernandez gehört zu denjenigen, die mit der erzählerischen Askese des *Nouveau Roman* brachen und sich wieder zum Fabulieren bekannten. „Neobarock" war das Etikett, das man ihm ebenso wie Michel Tournier eine Zeitlang anheftete. In unserem Fall gibt Fernandez allerdings vor, nur ein schon über hundert Jahre altes Manuskript zu veröffentlichen, das ihm ein gewisser Graf von S... vermacht hat; und der ist niemand anderes als der heutige Besitzer des Heidelberger Schlosses, das, aus rosa Backstein erbaut, zwischen schwarzen Tannen hingebreitet liegt. Man braucht kein Philologe zu sein, um den klassischen Kunstgriff der Herausgeberfiktion zu erkennen, und kein Heidelberger, um die sachlichen Irrtümer zu bemerken. Die Deutschlandreise, die den jungen Fernandez auch nach Heidelberg führte, hatte schon 1948 stattgefunden.[16] Indes, die Fehler sind um so entschuldbarer, als der Roman selbst – die angeblichen Memoiren eines Sopranisten und Kastraten – uns zunächst ganz woanders hinführt, nämlich in das Neapel des ausgehenden 18. Jahrhunderts. Der Titel verrät es ja schon:*Porporino ou les Mystères de Naples*.

---

[15] Vgl. p. 78 und Inge Jonsson, *Emanuel Swedenborg* (Twayne's World Authors Series 127), New York 1971, S. 144–148.

[16] Vgl. den von Manfred Flügge geführten „Entretien avec Dominique Fernandez", in *Lendemains* 15 (1990) 138–146, hier S. 141.

Und hier wartet der Autor nun mit einer stupenden Orts-, Sach-, Sprach- und Personenkenntnis auf. Mehr noch: Glänzende Empfänge hinter verfallenen Palastfassaden, atavistische Rituale auf dem Land, Galaaufführungen in der königlichen Oper, Karnevalstreiben auf Gäßchen, Treppen und Plätzen, geistreiche Konversation zwischen Casanova, dem Abbé Galiani, dem jungen Mozart und anderen illustren Touristen, Konservatoriumsalltag und Familiengrüfte, königliche Jagdvergnügen und Alchimie – das Panoptikum einer eigentümlichen Mischkultur am Schnittpunkt von Italien und Spanien, mediterraner Tradition und französischer Aufklärung, Barbarei und Kunst, bäuerlicher Vitalität und adeliger Dekadenz. Und das in einem bewegten, farbensprühenden und kontrastreichen Fresko, das veropert worden ist und durchaus auch von Visconti hätte verfilmt sein können.

Den Ariadnefaden durch dieses Raritätenkabinett bildet eine These des Autors, die hinter den mannigfachen Episoden immer aufs neue zu entdecken einen nicht unwesentlichen Reiz der Lektüre ausmacht: Die Erscheinung des Kastraten in der italienischen Barockoper ist nicht Verfallsprodukt einer höfisch überfeinerten Kultur, sondern Ausdruck der Sehnsucht nach der Totalität allen Ursprungs, gerichtet nicht nur gegen die Geschlechterdifferenz und deren Potenzierung in Familie und Gesellschaft, sondern gegen Festlegung und Arbeitsteilung überhaupt. An dieser Frage scheiden sich im Roman die Geister: adlige Exzentriker im Verein mit den Musikern und den städtischen und dörflichen Unterschichten auf der einen Seite; Aufklärer, Freimaurer, Republikaner auf der anderen Seite. Letztere haben in der Geschichte den Sieg davongetragen und im Namen der Humanität dem Kastratenwesen das Lebenslicht ausgeblasen.

Indes, der fiktive Memoirenschreiber ist inzwischen längst an die Oper des Heidelberger Landgrafen (!) engagiert. Als er eines Tages zu Beginn des vorigen Jahrhunderts in den Neckarauen lustwandelt, begegnen ihm Studenten, ätherische Wesen in gelocktem Haar, Verse von Hölderlin und Novalis auf den Lippen. Die neuen Dichter – so heißt es weiter – stellen die Sehnsucht über das Erreichbare, den Traum über die Realität. Statt der Einengung des Erwachsenen auf eine Identität die Offenheit des Kindes, ja das Aufgehen im Kosmos. Dieselbe Nostalgie also nach der ursprünglichen Harmonie, nur vernehmlicher formuliert, auch übrigens im symphonischen Rausch der neuen Musik. Die Memoiren schließen mit der Frage: „Wer hätte vorhersehen können, daß das Abenteuer des letzten Kastraten mit der Erfahrung des ersten Romantikers zusammenfallen würde?" (p. 393).

Für den angeblichen Herausgeber keine bloß historische Frage. In der Sehnsucht nach dem Garten Eden sieht er vielmehr – so sein Vorwort – eine Konstante der Menschheitsgeschichte überhaupt und ihre 1974 aktuelle antikapitalistische Ausprägung im Protest der Hippies, der Blumenkinder, in dem sich die beiden Geschlechter in Kleidung und Haartracht einander angeglichen haben. Die Romantik aber hat, wie schon beim welschschweizerischen Literaturwissenschaftler Albert Beguin, ihr einigendes Band in Mystik und Naturphilosophie. Wiege (p. 10) und Inbegriff der so verstandenen Romantik ist Heidelberg, wo schon atmosphärisch – im milden Rosa der Häuser, im angeblichen Tannendunkel und in den Nebelschwaden des Neckar – die Dinge ihre Eindeutigkeit verlieren. „O douceur des brumes germaniques qui estompent le contour des choses"(p. 391). Damit aber verliert die Einbeziehung Heidelbergs in den Roman jene Willkürlichkeit, die sie eingangs zu haben schien.[17]

(3) Genevoix erzählt von einer französischen Familie, die sich, wohnhaft an der mittleren Loire, im Sommer 1905 zu Besuch in Offenbach am Main aufhält, wo sich ein Sohn beruflich weiterbildet. Der Hinweg führt durchs Elsaß, der Rückweg den Rhein hinunter bis Koblenz, vorbei an der titelgebenden *Lorelei*. In der Öffentlichkeit werden die Franzosen bei jeder Zuspitzung der damaligen Marokkokrise angefeindet, von ihren Gastgebern aber vorbehaltlos und herzlich aufgenommen. Magisch wirkt auf sie der deutsche Wald, dionysisch die deutsche Lebensfreude. Jeden verändert der Aufenthalt. Der Protagonist, Julien, erfährt geradzu eine Initiation.[18] Den 17-Jährigen hatte v.a. Gunther fasziniert, der Sohn des Hauses. Hochgescheit, unerschrocken, für Stimmungen empfänglich, andererseits unberechenbar, arrogant, fühllos, ist der Deutsche nahezu das Gegenteil des Franzosen. Vom Autor zu nationalen Prototypen stilisiert, finden die beiden zu einer tiefempfundenen, vielversprechenden Freundschaft. „Es ist der – wiederum romantische – Entwurf einer idealen, zwigeschlechtlichen Synthese, wie sie sich aus der vollkommenen Verschmelzung von Gunthers deutscher ‚virilité' mit Juliens ‚francité' ergäbe". So Klaus Heitmann.[19]

Ausflüge führen nach Frankfurt, Darmstadt und Heidelberg, aber nur letzterer wird dargestellt: Philosophenweg – Altstadt – *Roter Ochsen* – nochmals Philosophenweg – Abstieg über den Hölderlinweg – Forellenessen am Neckar – Feuerwerk und Schloßbeleuchtung – zurück zum Bahnhof auf dem Treidelpfad.[20] Ein durchaus touristischer Verlauf, verklärt jedoch durch farb- und lichtstarke Beschreibungen: Das Tal erstrahlt im durchsichtigen Gold der Nachmittagssonne. Bunte Boote durchschneiden glitzernd den majestätischen

---

[17] Stoffe aus der deutschen Kulturgeschichte werden den Autor auch weiterhin beschäftigen, die Ermordung Winckelmanns in Triest (*Il Signor Giovanni*, 1981) und der Romaufenthalt der Nazarener um den Maler Philipp Overbeck (*L'Amour*, 1986), beides verbunden mit dem Thema der Homosexualität, das ihn seither nicht mehr losläßt. Sein bebilderter Essayband *Le Banquet des anges. L'Europe baroque de Rome à Prague* (1984) dürfte das Beste sein, das es aus französischer Feder zum süddeutschen und österreichischen Barock gibt.

[18] Vgl. die Besprechung in *Europe* LVI, 594 (1978) 239 f.

[19] Klaus Heitmann, „Deutschland als Bezauberung und Bedrohung: Maurice Genevoix und sein Roman *Lorelei*", a.a.O. S. 108–126, hier S. 123.

[20] In der Ausgabe der Reihe *Le livre de poche* Nr. 5395 auf p. 85–89.

Fluß. Über der Stadt in warmen Backsteintönen (!) ruht die rosafarbene Ruine. Fast die Hälfte der Seiten ist der Nacht gewidmet, den Feuergarben am dunklen Himmel, dem „fantastischen Fest" der Dächer, Türme und Spitzen, dem Licht- und Schattenspiel auf der Schloßfassade, einer Theaterkulisse, wie aus dem Nichts von einer Fee hervorgezaubert.

Die Eindrücke sind nicht geschichtlich vermittelt, sondern allenfalls literarisch, durch Juliens beiläufige Erinnerung an die Trias der Heidelberger Romantik, an Arnim, Brentano und Eichendorff. Die Politik meldet sich, nur harmlos noch, in der Hab-Acht-Stellung der Brückentürme unter ihren Pickelhauben. Nicht das Romanpersonal, nur deren Schöpfer mag im Feuerwerk die Stahlgewitter des kommenden Weltkriegs antizipiert haben: unvermittelt läßt er über einer Schwanenfamilie, einem Bild des Friedens und der Dichtung, die ersten Raketen platzen. Das harte Licht haut Schmisse in Gesichter und nackte Arme; rohe Schnitte schraffieren die bleiche Haut.

Tagsüber war die Altstadt sommerlich verwaist. Studentenulk, Sangeslust und Trinkgelage, man kennt sie nur aus Gunthers Erzählungen. Abends aber füllt sich die Alte Brücke mit einer fröhlichen Menge von Schaulustigen. Im Schilf dann Geraschel, Geflüster, umschlungene Körper. Julien stiehlt seiner Freundin die ersten Küsse.

Genevoix entwirft von Heidelberg, insbesondere aus dem wohlbekannten Blickwinkel des Philosophenwegs, ein stattliches und strahlendes Sommerbild. Romantisch im landläufigen Sinn ist v.a. die nächtliche Inszenierung des illuminierten Schlosses, das an anderer Stelle (p. 50) auch „romantique château" heißt. Seine Kulisse und das Treiben am Ufer mögen entfernt an den *Sommernachtstraum* erinnern, wie ihn das 19. Jahrhundert sah. „Mémorable journée" (p. 89), „heures merveilleuses", „enchantement", „enthousiasme" (p. 85): Der Besuch in Heidelberg war gänzlich ungetrübt und insofern eine Ausnahme. Trotzdem gehört auch er in des Buchs nationale Thematik, heißt es doch vom nächtlichen Fest, es sei „un rêve d'Allemagne hors du temps" (p. 88). Heidelberg also die Verkörperung einer zeitenthobenen Wunschvorstellung von Deutschland. Zeitenthoben? Wohl doch vom französischen Bild der deutschen Romantik geprägt.[21]

Genevoix muß unsere Stadt gekannt haben. Nur in Unwesentlichem trog ihn seine Erinnerung. Gleich seinem Helden hatte er als Halbwüchsiger 1905 eine Deutschlandreise unternommen. Erst 70 Jahre später verarbeitete er sie literarisch.[22] Die Ergründung des deutschen Wesens mag uns veraltet erscheinen, der Weg zu Verständigung und Partnerschaft ist es sicher nicht. Für einen französischen Rezensenten ist es eine „fixe Idee, wenn nicht ein entschieden lebendiges Postulat, das Deutschland und Frankreich die nächsten und die ent-

---

21 Vgl. auch Heitmann S. 110, 116.
22 Genevoix, *Trente mille jours,* Paris 1980, p. 168.

ferntesten, die am meisten voneinander angezogenen und gegeneinander aufgebrachten Gegenden der Welt seien".[23] Jedenfalls erzielte *Lorelei,* wie das Spätwerk insgesamt, in Frankreich eine Breitenwirkung, die dem Autor zuvor nicht vergönnt gewesen war.[24]

(4) Beim Buch von Lefebvre grüßt Heidelberg schon vom Umschlagfoto. Jonas Fieber, gebürtiger Elsässer und Lektor für Französisch, wohnt am Neuenheimer Ufer und benutzt, um zur Universität zu gelangen, die Fähre. An einem Februarabend des Jahres 1967 findet er den Fährmann im Fährhaus auf, erhängt. *La Nuit du passeur.* Die Polizei schließt, von der Presse einhellig gefolgt, auf Suizid und beendet den Fall verdächtig rasch. Jonas aber hat die begründete Vermutung, es handele sich um einen als Selbstmord getarnten Mord. Vertreter eines sudetendeutschen Vertriebenenverbands, dessen Schatzmeister der Verstorbene gewesen war, suchen in der Wohnung nach einem angeblichen Spender- und Mitgliederverzeichnis. Jonas, hellhörig geworden, entdeckt es im Boden der Fähre und nimmt es an sich. Was es tatsächlich enthält, sind die Adressen ehemaliger oder unverbesserlicher Nazigrößen aus Stadt und Land, die schon wieder Schlüsselpositionen einnehmen, die sich gegenseitig unterstützen und die Vertriebenenverbände infiltriert und radikalisiert haben, allen voran ein gewisser Manfred Koch. Ferner Angaben über die örtliche Struktur, über Tarnorganisationen, finanzielle Förderer, Kontakte zu Parteigenossen, die im Ausland untergetaucht sind, und zur neu erstandenen *NPD.*
Um Jonas zur Herausgabe der Liste zu zwingen, wird seine Freundin gekidnappt. Doch Jonas entführt, nicht eben zimperlich, seinerseits Mutter und Tochter von Koch. Fast die gesamte zweite Hälfte des Buchs handelt von Flucht und Verfolgung, durchs Elsaß über Paris ins verschneite Savoyen, am Ende der Austausch der Geiseln. Nach Heidelberg zurückgekehrt, läßt Jonas seine Verfolger wissen, daß sich die Liste, zuvor natürlich fotokopiert, wieder im ursprünglichen Versteck befindet. Aus dem Detektivroman ist vordergründig ein Actionkrimi geworden. Keine Aufklärung der Motive und eventuellen Auftraggeber des Fährmanns, keine Überführung des Mörders und seiner Hintermänner, kein Hinweis auf Konsequenzen aus der Enttarnung des Nazirings – ein offener Schluß, anders als im zwei Jahre zuvor erschienen Thriller von B. Schlink und W. Popp, *Selbs Justiz,* der um die nämliche Thematik kreist und ebenfalls im Rhein-Neckar-Dreieck spielt.
Heidelberg und sein Fluß werden von Lefebvre jeweils nur ein einziges Mal und nur beiläufig beim Namen genannt. Auch sonst ist die Benennung spärlich: *Handschuhsheim, Keplerstr. 15, Gloria*-Kino, die Heiliggeistkirche mit ihrem Geläut. Manche Bezeichnungen verlieren durch Übersetzung und Klein

---

[23] *Nouvelles Littéraires* 2633 (27 avril 1978) 23 f.
[24] Heitmann S. 108 f.

schreibung ihren Namenscharakter, so die *Hauptstraße* durch die Wiedergabe mit „rue principale" (z.B. p. 12). Der Ortskundige kann Jonas trotzdem ohne weiteres folgen, zur Anlegestelle mit der Messingglocke, über die Neue Brücke zum Kaufhaus Horten, über die Alte, vorbei am westlichen Brückentorturm, in die Gäßchen der Altstadt und zur Universität. Dort die Alte Aula mit „all dem Zierat auf den Täfelungen, den klassizistischen Fresken, den Medaillons der Gründerväter, den ziselierten Leuchtern mit ihren hübschen, abgeflachten Opalglaskuppeln" (S. 75). Weiter unten eine historische Gaststätte, „in die ein Schild mit einem wegen seiner Liebe zum Wein berühmter Zwerg einlud" (S. 143), also der Perkeo, etwas abseits einer jener Hinterhöfe mit hölzerner Außentreppe und umlaufender Galerie. Noch liegt das *Institut Français* an der Hauptstraße, im Stockwerk über dem damaligen Musikhaus Pfeiffer, noch donnert dort die Straßenbahn vorbei.

Neckaraufwärts das klassische Panorama, die „Riesenpostkarte" (S. 92), als Jonas Fieber an einem Wintermorgen über Schlangen- und Philosophenweg den Heiligenberg erklimmt: Königsstuhl und Schloß verlieren ihre Monumentalität, die Häuser ihre Farben. Am Ufer geräuschlos der Verkehr, oben weit weg die ersten Dörfer. Eine Vision des nächtlichen Lichterkranzes, dann im Wald das Gefühl der Verlassenheit (S. 70f.). Leitmotivisch kehrt im ersten Teil des Buchs nur der Fluß wieder, reglos oder vom Westwind gepeitscht, Schneeschmelze, Nebel, Flimmern, fader Wassergeruch, Dieselgestank, Lastkähne und ihr Tuten.

Versiert, wie er ist, dürfte der Erzähler einen Irrtum nur mit Absicht begehen, so, wenn er die Polizeiwache vom französisierenden Hotel Ecke Rohrbacherstraße/Seegarten in einen „mächtigen, dunkelroten wilhelminischen Backsteinbau" (S. 21) verlegt, offensichtlich die inzwischen abgerissene Hauptpost. Die herrschaftlichen Villen Richtung Schlierbach sind nicht nur hochgelegen, sie sind regelrecht entrückt, entrückt „vom Leben, vom Leid und den kleinen Glücksmomenten des Volks dort unten" (S. 55). Dieselbe Höhe ist es, von der aus Jonas bedroht wird. Am symbolträchtigsten ist jedoch der Fluß, braun, und erst nach dem glimpflichen Ende rosa. „Der Strom der Nachkriegsjahre zog und zog, der Zukunft, dem Vergessen entgegen [...] zwischen den Ufern der Vergangenheit". Dort

> hielten Menschenmengen Totenwache, riefen den Passanten zu, sie sollten warten, hinschauen, und wiesen mit dem Finger auf andere Schiffe, die das Weite suchten: Haltet den Dieb, sie haben die hier getötet.

Quer zur Flut der „Nachen, an dünnen Tauen festgemacht" (S. 119), von der Bugwelle der Frachter gefährdet. Gleichwohl hatte der Fährmann jahrelang sein Schleppnetz mitgezogen, geduldig die kleinen Fische eingeholt und dann eines Tages, durch unermüdliches Bemühen, die fetten Hechte eingefangen, die zumeist in den Tiefen reglos verharren.

Die „Untergetauchten" (S. 112). Bis in die schwer zu entschlüsselnden Träume wird Jonas von der Affäre verfolgt.

Zu einer Stadt gehören auch ihre Bewohner. Erst und nur in diesem Roman drängen sie sich vor. Als Individuen sind allerdings nur die wenigsten auch aus der Realität bekannt, Hölderlin, der Philosoph Karl Löwith und Hitlers Architekt Albert Speer, keiner jedoch in die Story verwickelt. Die Beisetzung Sepp Dietrichs, von Hitlergruß und Nazihymne begleitet, wird nach Heidelberg verlegt, hatte tatsächlich aber in Ludwigsburg stattgefunden.[25] Auf die anderen Romanfiguren dürfte die übliche Klausel zutreffen, jede Ähnlichkeit mit lebenden Personen sei rein zufällig, eine Formel, auf die der Erzähler eingangs auch anspielt, nicht ohne sich für seine „invraisemblable histoire" aber verschiedene Grade der Realitätsnähe vorzubehalten.

Jonas' Freunde sind Studenten. Er kennt aber auch eine kinderreiche Familie mit dem Hang zu Kunstgewerbe und Brauchtum, ein Fabrikantenehepaar, Besitzer eines Vorkriegs-Bösendorfers, und kleine Leute, nur mit dem Nötigsten eingerichtet. Es gibt Alteingesessene, Zugezogene aus Österreich und dem Rheinland, Flüchtlinge aus Jugoslawien und der Tschechoslowakei, Armeeangehörige und Touristen aus den USA. Auffallend viele ältere Menschen, Frauen zumal, Kriegerwitwen, verbraucht und unansehnlich,

mit schweren Einkaufstaschen. Breite Becken, die den Krieg überstanden hatten, auf den Beinen lasteten und sich wie Dauben rundeten, herbstfarbene Mäntel, Kompressionsstrümpfe, Hüte, Schals, dritte Zähne, Brille, und dahinter, todsicher, ein Haufen Sorgen. Im östlichen Vorort war Markt. Da roch es nach Porree, Kohl, Sellerie, Räucherfleisch, Frischwurst (S. 92).

Die beruflichen Kontakte sind freundlich, aber distanziert. Erstaunt ist der Franzose über die langen Haare der Akademiker – Erbe von Mystik oder Protestantismus? – und erst recht über die hierarchischen Strukturen, wie sie sich ganz unverblümt in unentgeltlicher Auftragsarbeit für einen Professor und eher verbrämt beim täglichen Kaffeeritual bekunden – wohl eine Anspielung auf das schon legendäre des Romanisten Erich Köhler. Nur von den anderen ausländischen Lektoren kennt Jonas die politischen Ansichten, nur vom Direktor

---

[25] Immerhin war am 24. April 1966 in der *Rhein-Neckar-Zeitung* eine großformatige Todesanzeige der *Kreisgemeinschaft Heidelberg Stadt und Land* der *HIAG* erschienen, der *Hilfsgemeinschaft auf Gegenseitigkeit* ehemaliger SS-Angehöriger. Der „große Soldat und gute Kamerad" wurde dort zwar nicht als SS-Obergruppenführer und langjähriger Kommandeur der Leibstandarte betitelt, wohl aber als „Generaloberst der Waffen-SS a.D. [...] ehemals Oberbefehlshaber der 6. SS-Panzerarmee" und Träger hoher militärischer Auszeichnungen. Die Anzeige endete mit dem Hinweis auf eine Fahrgelegenheit.

des *Institut Français* erfährt er vom nationalsozialistischen Untergrund und wird vor dessen Skrupellosigkeit gewarnt.[26] Aber es gibt auch dies: einen Vortrag, zu dem Studenten eingeladen haben und dessen Diskussion sich bei etlichen Gläsern Wein bis tief in die Nacht fortsetzt. Und der allseits verehrte Vortragende – es ist der schon emeritierte Karl Löwith – läßt sich auf die Fragen der Studierenden ein, nimmt Heidegger in Schutz und gibt freimütig Auskunft über seinen Werdegang und sein Exil als jüdischer Emigrant.

Der Hauptverdächtige, der 50jährige Manfred Koch, Direktor eines florierenden Transportunternehmens, bleibt schemenhaft. Seine Mutter, robust und resolut, hatte während des Kriegs im Sanitätsdienst der SS gearbeitet und danach die Vergeltung der Tschechen zu spüren bekommen. Von der *Gestapo* war hingegen die besorgte Vermieterin drangsaliert worden. Von den als rechtslastig oder revanchistisch hingestellten Organisationen und deren Ortsgruppen werden einige namentlich genannt, etwa der *Bund der Vertriebenen,* die *Deutsche Jugend des Ostens,* die *Aktion Oder-Neiße* und die bereits erwähnte *HIAG* (S. 62).[27] Auf Mitglieder und Sympathisanten stößt Jonas in einigen Heidelberger Wirtsstuben. Deren Gemütlichkeit ist ihm allemal politisch suspekt geworden, der bierselige und lärmende Stammtisch.

Heidelberger Örtlichkeiten, Typen, Alltagsszenen, Stimmungen sind in all ihrer Vielfalt, ja Widersprüchlichkeit eingefangen. Es geht jedoch mehr um gesellschaftliche Verhältnisse als um Lokalkolorit und mehr um die Aktualität als um die illustre Tradition. Heidelberg wird dabei keineswegs zur braunen Hochburg abgestempelt. Die Ereignisse hätten sich durchaus auch in einer anderen deutschen Provinzstadt der Nachkriegszeit abspielen können. Die Schauplätze bleiben ja meist namenlos, und die Akteure kommen von überallher. In einem Hinterhof roch es „nach Gulasch, dicken Pfannekuchen und Bienenwachs. Das war Deutschland." (S. 48) „ Was bedeutet das: Nach Deutschland fahren?", so fragt sich Jonas Fieber an der *Gare de l'Est,* eingedenk der Militärtransporte und der Judendeportationen (S. 138). Nicht die Heidelberger Mütter, sondern die deutschen, die Witwen des Ersten Weltkriegs, sind mitverantwortlich für eine Erziehung im Sinne der Manneszucht, für die Disposition ihrer Söhne, zu Handlangern eines totalitären und verbrecherischen Regimes zu verkommen. Daß der Autor gerade auf unsere Stadt verfiel, die ja allein schon durch ihre Unversehrtheit so repräsentativ nicht war, ergibt sich z.T. aus seinem Lebens-

---

[26] Der Name des fiktiven Direktors, Koscko, erinnert durch sein slavisches Timbre an denjenigen des tatsächlichen, Tchegloff. Hinter einer beiläufig erwähnten Italienerin dürfte Lia Secci stehen; wie jene war sie Übersetzerin der *Blechtrommel,* wie jene Lektorin am Romanischen Seminar, und zwar von 1963 bis 69.

[27] Nur die beiden erstgenannten Verbände figurieren auch im Heidelberger *Adreßbuch* von 1965/66 und 1967/68. Daß dieses allerdings nicht vollständig ist, ergibt sich aus der Existenz der *HIAG,* die anderweitig, nämlich durch die oben abgedruckte Todesanzeige, ja durchaus belegt ist.

lauf: Er kennt sie besonders gut. Als junger Germanist und *Licencié* war er von 1965 bis 1967 Lektor am Romanischen Seminar gewesen und hatte, wie sein Romanheld und Nachnamensvetter auch, am jenseitigen Ufer gewohnt, in der schloßähnlichen Villa Schepp, Neuenheimer Landstraße 36.[28] Der Neckar eignete sich zudem für eine Verallgemeinerung als Lethefluß.

In der Tat will Lefebvre, so schon seine Vorbemerkung (S. 5), gegen das Vergessen anschreiben. Überlebenskampf, Wiederaufbau und Eingliederung der Flüchtlingsmassen – so möchte ich zusammenfassend pointieren – hätten den inneren Frieden zum obersten Gebot der Politik gemacht. Dadurch hätten sich auch notorische Nazis gesellschaftlich reintegrieren und sogar wieder Führungspositionen ergattern können. Ermöglicht werde dies freilich nur um den Preis von Wegsehen, Tabuisierung, Verdrängung, Gedächtnisschwund. Dem Verfasser geht es dabei weniger um Moral als um Politik, weniger um Schuld und Sühne als um die Verhinderung eines Rückfalls. Nur die Erinnerung an die Ungeheuerlichkeiten des Dritten Reiches sensibilisiere für die Gefahr, die von Nationalismus, Revanchismus und Militarismus und schon von einzelnen Unverbesserlichen ausgehe. Gewiß, noch ist die Situation nicht vorrevolutionär. Noch sind Leute vom Schlage Kochs gezwungen, im Untergrund zu wirken, noch dominiert das Gruppeninteresse, und zwar ein vorwiegend materielles. Die Bedingungen für eine Rückkehr auf die politische Bühne sind aber bereits erfüllt: Aufbau eigener, Unterwanderung ideologisch verwandter Organisationen, Komplizenschaft oder Duldung durch das Establishment. Vor allem aber dies: Provinzialität, Förmlichkeit, Gründlichkeit, Sauberkeitswahn, Ordnungsfanatismus, Härte, autoritäres Verhalten, die Existenz und Fortdauer also gewisser Nationaleigenschaften über das Kriegsende hinaus lassen befürchten, daß auch weite Teile der Bevölkerung noch immer anfällig sind für den Faschismus.

Lefebvre ist dabei durchaus nicht einäugig. Gewiß konfrontiert er die mitteleuropäische Begrenztheit des damaligen Heidelberg mit der multikulturellen Vielfalt einer Studentenstadt bei Paris, die hiesige Geregeltheit mit der dortigen Spontaneität, die deutsche Langeweile mit der französischen Lebendigkeit. Der Zug aus Paris fährt in die „deutsche Nacht" (S. 140). Jeder Grenzübertritt wird vermerkt. Der Franzose verkennt aber keineswegs die Last der jüngsten Geschichte für die Deutschen selbst. Er zeigt Verständnis für das Problem der Ostflüchtlinge im Nachkriegsdeutschland, hält es für heikler als das der Algerienfranzosen in Frankreich und verschweigt auch nicht die Terrororganisation der letzteren, die *OAS*. Sein Held Jonas, durch die Heidelberger Polizeiwache we-

---

[28] In der *arte*-Sendung vom 10.12.96 zum *Mythos Heidelberg* war Lefebvre vor diesem Haus zu sehen. Seit 1971 ist er Professor für deutsche Literatur und Philosophie an der *Ecole Normale Supérieure* in Paris. Er hat u.a. Hegel, Marx und Heine übersetzt und über sie auch wissenschaftlich gearbeitet.

niger eingeschüchtert als durch eine Pariser, hatte einst gegen den Algerien-
krieg manifestiert. Ob man in Frankreich auch wegen des Besuchs des persi-
schen Schahs auf die Straße gehen würde, wie gerade in Deutschland geschehen, das bezweifelt er aber – Grund genug, in Heidelberg zu bleiben. Seine
Hoffnung gilt der jungen Generation, dem Beginn der Studentenbewegung.

Der Autor scheint diese Hoffnung nicht oder nicht mehr zu teilen. Warum
hätte er sein Buch sonst 1989 publiziert, ausgerechnet in einer Zeit, da die alten
Nazis weitgehend ausgestorben und die neuen, wie man sie seit der Wende
kennt, noch nicht auf den Plan getreten waren? Hatte ihn 1987 das Buch von
Victor Farias aufgeschreckt, die Dokumentation der Verstrickung Heideggers
in den Nationalsozialismus? Oder bedarf es in Frankreich noch immer keines
Anlasses, um alte Ängste zu artikulieren?[29] Oder war Lefebvre durch den
Rechtsruck im eigenen Land alarmiert worden, durch Le Pens Achtungserfolg
bei den Präsidentschaftswahlen ein Jahr zuvor? Wie dem auch sei, das Buch
erlebte in Frankreich kein nennenswertes Echo.[30]

(5) *Les Vigiles* ist der vierte Roman des Schriftstellers, Publizisten und studierten Mathematikers Tahar Djaout. Wir werden zunächst in die Umgebung
des zeitgenössischen Algier versetzt: Für technische Verbesserungen am herkömmlichen Webstuhl will Mahfoudh Lemdjad ein Patent anmelden. Die örtliche Behörde aber mauert. Statt seine Inkompetenz zuzugeben, erklärt der Bürgermeister, Erfinder rührten mit ihren Neuerungen an Gottes Schöpfung und an
die bestehende Gesellschaftsordnung, seien also religiös und politisch suspekt.
Vorsorglich läßt der Pedell des Rathauses die Bleibe des Erfinders überwa-
chen. Als Lemdjad seinen Paß verlängern möchte, um an einer Erfinder-Messe
im Ausland teilzunehmen, stößt er auf erneute Schwierigkeiten: Unzählige
Gänge zwischen Paßamt und Polizeidirektion, wochenlanges Warten, vergebli-
che Eingabe beim *Sous-Préfet*, plötzliche Vorladung, entwürdigendes Verhör,
und dann, ebenso unerwartet, die Unbedenklichkeitserklärung.

Lemdjad nimmt dann nicht nur an der Erfinder-Messe teil, er wird für seinen
Webstuhl dort auch noch prämiert. Beim Bankett zu Ehren des Heimgekehrten
preist der Bürgermeister nunmehr „die gesunde und nützliche Jugend, die ihre
Zeit nicht damit verbringt, sich in Dinge einzumischen, die sie nichts angehen,
und Entscheidungen oder Handlungen der Regierung zu kritisieren, sondern zu
versuchen, ihresgleichen durch die Frucht ihres Geistes zu bereichern"
(p. 191).

---

[29] Vgl. die Besprechung von Hans T. Siepe in *Dokumente* 48 (1992) 543. Geschrieben wurde
      das Buch, nach Auskunft des Autors, im Jahr 1987.
[30] Sofern ich nicht doch etwas übersehen haben sollte, keine Besprechung in *Le Monde* (April
      bis September 1989), *magazine littéraire* (April bis Dezember 1989), *Express* (April bis
      September 1989) und *Nouvel Observateur* (April bis Dezember 1989). In den beiden letzt-
      genannten Wochenschriften auch keine Position auf den Bestsellerlisten.

Witz also, mit dem der Leser maghrebinischer Literatur sonst nicht verwöhnt wird, bittere Satire, die er schon eher kennt, bittere Satire auf Obskurantismus, Opportunismus, Privilegienunwesen, Untertanengeist, öffentlich geschürtes Mißtrauen, Kritik an Innovationsfeindlichkeit hinter wohltönenden Parolen, an Überkompensation eines mangelnden nationalen Selbstbewußtseins, an Behördenwillkür, Machtmißbrauch und Machterhalt, der buchstäblich über Leichen geht.

Der Ort, an dem die Erfinder-Messe stattfindet, ist – man wird es erraten haben – Heidelberg. Endlich ein literarischer Image-Wandel? Das ist wohl zuviel gesagt. Zwar wird die Stadt im Roman unzählige Male namentlich erwähnt, aber nur ein einziges Mal beschrieben, und das auf ganzen vier Zeilen (p. 137). So gesehen, hätte Heidelberg durch eine beliebige andere Großstadt des im Kontrast zur Heimat wettbewerbsfreudigen und fortschrittsoffenen Westens ersetzt werden können. Ja, angesichts dieser Konkurrenz ist es eher erstaunlich, daß der Autor sich überhaupt für die alte Neckarstadt als Austragungsort technologischer Wettkämpfe entschieden hat. Nun, er war einmal hier gewesen, 1989, und hatte am IÜD, am Institut für Übersetzen und Dolmetschen, einen Vortrag gehalten. Die Nennung im Roman also nur eine Hommage an einen Ort, an dem Djaout sich wohlgefühlt hatte? Keineswegs. Seinen Helden läßt er nicht nur das Schloß der Wittelsbacher besuchen, sondern auch die Alte Universität und das Labor, in dem Bunsen den nach ihm benannten Brenner erfunden hatte. Die Wahl war also auch sachlich begründet.[31]

(6) „Sollte ich heute in den Maghreb zurückkehren, wer weiß, was mich dort nach den Übergriffen in Algerien auf Ausländer und Freidenker erwartete!" (S. 169), so schreibt Fawzi Boubia im letzten Buch, das ich vorstellen möchte. Auslöser der Handlung ist jedoch die hiesige Fremdenfeindlichkeit. Der namenlose Ich-Erzähler ist im Hohen Atlas geboren, doch, wie er schreibt, „seit mehr als dreißig Jahren in der deutschen Kultur sozialisiert" (S. 7). In seiner Heidelberger Wohnung erhält er an einem Morgen des Jahres 1992 den lang ersehnten Einbürgerungsbescheid. Mit *Freude, schöner Götterfunken* auf den Lippen wirft sich der Noch-Marokkaner in Schale, um sich im Rathaus den Paß abzuholen. Unterwegs fällt ihm aber die *Rhein-Neckar-Zeitung* in die Hand, und er erfährt von dem Brandanschlag in Solingen, auf das Haus der türkischen Familie. Wie kann ich Bürger eines Landes sein, in dem Menschen nur wegen ihrer kulturellen Andersartigkeit ausgerottet werden? Von dieser Frage gepei-

---

[31] Tahar Djaout wird übrigens nicht wiederkommen. Am 26. Mai 1993 wurde er in Algier von einem jungen Mann auf offener Straße durch zwei Kopfschüsse niedergestreckt. Am 2. Juni erlag er, noch nicht vierzigjährig, seinen Verletzungen. Aufklärerisch und kritisch, war er dem Regime und dessen Widersachern, den islamischen Integristen, gleichermaßen unbequem gewesen (vgl. *Hommage à Tahar Djaout* der Equipe de Recherches ADISEM, vol. 1: *Vols du guêpier*, Alger o.J., vol 2: *Kaleidoscope critique*, Alger 1995).

nigt, irrt er einen Tag und eine Nacht durch Heidelberg und Umgebung und nimmt schließlich das erstbeste Flugzeug nach Marokko, *Heidelberg, Marrakesch, einfach,* wie schon der Titel verhieß.

Diesmal spielt also die gesamte Haupthandlung am Neckar, und auch die Einzelheiten stimmen diesmal. Kettengasse – Brunnengasse – Eichendorff-Anlage – Iqbal-Ufer – Palais Boisserée – Scheffelterrasse – Schwetzinger Park mit Badhaus, Zirkelbau, Moschee und Minerva-Tempel, und zu guter Letzt das *Penta-Hotel.* Seinen Sonntagsanzug hatte er Nähe Friedrich-Ebert-Platz gegen Jeans und Greenpeace-T-Shirt eingetauscht und am Schloß nebst Einbürgerungsbescheid in eine Mülltonne befördert. Die Örtlichkeiten, alle namentlich genannt, erscheinen dabei weniger in ihrem äußeren als in ihrem historischen und literarischen Charakter. Auf dem besagten Ebert-Platz erinnert sich der bildungsgesättigte Flüchtende an den ersten Reichspräsidenten, am Faulen Pelz an die dort 1849 inhaftierten badischen Revolutionäre, im Schwetzinger Theater an die seinerzeitige Aufführung von Voltaires *Zaïre,* einem Manifest religiöser Toleranz. Auf der Eichendorffanlage liest er die dort eingemeißelten Heidelberg-Verse und gleich zweimal zitiert er aus der bekannten Ode Hölderlins, an der Alten Brücke und auf dem Philosophenweg.

Dazwischen ein paar Ruhepausen: *Goldener Hecht, Drugstore,* Goethe-Bank im Schloßgarten und – last but not least – das Romanische Seminar, dritter Stock. Vor allem bei diesen Wegstationen wird das überhitzte Gemüt von Erinnerungen und Tagträumen heimgesucht. Erinnerungen an Kindheit und Familie, Erinnerungen an die ersten Studienzeiten in Heidelberg, an die Protestaktionen der Achtundsechziger und an die damalige Deutsche Abteilung des Dolmetscher-Instituts, in der über *Nathan, den Weisen* und die Ringparabel diskutiert wurde. Vor allem aber Vergegenwärtigung des ersten Flirts, der blonden Soraya von der Lorelei: Jugendherberge, Studentenhochhaus, Neckarwiese usw., „Liebesnester", wie er sagt, die er wehmütig jetzt noch einmal aufsucht. Am Universitätsplatz aber wird er Zeuge der Bücherverbrennung von 1933, und er sitzt zu Füßen Hegels, als dieser, krächzend und hustend, kräftig karikiert, über die Inferiorität außereuropäischer Völker nachdenkt. Ganz anders Goethe. Er hatte den Reichtum der arabisch-persischen Poesie entdeckt und ihr im *West-östlichen Divan* ein Denkmal gesetzt. Weltliteratur. Nun zeigt er dem Erzähler den Stückgarten, wo er sich heimlich mit Suleika zu treffen pflegte, und nimmt ihn als Dolmetsch auf seine Orientreise mit. Manches gerät auch zum phantastischen Symbol, so die Zerstörung von Hegels Wohnhaus in der Plöck und die Errichtung einer Tiefgarage, letztere wie geschaffen als Museum „für fremdenfeindliche Köpfe" (S.147).

Für einen Mittvierziger ist der Erzähler bemerkenswert unausgeglichen. Die Verstörung durch den Anschlag von Solingen weicht nicht der Besonnenheit. Eigentlich hätte ihn die Nachricht nicht unvorbereitet treffen dürfen. Denn einerseits kannte er beispielsweise das rechtslastige *Heidelberger Manifest* von

1981 und hatte auch die neonazistischen Ausschreitungen der letzten Monate verfolgt, andererseits mußte er auch deren politische Marginalität einzuschätzen wissen. Der Schock läßt sich also nur so erklären, daß der Erzähler die Realität lange Zeit nicht ernst genommen hatte, daß er versponnen blieb in seinen geistigen Höhen, in seinem „Elfenbeinturm" (S. 41). Offenbar wollte er sich das Idealbild bewahren, das er sich unter Schmerzen schon als Schüler in Marokko geschaffen hatte und das inzwischen Teil seiner selbst geworden war.

Auf unermeßlichen Haß folgte grenzenlose Liebe (S. 78).

Über meine Liebe zur Poesie und Philosophie kam ich nach Heidelberg (S. 115).

Die Landschaft ist ein Teil meiner selbst geworden. Ich habe ihr meine Jugend und meine besten Jahre geschenkt. Ich bin ein Kind auch dieser Stadt (S. 150).

Erst der Solinger Anschlag öffnet ihm die Augen für das, was sich seit seiner Studienzeit auch in Heidelberg verändert hat: Das Neuenheimer Feld „eine triste Betonwüste" (S. 117), der Neckar verseucht, auf den Neckarwiesen keine Studenten mehr – sie hat die Regelstudienzeit erwischt –, nur noch Obdachlose und leere Bierflaschen. Die Altstadt saniert, seelenlos. Nur noch Touristen, Menschenmassen im Kaufrausch. „Verlogene barocke Stadt" (S. 125), „nicht mehr *mein* Heidelberg" (S. 136). Einseitigkeit und Vehemenz dieser Kritik verraten das ganze Ausmaß der Desillusion, ein Ausmaß, das der Erzähler allerdings nicht nur der Stadt, sondern auch sich selbst, seiner bisherigen Abgehobenheit zuzuschreiben hätte.

Völlig geheilt von dieser Abgehobenheit ist er auch jetzt noch nicht. Die Gassen und Plätze, die er durchstreift, wirken menschenleer. Und wenn doch einmal Leute da sind, dann pflegen sie – wie er nicht ohne Selbstmitleid vermerkt – ihn keines Blickes zu würdigen (S. 124). Die Beziehungslosigkeit, die er anderen vorwirft, überwindet er selbst aber auch nicht. Nur in seinen Tagträumen kommuniziert er, und das tut er nicht unter Goethe und einem klugen und toleranten Sultan aus Bagdad, – ein elitärer Zug, der sich auch in seiner Verachtung für „Touristenströme" (S. 114) und „Menschenherden" (S. 125) bekundet.

„Ich mußte irgendetwas tun", so hatte es unter dem Eindruck des Mordanschlags geheißen (S. 24). Es kommt aber nicht, wie man erwarten könnte, zu einem Engagement für die Opfer, sondern nur zu einer monologischen Abrechnung mit Deutschland und Heidelberg und schließlich sogar zum völligen Rückzug – eine Antiklimax. Die Empörung über Solingen mündet in die ganz persönliche Desillusion bezüglich eines Landes, mit dem der Erzähler sich identifiziert hatte, und dementsprechend in eine regelrechte Identitätskrise.

Gegen Ende doch noch eine Steigerung, die sich dann allerdings wiederum als Antiklimax entpuppt. Den lieben langen Tag war der Erzähler in Heidelberg nicht ein einziges Mal selbst Opfer tätlicher oder auch nur verbaler Aggression geworden. In Schwetzingen aber ist es so weit: Skinheads schlagen ihn zusammen, und auch der Taxifahrer ist ein Ausländerfeind. Indes, das eine ist nur ein Traum und das andere nur eine Vermutung. Zu guter Letzt ist es auch gar nicht der Fremdenhaß, der ihn zum Abflug veranlaßt, sondern – jedenfalls nach eigener Aussage – die Verbundenheit mit der weltoffenen Herkunftskultur, die in dem Maße wuchs, wie diejenige mit der deutschen Kultur zerfiel. Das Projekt einer „multikulturellen Zugehörigkeit" (S. 125) ist also gescheitert.

Das Buch schließt mit der Ankündigung des Erzählers, sich in Marrakesch ans Schreiben zu machen. Das Ergebnis dürfte der vorliegende Text sein. Zum erlebenden Ich gesellt sich dann das schreibende. Letzteres verrät sich am unmißverständlichsten in den Anflügen von Selbstironie sowie an den Stellen, die im Präsens abgefaßt sind, etwa in einer landeskundlichen Einführung in das Berbertum oder in einer ikonographischen Interpretation des Schwetzinger Badhauses. Dort eine Erklärung der ererbten Kultur, hier ein Beweis für die Versiertheit in der erworbenen, beides adressiert an Vertreter der letzteren, an Deutsche. Anders als das erlebende hat das schreibende Ich die Brücken also noch nicht vollends abgebrochen. Man sucht Anerkennung durch jemanden, von dem man sich gerade erst abgewandt hat. Eine derartige Fixierung kann als Kennzeichen für „Haßliebe" betrachtet werden, und dieser Ausdruck fällt tatsächlich (S. 79). Auslöser mag eine Frustration gewesen sein, die persönliche Enttäuschung darüber, daß die entgegengebrachte Liebe nicht erwidert wurde.

Wie dem auch sei, allemal ein Dokument für die Labilität der Akkulturation eines Intellektuellen hierzulande, für dessen Hypersensibilität bei der Wahrnehmung des gesellschaftlichen Umfelds, für die Neigung, auch noch Entferntes auf sich zu beziehen, für Selbstunsicherheit und das Verlangen nach Akzeptanz, Bestätigung, kurz: für die psychologischen Schwierigkeiten, in dem neuen Gemeinwesen als sozusagen ganz normaler Bürger zu empfinden und zu reagieren. Die *taz* spricht denn auch von „Migrationsliteratur".[32] „Tout aussi fictive soit-elle, son oeuvre romanesque a un ancrage autobiographique et documentaire", heißt es in einer marokkanischen Besprechung des Buchs.[33] In der Tat, auch der Autor hat in Heidelberg studiert. Er stammt aber nicht aus dem Hohen Atlas, sondern aus der Gegend von Meknes. Nach wie vor ist er Germanist, und zwar an der Universität Rabat, und kommt auch weiterhin nach Deutschland.[34]

---

[32] Besprechung von Karin Yeşcilada am 10.12.96

[33] *Libération*, 4.7.1996

[34] 1976 mit einer komparatistischen Arbeit über die Rolle von Merciers politischem Theater für den Sturm und Drang promoviert, hat er, wie kaum anders zu erwarten, u.a. über Goethe und Hegel sowie deren unterschiedliche Haltungen zu Alterität und Universalismus publiziert. 1983 und 84 war er Stipendiat der Alexander-von-Humboldt-Stiftung gewesen.

Für unser Thema bleibt festzuhalten: Heidelberg seit zweihundert Jahren, seit der Suche nach einer nationalen Identität eine prominente Bühne des deutschen Geists, des Geists und des Ungeists. Auf der einen Seite die Tradition von Weltoffenheit, Toleranz und Demokratie; auf der anderen Seite die sehr viel längeren Schatten von Überheblichkeit, Unduldsamkeit und Fremdenhaß. Die quirlige Studentenstadt der sechziger Jahre ist zum seelenlosen Touristenmuseum verkommen, von Kommerz und Umweltverschmutzung heimgesucht, genießbar nur noch auf den ländlichen Höhen.

*

In keinem der sechs Romane ist Heidelberg nur Nebensache. Schloß, Altstadt, Universität, die Lage am Neckar, das sind hier die unveränderlichen Kennzeichen seiner Topographie. Außer auf den vier Zeilen von Djaout gibt es auch eine historische bzw. geistesgeschichtliche Mindestausstattung: Die Romantik und Hölderlin. Für die Ausländer ist die Stadt überdies ein Stück Deutschland. Ohnehin ist sie bedeutungs- und symbolträchtig. Trotzdem hat keiner vom anderen abgeschrieben. Keine literarische Filiation, allenfalls die Teilhabe an einundderselben Tradition.

In der Tat sind die Unterschiede größer als die Gemeinsamkeiten, so groß, daß man meinen könnte, nicht immer wieder die gleiche Stadt vor sich zu haben. Jeder Autor wählt anders aus, jeder geht mit seiner Auswahl anders um. Was verbindet schon Fernandez' Idylle mit Boubias Panoptikum, was Lefebvres graues Nachkriegsmilieu mit Mandiargues' schillerndem Mysterienszenario? Freilich, in der Abfolge ihrer Entstehung betrachtet, lassen die Texte gewisse Trends erkennen, Trends, die zum Teil miteinander korrespondieren: Erst spät rückt Heidelberg vollends ins Zentrum, bei Lefebvre und erst recht bei Boubia. Im Gegensatz zu diesem waren bei Fernandez die Angaben noch spärlich und fehlerhaft gewesen. Dessen Roman spielt Anfang des vorigen Jahrhunderts, *Lorelei* Anfang des unseren, *La Nuit du passeur* 1967, also immer noch zwei Jahrzehnte vor der Niederschrift, *Heidelberg-Marrakesch* schließlich 1992. Man rückt näher an die Gegenwart heran. Das Areal wächst, und zwar nach Westen, hin zu den neuen Vierteln. Der Handlungsschwerpunkt liegt bei Mandiargues am Schloß Wolfsbrunnenweg, bei Fernandez unterhalb des Schlosses, bei Genevoix an der Alten Brücke, bei Lefebvre unweit der Neuen. In *La Motocyclette* wird das Stadtbild durch religionsgeschichtliche Assoziationen aus aller Welt transformiert, in *Lorelei* märchenhaft verklärt, in *La Nuit du passeur* nüchtern registriert, in *Heidelberg-Marrakesch* als dekadente Fassade entlarvt, gerade noch gut genug für Konsum und Massentourismus. Die Späteren scheinen gegen den Mythos des romantischen Heidelberg anzuschreiben, an dem sich, jeder auf seine Weise, die Früheren noch inspiriert hatten.[35] Emanzipation von einem langlebigen literarischen Motiv. Insofern liegt der Einschnitt nicht, wie eingangs angenommen, in den vierziger, sondern erst in den achtziger Jahren. Die Politik wird bestimmend, bei Genevoix die Aussöhnung mit dem deutschen Wesen, bei Lefebvre, aktueller schon, die unbewältigte Vergangenheit des Nationalsozialismus, bei Boubia schließlich, ganz akut, die Fremdenfeindlichkeit, nach zweihundertjährigem Kampf ein Sieg des Ungeists über den Geist. Auch in der Politik schiebt sich also die Gegenwart nach vorne.

Man kann sich darauf zurückziehen, diesen Wandel rein biographisch zu erklären und seine Bedeutsamkeit damit zu relativieren. Nur die beiden letztgenannten hatten ja, eher zufällig, längere Zeit in Heidelberg gelebt und mußten im Alltag ihre Illusionen verlieren. Daß sie überhaupt Illusionen mitbringen konnten, daß sie also zunächst das traditionelle Heidelberg-Bild durchaus mit ihren Vorgängern geteilt haben mußten, ist allerdings dann nicht mehr zufällig, und ebensowenig, daß sie ihrer späteren Abkehr einen politischen Drall gaben: beide waren 68er. Und wenn Lefebvre eher soziologisch, Boubia eher geistesgeschichtlich argumentiert, so sind auch das keine bloß persönlichen Vorlieben. Der eine vertritt eher die „Etudes germaniques", der andere eher die Germanistik, der eine ist dem französischen, der andere dem deutschen Erbe des Faches verpflichtet. Was schließlich Genevoix betrifft, so meldete sich im Alter noch einmal ein Jugendtrauma, das Trauma der Weltkriegsgeneration.

Alles in allem ist der Wandel mehr durch die Zeitgeschichte als durch die Literaturgeschichte, die Ablösung literarischer Moden geprägt. Mehr um ein Thema war es den Verfassern gegangen als um die Form. Diejenigen, die hier Tag für Tag ihren Geschäften nachgehen, die Heidelberger mag es am meisten überraschen, daß ihre Stadt nicht aufhört, bildschöpferisches Potential freizusetzen.

---

[35] Vgl. Fritz Nies, „Ein Schlüssel zum französischen Deutschlandbild: Deutsche Landschaft in französischer Literatur des 19. und 20. Jahrhunderts", in M. Grunewald/J. Schlobach (Hgg.), *Médiations/Vermittlungen*, Bern usw. 1992, Bd. 1, S. 247–260, hier S. 256 und 260, ferner 250 und 253.

Philosophie in Heidelberg

Von Birgit Sandkaulen

Gewiß hat sich Heidelberg im allgemeinen Bewußtsein vor allem als Ort der Romantik eingegraben, als ein Ort eher der Dichter als der Denker. Daß die „Philosophie [...] von jeher mehr im nördlichen Deutschland Bedürfnis und zu Haus [war] als im südlichen", befindet etwa auch Hegel, der von 1816–1818 in Heidelberg lebt und lehrt und seiner Schwester mit diesen Worten seinen Wechsel auf den Berliner Lehrstuhl Fichtes erklärt.[1] Ob es aber in Berlin einen so prominenten und schönen „Philosophenweg" gab, der 1817, also noch zu Hegels Heidelberger Zeiten, angelegt wurde? Tatsächlich gibt es über die Geschichte der Heidelberger Philosophen doch so einiges zu berichten.

Der Name *Hegels* ist schon gefallen – und auf Anhieb scheint es sich auch förmlich aufzudrängen, mit ihm, dem „größten Philosophen Heidelbergs", wie Heinrich Rickert später formuliert,[2] den geschichtlichen Rückblick zu beginnen. Auch für den Theologen und damaligen Prorektor Daub, der sich in den Berufungsverhandlungen sehr engagierte, wäre dies keine Frage gewesen. Nach Nürnberg, wo Hegel als Rektor eines Gymnasiums tätig war, nebenher allerdings seine *Wissenschaft der Logik* verfaßte und sich die „Erlösung aus dem Schul-, Studien- und Organisationskatzenjammer" dringlich wünschte,[3] schreibt Daub ein Wort, das seither immer wieder zitiert wird: „Nun würde aber Heidelberg an Ihnen, wenn Sie den Ruf annähmen, zum erstenmal seit Stiftung der Universität einen Philosophen haben."[4] Hegel: nicht nur der „größte", sondern in Wahrheit auch der erste Philosoph, den es hier überhaupt je gab? Angesichts des Umstands, daß Heidelberg als die älteste, 1386 gegründete Universität Deutschlands bis dahin bereits eine jahrhundertlange

---

[*] Vortrag zum Tag der offenen Tür der Universität am 16.11.1996

[1] Brief v. 12. September 1818, in: *Briefe von und an Hegel*, hg. v. Johannes Hoffmeister, Band II, Hamburg 1953, S. 197.

[2] Heinrich Rickert, *Die Heidelberger Tradition in der Deutschen Philosophie*, Tübingen 1931, S. 6.

[3] Brief an Niethammer v. 11. August 1816, in: *Briefe*, op. cit., S. 111.

[4] Brief v. 30. Juli 1816, in: *Briefe*, op. cit., S. 95.

Geschichte hinter sich hatte, sicher ein großes Kompliment für Hegel – aber doch auch ein wenig peinlich sowohl für die Philosophie als auch für die Universität, sollte man meinen.

Allerdings setzt Daub seinem Brief an Hegel eine Bemerkung in Klammern hinzu: „Spinoza wurde einst, aber vergebens hierher gerufen, wie Sie vermutlich wissen." Das soll offenbar heißen: hätte *Spinoza* den an ihn im Auftrag des Kurfürsten Karl Ludwig 1673 ergangenen Ruf auf eine ordentliche Professur nicht vorsichtigerweise abgelehnt, dann wäre er wohl und nicht erst Hegel der erste Philosoph Heidelbergs geworden. Auch scheiternde Berufungen können Prominenz erlangen: was hat es mit dem Fall Spinozas auf sich?

Zunächst muß man sicher festhalten, daß es in der Tat, wie Kuno Fischer in seiner Festrede „zur fünfhundertjährigen Jubelfeier" über *Die Schicksale der Universität Heidelberg*[5] schreibt, ein „kühner Entschluß" des Kurfürsten war, nach den Wirren des Dreißigjährigen Krieges, die den gänzlichen Wiederaufbau der Universität erforderlich machten, Spinoza für eine philosophische Professur gewinnen zu wollen. Alles andere als ein harmloser, in philosophisch und theologisch orthodoxen Bahnen denkender Philosoph, war Spinoza durch seinen 1670 erschienenen *Theologisch-Politischen Traktat* europaweit berühmt geworden. Eine Schrift, in der eine radikale Bibelkritik, die als Geburtsurkunde historisch-kritischer Bibelwissenschaft gilt, mit einer politischen Theorie verbunden wird, nach der der Staat zwar über die weltlichen und religiösen Gesetze zu bestimmen, nicht aber die Freiheit zu denken einzuschränken hat. Nicht von ungefähr wurde dieser Traktat bereits 1674, wenige Jahre nach seinem Erscheinen in Holland verboten, was seine Verbreitung allerdings nicht aufhalten konnte.

Vor diesem Hintergrund ist es noch heute interessant, den Briefwechsel über den Berufungsversuch Spinozas nachzulesen. „Sie dürften nirgends einen Fürsten finden", so wird Spinoza aus Heidelberg versichert, „der hervorragenden Talenten, unter die er Sie rechnet, günstiger gesinnt wäre." Dann aber geht es ein wenig zweideutig weiter: „Sie werden die vollste Freiheit haben zu philosophieren, indem er (also der Fürst) vertraut, daß Sie diese nicht zur Störung der öffentlich anerkannten Religion mißbrauchen werden."[6] Spinoza scheint eben diese Klausel nicht recht geheuer gewesen zu sein. Ich habe „das Bedenken", lautet seine höflich ablehnende Antwort, „daß ich nicht weiß, in welche Grenzen die Freiheit zu philosophieren einzuschließen ist, damit ich nicht den Anschein erwecke, als wolle ich die öffentlich anerkannte Religion stören." Aus „Liebe zu einer Ruhe", so heißt es weiter, „die ich mir auf andre Weise nicht bewahren zu können glaube, möchte ich eben von öf-

---

[5] Kuno Fischer, *Die Schicksale der Universität Heidelberg*, Heidelberg 1903, S. 74.
[6] Brief von J. Ludwig Fabritius v. 16. Februar 1673, in: Baruch de Spinoza, *Briefwechsel*, hg. v. Manfred Walther, Hamburg 1986, S. 205.

fentlichen Vorlesungen absehen."[7] So also kam es, daß der berühmte Spinoza nie Professor wurde – und Heidelberg noch beinahe hundertfünfzig Jahre lang auf seinen ersten Philosophen warten mußte.

Oder nicht? Über die Größe Spinozas oder Hegels soll hier nicht gestritten werden. Aber wenn es um die Frage geht, wo der geschichtliche Rückblick auf die Philosophie in Heidelberg zu beginnen hat, dann ist es ratsam, sich nicht von vornherein und allzu schnell auf Hegel und damit auf den Ausgangspunkt dessen zu fixieren, was Heinrich Rickert zur Einweihung der Neuen Universität 1931 die *Heidelberger Tradition in der Deutschen Philosophie* genannt hat. Natürlich werde ich auf Hegel und die sogenannte „Heidelberger Tradition" zurückkommen, aber vorerst halte ich mich an Kuno Fischers schon erwähnte Rede zur „Jubelfeier", die noch ganz andere, inzwischen um so mehr vergessene Horizonte im Auge hat – und dabei, man sollte es kaum glauben, Hegel selbst gar nicht erwähnt.

Der erste Name, der danach zu nennen ist, reicht nämlich tatsächlich so weit zurück, wie die Universität alt ist: es ist der des Pariser Nominalisten *Marsilius von Inghen*. Wenn Sie vom Universitätsplatz her ins Philosophische Seminar gekommen sind, dann sind Sie auch über den Marsiliusplatz gegangen, der an niemand Geringeren als den Gründungsrektor und danach über weitere zehn Jahre tätigen Rektor der Universität erinnert. Spannend ist dieser Umstand deshalb, weil er ein Licht auf das Unternehmen wirft, außerhalb von Paris, der bis ins hohe Mittelalter einzigen Universität, nach dem Vorbild Prags dezentrale Landesuniversitäten einzurichten. Denn an der Berufung von Marsilius nach Heidelberg zeigt sich, daß diese Dezentralisierung einherging mit der Spaltung der mittelalterlichen Scholastik in die Schule der Realisten und die der Nominalisten, in die via antiqua und die via moderna. Die nominalistische via moderna verpflichtet auf eine neue Logik, die auf den Empirismus der Neuzeit vorausweist und den Gedanken der Individualität ins Zentrum stellt. Ohne sie wäre der Übergang vom Mittelalter zu Renaissance, Reformation und Humanismus gar nicht denkbar gewesen.

Und damit bin ich gleich schon beim nächsten wichtigen und hochinteressanten Punkt: um die Wende vom 15. zum 16. Jahrhundert avanciert Heidelberg, so formuliert es Kuno Fischer, zum „Hafen und Vorort",[8] zur „Heimath"[9] des deutschen Humanismus. Allerdings ist es nicht die inzwischen offenbar unbeweglich gewordene Universität, die humanistische Philosophen wie *Rudolf Agricola* aus Ferrara, *Konrad Celtis* und *Johann Reuchlin* an sich zieht, sondern es ist der Bischof von Worms und Kanzler der Universität mit einer Dependance in Ladenburg, Johann von Dalberg, der sich der italienischen

---

[7] Brief v. 30. März 1673, in: *Briefwechsel*, op. cit., S. 206 f.
[8] *Schicksale der Universität Heidelberg*, op. cit., S. 33.
[9] ibid., S. 93.

Renaissance öffnet und die humanistischen Geister in Freundschaft nach Heidelberg verpflichtet. Das Studium antiker Philosophie und Literatur, eine neue Reflexion auf Sprache und Geschichte in Rhetorik und Logik, eine urbane Reflexion über Moral und Politik: die Philosophie, die hier – in Vorträgen an der Universität und in der nach dem Vorbild der Florentiner Akademie in Mainz gegründeten „Rheinischen Gesellschaft" – praktiziert wird, hat mit dem späteren Ideal philosophisch-systematischer Wissenschaft noch nichts gemein. Dafür ist hier aber auch noch nicht der allmächtige Gestus am Werke, die Welt restlos und möglichst aus einem Wissensprinzip erklären zu wollen.

Nicht von ungefähr erinnert Jacobi 1807, in seiner Eröffnungsrede als Präsident der neu installierten Bayerischen Akademie der Wissenschaften in München, gerade an diese Zeit des Heidelberger Humanismus, den keine „Schulmänner" geprägt hätten, sondern Philosophen, die „im Verkehr mit der wirklichen Welt" ihre Gedanken ausbildeten.[10] Wenn es die dringliche Aufgabe einer Akademie ist, Wissenschaft und Kultur, Geist und Macht zusammenzuführen, dann tut sie gut daran, so das Signal des äußerst systemkritischen Jacobi, sich – hinter Hegel, Kant, Spinoza und Descartes zurückgehend – an den Konzepten des philosophischen Humanismus zu orientieren. De facto ist es der Dreißigjährige Krieg, der nach Kuno Fischers Worten die – infolge humanistisch betriebener Wissenschaft – „hohe Blüthe"[11] der Heidelberger Universität zerstört. Von der Vergeblichkeit der Bemühung aber, mit Spinoza später einen neuen Gipfel zu erklimmen, habe ich unterdessen schon berichtet.

Ein Zeitsprung katapultiert ins 19. Jahrhundert: anders als Spinoza nimmt Hegel den an ihn ergangenen Ruf nach Heidelberg an. Zur erhofften Erlösung aus dem „Schulkatzenjammer" gesellt sich ein weiteres Motiv: „Man ist in der Tat in keiner Wissenschaft so einsam", schreibt Hegel an Daub, „als man in der Philosophie einsam ist, und ich sehne mich herzlich nach einem lebendigen Wirkungskreise. Ich kann sagen, er ist der höchste Wunsch meines Lebens. Ich fühle auch zu sehr, wie meinen bisherigen Arbeiten der Mangel einer lebendigen Wechselwirkung ungünstig gewesen."[12] Hegel, der in Heidelberg erstmals seine *Enzyklopädie der philosophischen Wissenschaften* vortragen und dabei nicht zögern wird, ein allumfassendes philosophisches System im Wissen des absoluten Geistes zu beschließen – dieser Hegel, das kann man dem atemraubenden philosophischen Anspruch zum Trotz immer wieder feststellen, stilisiert sich nicht. Die abschreckende Aura des esoterisch-heroischen Denkers zu kultivieren, liegt ihm ganz fern. Sympathisch und bezeichnend ist

---

[10] Friedrich Heinrich Jacobi, *Über gelehrte Gesellschaften*, in: *Werke*, hg. v. Friedrich Roth u. Friedrich Köppen, Band VI, Nachdruck Darmstadt 1980, S. 43.
[11] *Schicksale der Universität Heidelberg*, op. cit., S. 55.
[12] Brief v. 20. August 1816, in: *Briefe*, op. cit., S. 116.

darum auch die Anekdote, die sein erster Biograph Karl Rosenkranz aus der Heidelberger Zeit überliefert: „Während des Sommers 1817 war er so in seine Gedanken verloren, daß er das Aeußerliche oft ganz vergaß. So ging er einst über den Platz zum Universitätsgebäude, nachdem ein tüchtiger Regen die Erde aufgeweicht hatte. Ein Schuh blieb ihm im Koth stecken. Er ging aber weiter, ohne in seiner Vertiefung diesen Defect zu bemerken.“[13]

Worüber Hegel da so selbstvergessen nachdachte, um schließlich mit nur einem Schuh angetan das Katheder zu betreten, dürfte die schon erwähnte *Enzyklopädie* gewesen sein. Zum einen deshalb, weil die von Hegel in der Philosophie verlangte und sprichwörtlich gewordene „Anstrengung des Begriffs", die zur Durchdringung und Darstellung eines systematischen Ganzen führen und von der Logik über die Naturphilosophie bis zur Philosophie des Geistes mit Anthropologie, Psychologie, Recht, Geschichte, Kunst und Religion alle Wissenschaften umfassen und sie in einer Denkbewegung auseinander hervortreiben soll, sich begreiflicherweise nicht im Nu und von selber machen kann.

Zum anderen aber auch deshalb, weil es darüber hinaus mit dieser *Enzyklopädie* eine besondere Bewandtnis hat: sie ist nämlich eigens, und also in Heidelberg zum erstenmal, zu Vorlesungszwecken verfaßt. Äußerst knapp formulierte schriftliche Paragraphen verzeichnen gewissermaßen nur das klapperdürre Gerüst des Systems, das Hegel dann in der Vorlesung selbst Gelegenheit gab, in mündlichen Ausführungen die einzelnen Punkte oder wie Hegel sagen würde: „Momente" des wissenschaftlichen Ganzen zu erläutern und zu ergänzen. Man mag sich also vorstellen, daß er, über den aufgeweichten Universitätsplatz watend, über diese bevorstehenden Extemporierungen grübelte. Ein glanzvoller „Kathederfürst" wie sein späterer Nachfolger Kuno Fischer, der das Bildungsbürgertum ganz Heidelbergs auf die Beine bringt, ist Hegel aber offenbar nicht gewesen.

Es sind in der Tat glanzvolle Zeiten, die im letzten Drittel des 19. Jahrhunderts mit der Berufung Fischers für Heidelberg anbrechen und schließlich von Rickert unter das Stichwort einer eigenen „Heidelberger Tradition" gerückt werden. Die Reihe, die von *Fischer* über *Windelband* bis hin zu *Rickert* führt, signalisiert im damaligen Deutschland große Prominenz, und wenn man da noch den sogenannten „Mythos von Heidelberg", *Max Weber* nämlich, hinzusetzt und nicht vergißt, daß der berühmte George-Kreis durch *Gundolf* leibhaftig präsent war, dann nähert man sich dem Heidelberg, das Karol Sauerland im Titel des von ihm herausgegebenen Buches *im Schnittpunkt intellektueller Kreise* agieren sieht.[14] In seinen *Heidelberger Bilderbuch* überschrie-

---

[13] Karl Rosenkranz, *Georg Wilhelm Friedrich Hegels Leben,* (Berlin 1844), Nachdruck Darmstadt 1977, S. 301.

[14] Karol Sauerland (Hg.), *Heidelberg im Schnittpunkt intellektueller Kreise,* Opladen 1995.

benen Erinnerungen zeichnet auch der spätere Herausgeber der Hegelschen
Werke, *Hermann Glockner*, von dieser Zeit ein plastisches Bild: einer Zeit, in
der sich alle Welt bei Marianne Webers jour fixe am Sonntagnachmittag traf,
in der man in der Kutsche am Universitätsplatz vorfuhr und das Studium in
einem heute nicht mehr vorstellbaren Ausmaß an die Person des Professors
gebunden war. Glockner berichtet auch sehr hübsch vom damaligen Seminar-
raum: „Grob gezeichnete Kohleporträts schauten von dort oben herunter: alle
schwarz gerahmt, ein Philosophenkopf neben dem anderen. Rickert erzählte
mir später, daß Windelband diese nicht eben künstlerisch anmutende Geistes-
helden-Galerie in Auftrag gegeben hatte, als er einmal vor einem gemischten
Publikum philosophiegeschichtliche Vorträge hielt und den Damen auch zeigen wollte, wie die Männer aussahen, von denen er sprach. Den Künstler fand
er in der Person eines angeheirateten Verwandten, der eigentlich Architekt
war, und die Aufgabe hatte vor allem darin bestanden: die sehr verschiedenen
kleinformatigen Vorlagen derartig in Kohle zu vergrößern, daß ein einheitli-
cher Bilderfries entstand. Es war ein kurioser Anblick."[15]
Trotz aller Prominenz und Bewegtheit dieser Zeit kann man sich aber doch
auch nicht des Eindrucks einer Krise erwehren, einer Krise, die Herbert
Schnädelbach in seinem Buch über die *Philosophie in Deutschland 1831–
1933* geradezu eine „Identitätskrise"[16] der deutschen Philosophie nach dem
Zusammenbruch des durch Hegels System repräsentierten Deutschen Idealismus genannt hat. Der akademischen Professorenphilosophie steht die Aus-
wanderung des philosophisch provokativen Denkens aus den Schulen gegenüber. Rickerts Skizze der „Heidelberger Tradition" kann man so besehen als
eine höchst aufschlußreiche Spiegelung dieser Polarisierung lesen.
Worin besteht das Spezifische dieser „Heidelberger Tradition", die mittelbar durch die Neuhegelianer Eduard Zeller und Kuno Fischer auf Hegel zurückgehen und anders als eine Schule im strengen Sinne auch die Richtung
des Neukantianismus umfassen soll, wie sie in der Spielart des sogenannten
Südwestdeutschen Neukantianismus durch die Wertphilosophie Windelbands
und Rickerts selbst vertreten wird? Auffallend ist, daß Rickert an das von Hegel in Heidelberg betriebene enzyklopädische Unternehmen philosophischer
Wissenschaft zunächst gerade nicht anknüpft. Was er vielmehr hervorhebt,
sind Hegels, allerdings in systematischer Absicht gehaltene *Vorlesungen zur
Geschichte der Philosophie*: „Das Wesen der Heidelberger Tradition beruht
hiernach darauf, daß ihre Vertreter bei der philosophischen Arbeit niemals die
Fühlung mit der Vergangenheit verlieren."[17] Dies läßt sich in der Tat umstandslos verifizieren. Zellers Arbeiten zur griechischen Antike, Kuno Fischers

---

[15] Hermann Glockner, *Heidelberger Bilderbuch*, Bonn 1969, S. 37.
[16] Herbert Schnädelbach, *Philosophie in Deutschland 1831–1933*, Frankfurt/M. 1983, S. 17.
[17] *Heidelberger Tradition*, op. cit., S. 8.

imposante Bände zu „Leben und Werk" bedeutender Philosophen, Windelbands *Lehrbuch der Geschichte der Philosophie*, das in der mittlerweile 18. Auflage noch heute zu erwerben ist: es ist der vielzitierte Historismus des 19. Jahrhunderts, der sich in Heidelberg in Gestalt monumentaler philosophiehistorischer Arbeit niederschlägt und im Falle Kuno Fischers natürlich auch für die Sensibilität verantwortlich ist, mit der er in seiner Rede zur „Jubelfeier" die Bedeutung des frühen Heidelberger Humanismus in Erinnerung bringen konnte.

Indessen ist es mit solcher Fühlungnahme mit der Vergangenheit doch nicht getan. Sie allein brächte nämlich, so Rickert, in eine gefährliche Nähe zu den „romantischen Denkern", zu denen er Schlegel, Schelling, Schopenhauer und Schleiermacher sowie ihre „Epigonen" Kierkegaard und Nietzsche zählt: in eine gefährliche Nähe zu Denkern also, die mehr künstlerisch als philosophisch veranlagt „dazu neigen, der Philosophie den Charakter der strengen *Wissenschaft* abzusprechen".[18] Welche Anstrengungen Rickert unternimmt, die Auseinandersetzung mit der Geschichte gleichwohl unter den wissenschaftlich-systematischen Anspruch zeitlos allgemeiner Wahrheit zu stellen, sei hier nicht näher ausgeführt.[19] Bemerkenswert an dieser Stelle ist die Rigidität der Eingrenzung dessen, was Philosophie, genauer was Philosophie in Heidelberg ist: strenge Wissenschaft. Und was folglich umgekehrt fehl am Platze ist: „Eine philosophische ‚Überwissenschaft' ist *unvereinbar mit dem philosophischen Genius Heidelbergs.*"[20]

Und damit bietet sich denn doch noch ein weiterer Anknüpfungspunkt an Hegel an. Gewiß ist es nicht dessen in spekulativer Dialektik ausgeführtes System, das dem Neukantianer Rickert konkret vor Augen schwebt. Aber daß Philosophie nicht „erbaulich", sondern grundsätzlich als logisch fundierte und systematisch operierende Wissenschaft auftreten muß, dies ist eine Überzeugung, die man mit Hegel teilen kann. Und weil dies so ist und eben dies dem „philosophischen Genius Heidelbergs" entspricht, kann man sich darüber hinaus auch auf den „Mythos von Heidelberg", auf Max Weber also, als auf einen Gewährsmann berufen und ihn zugleich der „Heidelberger Tradition" zurechnen, obwohl Weber selbst, wie Rickert ausdrücklich betont, kein Philosoph ist und auch nicht sein wollte.

Worauf Rickert rekurriert, ist Webers, 1919 zwar nicht in Heidelberg, sondern in München gehaltene berühmte Rede über *Wissenschaft als Beruf*. Wer als akademischer Lehrer auf dem Katheder steht, hat – der modernen

---

[18] ibid., S. 10.

[19] Vgl. dazu die ausführliche Darstellung von Reiner Wiehl, „Die Heidelberger Tradition der Philosophie zwischen Kantianismus und Hegelianismus. Kuno Fischer, Wilhelm Windelband, Heinrich Rickert", in: *Semper Apertus. Sechshundert Jahre Ruprecht-Karls-Universität Heidelberg 1386–1986*, Band II, Berlin/Heidelberg/New York/Toronto 1985, S. 413–435.

[20] *Heidelberger Tradition*, op. cit., S. 10.

„Entzauberung der Welt"[21] gemäß – rational begründbare und nachvollziehbare „Tatsachenfeststellung"[22] zu betreiben und von aller irrationalen Wertung abzusehen. Andernfalls, so Weber, mißbrauche er die Vorlesung, die zum Schweigen verurteilten Studenten, als „Prophet" und „Demagoge".[23] Wissenschaft hat mit dem, was das Leben bewegt und nur jenseits rationaler Begründung entschieden werden kann, folglich nichts zu tun. Es sind heroische Töne, die da bei Weber angeschlagen werden: heroisch ist die asketische Aufgabe der Wissenschaft, heroisch aber ist es auch, sich im außerhalb des Hörsaals stattfindenden „Kampf der Götter der einzelnen Ordnungen und Werte"[24] zu entscheiden.

Man wird sich wohl hüten müssen, Webers Wissenschaftsbegriff umstandslos mit demjenigen Rickerts zu identifizieren, ebenso, wie man Hegels spekulative Idee von Wissenschaft nicht einfach in die von Rickert beschworene „Heidelberger Tradition" hinein verlängern kann. Und doch haben diese Positionen mehr miteinander gemein als nur den bloßen Namen, der Wissenschaft heißt. Ihr trotz interner gewaltiger Differenzen Gemeinsames besteht in der Tat in der Feindschaft, die sie auf sich ziehen, bzw. in der Abgrenzung, die sie selber vornehmen. So plakativ wie der Titel der Wissenschaft mag derjenige der Romantik sein, den Rickert zur Kennzeichnung der außerhalb der akademischen Schule angesiedelten, ‚unheidelbergischen' Gegenströmungen von Schlegel bis Nietzsche bemüht. Indessen ist es genau dieser Konflikt, der noch zu Lebzeiten Hegels selber aufbricht: bekannt ist Hegels Widerwille gegen das Treiben der Jenaer Romantiker und gegen Schleiermachers Gefühlstheologie. Bekannt ist aber auch der Protest, den etwa Kierkegaard dann gegen das Hegelsche System im Namen individueller Existenz vollzieht.

Vielleicht haben Sie unterdessen längst schon den Namen von *Karl Jaspers* vermißt, der doch nicht von ungefähr fehlte: Rickert nennt seinen Kollegen nicht. „Als Rickert später einmal über die Heidelberger Tradition der Philosophie schrieb und jeder Privatdozent vorkam, wurde ich ignoriert", notiert Jaspers in seiner *Philosophischen Autobiographie.*[25] Aus dieser Tradition bleibt er genau deshalb ausgeschlossen, weil seine im Rückgriff auf Kierkegaard, die sogenannte „Romantik" also, unternommene Philosophie der „Existenzerhellung" ihrerseits bewußt zu einer auf Wissenschaft verpflichteten Philosophie in Distanz geht. Merkwürdig könnte es darum auf Anhieb erscheinen, daß Jaspers nicht weniger als Rickert, vielleicht sogar mehr noch zu den glühenden Bewunderern Max Webers gehörte: „Als Max Weber 1920 starb, war

---

[21] Max Weber, *Wissenschaft als Beruf*, in: *Gesamtausgabe,* Band 17, hg. v. Wolfgang J. Mommsen u. Wolfgang Schluchter, Tübingen 1992, S. 87.

[22] ibid., S. 97.

[23] ibid.

[24] ibid., S. 100.

[25] Karl Jaspers, *Philosophische Autobiographie*, München 1977, S. 39.

mir zumute, als sei die Welt verwandelt. Der große Mann, der sie für mein Bewußtsein rechtfertigte und durchseelte, war nicht mehr da."[26] Als gar nicht so merkwürdig zeigt sich diese Bewunderung aber dann, wenn man bedenkt, daß Jaspers sich gewissermaßen auf die andere Seite Max Webers schlägt, auf diejenige Seite, die Weber selbst der heroisch existentiellen Entscheidung überantwortet hatte.

Auf den Lehrstuhl von Jaspers, der ab 1937 unter Lehrverbot stand und sich nach dem Krieg mit seinen Vorlesungen zur *Schuldfrage* um eine geistige Erneuerung der Universität bemühte, 1948 jedoch einen Ruf nach Basel annahm, wird ein Jahr später *Hans-Georg Gadamer* berufen. Daß ich es mir hier nicht anmaßen kann, einem geschichtlichen Rückblick auf die Heidelberger Philosophie das philosophische Werk eines Lebenden einzuordnen, werden Sie wohl verstehen. Deshalb sei zum Schluß noch *Karl Löwith* benannt, der von Gadamer berufen 1952 aus dem Exil nach Heidelberg kommt. Im Blick auf Löwiths Versuche, gegen das historische Denken den philosophischen Horizont des antiken Naturbegriffs zurückzugewinnen, scheint die Polarisierung der „Heidelberger Tradition" zwischen akademisch „strenger Wissenschaft" und außerschulischer „Romantik" nicht mehr zu passen. Hätte sich somit die auf Hegel zurückweisende Konfrontation überlebt? Mit dem Titel des von Löwith mitgebrachten Buches als einer sprechenden Anzeige der neuen Konstellationen möchte ich schließen: er lautet schlicht *Von Hegel bis Nietzsche.*

---

[26] ibid., S. 37 f.

Ist der chinesische Markt ein Phantom?
Betrachtungen zur Integration der Volksrepublik China
in den Weltmarkt

Von Susanne Weigelin-Schwiedrzik

Das einmütige Urteil über die Integration Chinas in den Weltmarkt, das derzeit allenthalben verbreitet ist, lautet: China ist Teil der Welt, und die Welt ist in China. Schon ein Streifzug durch die luxuriösen Kaufhäuser von Shanghai und Peking offenbart das ganze Ausmaß dieser Internationalität: von Pierre Cardin über Cola, Sprite und Chewing Gum bis hin zu Yves Saint-Laurent und Madame Rochas findet man alles, was das Herz begehrt zu Preisen, die sich von denen in Europa, Japan und Amerika kaum unterscheiden. Sogar im rückständigen Hinterland spendiert die Mutter ihrem zahnlosen Baby heute schon einmal eine Dose Coca-Cola statt Muttermilch und einen bunten Kaugummi statt einer weichen Banane. Von Subsistenzwirtschaft kann keine Rede mehr sein, die Volksrepublik China und ihre Bürger sind mit voller Macht in das Import-Export-Geschäft eingestiegen: Im Jahr 1996 belief sich das Gesamtvolumen von Import und Export auf 290 Milliarden US$ und lag damit 3,2% höher als im Vorjahr. Dabei stiegen die Exporte mit 1,5% weniger deutlich als die Importe mit 5,2%.[1] Was die Attraktivität des chinesischen Marktes für ausländische Investitionen betrifft, so rangiert die Volksrepublik China nach chinesischen Angaben, was den kumulierten Wert der ausländischen Direktinvestitionen im Jahr 1994 betrifft, mit 33,8 Milliarden US$ weltweit hinter den USA an zweiter Stelle,[2] und in bezug auf ihre Devisen-

---

* Der folgende Beitrag basiert auf einem Vortrag aus Anlaß des Heidelberger Abends am 6.11.1996. Ich danke Herrn Michael Meyer für seine Hilfe bei der Überarbeitung des Manuskriptes.

[1] Vgl. hierzu Abb. 1, Tabelle 1 und die dazu angegebenen Quellen.

[2] Diese Zahlen stammen aus dem Vortrag von Frau Prof. Feng von der Shanghai International Studies University, gehalten im Oktober 1997. Sie konnten, was das ranking an zweiter Stelle hinter den USA betrifft, aufgrund des mir vorliegenden statistischen Materials nicht verifiziert werden. Zum Vergleich der vereinbarten und realisierten Direktinvestitionen in der VR China vgl. Abb. 1 und die dort angegebenen Quellen.

144 Susanne Weigelin-Schwiedrzik

reserven in Höhe von für Juni 1996 errechneten 86,6 Milliarden US$ hinter Japan, Taiwan und noch vor den USA und der Bundesrepublik Deutschland an dritter Stelle.[3] Keine Frage also: In den nunmehr fast zwanzig Jahren seit Beginn der sogenannten Politik von Reform und Öffnung hat die Volksrepublik

Tabelle 1. Außenhandel der VR China: Gegenüberstellung 1995 und 1996 (in Milliarden US$ und v.H.)

	1995	1996	Wachstums-rate	1. Quartal 1995	1. Quartal 1996	Wachstums-rate
Gesamtvolumen	280,9	290,0	3,2%	54,8	57,6	5,1%
Exporte	148,8	151,0	1,5%	31,0	28,2	–9,0%
Importe	132,1	139,0	5,2%	23,9	29,4	23,0%
Saldo	16,7	12,0		7,1	–1,2	

Quellen: Statistisches Bundesamt: „Statistisches Jahrbuch für das Ausland". Stuttgart, 1996, Metzler-Poeschel, S. 281–283; Schüller, Margot: „PRC Social and Economic Data", in: *China aktuell*, Dezember 1996, S. 1209/17; dies.: „PRC Social and Economic Data", in: *China aktuell*, Februar 1997, S. 176/16; The Economist: „China – A Survey", 8. März 1997, S. 12 (separate Paginierung); PRC State Statistical Bureau (Guojia Tongjiju): „China Statistical Yearbook (Zhongguo Tongji Nianjian)". Beijing, China Statistical Publishing House (Zhongguo Tongji Chubanshe), 1996, S. 580; Monthly Bulletin of Statistics (United Nations Statistics Division), Dezember 1996, S. 114f.

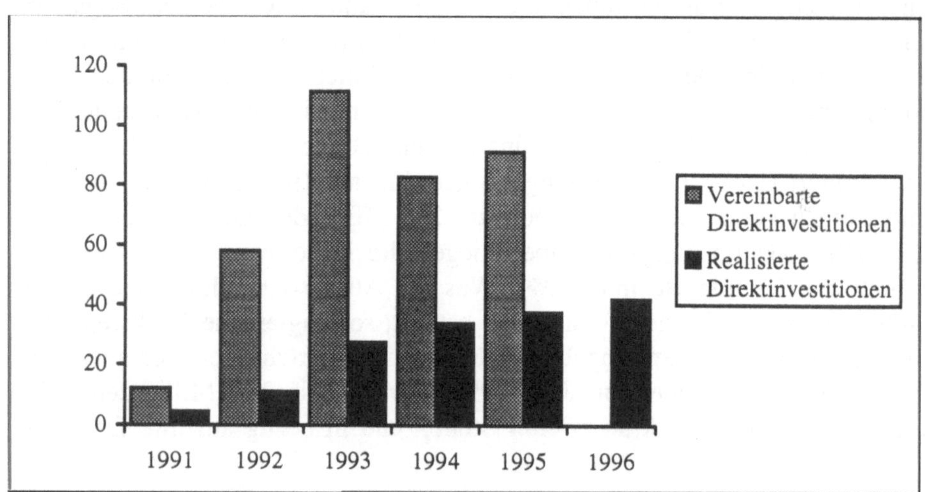

Abb. 1. Vereinbarte und realisierte ausländische Direktinvestitionen in der VR China, 1991–1996 (in Milliarden US$).

Quellen: PRC State Statistical Bureau (Guojia Tongjiju): „China Statistical Yearbook (Zhongguo Tongji Nianjian)". Beijing, China Statistical Publishing House (Zhongguo Tongji Chubanshe), 1996, S. 579 und S. 597; The Economist: „China - A Survey", 8. März 1997, S. 10 (separate Paginierung)

---

[3] Vgl. hierzu Abb. 2.

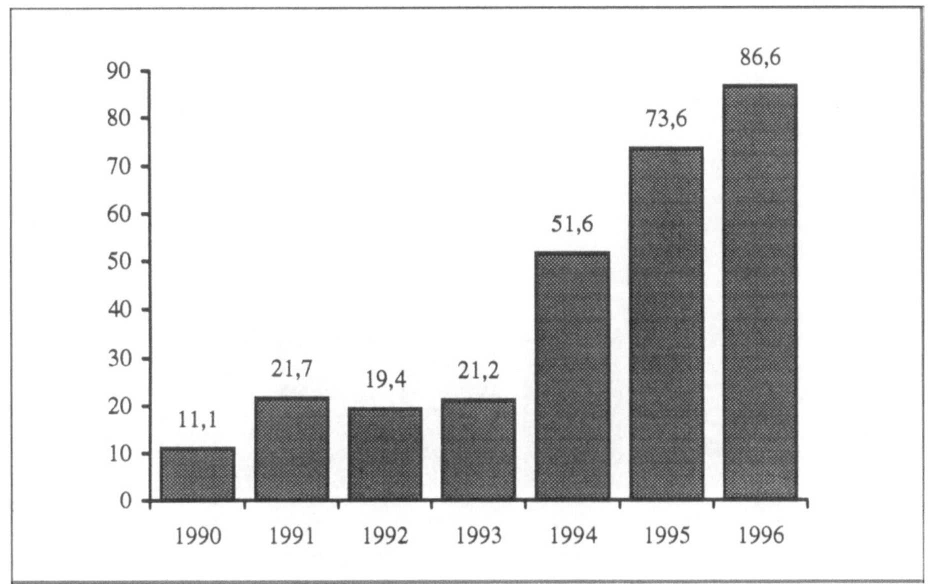

Abb. 2. Devisenreserven der VR China, 1990–1996 (in Milliarden US$)

Quellen: Schüller, Margot: „PRC Social and Economic Data", in: *China aktuell*, Dezember 1996, S. 1209/17; PRC State Statistical Bureau (Guojia Tongjiju): „China Statistical Yearbook (Zhongguo Tongji Nianjian)". Beijing, China Statistical Publishing House (Zhongguo Tongji Chubanshe), 1996, S. 616.

China sich einen wichtigen Platz in der Weltwirtschaft erkämpft und ihre in den Jahren davor praktizierte Politik der Autarkie vollständig aufgegeben. Politisch und ökonomisch ist damit in der Welt ein neuer Faktor herangewachsen, der vielen Hoffnung und Zuversicht verheißt. Je mehr die Volksrepublik China sich in die Welt integrieren läßt, um so mehr wird sie werden wie wir. Barrieren werden fallen und letztlich nicht nur ein Markt, sondern auch ein politisches System entstehen, das in allen Bereichen unseren Ansprüchen entspricht.

Und dennoch: Wer immer die Verhältnisse in der VR China nicht nur aus der Statistik, sondern vor allem aus eigener Anschauung kennt, der weiß oder spürt zumindest, daß die oben dargelegte Einbindung der VR China in den Weltmarkt nur die eine Seite der Medaille darstellt, daß die viel propagierte Öffnung Chinas nicht nur im politischen, sondern auch im ökonomischen Bereich noch nicht in toto vollzogen ist und daß international übliche Denk- und Handlungsweisen in China nach wie vor auf Unverständnis stoßen. In Gesprächen mit Verhandlungsführern, die in wirtschaftlicher oder politischer Mission in die Volksrepublik China fahren, mit Mitarbeitern ausländischer Unternehmungen, die in China tätig sind, mit Journalisten und Diplomaten

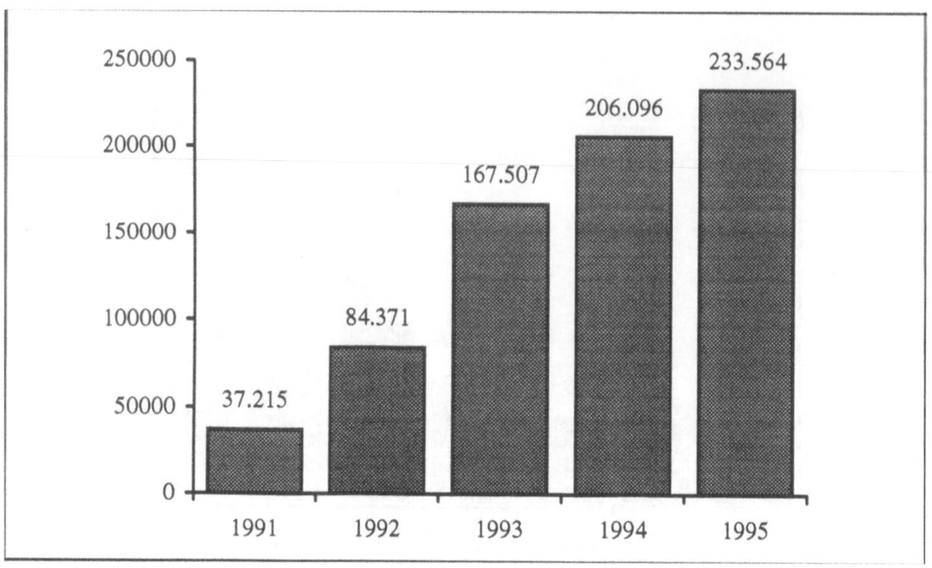

Abb. 3. Eingetragene Unternehmen mit ausländischer Kapitalbeteiligung in der VR China, 1991–1995

Quelle: PRC State Statistical Bureau (Guojia Tongjiju): „China Statistical Yearbook (Zhongguo Tongji Nianjian)". Beijing, China Statistical Publishing House (Zhongguo Tongji Chubanshe), 1996, S. 579 und S. 601.

erhält man immer wieder dieselbe Antwort: In China ist alles ein bißchen anders als anderswo, die Volksrepublik China ist ein Problem für sich.

So existierten zwar 1995 233.564 Unternehmen mit ausländischer Kapitalbeteiligung in der VR China[4] doch offenbart der Vergleich zwischen den von der chinesischen Regierung immer wieder verkündeten optimistischen Investitionssummen auf der Grundlage der sogenannten „letters of intent" mit der Summe der realisierten Investitionen, daß viele Pläne eben nicht Wirklichkeit werden.[5] Schon in den ersten Verhandlungen mit der chinesischen Seite erweisen sich allzu häufig schwer überwindbare Interessensgegensätze. Und wenn das Joint Venture eines Tages wirklich die Arbeit aufnehmen sollte, ist oftmals von der ursprünglich freundlichen Atmosphäre zwischen den Vertragspartnern nichts mehr zu spüren, die gesetzten Ziele werden nicht erreicht.[6] Und doch bleibt die Verlockung durch den chinesischen Markt. Hohe Investitionen und mangelnde Gewinne werden durch den Erfahrungsgewinn

---

[4] Vgl. Abb. 3.

[5] Vgl. Abbildung 1.

[6] Vgl. hierzu die entsprechenden Fallstudien in:Trommsdorf, Volker: Erfahrungen deutsch-chinesischer Joint-Ventures. Wiesbaden (Gabler) 1995 sowie Min Chen: Trick of the China Trade. In: Weaver, Gary R. (ed.): Culture, Communication and Conflict. Needham Heights (Simon & Schuster) 1994, S. 517–523.

auf dem chinesischen Markt kompensiert, der Zugang zum chinesischen Markt, den man sich erhofft hatte, so klein geredet, daß schon der Verkauf unter in Peking und Shanghai ansässigen Ausländern als Erfolg gelten kann.[7] Die Hoffnung auf den eines Tages sich als unermeßlich groß erweisenden chinesischen Markt beflügelt die Gemüter, da darf man keine Chance auslassen, sich in den Wettbewerb zu begeben, um eines Tages reichlich daraus zu ernten.

Die Hoffnung auf den chinesischen Markt begeistert in diesen Tagen nicht zum ersten Mal die politisch und wirtschaftlich Verantwortlichen auf der ganzen Welt. Seitdem in der Mitte des letzten Jahrhunderts aus dem Reich der Mitte mehr oder weniger unfreiwillig ein Land inmitten der internationalen Staatengemeinschaft wurde, hat der chinesische Markt vor allem zunächst auf Europa stets eine große Anziehungskraft ausgebt. Mit allen Tricks und Mitteln – ich erinnere nur an das wahrlich unrühmliche Beispiel des Opiumhandels – hat man versucht, diesen Markt dem Ausland zu öffnen. Auch damals schon hoffte man, und die gesamte amerikanische Außenpolitik gegenüber China steht unter diesem Stern, China würde sich politisch und ökonomisch dem Westen annähern und damit als eine Weltmacht auf den Plan treten, die der Dominanz europäisch-amerikanischen Denkens in der Welt nicht im Wege stünde, sondern zu dessen weltweiter Akzeptanz auch noch beitrüge. Wir alle wissen, daß diese Hoffnungen enttäuscht wurden, daß nach 100jährigen Bemühungen alle Ausländer aus China entfernt wurden, das Land sich zunächst dem Ostblock zugewandt und sich schließlich in eine fast zwanzig Jahre dauernde Isolation begeben hat. Auch wenn sich die Zeiten inzwischen geändert haben mögen, beobachten wir gerade in den letzten Jahren, daß die chinesische Regierung nicht nur in der Auseinandersetzung um Tibet, Taiwan und Hongkong, um Menschenrechte und Demokratie sich immer heftiger gegen die, wie sie es nennt, Verwestlichung Chinas wehrt. Auch im wirtschaftlichen Bereich beharrt sie auf einer Sonderstellung, so auf dem Recht, den eigenen Markt von der internationalen Konkurrenz abzuschotten, was für die chinesische Regierung inzwischen wichtiger zu sein scheint als die Zugehörigkeit zur World Trade Organisation, die vor einigen Jahren noch mit aller Macht angestrebt wurde.[8] Der besondere chinesische Weg zur sozialistischen

---

[7] Vgl. hierzu Trommsdorf (1995).

[8] In der VR China sind im Jahr 1996 verschiedene Versionen eines Buches veröffentlicht worden, das einem japanischen Vorbild nachempfunden den Titel trägt: Zhongguo keyi shuo bu (China kann nein sagen). In diesem Buch, von dem sich die Regierung der VR China unlängst offiziell distanziert hat, kommt das neue Selbstbewußtsein am deutlichsten zum Ausdruck. Wesentlich interessanter als diese Publikation ist jedoch eine Folgeveröffentlichung unter dem Titel Zhongguo heyi shuo bu (Warum kann China nein sagen). Hierin wird vor allem von der erfolgreichen ökonomischen Entwicklung der letzten Jahre her und im Vergleich zu den großen ökonomischen Schwierigkeiten der westlichen Länder argumentiert und der bisweilen irrational wirkenden Argumentationsweise der erst genannten Veröffentlichung eine „ratio-

Marktwirtschaft bildet das Herzstück der ideologischen Legitimation der chinesischen Regierung und gewinnt, je weniger man sich auf den sinisierten Marxismus beziehen kann und will, von Jahr zu Jahr an Bedeutung. Dabei mischt sich Stolz über die wirtschaftliche und politische Erstarkung Chinas mit Stolz über die eigene traditionelle Kultur, Stolz über die eigene Lernfähigkeit mit Stolz auf das seit Jahrtausenden erprobte Beharrungsvermögen. Mit großem Selbstbewußtsein setzt die Regierung der Volksrepublik China die Besonderheit des chinesischen Weges gegen den, wie man es in China nennt, Coca-Cola-Imperialismus und damit gegen die nach dem Zusammenbruch der Sowjetunion noch als einzige übriggebliebene amerikanische Supermacht.

Und ihre Argumente ziehen. Nicht nur in Asien ist diese Form von Selbstbewußtsein inzwischen zur Norm geworden, auch im Westen zeigt sie ihre Wirkung. Dabei geht die oben erwähnte Hoffnung auf Verwestlichung mit der Ehrfurcht vor der historisch gewachsenen chinesischen Besonderheit eine unselige Allianz ein, die sich letztlich kontraproduktiv auf die Erlangung des anvisierten Ziels auswirkt. An beiden Enden der Argumentation schleicht sich dabei ein gehöriges Maß an Realitätsferne ein. In Ehrfurcht verneigen wir uns vor einer chinesischen Tradition, deren Bedeutung für die Gegenwart wir kaum erfassen können. Und zugleich regen sich Zorn und Aggression angesichts der Hartnäckigkeit, mit der die chinesische Regierung alle Diskussionen über Tibet, Menschenrechte und Demokratie verweigert.[9] In diesem Sinne ist China am Ende des zwanzigsten Jahrhunderts für die außerchinesische Welt immer noch terra incognita und der chinesische Markt, trotz der soeben konstatierten und vielfach belegten Einbindung in den Weltmarkt, ein Phantom.

China, so hört man es immer wieder, ist ein Land mit einer langen Geschichte, einem großen Territorium und einer riesigen Bevölkerung. Die chinesische Seite läßt keine Chance ungenutzt, um dies gerade auch dem Ausland gegenüber immer wieder zu betonen. Und selbst wenn sie dies nicht mit der ihr eigenen Hartnäckigkeit täte, ließe sich das Bild, das im Ausland von China vorherrscht, genau so zusammenfassen: Wir empfinden Hochachtung und Bewunderung für China als einer Hochkultur mit geradezu einmaliger

---

nale Grundlage" verliehen. Vgl. hierzu: Rong Qiang u.a.: Zhongguo keyi shuo bu (China kann nein sagen). Beijing (Zhonghua gongshang lianhe chubanshe) 1996. Zhongguo heyi shuo bu (Warum kann China nein sagen). Beijing (Hualing chubanshe) 1996. Die japanische Version liegt bereits in englischer Übersetzung vor. Vgl.: Shintaro Ishihara: The Japan that can say no. Übersetzt von Frank Baldwin. New York, London etc. (Simon and Schuster) 1991.

[9] Vgl. hierzu insbesondere die Presseberichterstattung über die alljährlich in Genf stattfindenden Diskussionen der UNO-Menschenrechtskommission. Jedes Jahr von neuem gelingt es der VR China eine Verurteilung zu verhindern, obwohl diese von wesentlich „mächtigeren" Ländern gefordert wird.

Kontinuität; wir bestaunen China als ein Land der geographischen Gegensätze, und wir blicken besorgt und fasziniert zugleich auf China mit einer Bevölkerung von offiziell 1,2 Milliarden Menschen,[10] wobei die vielen, die laut Geburtenplan gar nicht existieren dürften, es dennoch aber tun, noch gar nicht Eingang in die Statistik gefunden haben. Grund genug also, um diesem Land mit seinen in qualitativer wie quantitativer Hinsicht weitreichenden Dimensionen als Kumulation des Positiven eine Sonderrolle zuzuordnen.

Die chinesische Seite weiß diese Bewunderung zu nutzen und beharrt ihrerseits auf einem Sonderstatus. So wie der Kaiser von China früher von den umliegenden Völkern Tribute annahm, fordert die Regierung der Volksrepublik heute den Kniefall vor der Besonderheit, der Eigenart Chinas. Nach innen betont sie, in China sei ein wirtschaftliches und gesellschaftliches System aufzubauen, das den Besonderheiten des Landes entspräche, nach außen hin reklamiert sie Verständnis für Rückständigkeit und Anspruchsdenken, für die Abwesenheit von Demokratie im westlichen Sinne des Wortes und die Omnipräsenz eines undurchdringlichen Netzes von Beziehungen, das es zu beachten gelte wie das viel zitierte Gesicht des Verhandlungspartners. Ohne daß wir uns dessen bewußt wären, akzeptieren wir diesen Anspruch auf Besonderheit in allen Lebenslagen: Chinesische Delegationsteilnehmer dürfen in Anwesenheit hochrangiger Persönlichkeiten aus Politik und Wirtschaft unseres Landes, selbst wenn diese bedeutsame Reden halten, ein Nickerchen machen; es ist kaum der Rede wert, daß sie in einem 5-Sterne-Hotel unversehens eine Elektroplatte aufstellen, um sich fern der Heimat ein ihrem Gaumen gewohntes Mahl zu bereiten; wie auch wir, einigermaßen komfortable Wohnverhältnisse gewöhnt, Kakerlaken auf dem Kopfkissen und Ratten unter dem Bett bei Besuchen in der VR China in kauf nehmen, den chinesischen Dolmetscher für sein glänzendes Deutsch rühmen, auch wenn wir ihn bisweilen nicht verstehen, und die Erklärung, China sei eben ein Entwicklungsland, für alles, was uns vielleicht verwundert oder sogar verärgert, gelten lassen. Im Grunde profitieren alle von dem Glauben an die Besonderheit: Die chinesische Seite behauptet mittels dieses Arguments ihre Souveränität, die andere Seite erklärt ihren Mißerfolg. Wie könnte man auch in einem Land von so großer Besonderheit so erfolgreich sein wie in anderen?

Nun wären unsere Probleme allzu schnell gelöst, könnte man das Argument von der chinesischen Besonderheit als bloßes Gerede abtun, zeigen, wie die chinesische Seite das Argument aufbaut, um die eigene Position zu stärken, und wie die jeweiligen nicht-chinesischen Verhandlungspartner nur allzu gern auf dieses Argument eingehen, um auf die Weise die eigene Unfähigkeit, zum

---

[10] Vgl. zu dieser viel zitierten Zahl: PRC State Statistical Bureau (Guojia Tongjiju): China Statistical Yearbook (Zhongguo Tongji Nianjian). Beijing (China Statistical Publishing House/Zhongguo Tongji Chubanshe) 1996, S. 69.

Ziel zu kommen, zu erklären. Doch so einfach sind die Verhältnisse leider nicht.[11]. Das Argument von der Besonderheit hält sich nämlich deshalb so hartnäckig, weil es unseren Alltagserfahrungen (wie übrigens auch unzähligen Forschungsergebnissen zu allen möglichen Bereichen der chinesischen Kultur[12]) entspricht. Selbst wenn wir noch so sehr hofften, in Zukunft auf die Andersartigkeit Chinas verzichten zu können, zeigt sich doch heute, daß unser richtiger Umgang mit ihr in politischer wie ökonischer Hinsicht die Voraussetzung für den gewünschten Erfolg darstellt. Und so erleben wir im Diskurs über die Besonderheit Chinas nur etwas allzu Alltägliches, daß nämlich die chinesische Seite – und dabei sind sich Herrscher wie Beherrschte weitgehend einig – die Integration in die Welt mit der Kautele versieht, als Gegengewicht zu Internationalisierung und Globalisierung an der eigenen chinesischen Besonderheit festhalten zu dürfen.[13] Mit anderen Worten: Wer meint, ohne die Kenntnis und Anerkennung der chinesischen Besonderheit sich auf dem chinesischen Markt plazieren zu wollen, wird diesen letztlich als Phantom erleben. Wer aber andererseits meint, die Unterwerfung unter das Postulat der Besonderheit genüge, um das selbst gesteckte Ziel zu erreichen, wird die eigenen Interessen weitgehend aufgeben müssen und dabei früher oder später den real existierenden chinesischen Markt ebenso als Phantom erleben.

Die Bundesrepublik Deutschland hat seit dem Besuch von Außenminister Kinkel in der Volksrepublik China im Herbst 1996 eine gute Presse. Die politischen Querelen über Tibet und Menschenrechte scheinen vergessen, und anstelle dessen wird herausgestellt, Deutschland gehöre zu den wichtigsten Handelspartnern der VR China, es stehe 1995 mit 1,1% der ausländischen Direktinvestitionen in Höhe von 37,5 Mill. US\$ an sechster Stelle hinter Hong-

---

[11] Vor allem im englischsprachigen Raum sind in den letzten Jahren zahlreiche Ratgeber und Analysen veröffentlicht worden, die sich das Ziel setzen, die „spezifische" Verhaltensweise chinesischer Verhandlungspartner durchsichtig zu machen. Leider beschränken sich diese Veröffentlichungen meist darauf, Beziehungen zwischen dem militärstrategischen Denken und der Verhandlungstaktik auf chinesischer Seite aufzuzeigen oder pragmatisch auf die Bedeutung von Banketts usw. hinzuweisen. Als viel gelobte und neuste Variante vgl.: Blackman, Carolyn: Negotiating in China. Case Studies and Strategies. St Leonards (Allen & Unwin) 1997. In deutscher Sprache liegt vor: Xiang Zhang: Erfolgreich verhandeln in China: Risiken minimieren, Verträge optimieren. Aus dem Chinesischen von Manuel Vermeer. Wiesbaden (Gabler) 1997.

[12] Exemplarisch kann dies am Beispiel der chinesischen Geschichtsschreibung beobachtet werden. Über ideologische und zeitliche Grenzen hinweg wird hier immer wieder die Auseinandersetzung um das „spezifisch Chinesische" geführt. Vgl. hierzu Chinese Historiography in Comparative Perspective. Ed. by Axel Schneider and Susanne Weigelin-Schwiedrzik. History and Theory. Studies in the Philosophy of History. Theme Issue 35. 1996.

[13] Dabei vollzieht sich in der VR China nur eine Tendenz, die allenthalben als Komplementär zu ökonomischer Globalisierung beobachtet wird. Vgl. hierzu den aufschlußreichen Beitrag: von Barloewen, Constantin: Gibt es ein Weltdorf? Die Globalisierung ist nur die Oberfläche der Wirklichkeit. In: FAZ v. 8.3.1996, S. 13–14.

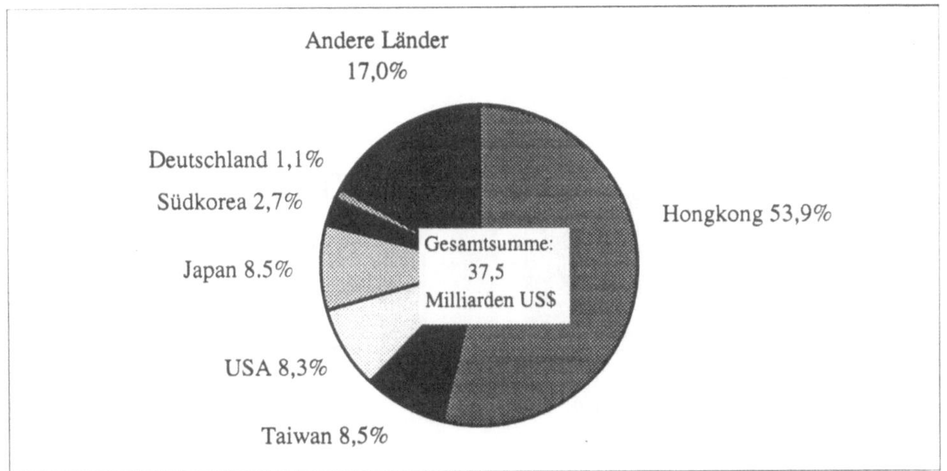

Abb. 4. Ausländische Direktinvestitionen in der VR China nach Ursprungsländern, 1995 (in v.H. der Gesamtsumme)

Quellen: PRC State Statistical Bureau (Guojia Tongjiju): „China Statistical Yearbook (Zhongguo Tongji Nianjian)". Beijing, China Statistical Publishing House (Zhongguo Tongji Chubanshe), 1996, S. 579 und S. 597; The Economist: „China - A Survey", 8. März 1997, S. 10 (separate Paginierung).

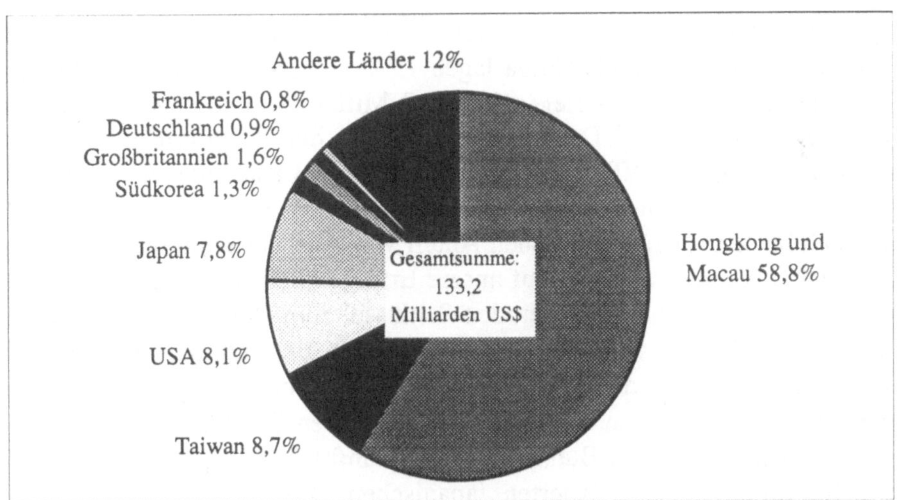

Abb. 5. Ausländische Direktinvestitionen in der VR China nach Ursprungsländern, 1979–95 (in v.H. der Gesamtsumme)
Quelle: The Economist: „China - A Survey", 8. März 1997, S. 10 (separate Paginierung).

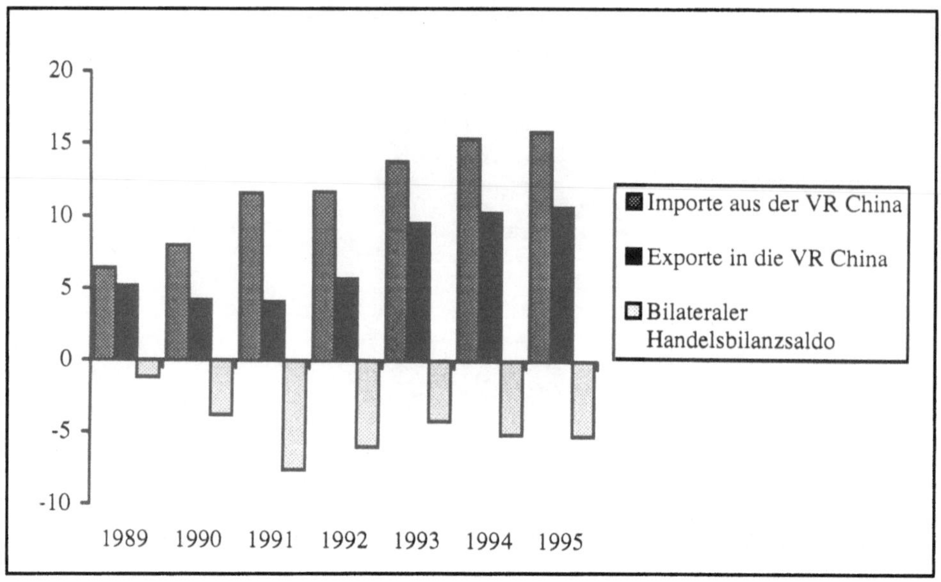

Abb. 6. Bilateraler Handel der Bundesrepublik Deutschland mit der VR China, 1989–1995 (in Milliarden DM)

Quellen: Statistisches Bundesamt: „Statistisches Jahrbuch für die Bundesrepublik Deutschland, 1996". Stuttgart, 1996, Metzler-Poeschel, S. 296; Statistisches Bundesamt: „Deutschland als Handelspartner", in: http://www.statistik-bund.de/basis/d/bd18. html.

kong, Japan, Amerika, Taiwan und Korea.[14] Die Exporte aus der Bundesrepublik Deutschland in die VR China lagen 1995 bei 10,7 Milliarden DM. Die Importe aus der VR China liegen bei 15,9 Milliarden und sind seit einigen Jahren stetig gestiegen.[15] Deutschland ist heute der wichtigste europäische Handelspartner in der VR China und das einzige Land unter den eben genannten sechs stärksten Investoren, das nicht zu den Anrainerstaaten der VR China gehört oder über einen hohen Anteil von Auslandschinesen verfügt. In diesem Sinne können wir stolz auf unsere Erfolge blicken und uns zu der Annahme verleiten lassen, wir hätten den Schlüssel zum chinesischen Markt bereits gefunden und im Spiel mit der chinesischen Besonderheit die richtigen Regeln beherzigt. Und doch dürfen wir nicht darüber hinwegsehen, daß der Unterschied zwischen den in der Rangliste auf den Positionen eins bis vier genannten Staaten und der Bundesrepublik quantitativ wie qualitativ gewaltig ist[16]. Die Summe der realisierten japanischen Direktinvestitionen ist beispielsweise etwa zehn Mal so hoch wie die der deutschen,[17] die Präsenz japa-

---

[14] Vgl. hierzu Abb. 4 und 5.
[15] Vgl. hierzu Abb. 6 und 7.
[16] Vgl. hierzu Abb. 8–10.
[17] Vgl. Tabelle 2.

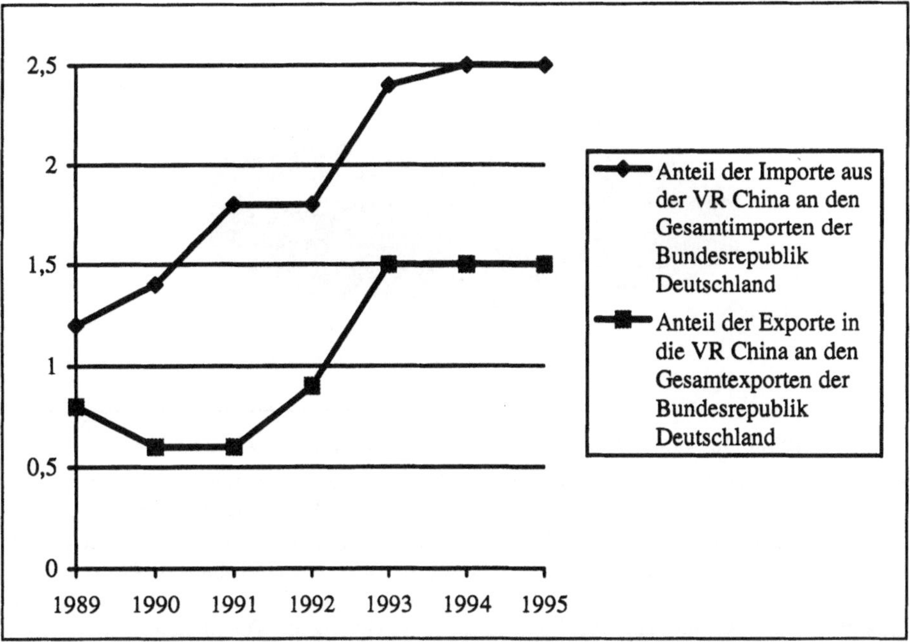

Abb. 7. Anteil der VR China am Außenhandel der Bundesrepublik Deutschland 1989–1995 (in v.H.)
Quellen: Statistisches Bundesamt: „Statistisches Jahrbuch für die Bundesrepublik Deutschland, 1996". Stuttgart, 1996, Metzler-Poeschel, S. 296; Statistisches Bundesamt: „Deutschland als Handelspartner", in: http://www.statistik-bund.de/basis/d/bd18. html.

nischer und amerikanischer Produkte auf dem chinesischen Markt ist allgegenwärtig. Dabei beschränken sich die Investitionen nicht auf einzelne Bereiche des Wirtschaftsgeschehens und werden nicht nur von international agierenden Konzernen getätigt, sondern auch von einer großen Zahl von Klein- und Mittelunternehmen, die bis in alle Ecken der chinesischen Gesellschaft vordringen und sogar schon die Lebenswelt der einst so abgeschieden lebenden chinesischen Bauern internationalisieren.

Fragt man hingegen chinesische Gesprächspartner, welche auf dem chinesischen Markt gängigen deutschen Produkte sie aufzählen könnten, so loben diese sofort die hervorragende Qualität deutscher Autos und verweisen auf die Omnipräsenz von Santana und Audi. Auch erklären sie, das weltberühmte Qingdao-Bier sei deshalb so gut, weil man in China das Bierbrauen von den Deutschen gelernt habe, und zeigen Interesse für das neuerdings aus chinesisch-deutscher Koproduktion erhältliche Becks-Bier. Die gut informierten verweisen schließlich, soweit sie mit den Shanghaier Verhältnissen vertraut sind, auf den Einsatz der Firma Siemens beim Bau der Shanghaier Untergrundbahn, auf die hohe Investitionsbereitschaft der Firma BASF und nicht

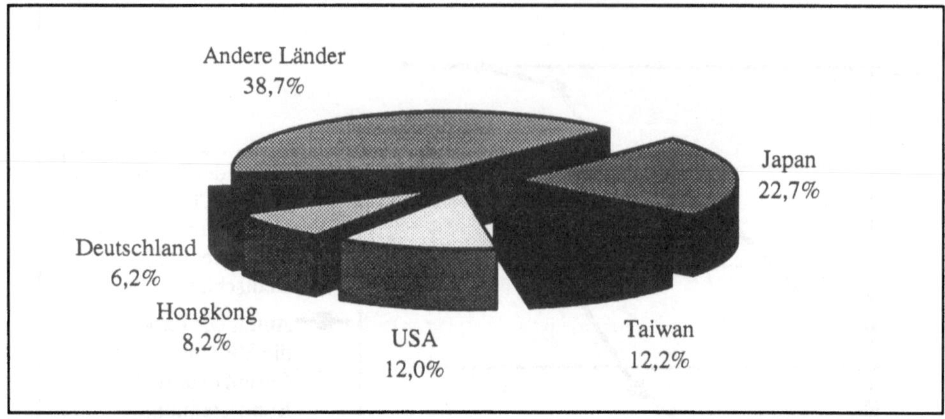

Abb. 8. Importe der VR China nach Ursprungsländern, 1994 (in v.H.)

Quellen: Statistisches Bundesamt: „Statistisches Jahrbuch für das Ausland, 1996". Stuttgart, 1996, Metzler-Poeschel, S. 281–283. Schüller, Margot: „PRC Social and Economic Data", in: *China aktuell*, Januar 1995, S. 69/15; dies.: „PRC Social and Economic Data Dezember 1996", S. 1209/17; dies.: „PRC Social and Economic Data", in: *China aktuell*, Februar 1997, S. 176/16; PRC State Statistical Bureau (Guojia Tongjiju): „China Statistical Yearbook (Zhongguo Tongji Nianjian)", Beijing, China Statistical Publishing House (Zhongguo Tongji Chubanshe), 1996, S. 586–588.

zuletzt auf die gute Qualität deutscher Aufzüge. Ist Deutschland auf dem chinesischen Markt?

Während wir hier über den totalitären Charakter des Regimes in Peking diskutieren und die Menschenrechtslage in China beklagen, nehmen die Menschen in China längst ihre in den letzten Jahren hinzugewonnenen Rechte wahr und begreifen ihr Land ganz im Gegenteil zu unseren Vorstellungen als einen Kontinent der unerschöpflichen Möglichkeiten. Auch wenn dies zugegebenermaßen bisher lediglich für die Randgebiete Chinas zutrifft und das Binnenland im Wettbewerb der Möglichkeiten immer mehr ins Hintertreffen gerät: die Menschen in den Gebieten, wo sich die Chancen auftun, haben eine schier unbegreifliche Energie und Kreativität entwickelt, aus dem, was sich ihnen bietet, das für sie Beste zu machen. Wer heute noch China als ein Land rigider Vorschriften, des kollektiven Zusammenhalts und der freundlichen Höflichkeit begreift, hat die Zeichen der Zeit nicht erkannt. Zumindest die städtische Kultur in der Volksrepublik China ist eine Kultur des Wettbewerbs auf Leben und Tod, ist eine Kultur des extremen Egoismus und der absoluten Skrupellosigkeit. Und das gilt nicht nur für Chinesen untereinander, sondern für alle, die sich in das Abenteuer China Stürzen: entweder man begibt sich mit Haut und Haar in das Getümmel in der festen Überzeugung, einen Nutzen daraus ziehen zu können, oder man kommt darin um. Und diejenigen unter den ausländischen Investoren, die dies am besten begriffen zu haben scheinen,

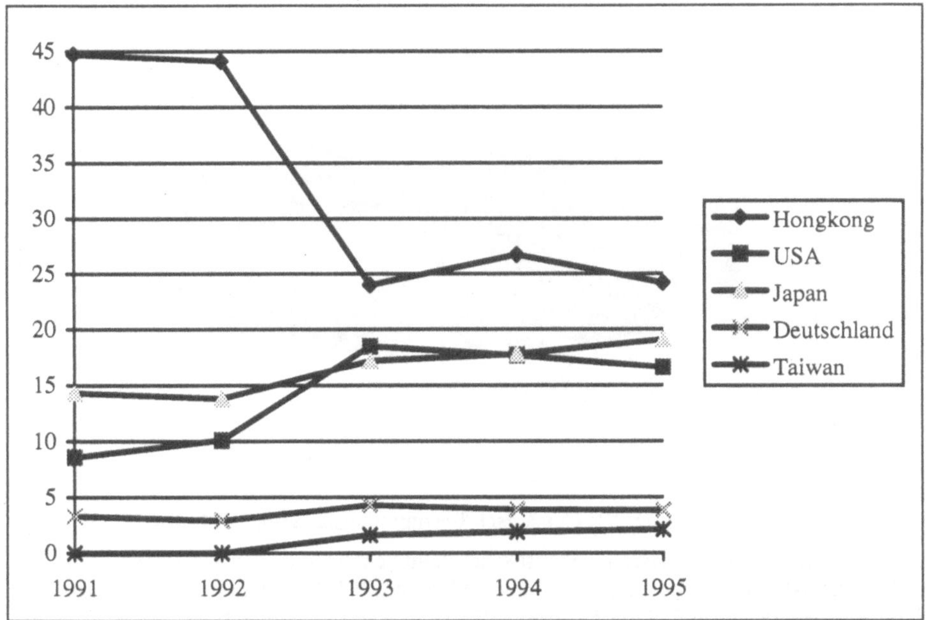

Abb. 9. Entwicklung der Anteile ausgewählter Länder an den Exporten der VR China, 1991–1995 (in v.H.)

Quellen: Statistisches Bundesamt: „Statistisches Jahrbuch für das Ausland, 1996". Stuttgart, 1996, Metzler-Poeschel, S. 281–283. Schüller, Margot: „PRC Social and Economic Data", in: *China aktuell*, Januar 1995, S. 69/15; dies.: „PRC Social and Economic Data Dezember 1996", S. 1209/17; dies.: „PRC Social and Economic Data", in: *China aktuell*, Februar 1997, S. 176/16; PRC State Statistical Bureau (Guojia Tongjiju): „China Statistical Yearbook (Zhongguo Tongji Nianjian)", Beijing, China Statistical Publishing House (Zhongguo Tongji Chubanshe), 1996, S. 586–588.

sind die Kapitalgeber aus den asiatischen Anrainerstaaten der Volksrepublik China und die in aller Welt anzutreffenden Auslandschinesen. Alle anderen sind trotz unbestreitbaren Engagements und großem Einsatz weit abgeschlagen. Warum?

Und hier sind wir wieder bei unserem eingangs erörterten Problem der chinesischen Besonderheit gelandet, lautet doch die schnellste und vielleicht einfachste, auf jeden Fall die einleuchtendste Antwort auf die gestellte Frage: die kulturelle Nähe der Auslandschinesen, der Japaner und Koreaner ist es, die ihnen den Zugang zum chinesischen Markt der Möglichkeiten erleichtert. Sie kennen sich mit der Besonderheit der chinesischen Kultur aus und haben damit einen uneinholbaren Vorteil gegenüber allen nicht-asiatischen Investoren. Was bei dieser schnellen und einleuchtenden Antwort übersehen wird: Auch die Japaner, Koreaner und Auslandschinesen kennen sich mit der Besonderheit des chinesischen Sozialismus nicht aus, auch sie Kämpfen mit den Be-

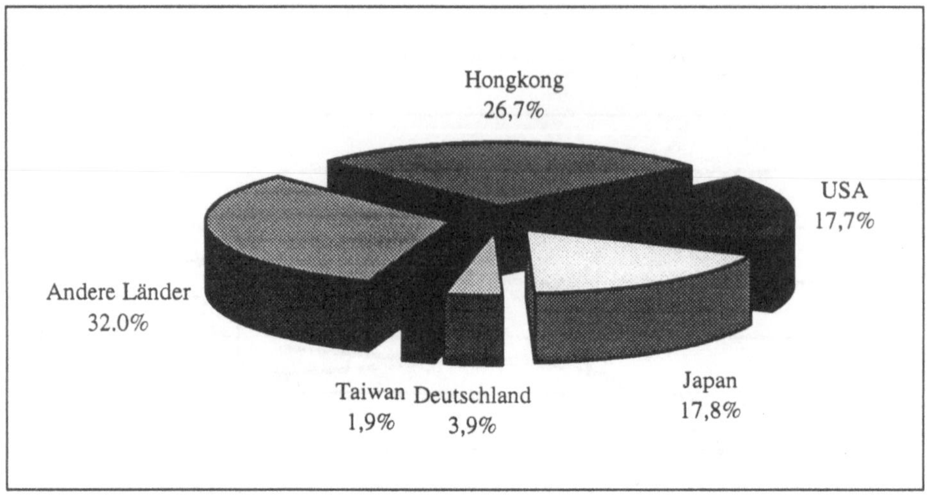

Abb. 10. Exporte der VR China nach Bestimmungsländern, 1994 (in v.H.)

Quellen: Statistisches Bundesamt: „Statistisches Jahrbuch für das Ausland, 1996". Stuttgart, 1996, Metzler-Poeschel, S. 281–283. Schüller, Margot: „PRC Social and Economic Data", in: *China aktuell*, Januar 1995, S. 69/15; dies.: „PRC Social and Economic Data Dezember 1996", S. 1209/17; dies.: „PRC Social and Economic Data", in: *China aktuell*, Februar 1997, S. 176/16; PRC State Statistical Bureau (Guojia Tongjiju): „China Statistical Yearbook (Zhongguo Tongji Nianjian)", Beijing, China Statistical Publishing House (Zhongguo Tongji Chubanshe), 1996, S. 586–588.

Tabelle 2. Realisierte Direktinvestitionen in der VR China nach Ursprungsländern, 1994 und 1995 (in Milliarden US$ und v.H.)

	Gesamt	Hongkong	Taiwan	USA	Japan	Südkorea	Deutschland	Andere Länder
1994	33,8	19,8	3,4	2,5	2,1	0,7	0,3	5,0
		(58,6%)	(10,1%)	(7,4%)	(6,2%)	(2,1%)	(0,9%)	(14,7%)
1995	37,5	20,2	3,2	3,1	3,2	1,0	0,39	6,4
		(53,9%)	(8,5%)	(8,3%)	(8,5%)	(2,7%)	(1,1%)	(17,1%)

Quelle: PRC State Statistical Bureau (Guojia Tongjiju): „China Statistical Yearbook (Zhongguo Tongji Nianjian)". Beijing, China Statistical Publishing House (Zhongguo Tongji Chubanshe), 1996, S. 579 und S. 597–599; The Economist: „China – A Survey", 8. März 1997, S. 10 (separate Paginierung).

hörden um Genehmigungen, auch sie sprechen einen andere Sprache, auch sie haben Schwierigkeiten, die richtigen Ansprechpartner und Mitarbeiter zu finden. Vergessen wird auch, daß gerade die Anrainerstaaten über eine höchst problematische gemeinsame Geschichte mit China verbunden sind, daß es Ressentiments und tief verwurzelte Konflikte gibt, daß manchmal die Nähe überhaupt erst Mißtrauen entstehen läßt.

Nehmen wir uns Japan einmal als Beispiel vor. Hier ist geradezu ein China-Fieber ausgebrochen. Unternehmen aller Größenordnungen erkunden Investitionsmöglichkeiten in China, und alle Kräfte werden zur Verwirklichung der Pläne mobilisiert. Nicht nur Geld fließt in großen Maßen nach China, auch wenn China vielleicht nicht das Land ihrer Träume ist, arbeiten und lernen immer mehr Japaner in China. Gerade junge Menschen strömen zu Tausenden in die Volksrepublik und lernen Chinesisch, leben über Jahre hinweg in der Volksrepublik China und machen sich mit den Verhältnissen vertraut. Sie tun dies nicht nur, obwohl manch einer von ihnen lieber in Japan eine renommierte Universität besucht hätte, weil sie in der Presse lesen, daß China der Markt der Zukunft ist. Sie tun dies in der Gewißheit, daß ihre Mühen sich eines Tages auszahlen werden, daß ihre Sprachkenntnisse und ihre Vertrautheit mit den Verhältnissen in der VR China auf dem heimischen Arbeitsmarkt Anerkennung finden, kurz: daß sie gebraucht werden! Mehr als 85% aller an unserer Partnerhochschule in Shanghai eingeschriebenen Auslandsstudenten kommen aus Japan und Korea, aus Deutschland gibt es zur Zeit klägliche drei aus Heidelberg und vier aus Bayreuth. Die Zahl der Studierenden, die der DAAD jedes Jahr zu einem Sprachstudium in die VR China oder Taiwan schickt, ist in den letzten Jahren nicht gestiegen, sondern unter anderem aus finanziellen Gründen zurückgegangen. Immer noch gibt es in der Bundesrepublik ganz wenige Gymnasien, an denen Schüler Chinesisch lernen können. Und diejenigen, die Chinesisch gelernt haben, die in China gelebt haben und bereit sind, in China zu arbeiten, die sich nicht nur mit Politik, Ökonomie und Kultur des neuen China, sondern auch mit dem Alltag in diesem Land auskennen, stoßen bei der Suche nach einem Arbeitsplatz immer noch und viel zu oft auf Unverständnis und Ablehnung. Hier liegt ein ganz entscheidender Unterschied: China ist eben nicht nur ein großes Land mit einer langen Geschichte und einer riesigen Bevölkerung. Um dieses Land verstehen, um mit ihm zusammenarbeiten, um sich auf diesem Markt plazieren zu können, bedarf es auch vieler Menschen, die sich für dieses Land interessieren, die seine Sprache beherrschen, die Freunde dort haben, die dort leben möchten, die begreifen, daß China ein Abenteuer fürs Leben ist. Diese Menschen bilden die Voraussetzung dafür, daß wir unsere politischen, wirtschaftlichen und kulturellen Beziehungen zu China so entwickeln können, wie es der Bedeutung des Landes entspricht. Sie müssen den eigenen Hochmut genauso wie die vorschnelle Ehrfurcht ablegen und an China herangehen wie an jedes andere Land der Welt: mit dem notwendigen Respekt vor der nationalen Besonderheit und einem gerüttelt Maß an Selbstbewußtsein und Gewißheit, diese Besonderheit begreifen zu können. Der Erfolg der asiatischen Anrainerstaaten und auch der USA auf dem chinesischen Markt ist der dort wesentlich weiter verbreiteten intensiven Auseinandersetzung mit der VR China geschuldet, er basiert auf den Fähigkeiten vieler Menschen, mit Hilfe ihrer kulturellen

Kenntnisse eine Brücke zu bauen zwischen hier und dort. Doch während andere mit ihrer Brücke schon am anderen Ufer angekommen sind, haben wir diese Brücke noch nicht einmal angefangen zu bauen. Wer sich in diese Richtung aufmacht, wird immer noch eher bestraft als belohnt.

Hat man solche Brücke gebaut, stochert man auf der Suche nach dem chinesischen Markt nicht mehr im Nebel, sondern weiß, wovon man spricht, kennt sich nicht nur allgemein mit der chinesischen Tradition aus (als ob die sich nicht gewaltig geändert hätte seit Konfuzius Zeiten!), sondern weiß, was die Menschen in China denken, was sie brauchen, was sie wünschen, kennt die Tücken der gesellschaftlichen Strukturen und durchschaut die Regeln des Geschäfts, wo andere von einer Untiefe in die andere geraten. Die Auswertung der einschlägigen Erfahrungen in der wirtschaftlichen Kooperation mit der VR China hat ergeben, daß wir in beiden Richtungen Menschen brauchen, die Brücken bauen, Chinesen, die deutsch können und das Leben in Deutschland kennen, wie Deutsche, die chinesisch können und das Leben in China kennen. Dabei möchte ich keineswegs der Umwandlung des Orchideenfaches Sinologie in ein Massenfach das Wort reden. Ich meine vielmehr, daß wir China wie Asien überhaupt viel stärker in unseren Bildungskanon integrieren müssen, daß wir wie selbstverständlich als Ingenieur, Jurist, Politologe und Ökonom über China und Asien informiert sein und die Möglichkeit erhalten sollten, Chinesisch zu lernen.

Unter derart verbesserten personellen Voraussetzungen haben wir die Chance, die Ehrfurcht vor dem Besonderen in Neugierde auf das Andere zu verwandeln. Erst wenn dieser Schritt getan ist, kann die Integration Chinas in den Weltmarkt auch gedanklich als vollzogen gelten, ist die Gleichheit der Verhandlungspartner hergestellt. Denn die mangelnde Souveränität im Umgang mit der chinesischen Besonderheit impliziert auch die Unterwerfung unter eine Art von postulierter Gleichrangigkeit, in der einzig die chinesische Seite definiert, bis wohin die Gleichberechtigung reicht. Dabei fällt auf, daß vor allem staatliche Vertreter aus der Volksrepublik China unter Hinweis auf die Kolonialgeschichte wie auf den Status der Volksrepublik als Entwicklungsland den ökonomischen Interessen der eigenen Seite von vorne herein ein höheres Maß an Legitimität zubilligen als den Interessen der anderen Seite. Das bedeutet, daß ihr oft für nicht-chinesische Verhandlungspartner schwer nachvollziehbares Verhandlungsgebaren nicht zum Ziel hat, in Kenntnis der prinzipiellen Legitimität der wirtschaftlichen Interessen beider Seiten um den eigenen Vorteil zu kämpfen, sondern daß es vielmehr darum geht, die eigenen Vorstellungen als einzig legitim durchzusetzen und die Forderungen der Gegenseite als illegitim darzustellen. Auf diese Weise finden Kooperationspartner zu einander, die eigentlich gar nicht zu einander gehören, weil sie nämlich mit ein und demselben Projekt einander widersprechende Zielsetzungen verfolgen. Die chinesische Seite verfolgt in der Kooperation mit dem

Ausland das Ziel, möglichst viel ausländisches Kapital zum Aufbau der eigenen Wirtschaft und zur Strärkung des eigenen Exports nach China zu locken, während das Ausland sich auf die Kooperation einläßt, weil es ihm um die Erkundung und letztlich auch um die „Eroberung" des chinesischen Marktes geht. Dementsprechend werden gerade bei Joint Ventures, aber in besonderem Maße bei Betrieben mit ausschließlich nicht-chinesischem Kapital, hohe Exportquoten gefordert und der Zugang zum chinesischen Markt erschwert, es sei denn, es handelt sich um Produkte, die dringend gebraucht und bisher zu wenig angeboten werden. Wenn man dann noch bedenkt, daß selbst in Joint-Ventures produzierte Produkte oftmals den internationalen Qualitätsanforderungen nicht entsprechen und deshalb nur schwer Abnehmer finden und daß wegen der hohen Importzölle in Ermangelung entsprechender Zulieferer die in Joint Ventures produzierten Produkte gar nicht so kostengünstig sind, wie man sich das vielleicht vorgestellt hat, dann kann man eigentlich nur die chinesische Seite für ihr erstaunliches Verhandlungsgeschick beglückwünschen.[18] Und dieses Verhandlungsgeschick besteht darin, die Ungleichheit als Gleichheit zu definieren und darauf zu achten, daß daran nicht gerüttelt wird. Das fängt schon damit an, daß von der chinesischen Seite stets Dolmetscher gestellt werden und die Gegenseite, aus welchen Gründen auch immer, auf die Verpflichtung eines eigenen Dolmetschers verzichtet. Ich weiß nicht, warum sich beispielsweise in Deutschland immer noch nicht herumgesprochen hat, daß es sehr gute und kompetente Dolmetscher gibt, die durchaus in der Lage sind, Verhandlungen im politischen und ökonomischen Bereich adäquat zu übersetzen.[19] Aus meiner eigenen Erfahrung als Dolmetscherin weiß ich nur, daß die ungleiche Gleichheit der Verhandlungen mit diesem Schritt schon besiegelt ist.

Die chinesische Seite rechtfertigt ihre Vorgehensweise mit der von ihnen als Arroganz empfundenen Normativität des Westens. Je mehr dieser, weniger in direkten Gesprächen als vielmehr über die veröffentlichte Meinung, auf der Vorbildhaftigkeit des eigenen Modells beharrt, um so mehr fordert er den Selbstbehauptungswillen der chinesischen Seite heraus. Diese wiederum ver-

---

[18] Vgl. hierzu: Trommsdorf (1995), Lee, Yuen Ching Karen und Su-ging Wang: The New China Hotel in Beijing.In: Moran, Robert R., David O. Braaten und John E. Walsh, jr. (eds.): International Business Case Studies for the Intercultural Marketplace. Houston (Golf Publishing Company) 1994, S.1–10, Teagarden, Mary B. und Mary Ann Glinow: Beijing Jeep Cooperation: American Motor's Experience in China. In Moran, Robert T. (1994), S.97.116.

[19] Auch im Bereich der Dolmetscherausbildung für Chinesisch zeigen sich die entsprechenden Stellen in der Bundesrepublik Deutschland eher inaktiv. Der einzige Ausbildungsort für Dolmetscher, der auf gute Erfolge blicken kann, ist die Humboldt-Universität in Berlin. Im Zuge der bekannten finanziellen Kürzungen wird derzeit aber genau dieser für das vereinigte Deutschland einmalige Ausbildungsstandort in seinen Mitteln so beschnitten, daß die Ausbildung, wenn überhaupt, nur noch auf niedrigstem Niveau weitergeführt werden kann. Ersatz ist nicht in Sicht.

langt die totale Unterwerfung im Sinne einer Kompensation allgemein erlitte-
nen Unrechts und verweist damit den oftmals überraschten und auch überfor-
derten Verhandlungsführer auf einen so niedrigen Rang, daß er es kaum
schaffen wird, im Verlauf der Gespräche die an sich gebotene Gleichheit herzustellen.

In all den angesprochenen Bereichen haben es die Investoren aus den Anrainerstaaten der Volksrepublik China leichter als die von weither angerei-
sten. Und doch zeigt der Vergleich, daß ihnen der Erfolg nicht in den Schoß
fällt, sondern daß sie vor allem im Bereich der personellen Voraussetzungen
Anstrengungen unternommen haben, die es ihnen ermöglichen, selbstbewußt
und mit großer Expertise ausgestattet in die Verhandlungen zu gehen. Gerade
wenn man sich in den abgelegeneren Gebieten der Volksrepublik China aufhält, wird man immer wieder hören, daß die letzten Gäste, die man dort empfangen und bewirtet hat, Japaner gewesen seien. Dies geht so weit, daß manch
ein älterer Chinese sich an vergangene Zeiten erinnert fühlt, da japanische Sozialwissenschaftler so genaue Untersuchungen über die Situation in China
vornahmen, daß sie über die soziale Lage im Lande besser informiert waren
als die jeweils zuständigen chinesischen Behörden. Mit einiger Sicherheit
wissen die vielen japanischen Marktbeobachter überall in der Volksrepublik
China auch heute über den real existierenden chinesischen Markt weit besser
Bescheid als die meisten Funktionäre der Planungsbehörden in Peking oder
die ohnehin nur am Export interessierten chinesischen Manager. Und dabei
entdecken sie immer wieder Lücken, die nur sie schließen können und die es
ihnen Schritt für Schritt ermöglichen, sich auf dem chinesischen Markt zu
plazieren. Das scheint mir der Schlüssel zu ihrem Erfolg und zugleich der entscheidende Grund für den großen Vorsprung zu sein, den Japan, vor allem
aber Hongkong und Taiwan als Investoren in der Volksrepublik China erwirt-
schaftet haben.

Der chinesische Markt ist also durchaus existent und keineswegs ein
Phantom, wenn man sich nur aufmacht, ihn zu erkunden und zu entdecken.
Doch wird, so fürchte ich, das Ergebnis der Entdeckungsreise sein, daß dieser
Markt viel kleiner ist, als wir ihn uns vorstellen. Liest man beispielsweise Er-
fahrungsberichte über deutsch-chinesische Joint-Venture,[20] so fällt auf, daß
immer wieder von dem untauglichen Versuch berichtet wird, selbst im Bereich der Konsumgüter einen über den Ausgangsort Peking, Shanghai oder
Kanton hinausgehenden Markt zu eröffnen. Meist wird in diesen Berichten
das Unvermögen der mit dieser Aufgabe befaßten Mitarbeiter für den mangelnden Erfolg verantwortlich gemacht. Daß dort aber vielleicht gar kein
Markt für vergleichsweise hochwertige Konsumgüter besteht, weil die Menschen dort einfach kein Geld haben, wird offenbar gar nicht in die Überlegun-

---

[20] Vgl. Trommsdorf (1995).

gen einbezogen. Versucht man es einmal von der anderen Seite und befragt chinesische Unternehmer nach ihren Markteroberungsstrategien, stellt sich heraus, daß sie über derartige Strategien überhaupt nicht verfügen.[21]. Sie halten sich lieber an die Devise der Zentralregierung, die da lautet, daß sie, wenn möglich, für den Export produzieren sollen, und kümmern sich reichlich wenig um den Inlandsmarkt. Nach ihren Gründen befragt verweisen sie darauf, daß der größte Teil des Landes sowieso zu arm sei. Die im übrigen immer noch unaufhaltsam wachsende Armut des Binnenlandes in China ist nur der augenfälligste Ausdruck der seit jeher das Land plagenden chronischen Kapitalknappheit, die immer noch den Umlauf von Kapital und Gütern so behindert, daß bis heute noch nicht von einem einigermaßen einheitlichen im Sinne von vernetzten Markt auf dem chinesischen Festland die Rede sein kann. Es ist wahrscheinlich immer noch leichter, eine tiefgefrorene Ente von Shanghai nach Istanbul zu transportieren, als sie einem Bauern in Shaanxi zu verkaufen. Nicht nur mangelt es an Transportwegen, sondern vor allem auch an Vertriebskanälen über größere Strecken. Der Transport und Vertrieb von Gütern aus dem Umland in die Stadt ist inzwischen gesichert, aber schon wenn es darum geht, eine weiter entfernte Stadt zu erreichen, zumal eine kleinere, versagt das System. Hinzu kommt, daß selbst für chinesische Verhältnisse die Zahlungsmoral chinesischer Kunden extrem schlecht ist, weshalb das Risiko, sich im innerchinesischen Handel zu engagieren, speziell für eher kapitalknappe chinesische Unternehmen zu groß ist. So bezeichnen derartige Gesprächspartner den chinesischen Markt gern als „luan" oder chaotisch und meinen damit das Gestrüpp von Genehmigungen und Abgaben, die Vetternwirtschaft und Korruption, ganz zu schweigen von einigen untergründigen Kanälen, über die man nicht so gern offen redet. Lieber läßt man die Finger davon und sucht sein Heil auf dem internationalen Markt. Auch eine Besonderheit Chinas.

In China gilt das Prinzip: Wer die Probleme erkennt, muß sie selber lösen. Ein chaotisches, aber auch durchaus sympathisches Prinzip. Auf die Weise entstehen in den reicheren Gebieten selbst auf dem Land Krankenversicherungen und Altersheime, Schulen und Straßen werden gebaut, obwohl der Staat wie fast überall hochverschuldet und nahezu zahlungsunfähig ist. Das Ergebnis dieser Entwicklung ist, daß der Zentralstaat rapide an Einfluß verliert und die Gesellschaft aufgerufen ist, vor Ort ihr Überleben allein zu organisieren. Für die Zukunft des chinesischen Marktes bedeutet dies, daß er, ironischerweise bevor wir je begriffen haben, wie er funktioniert, tendenziell an Komplexität und Chaotik zunehmen wird, was wiederum bedeutet, daß mit

---

[21] Diese Aussage beruht unter anderem auf zahlreichen Gesprächen mit chinesischen Unternehmern, die ich während einer Exkursion des Sinologischen Seminars zur Frage der Entwicklung der Klein- und Mittelindustrie im Raum Shanghai führen konnte.

den Gegebenheiten nicht vertraute Investoren immer größere Hindernisse überwinden und Risiken auf sich nehmen müssen. Andererseits bringt die Dezentralisierung auch mit sich, daß Entscheidungen schneller, weil vor Ort, gefällt und weniger von gesamtstaatlichen einschließlich außenpolitischen Überlegungen beeinträchtigt werden. Kleinere Projekte kommen unter diesen Bedingungen sicherlich schneller ans Ziel. Für große Projekte hingegen ist die Dezentralisierung nicht von Nutzen. Je weniger die Zentrale über reale Macht im eigenen Lande verfügt, desto mehr muß sie sich gegenüber dem Ausland behaupten. Dementsprechend wird sie im Sinne des eigenen Legitimitätsgewinns die Ungleichheit der Gleichberechtigung, die oben angesprochen wurde, immer stärker auf die Spitze treiben müssen, selbst wenn sich in dieser Vorgehensweise der Keim des Mißerfolgs verbirgt. All das wird von uns in der Zukunft noch mehr als bisher verlangen, daß wir uns ein Bild von China machen, das auf der detaillierten Kenntnis diese Landes beruht, daß wir das Beispiel China in unseren Erfahrungs- und Wissensschatz integrieren und die eingangs dargestellt unselige Allianz von Arroganz und Ehrfurcht aufkündigen. Wenn wir dies erreichen, werden wir gerade deshalb in unseren Beziehungen zur Volksrepublik China erfolgreicher sein, weil wir unsere chinesischen Partner davon überzeugen werden, daß die ungleiche Gleichheit ein schlechter Einstieg in Verhandlungen ist. Erst dann, so meine ich, ist China Teil der Welt und die Welt in China.

Wissenschafts-Technologie und Gesundheits-Ökonomie-Management

Von Hans-Günther Sonntag

Acht Tage nach einer korrigierenden Operation am offenen Herzen nehmen heute Eltern in Deutschland ihr Kind aus dem Krankenhaus wieder nach Hause. Sie achten auf die Freundlichkeit des Personals, die Übernachtungsmöglichkeit für Angehörige, die Qualität des Essens und andere Serviceleistungen des Krankenhauses. Die medizinischen Eingriffe als solche sind für sie selbstverständlich – und einklagbar. Dies ist der medizinische Alltag in Deutschland. Jedermann erwartet, daß die Medizin ihren Auftrag erfüllt, wobei ihre Aufgabe als Erhaltung oder (Wieder)Herstellung von Gesundheit definiert wird und die Gesundheit dabei der weitreichenden Definition der Weltgesundheitsorganisation von 1946 einem Zustand völligen körperlichen und seelischen Wohlbefindens entsprechen soll.

Wie hat sich ein solch hoher Stand der medizinischen Versorgung selbstverständlich unter den Voraussetzungen eines Landes mit einem weltweit außerordentlich hohen Bruttosozialprodukt, mit hohen durchschnittlichen Verdienstmöglichkeiten, mit einer ausgeprägten Industrie und mit einer außerordentlich hohen sozialen Sicherheit entwickeln können? Ich möchte zunächst diese Entwicklung in der Medizin unter drei Aspekten, und zwar

- der medizinisch-wissenschaftlichen Entwicklung unter Berücksichtigung der Entwicklung der Medizin im technischen Bereich, in der Diagnostik, der Therapie und von Medikamenten
- der damit verbundenen Entwicklung der Kosten in der Medizin und
- der bis heute durchgeführten Finanzierung des Gesundheitswesens unter besonderer Berücksichtigung der Krankenversicherung beleuchten.

---

* Vortrag „Science Technology and Health Economics Management", gehalten beim World Summit of Deans and Experts on Health and Medical Education, Buenos Aires, 3.–8. September 1996

In einem weiteren Kapitel möchte ich dann über Kostenmanagementmaß-
nahmen in Deutschland berichten und in einem abschließenden Kapitel über
Lösungsmöglichkeiten eines finanzierbaren Gesundheitswesens einige Anmerkungen machen.

1. Entwicklung des Gesundheitswesens in Deutschland

1.1 Medizinisch-wissenschaftliche Entwicklung

Aufgrund der enormen wirtschaftlichen Entwicklung in Deutschland nach
dem zweiten Weltkrieg konnten auch die finanziellen Voraussetzungen für die
wissenschaftliche und technologische Entwicklung in der Medizin in der
Weise geschaffen werden, daß Deutschland auf diesem Gebiet heute einen
weltweit hohen Standard anzubieten hat. Es würde den zeitlichen Rahmen
dieses Vortrags sprengen, wenn auf die vielfältigen und verschiedensten Er-
rungenschaften in der Technik, der Diagnostik, der Therapie und der Entwicklung von Medikamenten im einzelnen eingegangen würde. Ich möchte
daher nur stellvertretend einige wesentliche Entwicklungen herausgreifen, die
m.E. auch bezogen auf die Thematik der Gesundheitsökonomie eine wesentliche Bedeutung erlangt haben.

Mit dem Zeitalter der Elektronik begann in den sechziger Jahren auch für
die Medizin eine neue Ära. Zum ersten Mal wurde es möglich, Schäden und
Defizite im menschlichen Organismus durch Implantation miniaturisierter
elektronischer Bauteile auszugleichen. Mit dem elektronischen Herzschrittmacher verbanden die Mediziner und Ingenieure die biologische und die
elektronische Welt, die „Bionik" war nun geboren. Mittlerweile werden Herzschrittmacher für Babys und für Patienten im Alter von 86, 96, ja sogar 102
Jahren eingesetzt.

Dank neuer Technologien haben Taube Hören gelernt. Einem in den achtziger Jahren entwickelten elektronischen Innenohr, dem Cochlear Implant,
verdanken weltweit mittlerweile einige tausend Kinder, die taub geboren
wurden, daß sie ihre Umwelt doch noch akustisch wahrnehmen. Das System
wandelt Schallwellen in elektrische Signale um und stimuliert auf diese Weise
den Hörnerv.

Noch 1996 sollen sechs querschnittgelähmte Patienten entlang der Ner-
venstränge und Muskeln ihres nicht mehr mit dem eigenen zentralen Nervensystem verbundenen Bewegungsapparates eine Reihe von Elektroden implan-
tiert bekommen. Ein tragbares Steuergerät, so hoffen die Entwickler der bio-
nischen Gehhilfe, könnte die Muskeln der Patienten durch Stromimpulse so
stimulieren, daß die sonst vom Rollstuhl Abhängigen sich auf Stöcke gestützt
wieder mit eigener Muskelkraft fortbewegen können.

Auch wenn bisher alle Versuche gescheitert sind, das Herz auf Dauer durch
eine elektromechanische Pumpe zu ersetzen, ist jetzt ein neues Kunstherz in

Erprobung, bei dem die Antriebsenergie kabellos auf dem Induktionsweg von einem äußeren Batteriegürtel zu einem implantierten Energieempfänger übertragen wird. Der Erfinder hofft, daß mit diesem Kunstherz der totale Herzersatz ohne Abstoßungsprobleme und auch von alten Menschen toleriert eingeläutet werden kann.

Die Einführung der Computertechnik in die Medizin hat letztlich zum „virtuellen Patienten" geführt. Ohne ein computergestütztes Navigationssystem sind neurochirurgische Operationen am Gehirn heute nicht mehr vorstellbar. Beginnend mit der Entwicklung des Ultraschalls 1958, einer Methode, die aus dem diagnostischen Repertoire fast aller medizinischen Disziplinen nicht mehr wegzudenken ist, über den Einsatz des CT's seit 1973 mit der Möglichkeit der dreidimensionalen Darstellung sämtlicher inneren Organe bis hin zum Gehirn, der Gefäßdarstellung mit der Subtraktionsangiographie seit 1975, der Magnetresonanzkernspintomographie (MNR) seit 1981, einer deutlich geringeren invasiven diagnostischen Methode als das Röntgenbild mit wesentlich besseren diagnostischen Möglichkeiten, der Einführung der Lithotrypsie, d.h. der Zertrümmerung von Nierensteinen ohne einen chirurgischen Eingriff, bis hin zur Intensivüberwachung von Patienten mit gleichzeitiger computergestützten 24stündigen Überwachung des Blutdrucks, der Herzfrequenzen, der Atmung, der Temperatur und vieler anderer lebenswichtiger Parameter, hat die Technik, und hier insbesondere die Computertechnik ihren Siegeszug in der Medizin längst noch nicht abgeschlossen. Täglich werden neue Anwendungsmöglichkeiten von der Industrie angeboten und damit die elektronische Aufrüstung in ärztlichen Praxen und Krankenhäusern provoziert. Allein in Deutschland stieg der Großgerätebestand für die Diagnostik von unter 50 im Jahre 1972 auf über 1200 im Jahre 1992 und für die Therapie von 200 in 1972 auf über 450 in 1992.

Bis zur Runderneuerung des Menschen durch künstliche Organe und Ersatzteile wird die Organtransplantation noch eine zeitlang wesentliche Funktionen bei der Restitution lebenswichtiger Organe übernehmen müssen. Seit der ersten Herztransplantation 1967 durch den südafrikanischen Chirurgen Christiaan Barnard hat sich die Transplantation von verschiedensten Organsystemen als Routinemethode etabliert und findet lediglich eine Einschränkung durch die zu geringe Zahl zur Verfügung stehender Organspender. Allein 1995 wurden in mehreren Transplantationszentren in Deutschland

2128 Nierentransplantationen (weltweit 22 000)
595 Lebertransplantationen (weltweit 6000)
84 Lungentransplantationen
49 Bauchspeicheldrüsentransplantationen (weltweit 1500)
ca. 1000 Knochenmarkstransplantationen (weltweit 8000)

durchgeführt.

Ersatzorgane vom Tier gentechnisch so verändert, daß sie vom menschlichen Abwehrsystem nicht mehr als artfremd erkannt werden, sind zur Zeit noch nicht „transplantationsreif". Das Schwein „Astrid" 1992 in England gezüchtet, das Gene für die menschlichen Transplantationsantigene in sich trägt und bereits Nachkommen mit eben denselben Genen herangezogen hat, steht aber bereits für die Xenotransplantation, d.h. also als Organspender für den Menschen, bereit.

Gerade am Beispiel der rückläufigen Zahl der Organspender läßt sich die Entwicklung in der medizinischen Technik sehr schön demonstrieren. Durch die verbesserten diagnostischen und therapeutischen Methoden und der Ausbildung eines engen Netzes einer schnellen medizinischen Notfallversorgung – in verkehrsreichen Bereichen in Deutschland ist durchschnittlich neun Minuten nach einem Verkehrsunfall bereits ein Notarzt am Unfallort – konnte die Zahl der tödlichen Verkehrsopfer kontinuierlich gesenkt werden. Dies gilt selbstverständlich auch für einige andere Krankheiten wie u.a. Herzinfarkt und Schlaganfall. Das sind Maßnahmen, die bezüglich der Lebenserhaltung des Individuums sicherlich eine außerordentlich große Bedeutung haben, jedoch bezogen auf die Kostenentwicklung im Gesundheitswesen, insbesondere auch bezogen auf die erforderlich werdenden Rehabilitationsmaßnahmen, eine negative Auswirkung zeigen.

Wesentlich zu dieser Enwicklung hat der Ausbau der intensivmedizinischen Versorgung der Patienten sowie die Entwicklung von Pharmaka zur medikamentösen Therapie der verschiedensten Erkrankungsformen beigetragen. Neben der medikamentösen Beeinflussung lebenserhaltender Funktionen und der Ausschaltung von Infektionserregern durch Antibiotika stehen hier auch vor allem neuentwickelte Medikamente zur Verringerung der Intensität und Frequenz von Krankheitsschüben bei chronischen Erkrankungen im Vordergrund. Als Beispiel sei hier der neue Wirkstoff Betainterferon, der bei MS-Kranken eingesetzt wird, genannt. Bei jährlichen Behandlungskosten von DM 28 000,– und der Voraussetzung, daß bei ca. 25% bis 50% der in Deutschland vorhandenen 80 000 bis 120 000 MS-Kranker eine solche Behandlung indiziert ist, entstünden allein durch eine solche Behandlung jährliche Kosten zwischen 560 Millionen und 1,7 Milliarden DM. Da bei positivem Behandlungsergebnis mit einer durchschnittlichen Lebensverlängerung der MS-Kranken von ca. fünf Jahren gerechnet werden kann, ergeben sich für eine solche Behandlung Folgekosten zwischen 2,8 und 8,5 Milliarden DM über fünf Jahre hinweg, ohne Berücksichtigung der Kosten für die begleitenden Therapiemaßnahmen, da mit der Betainterferonbehandlung ja eine Heilung der MS nicht erreicht werden kann.

1.2 Kostenentwicklung im Gesundheitswesen in Deutschland

Die Auswirkung der wissenschaftlichen und technischen Entwicklung in der Medizin muß allerdings auch bezogen auf die Kostenentwicklung im Gesundheitswesen in Deutschland eine kritische Bewertung erfahren. Während 1970 die Gesamtausgaben im Gesundheitswesen in Deutschland (alte Bundesländer) sich noch auf 70,7 Milliarden DM beliefen, stiegen diese 1975 auf 135,4 Milliarden DM, 1980 auf 195,7 Milliarden DM, 1985 auf 239,5 Milliaren, 1989 auf 276,8 Milliarden und 1995 auf 450 Milliarden (einschließlich neue Bundesländer). 1997 wird die Schallgrenze von 500 Mrd. DM überschritten werden. Die höchsten Kosten werden mit über 20% durch die Krankenhäuser verursacht. Danach folgen mit ca. 18% die Arzt- und Zahnarztbehandlung, mit 13% die Medikamentenkosten, mit ca. 11% die Lohnfortzahlungen im Krankheitsfalle, mit ca. 10% die Kosten für Renten im Krankheitsfalle, mit ca. 6% die Kosten für die Prävention, mit ca. 5% die Krankengelder, mit ca. 4% der Zahnersatz, mit ca. 4% Verwaltungskosten und mit ca. 6% Kosten für Rehabilitation und Kuren. 2% wurden für Forschung und Lehre in der Medizin investiert. Die Kosten für das Gesundheitswesen werden zu ca. 50% durch die gesetzliche Krankenversicherung, ca. 16% durch die Arbeitgeber, ca. 13% durch den Staat, ca. 13% durch private Krankenversicherungen bzw. private Kostendeckung und ca. 11% durch andere Kostenträger wie z.B. die gesetzliche Unfallversicherung getragen.

In der gleichen Zeit von 1970 bis 1995 hat die Zahl der berufstätigen Ärzte in Deutschland (in der niedergelassenen Praxis) von ca. 50 000 im Jahr 1970 auf 111 000 im Jahr 1995 und die der im Krankenhaus tätigen Ärzte von ca. 35 000 in 1970 auf 133 000 in 1995 zugenommen.

1.3 Krankenversicherungssystem als kostentreibender Faktor im Gesundheitswesen in Deutschland

Über 95% der Deutschen sind krankenversichert, d.h. bei jeglicher Art einer krankheitsbedingten Diagnose und Therapie braucht der Patient sich keine Sorgen um deren Finanzierung zu machen. Die Kosten sind durch die Krankenversicherung voll abgedeckt. Dieses vom Grundsatz her positive Prinzip einer gesicherten medizinischen Versorgung der Bevölkerung hat aber auch außerordentlich negative Auswirkungen, und hier insbesondere auf die Kosten im Gesundheitswesen insgesamt. In der freien Wirtschaft bestimmt der Konsument seinen Verbrauch anhand des zur Verfügung stehenden Geldes. Im medizinischen Gesundheitswesen in Deutschland fehlt dieses finanzielle Regulativ, denn Verhandlungspartner hinsichtlich der zu erbringenden notwendigen medizinischen Leistung sind nicht der Patient auf der einen und der Arzt auf der anderen Seite, sondern der Patient zahlt seinen Beitrag an die Krankenversicherung. Diese verhandelt bezüglich der zu erstattenden Kosten mit der kassenärztlichen Vereinigung bzw. den Krankenhausträgern, und die Ärzte erhalten bezogen auf ihre ärztliche Tätigkeit ihr Geld von der kassenärztlichen Vereinigung bzw. werden vom Krankenhausträger finanziert. Dies bedeutet aber, daß der Patient für sich alle möglichen medizinischen Leistungen in Anspruch nimmt, denn er hat ja seinen Beitrag für die Krankenversicherung bezahlt, daß auf der anderen Seite die Ärzte alle möglichen diagnostischen und therapeutischen Leistungen erbringen, denn nur über einen außerordentlich hohen Leistungsnachweis können sie einen entsprechenden Gewinn erzielen, da die Gelder im Gesundheitswesen prozentual nach erbrachter Leistung verteilt werden. Da zudem die erbrachten technischen Leistungen wesentlich besser honoriert werden, wirkt sich diese Art der Kostenerstattung negativ auf die Zeit aus, die der Arzt wirklich im Gespräch mit den Patienten verbringt. Nach einer Studie der Deutschen Angestelltenkassen beklagen die meisten Krankenhauspatienten derzeit die unzureichende individuelle und psychische Betreuung. Lediglich ein Drittel fühlte sich vom Krankenhauspersonal emotional ausreichend unterstützt. Das Gleiche gilt für die ärztlichen Praxen. 97% der befragten Bundesbürger wünschten sich, daß das Gespräch mehr in den Vordergrund der Behandlung treten sollte. Dies führt auch dazu, daß die Patienten sich mehr den nichtregulierten alternativen Heilern (Heilpraktikern) zuwenden, die mehr Zeit haben und den ganzen Menschen in ihre Behandlung einbeziehen. US-Amerikaner gaben 1990 für solche Zwecke mehr Geld aus als für alle Krankenhausbehandlungen. In Australien betrug 1993 der Umsatz für alternative Heilverfahren 621 Millionen Dollar gegenüber 360 Millionen für die pharmazeutische Industrie. Diese Mittel werden zusätzlich zu den Pflichtbeiträgen aufgebracht. Die Bürger geben also durchaus mehr für ihre Gesundheit aus als die Gesundheitspolitik erwartet.

Auf der anderen Seite wird von den Ärzten mehr an Diagnostik und auch zum Teil an Therapie getan als dies zumindest einer der Gesellschaft verpflichteten Medizin zuträglich ist. Dies liegt auch darin begründet, daß die Medizin heute eher für unterlassene Behandlung (der Patient ist leichter dazu geneigt, bei Behandlungsfehlern zu klagen), nicht aber für überflüssige Behandlung zur Verantwortung gezogen wird. Am Behandlungsbeispiel des kleinwüchsigen Mädchens, die am Turner-Syndrom leidet, sei dies verdeutlicht. Die heute mögliche Behandlung mit Wachstumshormonen, die jährliche Kosten in Höhe von DM 30 000,– verursacht, ermöglicht eine maximale Wachstumszunahme von 6 cm, d.h. von durchschnittlich 148 cm auf durchschnittlich auf 154 cm. Inwieweit durch diese geringe Wachstumszunahme dieser Patientin wirklich geholfen wird, sei dahin gestellt. Ein unkontrollierter Aktionismus seitens der Ärzte führt zu diagnostischen und therapeutischen Auswüchsen, die fast jeden Patienten, der immer geringere Abweichungen zur sogenannten Normalität zeigt, als krankhaft und damit behandlungsbedürftig abstempelt. Dieses liegt sicherlich auch darin begründet, daß die Toleranz der

Gesellschaft kleiner, der Anspruch an die Medizin, d.h. an das medizinisch Machbare größer geworden ist.

2. Management der Kosten des Gesundheitswesens

Bereits 1992 hatten die Kosten für das Gesundheitswesen in Deutschland mit über 350 Milliarden DM eine Grenze erreicht, die die Gesundheitspolitiker zum durchgreifenden Handeln veranlaßte. Es wurde eine sogenannte Deckelung eingeführt, d.h. die Ausgaben auf einen Höchstbetrag eingefroren. Mit dieser Maßnahme wurden gleichzeitig die Krankenhäuser als kostenträchtigste medizinische Einrichtung veranlaßt, z.B. durch Umwandlung in eine Gesellschaft mit beschränkter Haftung (GmbH) marktwirtschaftliche Prinzipien einzuführen, statt des pauschalen Pflegesatzes wurden für bestimmte Krankheitsfälle sogenannte Fallpauschalen eingeführt und diese aufgrund eines Kostendurchschnittswertes festgesetzt. Das Ergebnis einer solchen Maßnahme war die Wandlung der Ärzte zu Leistungsanbietern und Case-Managern, d.h. durch den Rückgang des finanziellen Gegenwertes für die Einzelleistung wurde die Gesamtzahl der Einzelleistungen und damit der Fallpauschalen erhöht, um letztendlich doch wieder auf eine entsprechende Kostenerstattung zu kommen. Die von den Gesundheitspolitikern intendierte Stabilisierung der Kosten für das Gesundheitswesen war nur 1993 erfolgreich. Bereits 1994 und viel stärker 1995 war wieder ein Kostenanstieg zu verzeichnen, der letztendlich zu den bereits genannten Kosten von insgesamt 450 Milliarden DM 1995 führte. Eine Änderung dieser Kostenentwicklung ist wohl dann auch nicht zu erwarten, wenn nicht eine grundsätzliche Reform des Gesundheitswesens in Deutschland stattfindet. Diese Reform setzt allerdings ein politisches Standvermögen voraus, das zur Zeit wohl auch in einem solch stabilen demokratischen Land wie der Bundesrepublik Deutschland nicht erwartet werden kann.

3. Lösungsmöglichkeiten für eine Gesundheitsstrukturreform und damit verbunden ein stabiles Kostenmanagement im Gesundheitswesen

Zunächst muß hier einmal festgestellt werden, daß das Schlagwort der Kostenexplosion im Gesundheitswesen nicht den Tatsachen entspricht, sondern daß es sich hierbei um eine Effizienz- und Leistungsexplosion im Gesundheitswesen handelt. Vergleicht man die Kostenentwicklung insgesamt, so sind die Kosten im Gesundheitswesen langsamer gestiegen als es die allgemeine Preisentwicklung zeigt. 1975 erhielt z.B. ein Zahnarzt für einen gezogenen Zahn DM 9,70, 1995 DM 12,05, das ist in zwanzig Jahren eine Preissteigerung von 24%. In einem anderen Dienstleistungsgewerbe, dem Friseur-Handwerk, hat es dagegen einen Preisanstieg, z.B. beim Haarschneiden, von 75% gegeben. Auch wenn im Krankenhaus die Kosten für einen Pflegetag etwa 3000 bis 4000% teurer sind als vor vierzig Jahren, so ist die Leistung, die im

Jahre 1996 für diesen Preis geboten wird, auch nicht mehr vergleichbar mit der im Jahre 1956. Damals gab es keine Intensivmedizin, keine CT, keinen Herzschrittmacher, keine Dialyse, keine modernen Antibiotika und auch kein Ultraschallgerät, um z.B. eine intensive Kontrolle während der Schwangerschaft durchzuführen.

Das englische Office of Health Economics hat einmal ausgerechnet, wieviel wir heute für die Gesundheit ausgeben müßten, wenn sich die Medizin seit 100 Jahren nicht geändert hätte. Ergebnis: etwa 1% des gegenwärtigen Budgets. Statt der rund 450 Milliarden DM, welche die Medizin 1995 allein in der Deutschen Bundesrepublik gekostet hat, wären es nur rund 4,5 Milliarden DM. Die restlichen 445,5 Milliarden DM gehen ausschließlich und allein auf das Konto von Dingen, die es damals noch nicht gab.

Auch die EDV hat in den vergangenen Jahrzehnten einen rasanten Fortschritt gemacht, der aber die Datenverarbeitung nicht verteuert, sondern enorm verbilligt hat. Der Grund ist, daß der Fortschritt in der EDV vor allem sogenannte Ersatztechnologien produziert, also Verfahren, mit denen eine vorgegebene Leistung effizienter und damit auch billiger herzustellen ist. Solche Ersatztechnologien gibt es in der Medizin zwar auch, aber nur am Rande. Hier dominieren ganz eindeutig die sogenannten Zusatztechnologien, also Verfahren, die etwas bis dato prinzipiell Unmögliches auf einmal möglich machen. Zusatztechnologie wie Organverpflanzungen oder Operationen am offenen Herzen erzeugen einen Bedarf, der vorher allenfalls latent vorhanden war, und die meisten medizinischen Fortschritte sind genau von diesem Typ. Kostentreiber des modernen Gesundheitswesens sind also nicht die Gesundheitsberufe und die Pharmaindustrie, auch nicht die Patienten oder Krankenkassen, sondern es ist der medizinische Fortschritt selbst.

In einem weiteren Punkt ist die moderne Medizin zum Opfer ihres eigenen Erfolges geworden, denn sie macht die Menschen im Durchschnitt nicht gesünder, sondern kränker. Heute hält die Medizin ein großes Arsenal von therapeutischen Maßnahmen bereit, sogenannte „Half way technologies", die Kranke am Leben erhalten, aber sie nicht komplett gesund machen. Das heißt, es wird einer Vielzahl von Menschen eine Lebensverlängerung ermöglicht, ohne daß dies gleichzusetzen ist mit einem Leben in Gesundheit. Eine Übersicht über die geschätzten Zahlen an verschiedenen Erkrankungen in Deutschland soll dies deutlich machen:

Jährlich werden 12 Millionen stationäre Behandlungen durchgeführt.
Jeder zehnte Deutsche ist amtlich schwerbehindert.
Jeder fünfte psychisch krank.
Jeder dritte Allergiker.

Mehr als   2 Millionen leiden unter Osteoporose.
Mehr als   3 Millionen haben eine chronische Bronchitis.
Mehr als   4 Millionen haben Leberschäden.
Mehr als   5 Millionen haben Gallensteine.
Mehr als 10 Millionen sind schwerhörig.
Mehr als 10 Millionen haben Rheuma oder Rückenprobleme.
15–20 Millionen haben Übergewicht,

d.h. über 50 Millionen, mehr als die Hälfte der Bundesbürger, sind krank. Sicherlich muß diese Zahl dadurch eingeschränkt werden, daß eine Person auch mehr als eine Krankheit haben kann. Mit 300 Nierenerkrankten pro einer Million Einwohner hat zudem die Bundesrepublik die höchste Rate an Nierenerkrankten, ein Produkt der modernen Medizin, da mit der Dialyse eine therapeutische Möglichkeit geschaffen wurde. In Großbritannien liegt die Rate der Nierenerkrankten bei 100 pro 1 Million. Sicherlich ist die Häufigkeit der Nierenerkrankungen nicht geringer als in Deutschland, aber kaum ein Nierenerkrankter überlebt das 60. Lebensjahr, auch wegen der eingeschränkten Möglichkeit der Dialyse. Dieses bestätigt aber, daß mit jeder Neuentdeckung in der modernen Medizin der Bedarf und damit die Kosten größer werden, und daß die Gleichung „mehr Geld gleich mehr Gesundheit" in dieser Form nicht mehr gelten kann. Sie ist wie der Versuch zu bewerten, einen Brand zu löschen, indem man Benzin hineingießt.

Wie reagieren wir auf dieses Dilemma, d.h. welche Lösungsmöglichkeiten bieten sich an?

3.1 Wer zahlt bzw. zahlen kann, erhält die medizinische Höchstleistung

Diese Lösungsmöglichkeit, die in einer Reihe von Ländern bereits praktiziert wird, läßt sich sicherlich in einem Land wie Deutschland mit seinem dichten sozialen Netz nicht umsetzen. Sie würde unweigerlich zur Zweiklassenmedizin führen.

3.2 Der soziale Wert bestimmt die medizinische Leistungserbringung

Die Bemessung einer medizinischen Leistung erfolgt an der sozialen Leistungserbringung einer Person. Ein arbeitsloser Junggeselle würde dann deutlich unter einem Familienvater mit acht Kindern eingruppiert. Auch dieser Lösungsvorschlag wird am Sozialgefüge unseres Landes, aber auch an fehlenden Entscheidungsträgern scheitern.

3.3 Behandlungseinschränkungen für Patienten
ab einem bestimmten Lebensalter

Auch dies wird heute schon in durchaus zivilisierten Ländern wie Großbritannien oder Schweden standardmäßig praktiziert. Bei der heutigen Entwicklung der Lebenserwartung, die in den westlichen Ländern bereits ein durchschnittliches Lebensalter bei den Frauen von ca. 80 Jahren und bei den Männern von ca. 75 Jahren erreicht hat, und den damit verbundenen steigenden Kosten, die diese Lebensverlängerung mit sich bringt, wird dann sicherlich auch in Deutschland in die Diskussion miteingebracht werden müssen. Allerdings sehe ich hierin keine kurzfristige Lösungsmöglichkeit zur Dämpfung der Kosten im Gesundheitswesen.

3.4 Abwägung des statistischen
gegen das individuelle Menschenleben

Dies sei an einem Beispiel erläutert. In New York hat man in den 80er Jahren eine geplante Spezialklinik für Verbrennungsopfer mit der Begründung abgelehnt, für die dadurch pro Jahr geretteten zwölf Menschenleben sei das Projekt zu teuer. Bei dieser Lösungsmöglichkeit geht es darum, eine Beschränkung bestimmter extrem kostenintensiver medizinischer Behandlungsmaßnahmen, allerdings nicht vor Eintritt des Eventualfalles, vorzunehmen. Dies würde bedingen, daß eine solche Maßnahme keine konkreten Patienten betrifft. Die Wahrscheinlichkeit eines frühzeitigeren Todesfalles nähme für alle Bundesbürger zu. Im Falle des obengenannten Beispiels wäre die Wahrscheinlichkeit für einen New Yorker an einer Verbrennung zu sterben, um 1 Zehntausendstel Prozentpunkt höher angesiedelt. In der Auswirkung käme es einem Beispiel gleich, das die Rate der Verkehrstoten in Deutschland betrifft. Jedes Jahr sterben in Deutschland mehr als 1000 Patienten, nur weil sie nicht Mercedes fahren. Die Wahrscheinlichkeit, bei einem Verkehrsunfall zu sterben, ist in einem Kleinwagen je nach Marke bis zu zehnmal größer als in einem Mercedes, aber trotzdem liegt es wohl den meisten fern, für jeden erwachsenen Bundesbürger einen Mercedes auf Krankenschein zu fordern, was nur logisch wäre, wenn man gewisse gesundheitspolitische Maximen bezüglich der Gleichheit der Überlebenschancen konsequent zu Ende dächte. Aber wenn ein Verkehrsunfall passiert, dann soll der Mercedes- und der Kleinwagenfahrer bei der notärztlichen Versorgung die gleichen Chancen haben.

3.5 Finanzielle Mitbeteiligung des Patienten
bei der Gesundheitsversorgung

Wie oben dargestellt resultieren die hohen Anforderungen der Kranken an die medizinischen Leistungen auch aus dem Nichtwissen der dadurch entstehenden Kosten. Es ist daher erforderlich, zunächst einmal über die Krankenkassen den Patienten jährlich mindestens zweimal über die durch die Krankheit verursachten Kosten zu informieren. Zudem wird es notwendig sein, über die Krankenversicherung eine medizinische Grundversorgung zu gewährleisten, die den Patienten nicht in ein soziales Loch fallen läßt. Für zusätzliche medizinische Leistungen, die allerdings dann entsprechend definiert werden müssen, hat der Patient dann selbst für die Kostenerstattung zu sorgen. Dies wäre z.B. in einem Stufensystem mit abgestuften Beitragssätzen zu realisieren.

4. Zusammenfassende Bemerkungen

Wie auch immer wir die knapper werdenden Gesundheitsgüter verteilen, ob an den Meistbietenden, ob über Warteschlangen, staatliche Zuteilung oder durch Sparen auf der Planungsebene – fest steht, daß rationiert werden muß. Wir haben keine andere Wahl. Durch die enormen Erfolge in der Vergangenheit hat die moderne Medizin sich selbst und die Gesellschaft als Ganzes in eine Situation geführt, wie sie in frühen griechischen Tragödien beschrieben wurde – wie auch immer wir handeln, es hat fatale Konsequenzen. Die heutige moderne Medizin hält im Gegensatz zu früheren Zeiten ein Riesenangebot der exquisitesten Heilmittel bereit, die nicht mehr allen gleichermaßen zur Verfügung gestellt werden können. Es ist daher unbedingt erforderlich, auf dieses Dilemma zu reagieren, denn ohne diese Reaktion läßt sich nicht nur die Kostenexplosion im Gesundheitswesen nicht mehr eindämmen, sondern es wird auch einen sozialen Verteilungskampf um die für die Einzelperson knapper werdenden Gesundheitsgüter geben, dessen Auswirkungen allerdings nicht abgesehen werden können. Zudem ist ein Umdenken in der Hinsicht erforderlich, daß Gesundheit nicht mehr als eine über eine monatliche Gebühr vom Staat zu fordernde Leistung garantiert werden kann, daß diese somit ein einforderbares Gut darstellt.

Die Erhaltung der Gesundheit muß in die Eigenverantwortung jedes einzelnen zurückgeführt werden und den sorgsamen Umgang mit diesem Gut, einschließlich der Umsetzung aller Maßnahmen zur Krankheitsverhütung berücksichtigen. Die Inanspruchnahme der staatlichen Ressourcen für die Belange, wo nur noch kurative oder rehabilitative Maßnahmen eine Wiederherstellung der Gesundheit ermöglichen, sollte sich damit auf ein auch ökonomisch erträgliches Maß reduzieren lassen können.

Interdisziplinarität in der Medizin

Von Peter Hahn

Es gibt zwei Fehlleistungen, die wir uns als werdende Emeriti gerne zuschreiben: die eine – in passiver Duldung – als „Eremit" bezeichnet zu werden und die andere – in aktiver Verkennung der Lage – selber von „Antritts"- statt von „Abschieds"-Vorlesung zu sprechen. Die letztere hat auch mich ereilt.

Ich muß gestehen: sogar mehrfach. Das leichte Schmunzeln meiner Frau und der Kollegen hätte mich auf meine berufsmäßige Pflicht zur Analyse zurückbringen müssen. Ich habe aber gedacht: das ist jetzt vorbei und vielleicht hat es ja sogar etwas mit „Reminiszenzen" zu tun.

Denn in der Tat, an diesem Pult, an diesem Ort habe ich nicht nur die erste Vorlesung meines Lebens gehalten, sondern auch bereits zweimal eine „Antritts"-Vorlesung. Die erste im Jahre 1971, als frischernannter Privatdozent, über „Herzinfarkt und Herzneurose". Die zweite 1979, bei der Übernahme des Ordinariates, über „Allgemeine Klinische und Psychosomatische Medizin".[1] Die dritte jetzt – pardon! – soll von „Interdisziplinarität" handeln – einem heiklen Thema. Heikel – warum?

„Interdisziplinarität" – überall wuselt es und fuselt es

In fast jedem Fortbildungsprospekt findet sich das Wort. Kaum eine Veranstaltung, ein Projekt, das sich nicht als „interdisziplinär" bezeichnet. „Interdisziplinär" scheint im Fortbildungs- und Wissenschaftsbetrieb an die Stelle anderer gängiger gutklingender Schlagworte getreten zu sein. Einstmals hieß es „fortschrittlich", „zukunftsweisend" oder „international". Dann kamen die „Lebensqualität", die „Versorgungssicherung" und jetzt scheint das Gütesiegel „Interdisziplinär" hoch im Kurs zu stehen.

---

* Überarbeitete Fassung der Abschiedsvorlesung, gehalten am Freitag, 15. Oktober 1996 im Hörsaal der Medizinischen Universitätsklinik Heidelberg

[1] S. Heidelberger Jahrbücher XXIV/ 1980, 125–145

Aber – was heißt das eigentlich?

Sollen wir uns darüber freuen? Nichts – so möchte man meinen – ist doch im ärztlichen Alltag und in der medizinischen Wissenschaft erfreulicher und fast selbstverständlicher als gute kollegiale Zusammenarbeit, d.h. also die Hinzuziehung und Befragung anderer Fachkollegen, die Konsiliar- und Kooperationsbereitschaft und der kollegiale Erfahrungsaustausch in jeglichem Rahmen. Zum Physikum muß der Student sich in die Methoden und Ergebnisse von mindestens acht verschiedenen Fachdisziplinen eindenken und zu den drei Staatsexamina sind es sogar fünfundzwanzig Fächer, von denen der Student weit mehr als ein Grundwissen zu beherrschen hat.

Interdisziplinarität müßte also eigentlich für die Medizin ein triviales Thema sein.

Warum aber doch so viel Beachtung für so viel scheinbar Selbstverständliches?

Eine Klärung scheint mir auf mehreren Wegen möglich. Ich möchte heute – auch aus dem Anlaß dieser Vorlesung – zwei Schwerpunkte herausgreifen:

1. Die Bemühung um begriffliche Abgrenzung und
2. den etwas persönlicher gehaltenen Bericht über praktische und theoretische Erfahrungen, die ich im Rahmen meiner Tätigkeit in dieser Abteilung, in dieser Klinik und in dieser Universität gemacht habe.

I.

Werfen wir zur Orientierung zunächst einen Blick über die Fachgrenzen der Medizin hinaus.

Der Konstanzer Philosoph J. MITTELSTRASS hat vor einigen Jahren zu unserem Thema Stellung genommen (1991). Unter dem Titel „Interdisziplinarität oder Transdisziplinarität?" beklagt er die zunehmende Tendenz der wissenschaftlichen Welt zur „Partikularisierung, ja Atomisierung der Disziplinen und Fächer" und das in „beängstigender Weise zunehmend unüberschaubar gewordene Wissenschaftssystem". Im Fächerkatalog des Hochschulverbandes zählt er über 4000 verschiedene Fächer, wobei „von einer fachlichen oder disziplinären Ordnung keine Rede mehr sein kann".

In dieser Situation sei es „nicht weiter verwunderlich, daß allerorten der Ruf nach Interdisziplinarität erschallt. Wer allein auf einer fachlichen oder disziplinären Insel sitzt, den ergreift die Sehnsucht nach dem insularen Nachbarn". Er erörtert dann weiter die Schwierigkeiten disziplinärer und fachlicher Abgrenzungen und meint, daß „das Resultat auch eines gut gemeinten Willens zur Interdisziplinarität häufig nur eine halbherzige Multidisziplinarität" sei.

Die Frage verschiebt sich also auf das Problem: Was ist eigentlich eine „Disziplin", und was sind „Fächer" oder „Fachbereiche"?

Oder: wenn von „Disziplinen" und „Interdisziplinarität" die Rede ist – wie unterscheiden sich diese Bezeichnungen von anderen Terminologien wie „Multidisziplinarität" „Transdisziplinarität" usw.?

Zur Lösung dieser definitorischen Probleme hat MITTELSTRASS Anregungen anderer Autoren wie KOCKA und HECKENHAUSEN aufgegriffen und festgestellt:

> „Hier hilft ein Vorschlag weiter, den HECKENHAUSEN 1986 gemacht hat. Demnach wäre zwischen Fächern bzw. Fachlichkeit und Disziplinen, bzw. Disziplinarität so zu unterscheiden, daß diese der ‚einheitsstiftende' Rahmen jener sind. *Während sich Fächer im Sinne einer zunehmenden Spezialisierung beliebig differenzieren lassen, gilt dies für Disziplinen nicht in gleicher Weise, insofern diese nämlich unter anderem durch paradigmatische Theorien und Methoden bestimmt werden.* Das bedeutet, daß ein und dasselbe Fach auch unter mehrere Disziplinen treten kann, entweder in ‚komplementärer' Form, wenn z.B. sowohl mathematische als auch hermeneutische Methoden angewandt werden, oder in ‚diskriminierender' Form, wenn z.B. empirische Methoden mit hermeneutischen Methoden um die Durchsetzung der ‚richtigen' Disziplinarität ringen. Soziologie und Psychologie wären in gleicher Weise zwei Beispiele für diese Alternative."

Wenn sich also nach allgemeiner Übereinstimmung Wissenschaften insgesamt am günstigsten durch die Unterscheidung ihrer *Gegenstände, Methoden* und *Ergebnisse* beschreiben lassen, so wären nach dem Vorschlag dieser Kollegen aus dem wissenschaftstheoretischen Lager *Fach-* oder *Fächergruppen* am ehesten durch ihre *Gegenstandsbereiche* zu kennzeichnen, während sich *Disziplinen* durch ihre *wissenschaftstheoretischen Paradigmata,* bzw. die dazugehörige *Methodik,* bestimmen lassen.

Für die *Interdisziplinarität* ergäbe sich aus diesen Bestimmungen vor allem die Berücksichtigung der Interdependenzen der verschiedenen methodischen Ansätze, für die *Multidisziplinarität* eine eher als Nebeneinander zu kennzeichnende Bezogenheit und für die *Transdisziplinarität* (nach dem erweiternden Vorschlag von MITTELSTRASS) eine auch wissenschaftstheoretisch durchdrungene Interdisziplinarität, die zwar Disziplinarität voraussetzt, „sich aber aus ihren disziplinären Grenzen gelöst hat, ihre Probleme disziplinenunabhängig definiert und disziplinenunabhängig löst" (S. 27).

Für *Kooperationen* und *Kooperationsforschung* müßte lediglich die Beteiligung mehrerer Fächergruppen gefordert werden.

Wo steht nun die Medizin?

Ist sie überhaupt ein eigenständiges Fachgebiet oder nur die Ansammlung von vielen auf Gesundheit und Krankheit bezogenen Einzelfächern?

Es gibt gute und gewichtige Stimmen, die letzteres vertreten (BUCHBORN 1982, auch GETHMANN 1996). Unter dem Eindruck der ungeheuren Fülle des angesammelten Wissens und der Erfahrungen, die auf den verschiedensten methodischen Wegen gewonnen worden sind, können oder möchten sie für eine Einheitlichkeit des Gegenstandsbereiches „Medizin" nicht mehr plädieren. In der Tat ist es wohl die Frage, ob so differenzierte Fächer wie die Molekularbiologie, die Biochemie auf der einen Seite, und Psychologie, Ökonomie und Soziologie auf der anderen Seite noch als medizinische Teilwissenschaften definiert werden können.

Wenn wir aber auf die einfache ärztliche Erfahrung zurückgehen, und den Kernbereich unseres Wissens und unserer Erfahrungen beschreiben wollen, so ist die Definitionsfrage nicht ganz so schwierig. Die Abgrenzung zwischen Wissenschaftlichkeit und Nichtwissenschaftlichkeit in der Bemühung um Gesundheit und Krankheit scheint dabei fast bedeutsamer als die Unterscheidung von Disziplinen und Fächergruppen.

Wir denken daher, daß wir ohne Sorge – in Anlehnung an die Tradition großer Kliniker wie L. v. KREHL, R. SIEBECK und, in neuerer Zeit, insbesondere F. HARTMANN – relativ einfach und klar definieren können:

GEGENSTAND
der
MEDIZIN

ist die Erkennung, Beurteilung und Behandlung
kranker Menschen

und:

MEDIZIN
ist

der wissenschaftliche Anteil
der Gesamtheilkunde.

Die Medizin, die Humanmedizin wäre damit eindeutig als selbstständiges Fachgebiet definiert. Ihr „Gegenstand" ist abgegrenzt von den Gegenständen anderer Fachdisziplinen. Die in ihr zur Anwendung kommenden „Methoden" sind allerdings vielfältig und erfordern die Einbeziehung anderer Wissenschaftsbereiche als „Hilfswissenschaften". In diesen beschäftigen sich mehrere Disziplinen mit den gleichen Gegenständen oder Problembereichen. Die

Integration und Bewertung der „Ergebnisse" ist vom Erfolg abhängig und unterliegt dem jeweiligen Stand der wissenschaftlichen Diskussion.

Wenn wir uns diese Unterscheidungen zu eigen machen können, wäre *„Interdisziplinarität* in der Medizin" zu charakterisieren als das Neben- und Ineinander (Interdependenz) methodischer Ansätze mit verschiedenen Grundparadigmata und Wissenschaftlichkeitskriterien. Sie wäre zu abzugrenzen von den Varianten der *Multidisziplinarität* und *Transdisziplinarität* und ebenso wie von einer *gleichdisziplinären Fächerkooperation.*

II.

Wir kommen jetzt zu dem eigentlichen Erfahrungsbereich.

Seit KANT, WEIZSÄCKER und HEISENBERG ist es nicht nur eine gute Sitte, den jeweiligen „Beobachterstandpunkt" zu beschreiben, sondern auch eine methodische Notwendigkeit.

Ich hatte Ihnen eingangs gesagt, daß die Erfahrungen, von denen ich berichten möchte, sehr persönlich geprägt sind und in enger Verbindung mit dem wissenschaftlichen Entwicklungsweg der Abteilung zu sehen sind.

Es sind also einige Worte über die *Ausgangssituation* angebracht.

Wie Sie wissen, war 1958 in der Nachfolge Viktor von Weizsäckers das „Institut für Allgemeine Klinische Medizin" unter der Leitung von P. CHRISTIAN neu begründet worden. Der Lehr- und Forschungsauftrag des Institutes lautete (nach einem Memorandum, das unter der Federführung von H. PLÜGGE 1957 von der Fakultät an das Ministerium gerichtet worden war):

Die Aufgaben des Institutes sollen bestehen

1. in einer klinischen Methodenlehre, wie sie sich aus der Gegenüberstellung naturwissenschaftlicher, psychologischer und philosophischer Methoden in ihrer Anwendung auf menschliche Substrate ergibt

2. in der Erforschung ökologischer und soziologischer Bedingungen der Krankheit,

3. in der Durchführung experimenteller Forschung, die der Struktur des Zusammenhanges von Morphologischem und Funktionellem gilt

4. in einer Grundlagenforschung, soweit sie das Thema einer medizinischen Anthropologie betrifft und schließlich

5. im Studium des Wesens des Arzt-Patienten-Verhältnisses (zwischenmenschliche Beziehungsdynamik).

– ein eindrucksvolles Dokument, ein breit angelegter interdisziplinärer Auftrag, vor dessen Anspruch uns heute allerdings ein leichter Schauder erfaßt (zit. nach HAHN 1980).

In diese Situation, in diese Rahmenbedingungen, die für mich zunächst nur mit dem Namen V. v. Weizsäckers verbunden waren, die mich aber ungemein reizten und mir – wenn ich den Text des Momorandums damals gekannt hätte – wie die Erfüllung einer „konkreten Utopie" erschienen wären, kam ich 1956 zunächst als Doktorand, 1958 als Medizinalassistent und – nach mehreren Unterbrechungen – 1962 als Assistent. Ich brachte ein breites Interesse für außermedizinische und medizinische Fragestellungen mit und eine, inzwischen bis zum Praktikantenstatus vorangeschrittene, psychoanalytische Ausbildung.

Einer der wissenschaftlichen Schwerpunkte der Klinik lag damals – in der Tradition von L. KREHL, R. SIEBECK und K. MATTHES – auf der Erforschung der Herz-Kreislauf-Erkrankungen. P. CHRISTIAN hatte sich daher in Zusammenarbeit mit K. MECHELKE besonders mit der Analyse der vegetativen Herz-Kreislauf-Erkrankungen beschäftigt. Es war die Zeit der großen Handbuchbeiträge (Hdbch. Innere Medizin IX, 4-1960). Aus diesem Themenbereich stammte dann auch eine meiner ersten Arbeiten.

Was war daran die Interdisziplinarität?

1. Ansatz

Ich hatte als Doktorand zwar CHRISTIAN und MECHELKE in ständigem kollegialem manchmal auch kämpferischen Gespräch erlebt, aber diese Tatsache nicht anders verarbeitet, als das Gespräch oder den Streit zwischen Labormedizinern und Röntgenologen. Das änderte sich schlagartig mit Zunahme der internen Kenntnis der Klinik. Der grundsätzliche Graben zwischen den „Psychikern" und den „Somatikern" war trotz gemeinsamer Aufgabenbewältigung existentiell. Ich will und kann hier nicht auf Einzelheiten eingehen. Die Historie würde ein ganzes Buch füllen. Für mich ergab sich aber aus diesen Dissonanzen ein grundsätzliche Skepsis in beiderlei Richtung. Und diese Skepsis war der Anlaß für das erste mehr „anti-" als „inter"disziplinär unternommene Werk.

MECHELKE und CHRISTIAN hatten bei der kreislaufphysiologischen Untersuchung funktioneller Herz-Kreislauf-Kranker verschiedene Typen der Kreisregulationsstörungen nach kybernetischen Gesichtspunkten herausgearbeitet.

Eine dieser Typen, die sog. „dynamisch-labile Kreislaufregelung" war durch besondere Höhe und Labilität der 10sec.HTM-Wellen der Blutdruckregelung gekennzeichnet und galt als besonders anfällig für „sympathicovasale Anfälle".

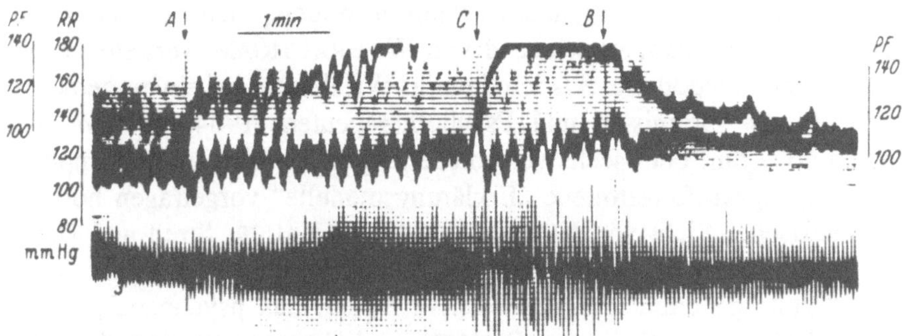

Patient K. M., 36 Jahre. 1) Pulsfrequenz; 2) Blutdruck; 3) Atmung. A–B Orthostatische Belastung, dynamisch labile Blutdruckregelung. C Pulsfrequenz in den Registrierbereich verstellt. Während der orthostatischen Belastung steigt der Blutdruck an, die Pulsfrequenz nimmt zu, die Atmung wird schneller und tiefer (sympathicovasaler Anfall).

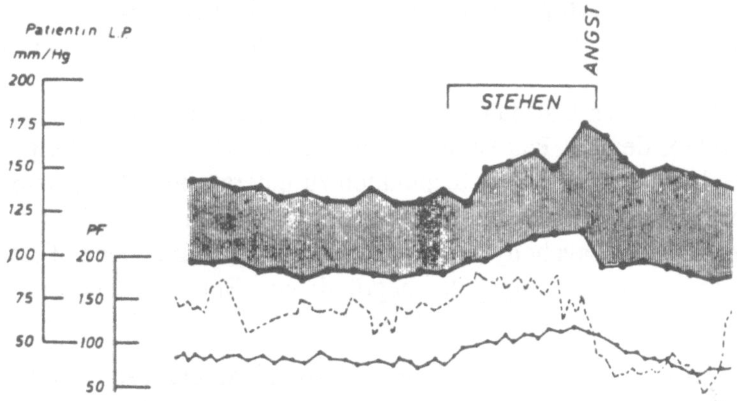

Patientin L. P. Sympathicovasaler Anfall nach orthostatischer Belastung. Der Blutdruck steigt kontinuierlich von normotonen Werten auf 175 systolisch und 120 mm diastolisch an. Die gestrichelte Kurve zeigt die Atemfrequenz (Poly- und Tachypnoe). Die durchgezogene Kurve zeigt einen Anstieg der Herzfrequenz von 75/min auf 110/min. Subjektiv tritt heftige Angst auf.

Abb. 1. Typen der Blutdruckregelung und sympathicovasaler Anfall nach K. MECHELKE und P. CHRISTIAN (1955 und 1964)

Sympathicovasale Anfälle sind plötzliche, als außerordentlich vital bedrohlich erlebte Zustände mit Blutdruckkrisen und Herzfrequenzsteigerungen. Sie werden seit dem DSM III „Panikattacken" genannt

Aus der Kenntnis dieser Anfälle, ihrer Symptomatologie und der prämorbiden Persönlichkeitsstruktur der Betroffenen war von CHRISTIAN (1964) das Erklärungsmodell der sog. „Zweitkrankheit" für die akute Herzphobie entwickelt worden.

Dieses leuchtete mir ein, aber es stand im Widerspruch zu einer weiteren in unserem Arbeitskreis, vorwiegend von W. BRÄUTIGAM, vertretenen psychodynamischen Hypothese. Als ich dann in Wiesbaden auf einem gemeinsamen Kongreß von Internisten und Psychotherapeuten (1964) zu dem gleichen Thema etwa fünf oder sechs verschiedene, jeweils mit gleicher Emphase und Überzeugungskraft vertretene „Erklärungsmodelle" vorgetragen hörte (– aus psychiatrischer Sicht von KULENKAMPFF und BAUER: Streß und Beziehung zur Frontallappenepilepsie, aus psychotherapeutisch-analytischer Sicht von BAUMEYER: gehemmtes Aggressionsverhalten, aus psychoanalytischer und testpsychologischer Sicht von RICHTER und BECKMANN: Typ A und B der Herzneurose, d.h. phobisches und kontraphobisches Verhalten, von BRÄUTIGAM aus anthropologisch/psychotherapeutischer Sicht: Trennungsangst- und Trennungswunschambivalenz, und schließlich unsere eigene –), da beschlich mich eine Unruhe und – das muß ich gestehen – ein besonderes Befremden über die psychiatrisch-psychotherapeutischen Kollegen, die vor allem die „große Bedeutung der HTM-Wellen", wie ich meinte, nicht verstehen wollten.

Dieses Befremden war dann der Anlaß dafür, daß ich beschloß, den nächsten Patienten, der mit Panikattacken zur analytischen Behandlung kommen würde, nach allen diesen Gesichtspunkten zu untersuchen. Zu diesem Zwecke erfand ich – wie ich ebenfalls damals meinte – neben der üblichen testpsychologischen und psychodynamischen Diagnostik eine neue Technik der „assoziativen, psychoanalytisch begründeten Situationsanalyse" (HAHN 1965).

Zu meiner eigenen, nicht schlechten Verblüffung ergaben sich bei diesem Vorgehen für alle der fünf Hypothesen höchst gewichtige und plausible Argumente. In der Schilderung der Vorgeschichte sowie der Auslösesituation des „Pat Th." fand sich sowohl die klassische Schilderung des sympathicovasalen Anfalles als auch die anderen geforderten Auslösebedingungen, wie Streß im Beruf, Konflikt in der jungen Ehe, exzessive körperliche Belastung („Strickhupfen"),gehemmte Aggressivität und kontraphobisches Angstverhalten, Trennungswunsch- und Trennungsangstambivalenz, und das alles bei einer bislang relativ unspezifischen prämorbid depressiv-hysterisch gefärbten Persönlichkeitsstruktur.

Etwas friedfertiger und akademisch gemildert stellte ich diese Befunde zusammen und übergab die Arbeit einer sehr bekannten Zeitschrift. Mit einer gewissen Genugtuung nahm ich die erwartete, freundlich-verlegen und ausführlich-psychoanalytisch begründete Ablehnung entgegen. Sie bestätigte meinen Eindruck aus Wiesbaden.

Aber ich wußte, daß es auch andere Zeitschriften gab. Bei der nächsten – das ahnte ich – würde ich mehr Verständnis finden. Und in der Tat, das Manuskript mit seiner heute undenkbaren Ausführlichkeit wurde als Originalarbeit angenommen und auf 17 doppelspaltigen Seiten ungekürzt abgedruckt (HAHN 1965).

Damit aber keine Ruhe

Dieses erste „intern-interdisziplinär" angelegte opus war ja eigentlich keine Arbeit „zwischen den Disziplinen" gewesen, sondern eher ein Einmännerwerk mit Kritik an den Einseitigkeiten der bislang vorgelegten, offenbar durch die jeweilige methodisch vorgegebene Aufmerksamkeit der Untersucher bedingten, Erklärungsmodelle.

Ich diskutierte diese Erfahrung mit Freunden und Arbeitskollegen und wir beschlossen, gemeinsam institutionsübergreifend eine „echte" interdisziplinäre Arbeitsgruppe zu eben dieser Thematik zu gründen.

2. Ansatz

Als Mitglieder dieser Arbeitsgruppe fanden sich zusammen: eine Psychoanalytikerin (B. STANJEK/JANUS),ein Biometriker (H. MAYER), ein Psychologe (K. E. ROGGE) und ich selber (als internistischer Kliniker und Psychotherapeut).Die Leiter der beteiligten Institutionen, Abteil. Innere Med. II (P. CHRISTIAN) und der Psychosomatischen Klinik (W. BRÄUTIGAM) gaben ihr Einverständnis.

Leider kann ich jetzt den Verlauf der Untersuchung, die sich über mehrere Jahre erstreckte, nicht mit der gleichen Ausführlichkeit berichten, wie das eben geschilderte Eingangsbeispiel.

Es mag vielleicht genügen, wenn ich deutlich mache, daß wir unser gesamtes Patientenmaterial an funktionell Herzkranken, Herzneurotikern und Herzphobikern sichteten, unsere Vorerfahrungen diskutierten und daraus ein Forschungsdesign entwickelten, das mit einem breiten Methodenspektrum (Erstinterview, auch in mehreren Sitzungen mit Videoaufzeichnung, testpsychologische Untersuchungen, telemetrisch aufgezeichnete Herzfrequenzanalyse, fortlaufende Blutdruckaufzeichnung, unter Einschluß ergänzender Verlaufsuntersuchungen, bzw. Therapien) prospektiv alle Neuzugänge mit Verdacht auf „Herzneurose" untersuchen sollte.

So kam eine Gruppe von 32 Patienten zustande, die wir testpsychologisch mit funktionell herzkranken Patienten aus einer kardiologischen Ambulanz (SCHÜFFEL, N=64) und den Patientengruppen von RICHTER und BECKMANN (N=124) verglichen. Von den Ergebnissen aus den gemeinsam ge„rateten" Analysen, den testpsychologischen und den biometrischen Befunden, die wir in 11 Punkten zusammenfaßten, will ich hier nur erwähnen, daß wir vor allem die Gruppe mit den sympathicovasalen Anfällen gut abgrenzen konnten (es

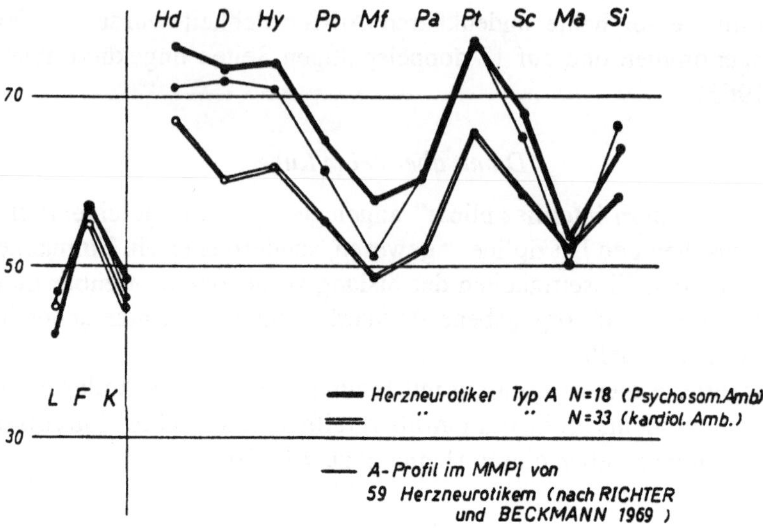

Typ A :

TK-Werte	L	F	K	Hd	D	Hy	Pp	Mf	Pa	Pt	Sc	Ma	Si
H/M/ST:	42	59	49	76	73	74	65	58	60	76	68	53	65
R/B:	47	57	46	71	72	71	61	51	61	77	65	50	67
Sch/H/He:	46	55	45	67	60	62	56	49	52	66	59	52	58

A-Profil im MMPI von N = 18 Patienten im Vergleich zu N = 59 Patienten (RICHTER und BECKMANN 1969) und N = 33 Patienten (SCHÜFFEL, HAHN und HEHL 1972).

Abb 2. MMPI-Profile von herzneurotischen Patienten der psychotherapeutischen Sprechstunden im Vergleich zu Patienten der kardiologischen Ambulanz und den Patienten von RICHTER und BECKMANN (1969)

reichten am Schluß 2 standardisierte Fragen unseres Zusatzfragebogens, um die Gruppen zu trennen), und daß die testpsychologische Typisierung versagte, wenn man das Krankengut der kardiologischen Ambulanz mit dem Krankengut der psychotherapeutischen Sprechstunden verglich.

Wichtiger aber als die Ergebnisse waren für unser Thema Beobachtungen geworden, die wir aus gruppendynamischer Sicht im Verlaufe unserer Zusammenarbeit an uns selber gemacht hatten. Sie schienen uns für den Ausgang des Projektes so bedeutsam, daß wir sie später bei der Veröffentlichung als Einleitung dem inzwischen auf drei Teile angewachsenen Text voranstellten.

Ich berichte:

Unter der Überschrift
„Zur Methodik interdisziplinärer Untersuchungen in der Psychosomatik ...“
(folgten einige allgemeine Bemerkungen über die angewandten Methoden
und die Bedeutung der persönlichen „Interaktionen“ der Team-Mitglieder)
und dann heißt es:

„... Die andere Beobachtung bestand für die Betroffenen in der Entwicklung einer halbgewollten, aber eigentlich ungewollten Identitätskrise, die
sich durch die Konfrontation mit der Denkweise und den Ergebnissen der
anderen Disziplinen entwickelte. Die verschiedenen Phasen, die die Verfasser dabei an sich selbst erlebten, können – stark vereinfacht – etwa wie
folgend umschrieben werden:

1. Auftreten einer Art „Alarm- oder Schreckreaktion“ mit einer Abwehr-
   haltung, die sich im Delegieren methodischer Zuständigkeiten aus-
   drückte
2. Phase einer allgemeinen vorsichtigen Interessiertheit
3. Phase der mehr oder weniger erfolgreichen Bemühung um das Hineindenken in die Methoden und Ergebnisse des anderen Fachbereiches und
4. a) Phase der erfolgreichen Integration einiger wesentlicher Ansatzpunkte
      des fremden Fachbereiches oder
   b) Phase der erneuten Abgrenzung mit Bestätigung der eigenen Identität.

Diese mehr intraindividuell zu verstehenden Phasen in jedem einzelnen der
Betroffenen, die sich allerdings um so stärker ausprägten, je kürzer der Be-
troffene mit den Methoden seines eigenen Fachgebietes vertraut war, spiegelte sich dann auch gruppendynamisch in der Form der jeweiligen Diskussion wider. Konkurrenzgefühle, unterschwellige Aggressivität, Abgrenzung
im Gewicht der geleisteten Arbeit usw. stellten sich solchen Phasen trotz
eines sonst außerordentlich kontinuierlichen und guten Arbeitskontaktes
ein und gaben dann Anlaß zu Mißverständnissen und gegenseitiger
„vorsichtiger Behandlung“. Sie wirkten sich jeweils auch um so stärker aus,
je mehr die anfängliche räumlich und zeitlich enge Zusammenarbeit im
praktisch-experimentellen Teil der distanzierteren Betrachtung und Auswertung der Ergebnisse folgte. Die Lösung solcher Situationen ließ sich jedoch gruppenintern „dynamisch“ gut reflektieren und, soweit nötig, auch
analytisch aufarbeiten. In gewissen Phasen ihrer gemeinsamen Arbeit erschien den Verfassern die Reflektion dieser fach- und persönlichkeitsbezo-
genen Gruppenentwicklung fast wichtiger als die Darstellung der Ergebnisse...“ (HAHN, MAYER, STANEK 1973).

Diese Erfahrung blieb den Beteiligten zwar auch bei zahlreichen späteren direkten und indirekten interdisziplinären Kontakten gegenwärtig; sie konnte aber nicht oder nur sehr teilweise an andere Kollegen weitergegeben werden und auch nur sehr bedingt bei anderen Untersuchungen, insbesondere solchen mit größeren Teilnehmerzahlen, unmittelbar nutzbringend umgesetzt werden.

Damit kommen wir zum

3. Ansatz

Diesen muß ich jetzt mit dem Schwerpunkt auf der Abteilungsarbeit behandeln.

Er gliedert sich – auch wenn die grundlegenden Probleme sehr ähnlich geblieben sind – in zwei Teile: der erste umfaßt den Zeitraum von etwa 1965 bis 1977, der zweite den von 1977 bis 1996. In beiden Zeiträumen läßt sich die ganze Varianz dessen feststellen, was wir nach den eben vorgenommenen Bestimmungsversuchen vom institutionellen Nebeneinander über die kollegiale Kooperation bis zur Inter- und Transdisziplinarität beschrieben haben.

Die Akzente waren allerdings verschieden.

Seit der Berufung und Amtsübernahme von G. SCHETTLER im Jahre 1963 waren in der Forschungstätigkeit der Klinik die Bemühungen um die Koronarerkrankungen in den Vordergrund gerückt. SCHETTLER hatte gleich nach dem Beginn seiner Tätigkeit in Heidelberg ein aktives Interesse an der interdisziplinärer Forschung bekundet und – neben dem Ausbau der Lipid- und Stoffwechselforschung sowohl epidemiologische Ansätze gefördert als auch die Zusammenarbeit mit der wenige Jahre später zum Ordinariat II (Institut und Abteilung für Allgemeine Klinische Medizin) gewordenen Arbeitsgruppe von P. CHRISTIAN.

Auf diese Weise ergab sich für uns fast beiläufig eine institutionell vereinbarte kollegiale patienten- und problembezogene Zusammenarbeit, allerdings mit einer ganzen Reihe ausgesprochener und unausgesprochener Vorbehalte, die sich z.T. noch aus der Vorgeschichte der Klinik ableiteten. Es herrschte eine freundliche, manchmal gespannt-kritische Erwartungshaltung, in der Dominanzprobleme allerdings noch eine erhebliche Rolle spielten. Von einer aktiven „Interdisziplinarität" konnte eigentlich nur am Krankenbett und in persönlichen Gesprächen mit einzelnen Kollegen die Rede sein.

Tatsache aber war, daß durch den täglichen Austausch mit den im Hause tätigen Kollegen – ob sie Fettforscher, Gerinnungsfachleute, Kardiologen, Gastroenterologen, Onkologen, Endokrinologen, Laborärzte oder Radiologen waren – eine Fülle, ja vielleicht sogar eine Überfülle an Anregungen und Problemstellungen ausging, so daß uns die Kunst der Abgrenzung auf ein bestimmtes Themengebiet im Rahmen unserer klinisch-psychosomatischen Tätigkeit eher schwerfiel.

Ich möchte – pars pro toto – einige Beispiele nennen:

Eines der ersten großen multizentrischen Projekte war die sog. „Heparinstudie" (SCHETTLER, SCHIMPF). Im Zusammenhang mit dieser, die eine regelmäßige ambulante Kontrolle der Herzinfarktpatienten erforderte, und aus Beobachtungen an stationären Patienten entwickelten wir die ersten systematisch auch psychotherapeutisch erforschten Koronargruppen (HAHN, HÜLLEMANN 1968)

Aus der Aufarbeitung der gesamten Literatur zur Psychosomatik und Epidemiologie der Koronarerkrankungen, die wir zusammen mit Mitarbeitern des von H. SCHAEFER, P. CHRISTIAN und W. JUSATZ neugegründeten Sozialmedizinischen Institutes (M. BLOHMKE) unternahmen, formulierte P. CHRISTIAN das Konzept der „Risikopersönlichkeit" der Koronarkranken, das wir aufgriffen und im einzelnen nach Gesichtspunkten der Persönlichkeitsanalyse und Situationsanalyse (HAHN, ROGGE 1967, 1973) ausgestalteten.

Als Beispiel für unsere damalige Orientierungssuche zeige ich Ihnen das Modell, nach dem wir die grobquantifizierten Befunde unserer biographischen Analysen mit den ebenso grob quantifizierten somatischen und psychosozialen Befunden zur Übersicht zusammenstellten (Abb. 3).

Des weiteren entstanden aus der Zusammenarbeit mit dem Sozialmedizinischen Institut (E. NÜSSEL, F. HEHL) neue Konzepte zu testpsychologischen Inventaren (PSS 25), die an großen Patientengruppen der Klinik sowie an ambulanten und stationären Koronarkranken erprobt werden konnten. Die Typ A-Forschung wurde überprüft und langfristige Behandlungsfälle zur interpretativen Analyse der Krankheitsentwicklung herangezogen („Der Herzinfarkt in psychosomatischer Sicht" HAHN 1973).

Der zweite Abschnitt dieser Entwicklungsphase fällt etwa mit der Emeritierung von P. CHRISTIAN 1977 und meiner Amtsübernahme im Jahre 1979 zusammen. Die Struktur der Klinik hatte sich inzwischen durch die Berufung von B. KOMMERELL zum Abteilungsleiter der Gastroenterologie und W. KÜBLER zum Leiter der Kardiologischen Abteilung sowie durch die Einrichtung der Klinisch-Pharmakologischen Abteilung (E. WEBER) grundlegend geändert. Auch die Einführung des Departmentsystems nach dem Ausscheiden von G. SCHETTLER (1986) und der Umorientierung von R. ZIEGLER hatte erhebliche Konsequenzen in den Formen der kollegialen Zusammenarbeit. Für unsere Abteilung bedeutete dies ein zunehmend günstiges Maß an selbstverständlicher Integration.

In diesem veränderten Rahmen entstanden nun weitere zahlreiche kollegiale Kooperationen und wissenschaftliche Kontakte.

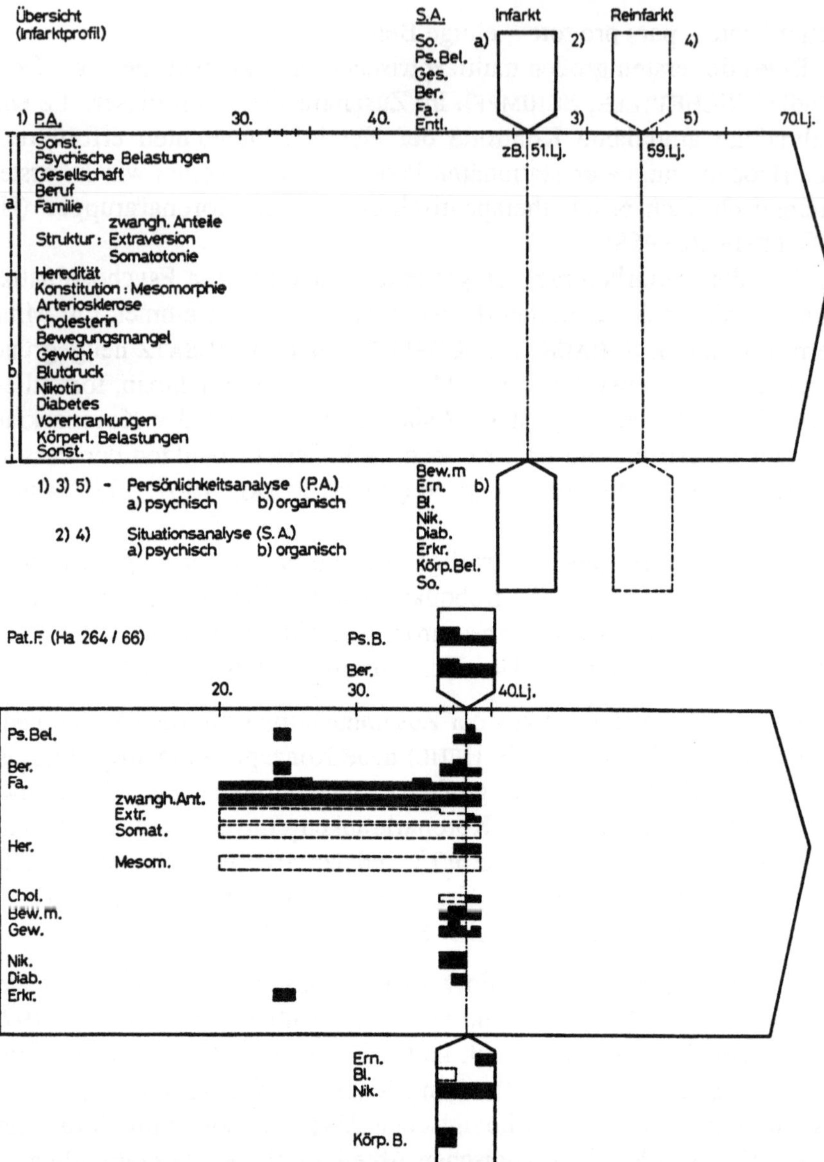

Abb 3. Das Infarktprofil in graphischer Darstellung (1967). In dem Schema sind nach den Gesichtspunkten der Persönlichkeitsanalyse (PA) und der Situationsanalyse (SA) die gesicherten (durchgezogene Linie) und die vermuteten (gestrichelte Linie) Risikofaktoren für die Langzeitentwicklung und die Auslösende Situation einander gegenübergestellt. In einer grobquantifizierenden und definierten Form von 1–4 (mit entsprechenden Balkendicken) finden sich also auf der somatischen Seite (b) die Variablen der Heridität bis zu den körperlichen Belastungen und auf der psychosozialen Seite (a) die Merkmale der Persönlichkeitsstruktur sowie der Belastungssituationen in Familie, Beruf und Gesellschaft. Dieser Horizontalentwicklung steht die Vertikalbelastung im Sinne der Auslösung mit entsprechender Definition der gleichen Merkmalsgruppen a) für die psychischen Belastungen und b) für die somatischen Belastungen gegenüber. Aus dem Grundmodell ergeben sich bei genauerer Analyse ganz verschiedene Verlaufs- und Belastungstypen. Als Beispiel wird hier nur das Profil eines 39jährigen Handwerks meisters angeführt (s. HAHN 1971).

Ich zähle wiederum nur exemplarisch auf:

G. BERGMANN und G. BREIT entwickelten in Zusammenarbeit mit den klinischen Abteilungen weitere psychosoziale und psychologische Instrumente zur Unterscheidung verschiedener Gruppen von Koronarerkrankungen. Ein besonderer Schwerpunkt lag auf der Frage der Vorverlagerung des Erstinfarktes. BERGMANN organisierte auch mit E. ZIPFEL auch die kontinuierliche prä- und postoperative Betreuung von Herztransplantationspatienten. Die Projekte zur Differentialdiagnose und -therapie funktionell Herzkranker wurden von A. WERNER aufgenommen und ausgebaut, spezielle Rehabilitationsprojekte (SCHULER) von A. DRINKMANN und F. BACHER begleitet.

Der ständige Kontakt mit den anderen Fachgebieten der Klinik wie der Endokrinologie und Gastroenterologie spielte vor allem für die umfangreichen Studien zu den Eßstörungen (Anorexie und Bulimie E. PETZOLD, W. HERZOG) eine entscheidende Rolle. Der Aufbau einer psychosozialen Rheumatologie (W. EICH) mit den Forschungsprojekten zum M. Bechterew und der Fibromyalgie führte zur engen Verbindung mit dem BMFT geförderten Rheumatologischen Arbeitskreis des Rhein-Neckar-Kreises. Die abteilungsübergreifende Supervisionsforschung (A. WERNER) ist ebenfalls ohne die kollegiale Unterstützung der Kollegen in der Klinik und der Pflegedienstleitung nicht möglich. Weitere ständige Verbindungen sind durch die psychosoziale Betreuung onkologischer Patienten sowie durch den Konsiliardienst gegeben.

Auf diese Weise war und ist ein breites Nebeneinander an kollegialer Zusammenarbeit und Fächer-Kooperation entstanden.

Die Frage aber, ob es sich bei allen diesen Unternehmungen wirklich um einen *interdisziplinären* Austausch handelt oder mehr ein *multidisziplinäres* Nebeneinander bedeutet, ist nicht ganz einfach zu beantworten. Von *Transdisziplinarität* im MITTELSTRASSschen Sinne kann wohl nur am wenigsten die Rede sein.

Es scheint so zu sein, daß für viele Kollegen trotz der gezeigten Bereitwilligkeit und Aufgeschlossenheit die eigene Unsicherheit in der Beurteilung des „jeweils Anderen" so groß ist und gerade im akademischen Bereich so viele Prestigeprobleme stellt, daß weiterführende Fragen oft erst gar nicht gestellt oder später als belanglos abgetan werden. Das daraus entstehende wissenschaftstheoretische Problem wird in die „Unzuständigkeit" abgeschoben. Am ehesten ereignet sich Interdisziplinarität dann noch, wie schon angedeutet, im persönlichen Gespräch oder am Krankenbett.

Die Beobachtungen dieser Schwierigkeiten im persönlichen Bereich und das theoretische Problem, das in den pragmatisch eigentlich recht gut funktionierenden Projekten immer wieder auftrat, veranlaßten mich, auf meine früheren wissenschaftstheoretischen Interessen zurückzugreifen und eine – zunächst nur abteilungsintern gedachte – Arbeit, einen Leitfaden zur „klinischen Gesprächsführung" („Gespräch, Anamnese, Interview"), unter diesen Gesichtspunkten zu erweitern und zu einer wissenschaftstheoretisch vertieften „Ärztlichen Propädeutik" umzugestalten (HAHN 1988). Das war der Schritt zu einem

4. Ansatz – interdisziplinärer Arbeit.

Fast beiläufig ergab es sich dabei aus den Gesprächen mit Kollegen und aus dem Literaturstudium, daß ich den Kontakt mit der Arbeitsgruppe von W. JACOB und R. WIEHL wieder aufnahm und mich – nach mehrjähriger Pause – regelmäßig an den jetzt im Philosophischen Seminar stattfindenden Veranstaltungen zur „Anthropologie in Medizin, Philosophie und Theologie" beteiligte. Diese hatten sich durch das Hinzukommen von D. RITSCHL als ökumenischem Theologen und Psychotherapeuten, J. HÜBNER als Biologen und Theologen sowie der Fakultätskollegen V. PAESLACK und Frau T. SCHROEDER-KURTH erheblich erweitert. Eine lockere Beziehung bestand über D. RITSCHL zu dem mit ähnlichen interdisziplinären Zielen arbeitenden Gesprächskreis „Kultur und Kritik" (J. ASSMANN, T. HÖLSCHER u.a.)

Die Themen des Arbeitskreises waren zum einen Teil sehr allgemein gehalten und hatten zum anderen die detaillierte Beschäftigung mit der Medizinischen Anthropologie V. v. Weizsäckers zum Inhalt. Das Ziel war die interfakultative und interdisziplinäre Diskussion.

Als Beispiel nenne ich – neben einer sehr eindrücklichen Semesterarbeit über die Pathosophie V. v. Weizsäckers – eine Seminarreihe, die sich mit dem Symbolbegriff beschäftigte. An verschiedenen Beispielen, auch aus der Psychoanalyse, wurden aus kompetenter Sicht historische, theologische, mythologische und linguistische Probleme abgehandelt. Die Besetzung war auch für universitäre Verhältnisse ungewöhnlich: zeitweise waren fast über zwanzig Hochschullehrer beteiligt, darunter mehr als sechs Ordinarien.

Weniger befriedigend war für uns Mediziner die Beschäftigung mit den Methodenfragen. Wir standen immer vor dem Problem, ob wir diese Seminare als Bereicherung unserer akademischen oder allgemeinen „Bildung" ansehen sollten, die gewissermaßen für unsere Privatinteressen standen, oder ob es „zwingende" Beziehungen zu unserer ärztlichen, d.h. beratenden und therapeutischen Aufgabe, geben könne. Die Bedeutung der Fragen um die Bewertung von verschiedenen Formen der Wissenschaftlichkeit beschäftigte uns und der Stellenwert phänomenologischer und hermeutischer Methodik für den Umgang mit dem Patienten.

Unter dem Eindruck dieses Ungenügens entschlossen wir uns zur Umorientierung und Verdichtung der interdisziplinären Arbeit durch die Gründung eines „Studienkreises für Interdisziplinäre Forschung in der Medizin". Damit war der Übergang zu einem

5. Ansatz von „Interdisziplinarität in der Medizin" gegeben.

Mit Unterstützung der Medizinischen Gesamtfakultät (F. VOGEL) und unter ausdrücklicher Billigung des Rektorates (V. SELLIN) begannen wir im WS 1989/90 mit der Thematik „Interdisziplinarität 2000 – Dimensionen der Heilung" eine 14tägige Vorlesungsreihe.

Das Gespräch im Teilnehmerkreis sollte dadurch gefördert werden, daß zu jedem Referat ein Koreferat vorgesehen wurde. Der Springer-Verlag hatte sein aktives Interesse an der Veröffentlichung der Vorträge und Kommentare bekundet sowie eine finanzielle Unterstützung zugesichert. Ein Förderverein wurde gegründet.

Die Einzelthemen erstreckten sich von der Einleitungsveranstaltung über „Heil und Heilung" (D. RITSCHL und F. VOGEL) über einen weiten Bereich

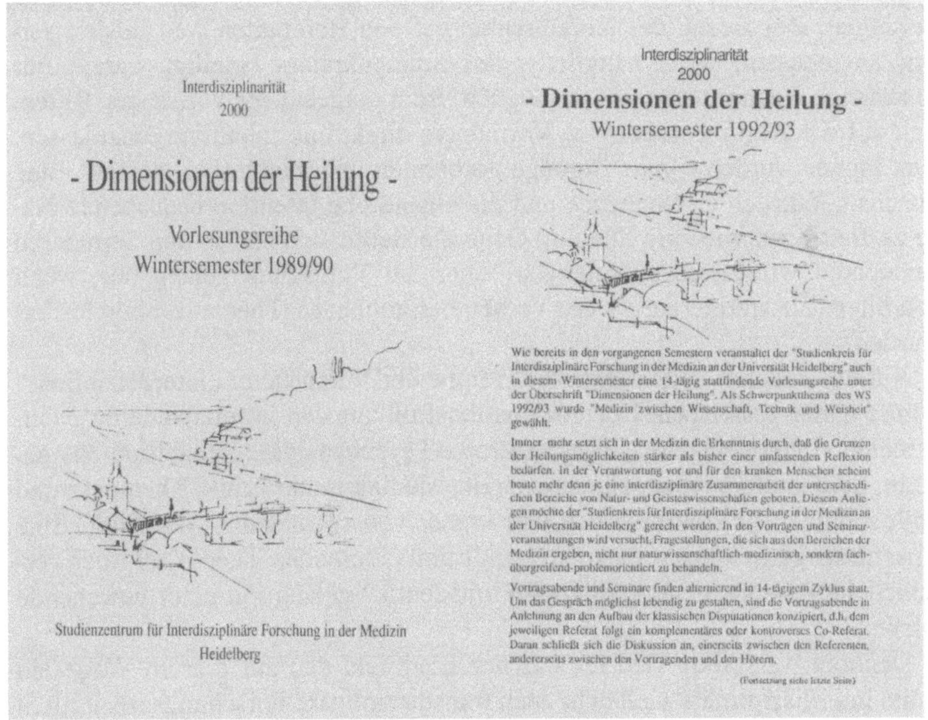

Abb. 4. Erstes und letztes Semesterprogramm des „Studienkreises für Interdisziplinäre Forschung in der Medizin" (WS 1989/90 noch „Studienzentrum")

medizinischer Problemstellungen. Die größte Attraktion hatte im ersten Semester die Veranstaltung „Das Magische in der Medizin" (T. SUNDERMEIER und E. PETZOLD).Weitere Themen waren „Ärztliche Entscheidungsfindungen", „Gentechnik", „Homöostase", „Normalität", „Das Ganze und seine Teile: Hirnprozesse und psychische Vorgänge" usw.

In den späteren Semestern gab es dann übergeordnete Leitthemen wie „Leben an den Grenzen des Lebens I" (Ws 90/91), „II" (SS 91), „Therapieziele und Lebensqualität" (WS 91/92, SS 92) und „Medizin zwischen Wissenschaft, Technik und Weisheit" (WS 92/93).

Diese Vorlesungs – und Diskussionsreihe bestand insgesamt 7 Semester und wurde, z.T. ergänzt durch zwischen den Vorträgen liegende Seminare, 14tägig durchgeführt.

Und das Ergebnis?

Zunächst:

Unsere Hoffnung, daß sich aus den Vortrags- und Diskussionsveranstaltungen ein zusammenführendes Forschungsthema ergeben würde, erfüllte sich nicht. Wir erlebten hervorragende Redner, glänzende Diskussionen, ein immer interessiertes Publikum neben manchmal allerdings auch weniger gelungenen Beiträgen. Der Bezug des Koreferenten auf den Referenten war äußerst selten; am ehesten, wenn Mitglieder des Studienkreises beteiligt waren. Für auswärtige Redner schien es unmöglich, trotz eingehender vorheriger Bitten, sich auf die Argumentation des Vorredners direkt und inhaltlich einzulassen. Fast immer wurden eigene Beiträge vorbereitet und ausführlich doziert. Eine für uns gefährlich erscheinende und die eigentliche Intention bedrohende Nähe zu Beiträgen wie zum Studium Generale stellte sich ein. In den Seminaren versuchten wir dieses aufzufangen. Aber die Vertiefung gelang nur, wenn detailliert Zusatzreferate zu der vorher besprochenen Thematik eingefordert wurden.

Auf der anderen Seite rückte die Gruppe der Veranstalter „interdisziplinär" immer näher zusammen. Der Informationsfluß aus den jeweils anderen Fachgebieten (Innere Medizin, Psychotherapie/Psychoanalyse, Rehabilitationsmedizin, Schmerzforschung, Humangenetik, Medizinischer Ethik, Theologie und Philosophie) war kontinuierlich und immer von spannender Aktualität. Eine einsemestrige Seminarveranstaltung mit praktizierenden Theologen über verschiedene Aspekte der „Ärztlichen Propädeutik" gelang mit einer bewegende Dichte.

Dennoch verstärkte sich für uns der Eindruck, daß auf diesem Wege ein echte interdisziplinäre vielleicht auch transdisziplinäre Forschungsarbeit nicht zu erreichen war. Interdisziplinäre Information: ja.

Aber die Erarbeitung systematisch neuer Ergebnisse: nein. Aus diesen Erkenntnissen ergab sich ein weiterer

6. Ansatz

Auf der Suche nach einem konkreten und geeigneten Forschungsgegenstand erinnerten wir uns daran, daß uns in unserer klinischen Tätigkeit, vor allem auch in den Vorlesungsdemonstrationen, immer wieder ein Krankheitsbild aufgefallen war, das auf der Grenze zwischen funktionellen und somatischen Syndromen anzusiedeln war, und durch seine schillernde Vielfalt an Symptomatik und Auslösung unsere Gespräche mit den Kardiologen besonders belebt hatte: das WPW-Syndrom.

Diese Krankheitsgruppe von Herzrhythmusstörungen mit der Symptomatik von harmlosen bis lebensbedrohlichen Tachycardien, die als *Präexzitationssyndrome* zusammengefaßt werden, ist dadurch charakterisiert, daß sie trotz ihrer sehr eindeutigen klinischen Nosologie (s. Abb. 5 u. 6) und einer sehr guten, fast kausal zu nennenden Behandlungsmöglichkeit durch Elektrokoagulation, aitiologisch kaum verstanden wurde und insbesondere zur Auslösung der Symptomatik und Chronifizierung erhebliche pathophysiologische und morphologische Rätsel aufgab.

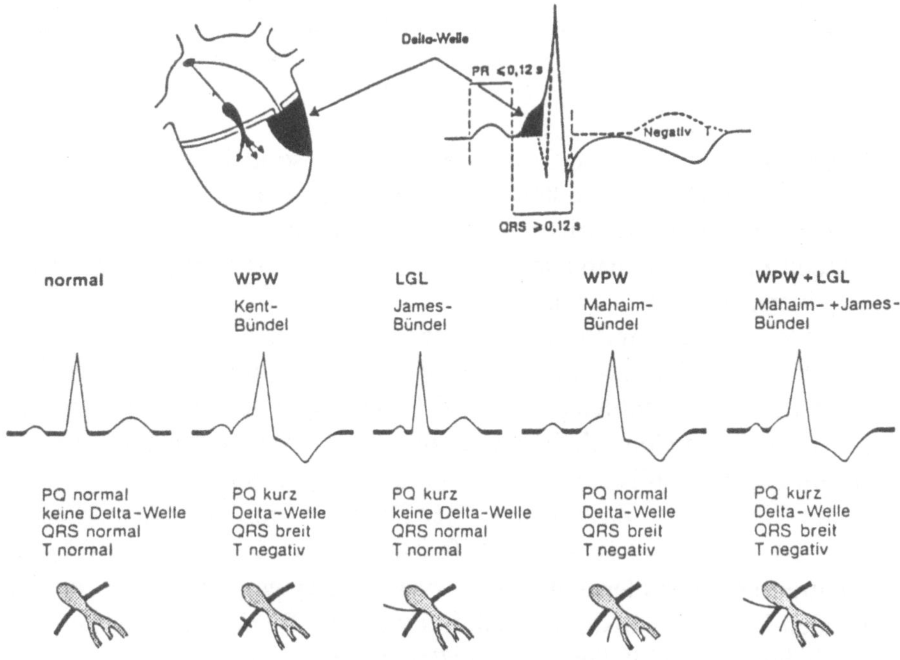

Abb. 5 u. 6. Präexzitationssyndrome

Antragsteller der *Teilprojekte* (*) und Mitglieder:

1. Abteilung Innere Medizin II (Schwerpunkt: Allgemeine Klinische und Pschosomatische Medizin): Prof. Dr. med. P. HAHN, PD Dr. med. W. HERZOG, Dr. med. A. WERNER, Frau Dr. med. Dipl.-Psych. B. SCHLE-HOFER (*)
2. Abteilung Innere Medizin III (Schwerpunkt: Kardiologie, Angiologie u. Pulmonologie) PD Dr. med. J. BRACHMANN, Dr. med. TH. BEYER, Dr. med. M. SCHWEIZER (*)
3. Anatomisches Institut: Frau Prof. Dr. med. CHR. HEYM
4. Ökumenisches Institut und Wissenschaftsforum: Prof. Dr. theol. D. RITSCHL
5. Institut für Sozialmedizin: Dr. med. W. SCHEUERMANN
6. Pathologisches Institut: PD Dr. med. PH. SCHNABEL (*)
7. Institut für Humangenetik: Frau Prof. Dr. med. T. SCHROEDER-KURTH, Frau J. LUNSHOF
8. Physiologisches Institut: Prof. Dr. med. H. SELLER
9. Abteilung Allgemeine Frauenheilkunde und Geburtshilfe: PD Dr. med. CHR. SOHN (*)
10. Abteilung für Pädiatrische Kardiologie: Prof. Dr. med. H. ULMER, Dr. med. K.G. SCHMIDT, Frau Dr.med. G.MÜLLER (*)

Abb. 7. Mitarbeiter des Interdisziplinären Arbeitskreises „Präexzitationssyndrome"
(* – Antragsteller)

Darüber hinaus war diese Gruppe zahlenmäßig so klein, daß die Thematik überschaubar blieb. Wir mußten nicht in Gefahr geraten, im Interessenwettstreit konkurrierender Arbeitsgruppen, wie sich das bei der fächerkooperativen Arbeit mit Koronarpatienten oder onkologischen Patienten immer wieder gezeigt hatte, zerredet zu werden.

Im Dezember 1993 traf sich erstmalig eine Gruppe von Klinikern, Kardiologen, Pädiatern, Physiologen, Pathologen und Anatomen, Theologen, Humangenetikern, Psychotherapeuten und Psychologen, um in einer ersten orientierenden Diskussion Klarheit über die Thematik und den Sinn eines ev. fortzuführenden interdisziplinären Gespräches zu gewinnen.

In der Tat war die Zustimmung über Erwarten groß, so daß sich ein Arbeitskreis konstituierte, der – ich greife jetzt voraus – innerhalb der folgenden drei Jahre mit zwölf Plenarsitzungen, zwei zweitägigen Kolloquien im Internationalen Wissenschaftsforum und drei weiteren Workshops mit amerikanischen, Schweizer und italienischen Kollegen sehr erfolgreich arbeitete.

Der Verlauf der Gespräche hatte sehr verschiedene Phasen:

Ausgangspunkt der Diskussion waren Falldarstellungen, aus denen die Problematik der Symptomatik in den verschiedenen Lebensaltern sowie des Zusammenhanges mit anderen Grunderkrankungen hervorging. Zu diesen Fragen nahmen dann die Kollegen unter möglichster Berücksichtigung des letzten Standes ihres Fachwissens inhaltlich Stellung und gaben die offenen Fragen weiter.

So war es z.B. den meisten Teilnehmern unbekannt, daß aufgrund der Entwicklungsgeschichte des Herzens bereits fetal eine WPW-Symptomatik auftreten kann, daß es bestimmte Häufigkeitsgipfel im Säuglings- und Kindesalter gibt, daß die Umstände des Auftretens von latenter und manifester Symptomatik auch im Erwachsenenalter nur sehr vage zu beschreiben waren und daß es nur wenig verläßliche Kenntnisse über die Bedingungen der verschiedenen Verlaufsformen gab. Die Problematik der Morphologie und der Pathophysiologie stellte sich wiederum als ein eigenes Thema dar. Die Zielsicherheit der elektrophysiologischen Diagnostik mit der daraus abzuleitenden höchst erfolgreichen Elektrokoagulation warf die Frage auf, ob es sich hier um ein „abgeschlossenes" Gebiet der Kardiologie mit einer allerdings nur teilweise und eigentlich nicht verstandener Aitiologie handeln könne.

Als dann im Sommer 1994 – aus mehr äußeren Gründen der Neuverteilung von Forschungsgeldern – von der Fakultät der Appell ausging, Forschungsprojekte insbesondere solche mit interdisziplinärer Kooperation neu zu formulieren, „Ideen-Skizzen" zu entwerfen und Forschungsanträge zu stellen, setzten sich die Mitglieder des Arbeitskreises unter erheblichem Kraft- und Zeitaufwand zusammen und entwarfen ein mehrdimensionales Forschungsprojekt mit einem *Rahmenprogramm* zur modellartigen Konzipierung von Interdisziplinarität und *inhaltlichen Schwerpunkten* zur klinischen Verlaufsforschung (Auslösesituation und Krankheitsverarbeitung),zu epidemiologischen Grundlagen (Häufigkeitsverteilungen in der Bevölkerung),und zu morphologisch-pathophysiologischen Fragestellungen (molekularbiologische Struktur der aberrierenden Reizleitungsbündel, Ursachen von plötzlichem Herztod bei Foeten und Neugeborenen).

Die Intention des Projektes konnte sich leider zum damaligen Zeitpunkt noch nicht durchsetzen. Es wurde zunächst – wohl auch unter Einfluß auswärtiger Gutachter – als zu heterogen abgelehnt. Vielleicht spielte es eine Rolle, daß sich drei der Hauptantragsteller bereits dem Emeritusalter näherten. Eine Neuformulierung und weitere Präzisierung der Einzelprojekte unter Namensführung der jüngeren Mitarbeiter verfehlte dann die Genehmigung nur um einen einzigen entscheidenden Punkt.

Die Konsequenz der nicht erreichten Förderung war, daß die über zwei Jahre lang sehr optimistischen und produktiven Intentionen der Mitarbeiter erheblich gebremst wurden und diese schließlich einen Ausweg der Überbrükkung bis zu „besseren Zeiten" in der Gestaltung gemeinsamer interdisziplinärer Vorlesungen zu dieser Thematik und deren ev. Veröffentlichung sahen.

Soweit „The state of the art"

Wenn wir die Folgerungen gerade aus dieser Form der wissenschaftlichen Arbeit ziehen, so ist es ganz deutlich, daß zwischen den Fächern ein hoher Grad an gegenseitigem Informationsbedürfnis besteht. Es hat einen inhaltlichen und einen Beziehungsaspekt. Die Arbeit am „Problem" informiert und führt zusammen. Dazu eignen sich aber offenbar umschriebene Fragestellungen besser, als die breite Information über ein Fachgebiet.

Die Problematik für den einzelnen Forscher aber beginnt, wo durch die Aufgabenstellungen im eigenen Fach soviel Aufmerksamkeit, Energie und Zeit absolviert werden, daß das Hineindenken in den „jeweils anderen Ansatz" (Fachgebiet, Methode, Disziplin) eine Art „Anforderungs"- oder „Überforderungs"angst auslöst, die bewältigt werden muß. Sie bedient sich dann häufig eines Mechanismus, den wir bei der Beschreibung des ersten Ansatzes das „Delegieren methodischer Zuständigkeiten" genannt hatten. Damit tritt eine künstliche oder erzwungene Selbstbeschränkung ein, von der man sich fragen kann, in welchem Maße sie dem Verständnis einer umfassenden „humanen" Medizin gut tut.

Es ist eben ein nicht hinwegzudiskutierendes Problem, wieviel an „Luxus des Verstehens" sich die heute noch in der Medizin vorherrschende Leistungs- und Erfolgsethik zugestehen kann, ohne ihre ärztliche und menschliche Substanz an außer- oder paramedizinische Bereiche abgeben zu müssen.

Die Entwicklung und Pflege einer neuen „Verantwortungsethik", wie sie in Anlehnung an H. JONAS genannt werden kann und zunehmend gefordert wird, muß diese Problematik sicher einbeziehen. Sie könnte möglicherweise aus einem neuen Verstehen und einer neuen inneren und äußeren Bewertung auch des interdisziplinären Denkens große Vorteile ziehen.

Lassen Sie mich zum Schluß noch einmal zusammenfassen: In dieser Vorlesung habe ich versucht, ein Stück Wissenschaftsgeschichte der Medizinischen Klinik und der Abteilung II „Allgemeine Klinische und Psychosomatische Medizin" vorzustellen – wenn auch mit großer Auswahl und einem sehr persönlichen Akzent.

Nach einigen Definitionsversuchen zum Fächer- und Disziplinenverständnis haben wir verschiedene Ansätze geschildert, wie wir sie im Rahmen der Aufgabenstellung unserer Abteilung zur interdisziplinären Verständigung und Forschung beitragen konnten. Die Erfahrungen gingen aus von der kritischen Wertung einzelner methodisch bedingter Erklärungsmodelle und führten über die Erkenntnisse der Kleingruppe zu den Aspekten institutionell vereinbarter

Zusammenarbeit bis zur wissenschaftstheoretischen Rück- und Weiterbesinnung und Kontakten mit den geisteswissenschaftlichen Fächern.

Als Ergebnis dieser Bemühungen läßt sich vielleicht – außer dem hohen Wert, den die dadurch entstandenen kollegialen Kontakte und Freundschaften gewonnen haben – festhalten, daß interdisziplinäre Information eigentlich immer als große Bereicherung erlebt wird und oftmals auch zur grundlegenden Orientierung des eigenen Fachverständnisses eine erhebliche Bedeutung erlangt. Auch die Erkenntnis, daß sich die Bildung eines tiefergehenden inter- oder transdisziplinären Verständnisses mit der „partiellen Introjektion des jeweils-Anderen" vor allem in der Arbeit am konkreten Detail ereignet, kann als Ansporn und Ermutigung für zukünftige Forschung angesehen werden. Mein tiefer Dank, den ich an dieser Stelle nicht im einzelnen ausdrücken kann, gilt daher allen, die mir im Kreise meiner Mitarbeiter und Kollegen, meiner Familie und Freunde, die Grundlage für solche Arbeit über viele Jahrzehnte gegeben haben und diese – wie ich mit Freude und Genugtuung erfahren habe – auch fortführen und weiterentwickeln wollen.

Literatur

Assmann J, Hölscher T (Hrsg) (1988) Kultur und Gedächtnis. Suhrkamp, Frankfurt

Baumeyer F (1964) Primärpsychogene Herz- und Kreislaufstörungen Vortr. Wiesbaden 9. 4. 1964

Bergmann G (1995) Lebensalter und koronare Herzerkrankung. Verlag für Akademische Schriften (VAS), Frankfurt

Blohmke M, Schaefer H (1966) Die soziale Umwelt von Tier und Mensch als Krankheitsfaktor. Arb-med Soz-med Arb-hyg 1:141–147

Bräutigam W (1964) Typus, Psychodynamik und Psychotherapie herzphobischer Zustände. Z Psychosom Med 10:276

Buchborn E (1982) Die Medizin und die Wissenschaften vom Menschen. In: Lasch HG, Schlegel B (Hrsg) Hundert Jahre Deutsche Gesellschaft für Innere Medizin. Bergmann, München, S 957–971

Christian P, Hahn P (1964) Psychosomatische Syndrome im Gefolge internistischer Erkrankungen. Internist 5:163–171

Christian P (1966) Risikofaktoren und Risikopersönlichkeit beim Herzinfarkt. Verh d Ges Kreisl-forsch 32:97–107

Eich W (1994) Subjektives Krankheitserleben und Selbstwertregulation bei Patienten mit Ankylosierender Spondylitis (M. Bechterew) Habil-schrift Heidelberg

Gethmann CF (1996) Wissenschaft und Wissenschaftlichkeit. Vortrag Heidelberg 6. 7. 1996

Hahn P (1965) Zur Analyse der auslösenden Situation bei der sog. „Herzphobie" Z Psychosom Med 11:264–280

Hahn P (1968) Psychosomatische Aspekte des Infarktprofiles. Psychother Psychosom 16:224–232

Hahn P (1971) Der Herzinfarkt in psychosomatischer Sicht. Vandenhoeck und Ruprecht, Göttingen

Hahn P (1972) Herzinfarkt und Herzneurose. Nervenarzt 43:239–247

Hahn P (1980) Allgemeine Klinische und Psychosomatische Medizin. Heidelbg Jahrb 24:125–145

Hahn P (1988) Ärztliche Propädeutik – Gespräch, Anamnese, Interview. Springer, Berlin Heidelberg New York

Hahn P (1992) Strukturierende und normierende Denkfiguren in der Medizin. Vortrag Studienkreis Interdisziplinäre Forschung in der Medizin. Heidelberg, 20. 10.1992

Hahn P, Hüllemann KD (1972) Ambulante gruppentherapeutische Rehabilitation von Herzinfarktpatienten. Prax Psychother 17:96–103

Hahn P, Mayer H, Stanek B (1973) Biometrische Befunde bei der Herzneurose Z Psychosom Med Psychoanal 19:231–264

Hahn P, Nüssel E, Stieler M (1966) Psychosomatik und Epidemiologie des Herzinfarktes. Z Psychosom Med 12:229–253

Hartmann F (1984) Patient, Arzt und Medizin. Vandenhoeck u. Ruprecht, Göttingen

Heckhausen H (1987) „Interdisziplinäre Forschung" zwischen Intra-, Multi- und Chimären-Disziplinarität. In: Kocka J (Hrsg) Interdisziplinarität, Frankfurt S 129

Herzog W, Deter HC, Vandereycken W (1992) The Course of Eating Disorders. Springer, Berlin Heidelberg New York

Jonas H (1987) Das Prinzip Verantwortung. Insel, Frankfurt

Krehl L (1930) Entstehung, Erkennung und Behandlung innerer Krankheiten. 13. Aufl. Barth, Leipzig

Kulenkampff C, Bauer A (1960) Über das Syndrom der Herzphobie. Nervenarzt 31:443–454, 496–507; 33:289 (1962)

Mechelke K, Christian P (1955) Vegetative Herz- und Kreislaufstörungen. Hb Inn Med 9,4:809

Mittelstrass J (1993) Interdisziplinarität oder Transdisziplinarität? In: Hieberl (Hrsg.) Utopie Wissenschaft. Profil, München, Wien, S 17–31

Müller G (1996) WPW-Syndrome im Kindesalter. In: Hahn P et al. Präexzitationssyndrome – eine interdisziplinäre Vorlesung. Manuskript

Petzold E (1979) Familienkonfrontationstherapie bei Anorexia nervosa. Vandenhoeck u. Ruprecht, Göttingen

Richter HE, Richter P (1969) Herzneurose. Thieme, Stuttgart

Ritschl D (1990) In: Huber W, Petzold E, Sundermeier T (Hrsg) Implizite Axiome. Kaiser, München

Schettler G (1964) Über den Herzinfarkt. Med Welt, S 1785–1797

Siebeck R (1935) Die Beurteilung und Behandlung Herzkranker. Lehmanns, München

v Weizsaecker V (1956) Pathosophie. Vandenhoeck u. Ruprecht, Göttingen

Werner A, Kröger F, Bergmann G, Hahn P (1991) Funktionelle kardiovaskuläre Syndrome. Internist 32:12–18

Werner A, Hennch C (1996) Stationsteam-Supervision in der Medizinischen Klinik. Abschlußbericht an den Klinikumsvorstand derUniversität Heidelberg

Prionen als Erreger der Creutzfeldt-Jakob-Erkrankungen und der bovinen spongiformen Enzephalopathie (BSE)

Von Peter Gass

Einleitung

Vor mehr als 250 Jahren wurde in England bei Schafen eine Krankheit beschrieben, die über Übererregbarkeit, Juckreiz und Desorientierung schließlich zu Lähmung und Tod der Tiere führt. Nach dem englischen Wort „to scrape", kratzen, wurde diese Krankheit als Scrapie bezeichnet, da sich erkrankte Tiere an Bäumen und Pfählen reiben. In den dreißiger Jahren diesen Jahrhunderts gelang der Nachweis, daß es sich dabei um eine übertragbare Krankheit handelt, die durch Verimpfung von Rückenmarksextrakten befallener Tiere propagiert werden kann. Dabei stellte sich heraus, daß die Übertragung dieser Krankheit durch einen Erreger mit höchst ungewöhnlichen Eigenschaften vermittelt wird. Dieses pathologische Agens ist ungemein widerstandsfähig gegenüber herkömmlichen Sterilisationsmaßnahmen wie Erhitzen, Behandlung mit Formaldehyd oder UV-Bestrahlung, d.h. gegenüber Verfahren, die Nukleinsäuren und somit alle Arten von Mikroorganismen zerstören. Unabhängig von diesen veterinärmedizinischen Beobachtungen wurden ab den zwanziger und dreißiger Jahren in der Humanmedizin Krankheitsbilder beschrieben, die ähnliche klinische und neuropathologische Charakteristika aufweisen: die Creutzfeldt-Jakob-Erkrankungen, das Gerstmann-Sträussler-Scheinker-Syndrom und Kuru [5, 8, 9, 14]. Kuru war eine endemisch auftretende spongiforme Enzephalopathie der Fore, einem Eingeborenenstamm auf Neuguinea. Heute weiß man, daß Kuru durch rituellen Kannibalismus übertragen wurde – die Südseeinsulaner pflegten nämlich die Gehirne ihrer Verstorbenen zu verspeisen – und tatsächlich konnte Kuru durch Beendigung dieser Gepflogenheit ausgemerzt werden. Aus heutiger Sicht stellt Kuru ein wichtiges und für lange Zeit das einzige Beispiel dafür dar, daß diese Erkrankungen beim Menschen auf oralem Wege übertragen werden können. Damals wurde Kuru als erstes menschliches Gegenstück zu Scrapie erkannt und führte zu erfolgreichen Übertragungsversuchen zunächst auf Primaten und später auf

Nager [7, 11]. Letzteres stellt die Grundlage bahnbrechender Neuerkenntnisse dar, die wesentlich auf der Verwendung von genetisch manipulierten Mäusen beruhen und zu einem einheitlichen wissenschaftlichen Konzept von Prion-Erkrankungen geführt haben [6, 21].

1982 stellte Stanley Prusiner von der University of California die damals revolutionäre und heftig umstrittene Hypothese auf, daß es sich bei dem sterilisationsresistenten pathologischen Agens, durch das Scrapie, Kuru und Creutzfeldt-Jakob-Erkrankungen übertragen werden, um Proteine handelt und nicht um Nukleinsäure-enthaltende Strukturen, wie Viren oder Bakterien, und stellte damit das klassische Konzept der Infektionskrankheiten in Frage [17]. Mit Hilfe von biochemischen Aufreinigungsmethoden konnte Prusiner aus Hamstergehirnen ein Protein isolieren, dessen Konzentration in infektiösen Extrakten mit dem Ausmaß an Infektiosität korrelierte und das er Prion-Protein (PrP) nannte, für „proteinaceous infectious particle". Überraschenderweise stellte sich heraus, daß dieses Protein anscheinend nicht von Fremd-DNA, sondern von einem Gen kodiert wird, das in hohem Maße im normalen Säugerhirn in Nervenzellen ein Membranprotein exprimiert [16]. Dieses Membranprotein, das heute PrP^c für zelluläres (physiologisches) Prion-Protein genannt wird, besitzt exakt die gleiche Aminosäuresequenz wie das pathologische Prion-Protein, das man als PrP^{sc} (für Scrapie) oder PrP^{CJD} (für Creutzfeldt-Jakob-Disease) bezeichnet. Physiologisches und pathologisches Prion-Protein unterscheiden sich allerdings in wesentlichen physikalisch-chemischen Eigenschaften wie Löslichkeit, enzymatischer Spaltbarkeit und ihrer Tertiärstruktur. Während PrP^c überwiegend alpha-Helix-Strukturen ausbildet und vollständig enzymatisch gespalten werden kann, besitzt PrP^{sc} vorwiegend β-Faltblatt-Konformation, ist ausgesprochen Protease-resistent und neigt zu Ablagerungen im Gewebe. Prusiner stellte die Hypothese auf, daß das pathologische, unlösliche Prion-Protein durch direkte oder indirekte molekulare Wechselwirkungen das physiologische Prion-Protein in pathologisches umzuwandeln vermag (Abb. 1), und daß, wenn einmal pathologisches Prion-Protein im Organismus vorliegt, eine letztendlich tödliche Kaskade der Umwandlung im Zentralnervensystem ihren Lauf nimmt. Seine Prion-Hypothese besagt, daß pathologisch gefaltete Prion-Proteine alleine die entsprechenden Krankheitsbilder hervorrufen können, und daß keine wirtsfremde Nukleinsäure an den pathogenetischen Mechanismen teilhat. Tatsächlich kann man mit der Prion-Hypothese alle drei Erscheinungsformen von Prion-Erkrankungen – spontan, genetisch und infektiös – plausibel erklären [18]. Trotz intensiven Bemühens ist es den Gegnern dieser Hypothese bisher nicht gelungen, Evidenz für eine alternative Pathogenese aufzuzeigen. So konnte bisher kein Virus nachgewiesen werden, das unmittelbar oder mittelbar am Krankheitsprozeß partizipiert [21].

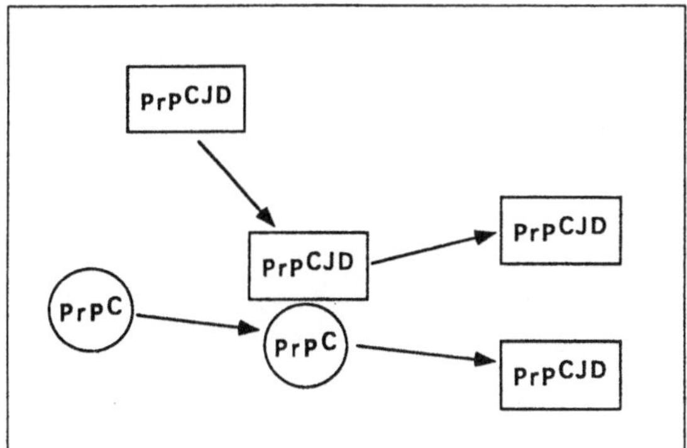

Abb. 1. Hypothetisches Modell zur Umwandlung von physiologischem (PrP^c) in pathologisches (PrP^{CJD}) Prion-Protein. Derzeitige Vorstellungen gehen von einer transienten Di- oder Polymerisierung von PrP^C und PrP^{CJD} aus, wobei es auf noch unbekanntem Wege, möglicherweise unter Mitwirkung weiterer Moleküle, zu einer Konformationsänderung von PrP^c kommt.

Neuropathologische Befunde

Routinemäßig durchgeführte histopathologische Untersuchungen zeigen drei wesentliche Veränderungen bei Prion-Erkrankungen: einen Verlust von Nervenzellen, eine prominente Vermehrung von Astrozyten, den „ Bindegewebszellen " des Gehirns, sowie eine schwammartige Auflockerung des Hirngewebes [15] (Abb. 2). Letzteres hat zu dem deskriptiven Namen spongiforme Enzephalopathien geführt. Da das schwammartige Erscheinungsbild bei familiären und tierexperimentellen spongiformen Enzephalopathien fehlen kann, erscheint heutzutage der Name Prion-Erkrankungen angebrachter. Ein weiteres wichtiges neuropathologisches Kriterium für das Vorliegen einer Prion-Erkrankung ist das Fehlen entzündlicher Veränderungen im Hirngewebe und in den Hirnhäuten. Die humanen Prion-Krankheiten können nach klinischen, neuropathologischen und genetischen Gesichtspunkten in drei Kategorien eingeteilt werden: Creutzfeldt-Jakob-Erkrankungen, Gerstmann-Sträussler-Scheinker-Syndrom und fatale familiäre Insomnie. Der anatomische Schwerpunkt der histologischen Veränderungen liegt bei den Creutzfeldt-Jakob-Erkrankungen im Bereich der Großhirnrinde und im Rückenmark. In einem geringen Teil der Creutzfeldt-Jakob-Fälle (5–10%) beobachtet man die für Prion-Erkrankungen pathognomonischen Ablagerungen von PrP^{CJD} enthaltenden Plaques, Eiweißkonglomeraten, die mikroskopisch im polarisierten Licht doppelbrechend erscheinen und außerdem mit Antikörpern gegen PrP-Proteine dargestellt werden können. Diese Prion-Plaques findet man praktisch immer in Gehirnen von Gerstmann-Sträussler-Scheinker-Patienten, wo sie vor allem im Kleinhirn, aber auch in den Großhirnhemisphären vorkommen. Bei der fatalen familiären Insomnie sind histopathologische Veränderungen fast

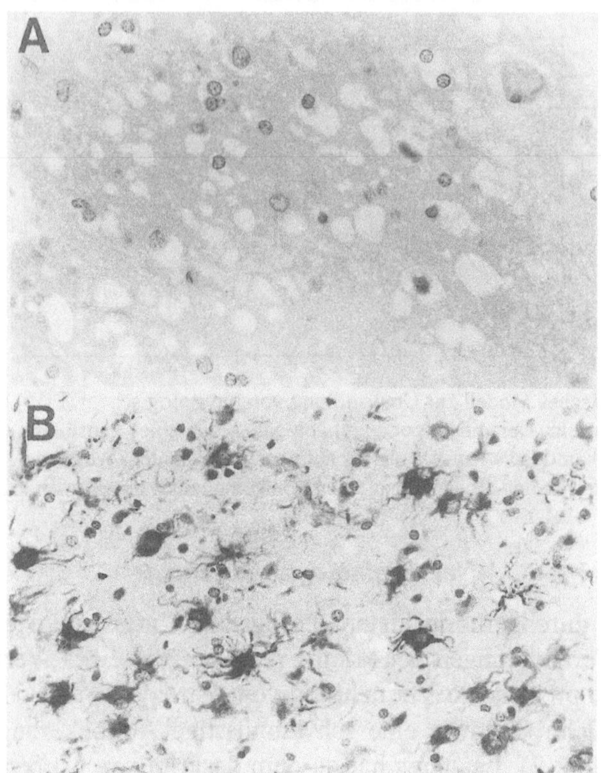

Abb. 2. A: Der typische histologische Befund bei Creutzfeldt-Jakob-Erkrankungen zeigt eine vakuoläre („spongiöse") Auflockerung des Hirngewebes, einen Nervenzellverlust sowie eine Astroglia-Proliferation (H&E-Färbung, 100fache Vergrößerung). **B:** Die prominente Vermehrung von (sternförmigen) Astrozyten wird besonders deutlich in der immunzytochemischen Darstellung mit Antikörpern gegen das gliale Markerprotein GFAP (glial fibrillary acidic protein).

ausschließlich in thalamischen Kerngebieten anzutreffen und imponieren durch einen ausgeprägten Nervenzellverlust und eine Astrozytenvermehrung. Spongiöse Auflockerung des Hirngewebes und Veränderungen außerhalb des Thalamus werden kaum oder nur bei prolongiertem Krankheitsverlauf beobachtet. Prion-Plaques kommen nicht vor. Mittlerweile ist es bei allen Erscheinungsformen von Prion-Erkrankungen möglich, mit Hilfe spezieller immunhistochemischer Färbetechniken (Histoblots) in nahezu allen Fällen diffuse PrP^{CJD}-haltige Ablagerungen im Hirngewebe nachzuweisen [20].

Klinische Erscheinungsformen humaner Prion-Erkrankungen

Die Klonierung und Sequenzierung des Prion-Gens, das beim Menschen auf dem kurzen Arm des Chromosom 20 liegt, ermöglichte die genomische Analyse von familiär auftretenden Prion-Erkrankungen [16]. Dazu zählen in erster

Linie die Gerstmann-Sträussler-Scheinker-Erkrankungen und die fatale familiäre Insomnie [10, 12]. Bei beiden Syndromen liegen Punktmutationen des Prion-Gens vor, d.h. eine Veränderung einer einzigen Base aus der DNA-Sequenz des Prion-Gens (Tabelle 1). Dies führt zum Austausch einer einzigen Aminosäure an spezifischen Stellen innerhalb des Prion-Proteins, der dafür verantwortlich gemacht wird, daß es mit hoher Wahrscheinlichlichkeit im Laufe des Lebens zu einer spontanen Umwandlung von der physiologischen in eine pathologische Konformation des Prion-Proteins kommt [18]. Theoretisch genügt bereits ein solches Umwandlungsereignis, damit die tödliche Kaskade der Konformationsänderung in Gang kommt. Das dieser Betrachtungsweise zugrundeliegende Konzept konnte sehr elegant mit Hilfe transgener Mauslinien untermauert werden, bei denen experimentell ein zusätzliches Prion-Gen mit einer klassischen Gerstmann-Sträussler-Scheinker-Mutation (P101L) ins Genom eingebracht wurde [13]. Die Mehrzahl dieser Mäuse, die sich zunächst von normalen Mäusen phänotypisch nicht unterscheiden, entwickeln spontan eine fatale spongiforme Enzephalopathie. Dieser Befund stellt eine der Grundsäulen von Prusiners Prion-Hypothese dar, da die spontane *de novo* Erkrankung der genomisch manipulierten, jedoch nicht in irgendeiner Weise exogen infizierten Mäuse die Partizipation eines Virus weitgehend ausschließt.

Klinisch stehen bei den autosomal-dominant vererbbaren Gerstmann-Sträussler-Scheinker-Syndromen Kleinhirn-Funktionsstörungen im Vordergrund, während eine Demenz oftmals erst spät auftritt. Die Patienten weisen in der Regel Gang- und Koordinationsstörungen, eine Artikulationsstörung sowie Augenmuskelstörungen auf. Extrapyramidale und pyramidale motorische Symptome können hinzukommen, sowie Blickparesen. Auch Ausfälle, die an die Parkinsonsche Erkrankung erinnern, wurden beschrieben. Die Erkrankungsdauer beträgt in der Regel mehrere Jahre und ist damit wesentlich länger als die der spontan auftretenden Creutzfeldt-Jakob-Erkrankungen (s.u.). Das mittlere Erkrankungsalter liegt bei hoher Variabilität (19 bis 66 Jahre) bei etwa 40 Jahren und damit etwa 10 Jahre niedriger als bei Creutzfeldt-Jakob-Erkrankungen. Differentialdiagnostisch müssen eine familiäre Alzheimer-Erkrankung, ein M. Wilson, eine olivopontozerebelläre Atrophie, Multiple Sklerose, Huntington'sche Chorea, metachromatische Leukodystrophie, intermittierende Porphyrie und Schilddrüsen-Erkrankungen ausgeschlossen werden.

Die ebenfalls mit einer Punktmutation einhergehende, autosomal-dominant vererbbare fatale familiäre Insomnie (Tabelle 1) wurde weltweit bisher nur in wenigen Familien beobachtet, erfüllt jedoch aufgrund der nachgewiesenen Mutation, PrP^{CJD}-Ablagerungen sowie der Übertragbarkeit auf Mäuse unzweifelhaft die Kriterien einer Prion-Erkrankung [10]. Das Kardinalsymptom dieser Krankheit ist die unbehandelbare progrediente Schlaflosigkeit, begleitet

Tabelle 1. Menschliche Prionen-Erkrankungen

Erkrankung	Genese
Creutzfeld-Jakob	*spontan* ~ 90 % aller Prion-Erkrankungen *familiär* D178N* + Homozygotie für V am Codon 129 E200K Octapeptid repeat (51–91) *iatrogen* kontaminierte chirurgische Instrumente Hypophysenhormonen-Behandlung Lyo-Dura- oder Cornea-Transplantate
Gerstmann-Sträussler-Scheinker	P102L (häufigste Form) P105L A117V F198S Q217R
Fatale Familiäre Isomnie	D178N + Homozygotie für M am Codon 129

* Punktmutationen werden durch die Wildtyp-Aminosäure vor und die mutierte
Aminosäure nach dem numerierten Codon bezeichnet.

von Störungen des autonomen Nervensystems mit erhöhter sympathischer
Aktivität, mit Blutdruckkrisen, Herzrasen, Fieber und Schweißausbrüchen.
Zusätzlich können Tremor, Ataxie, Hyperreflexie sowie spontane und provo-
zierbare Myoklonien hinzukommen. Eine Demenz steht nicht im Vordergrund, jedoch zeigen einige Patienten Gedächtnisstörungen, Verwirrtheitszu-
stände und komplexe Halluzinationen. Die Krankheitsdauer beträgt zwischen
sieben und 36 Monaten.

Die sporadische Form der Creutzfeldt-Jakob-Erkrankungen repräsentiert
bei einer weltweiten Inzidenz von etwa 1 : 1.000.000 die überwiegende Anzahl
(>90%) der menschlichen Prion-Krankheiten. Man geht heute davon aus, daß
ihr vermutlich eine spontane somatische Mutation eines zellulären Prion-Gens
irgendwo im Zentralnervensystem zugrundeliegt, mit nachfolgender Bildung
von PrP^{CJD} und der anschließend ablaufenden fatalen Umwandlungskaskade.
Alternativ könnte das initiale molekulare Ereignis auch auf einer spontanen
Umwandlung von PrP^{c} in PrP^{CJD} basieren. Klinisch ist die Creutzfeldt-Jakob-
Erkrankung durch eine rasch fortschreitende Demenz vom kortikalen Typ
(Aphasie, Apraxie, Akalkulie etc.) gekennzeichnet, meist in Kombination mit
extrapyramidalen und pyramidalen Symptomen, Myoklonien sowie visuellen
Störungen. Bei einem kleinen Teil der Patienten bestehen schon zu Beginn
Kleinhirnsymptome. Im Elektroenzephalogramm (EEG) finden sich in einem
Großteil der Fälle charakteristische, jedoch nicht pathognomonische Verände-

rungen: zunächst tritt eine diffuse Verlangsamung auf; später beobachtet man typische triphasische steile Theta- und Deltawellen (periodic sharp wave complexes, PSWCs), gefolgt von einer zunehmenden Abflachung der Kurve mit einer generalisierten „low voltage" im Terminalstadium [4]. Die beschriebenen EEG-Veränderungen sollen bei mehr als 80% aller Creutzfeldt-Jakob-Patienten mindestens einmal bei vier voneinander unabhängig durchgeführten Untersuchungen nachweisbar sein. Creutzfeldt-Jakob-Erkrankungen verlaufen in der Regel rasch progredient mit einer durchschnittlichen Erkrankungsdauer von weniger als einem Jahr, wodurch sie sich von den oben aufgeführten, differentialdiagnostisch in Frage kommenden Krankheitsbildern unterscheiden. Bei einem kleinen Teil der Creutzfeldt-Jakob-Erkrankungen handelt es sich um familiäre Erkrankungen mit Mutationen des Prion-Gens.

Mit der Ausnahme von Kuru (s.o.) basieren die infektiös hervorgerufenen Creutzfeldt-Jakob-Erkrankungen bisher ausschließlich auf iatrogenen Übertragungsmechanismen. Weltweit wurden etwa 60 Fälle von Prion-Erkrankungen nach Behandlung mit kontaminiertem menschlichem Wachstumshormon oder Gonadotropinen beschrieben. Diese Fälle beginnen in der Regel mit einer Kleinhirn-Symptomatik und zeigen eine relativ lange Inkubationsdauer zwischen vier und dreißig Jahren, was vermutlich auf eine geringe Penetranz der Blut-Hirn-Schranke für PrP^{CJD} zurückzuführen ist. Dagegen beobachtet man nach Eingriffen, bei denen es zu einer direkten Inokulation des zentralen Nervensystems kommt, z.B. durch kontaminierte neurochirurgische Instrumente oder durch Transplantation von kontaminierten Fremdgeweben (z.B. harter Hirnhaut, Augenhornhaut), eine wesentlich kürzere Inkubationsdauer von zwischen eineinhalb und sechs Jahren. Klinisch zeichnen sich diese Fälle durch eine rasch fortschreitende Demenz aus.

Als entscheidender molekularer Mechanismus für die Ausbreitung spontaner und infektiöser Creutzfeldt-Jakob-Erkrankungen im Zentralnervensystem wird die progrediente autokatalytische Umwandlung des physiologisch vorhandenen PrP^{c} in pathologisches PrP^{CJD} angesehen [18]. Um diese Hypothese zu testen, wurden durch molekularbiologische Techniken Mauslinien etabliert, denen das Prion-Gen fehlt, so daß diese Mutanten kein PrP^{c} exprimieren. Diese Mäuse zeigen keinen Phänotyp, d.h. sie sind in ihrer Anatomie, Physiologie und ihrem Verhalten nicht von Wildtyp-Mäusen zu unterscheiden, was für eine gewisse Redundanz des Prion-Gens spricht [3]. In Übereinstimmung mit der Prion-Hypothese, die besagt, daß endogenes Prion-Protein umgewandelt wird, können Mäuse, die kein PrP^{c} exprimieren, nicht durch pathologische Prion-Extrakte infiziert werden [1, 2]. Daraus läßt sich ein mögliches therapeutisches Prinzip ableiten. Wenn es gelänge, durch Gen-Blockade die physiologische Expression von PrP^{c} zu unterdrücken, könnte die Ausbreitung der Erkrankung im Organismus verhindert werden.

Diagnostik

Ähnlich wie bei der Alzheimerschen Erkrankung kann bei den nicht-genetisch bedingten Prion-Erkrankungen die definitive Diagnose nur aufgrund einer Hirngewebsuntersuchung gestellt werden, also zumeist erst *post mortem*. Als pathognomonisch wird der Nachweis von Prion-Protein enthaltenden Amyloidplaques sowie die Darstellung von diffus im Gewebe vorliegendem PrP^{CJD} in Histoblots betrachtet. Da alle Arten von humanen Prion-Erkrankungen potentiell übertragbar sind, gilt außerdem die erfolgreiche Übertragung auf ein Versuchstier als Beweis. Bei den genetisch bedingten Prion-Erkrankungen kann durch Sequenzanalysen des Prion-Gens in weißen Blutkörperchen die Diagnose gestellt werden.

Für die klinische Diagnostik liefert lediglich die Elektroenzephalographie wertvolle Hinweise, wenn periodische „sharp wave" Komplexe nachgewiesen werden können (s.o.) [4]. Der Liquor cerebrospinalis ist in der Regel unauffällig. Der Nachweis von möglicherweise mit Creutzfeldt-Jakob-Erkrankungen assoziierten Proteinen in zweidimensionalen Gelelektrophoresen hat sich diagnostisch nicht bewährt. Kernspintomographische Untersuchungen haben bei einem Teil der Patienten Signalalterationen in den Basalganglien gezeigt, die möglicherweise das Korrelat von spongiformen Veränderungen darstellen. Mit Hilfe der Positronen-Emissions-Tomographie (PET) läßt sich ein regionaler Hypometabolismus nachweisen, der ebenfalls in den neuropathologisch am stärksten betroffenen Regionen zu liegen scheint. Aus klinischer Sicht stellen Creutzfeldt-Jakob-Erkrankungen somit Ausschlußdiagnosen dar.

Übertragungswege und Infektionsrisiken

Ein „natürlicher" Infektionsweg beim Menschen wurde bisher nicht beschrieben, sieht man einmal vom Kannibalismus der Fore ab. Stattdessen wurden bisher nur iatrogene Übertragungen berichtet (s.o.). Für eine mögliche Übertragbarkeit durch Bluttransfusionen gibt es derzeit keine Hinweise. Die wohl zur Zeit wichtigste Frage ist wahrscheinlich die nach dem Übertragungsrisiko durch den Verzehr von Fleischprodukten, die von Tieren mit spongiformer Enzephalopathie stammen. Da im Falle eines solchen Übertragungsweges mit Inkubationszeiten von weitaus mehr als 10 Jahren zu rechnen ist, werden derzeit molekularbiologische Untersuchungen mit genetisch manipulierten Mäusen durchgeführt, um dieses Übertragungsrisiko abzuschätzen.

Ein eminent wichtiger Punkt für die Übertragbarkeit von Prion-Erkrankungen ist die sogenannte Speziesbarriere. Während die Übertragbarkeit innerhalb einer Spezies durch direkte Inokulation des Gehirns relativ einfach zu bewerkstelligen ist, ist die Übertragung von einer Spezies auf die andere äußerst unsicher und erfordert hohe Inokulationsdosen sowie lange Inkubationszeiten. Wird aber die Erkrankung innerhalb der neuen Spezies seriell übertragen, verringert sich die Inkubationszeit deutlich, und die Übertragung gelingt fast vollzählig auf alle inokulierten Tiere. Um die Speziesbarriere zu untersuchen, wurden transgene Mauslinien etabliert, die zusätzlich zu ihrem Maus-PrP^c das Hamster-PrP^c exprimieren [19]. Diese Mäuse sind tatsächlich sehr einfach mit Hamster-Prion-Extrakten zu infizieren. Dabei entsteht allerdings pathologisches Hamster-Prion-Protein, mit dem wiederum gesunde Hamster, nicht jedoch gesunde Mäuse infiziert werden können. In diesem Zusammenhang wird abermals deutlich, daß das Prion-Protein, das das Wirtstier zur Verfügung stellt, in infektiöses Agens umgewandelt wird. Wenn es durch hohe Inkubationsdosen tatsächlich gelingt, mit Hamsterprionen eine genetisch normale Maus zu infizieren, stellt diese Maus anschließend pathologische Prion-Proteine her, die wiederum für Mäuse, nicht jedoch für Hamster pathogen sind. Die Speziesbarriere wird zumindest teilweise durch das Ausmaß der Homologie zwischen Prion-Proteinen von unterschiedlichen Spezies bestimmt. Trotz der schwierigen Übertragbarkeit zwischen Maus und Hamster unterscheiden sich Maus- und Hamster-Prion-Protein nur in 8 Aminosäuren. Mensch- und Maus-Prion-Protein unterscheiden sich sogar in 28 Aminosäuren. Dennoch ist experimentell eine Übertragung vom Mensch auf die Maus gelungen. Mensch- und Rinder-Prion-Protein unterscheiden sich ebenfalls in mehr als 20 Aminosäuren. Dennoch scheint die Übertragung der bovinen spongiformen Enzephalopathie (BSE) auf den Menschen möglich (s.u.).

Mit gleichen molekularen Techniken, die zur Etablierung der Prion-Hypothese geführt haben, wird nun versucht herauszufinden, wie groß das Risiko der Übertragbarkeit der bovinen spongiformen Enzephalopathie auf den Menschen ist. Man hat eine Reihe von transgenen Mauslinien hergestellt, die auf unterschiedlichem genetischen Hintergrund das menschliche Prion-Gen exprimieren, das heißt, in denen die Umwandelbarkeit des menschlichen Prion-Proteins durch exogen zugeführte Prion-Extrakte getestet werden kann. Man ist nun dabei, zu untersuchen, ob und unter welchen Bedingungen in diesen Linien durch orale oder nicht-orale Infektion mit bovinem pathologischem Prion-Protein die Erkrankung zum Ausbruch gebracht werden kann. Pathologische Prion-Proteine konnten bisher nur im zentralen Nervensystem sowie in lymphatischen Organen von erkrankten Tieren nachgewiesen werden, nicht jedoch im peripheren Nervensystem, in Muskelgewebe oder inneren Organen. Auch Kuhmilch scheint nicht infektiös, und es wird derzeit davon ausgegangen, daß die Erkrankung nicht vertikal, d.h. von der Kuh auf das Kalb übertragen werden kann. In initialen Tierexperimenten mit Nagern gelang weder auf oralem Weg noch durch Inokulation eine Übertragung von BSE-kontaminierten Fleischextrakten auf genetisch normale Mäuse. Dies läßt den Verzehr von Muskelfleisch unbedenklich erscheinen. Eine Inokulation mit BSE-kontaminiertem Hirngewebe war jedoch erfolgreich, so daß bei bekanntermaßen möglicher oraler Übertragungsroute von Prion-Erkrankung trotz Speziesbarriere vor dem Verzehr von Hirngewebe dringend gewarnt werden muß. In diesem Zusammenhang erscheint die Tatsache besonders bedenklich, daß es offenbar vielerorts nicht unüblich ist, Hirngewebe in Wurstwaren oder Hackfleisch mitzuverarbeiten.

Neue Variante der Creutzfeldt-Jakob-Erkrankung in Großbritannien

Kürzlich wurde vom britischen Referenzzentrum für Prion-Erkrankungen mitgeteilt, daß 14 Patienten aus den Jahren 1994 und 1995 (von insgesamt 207 untersuchten Fällen seit 1990) eine neue Entität darstellen, die sich klinisch und neuropathologisch deutlich von den bisher beschriebenen Varianten der Prion-Erkrankungen unterscheidet [22]. Diese Patienten zeigen ein äußerst ungewöhnliches Erkrankungsalter von 19 bis 41 Jahren sowie einen untypischen klinischen Krankheitsbeginn mit psychiatrischen Symptomen (Depression, Angst, Persönlichkeitsveränderung). Typische EEG-Veränderungen (s.o.) fehlen. Neuropathologische Untersuchungen zeigen eine bei Creutzfeldt-Jakob-Erkrankungen bisher nicht beobachtete exzessive Akkumulation von Prion-Plaques in Groß- und Kleinhirn, die an ähnliche Befunde bei Kuru und Scrapie erinnert. Obwohl die Patienten anamnestisch keine besonderen Risikofaktoren aufweisen (z.B. Verzehr von Rinderhirn, Aufenthalt auf Farmen, iatrogene Exposition gegenüber pathologischem Prion-Protein), gibt diese bisher nur in Großbritannien und in zwei Fällen auch in Frankreich beobachtete Krankheitsvariante Anlaß zu außergewöhnlicher Besorgnis, da das britische Prion-Referenzzentrum mangels anderer Hypothesen eine Übertragung von BSE als plausibelste Erklärung ansieht. Direkte wissenschaftliche Evidenz liegt dafür gegenwärtig zwar nicht vor, allerdings finden sich in zunehmendem Ausmaß Indizien. So zeigen Inokulationsexperimente von Meerkatzen mit BSE-Extrakten neuropathologische Befunde, die praktisch identisch sind mit denen der neuen Creutzfeldt-Jakob-Variante. Biochemische Analysen, die die Wanderungsgeschwindigkeit von Prion-Proteinen in Gelelektrophoresen untersuchen, ergaben identische Muster für BSE-Extrakte und die neue, nicht jedoch die klassische Creutzfeldt-Jakob-Form. Auch epidemiologische Daten sprechen eine klare Sprache. So wurde bisher in den Vereinigten Staaten – in denen BSE nicht vorkommt – kein einziger Fall der neuen Creutzfeldt-Jakob-Variante berichtet, trotz einer gegenüber England vierfach erhöhten Bevölkerungszahl und exzellenten diagnostischen Einrichtungen. „ Nichts ist weniger augenfällig als eine Seuche, und die großen Schicksalsschläge sind schon ihrer Dauer wegen eintönig „ schreibt Camus in der Pest. Das Fortschreiten einer Epidemie ist besonders langsam, wenn die Inkubationszeit nicht Tage oder Wochen, sondern Jahre beträgt. Wenn BSE tatsächlich die Ursache der neuen Prion-Erkrankung darstellt, steht zu befürchten, daß eine Vielzahl ähnlicher Fälle in den nächsten Jahren auftreten wird.

Literatur

1. Brandner S, Isenmann S, Raeber A, Fischer M, Sailer A, Kobayashi Y, Marino S, Weissmann C, Aguzzi A (1996) Normal host prion protein necessary for scrapie-induced neurotoxicity. Nature 379:339–343

2. Büeler H, Aguzzi A, Sailer A, Greiner RA, Autenried P, Aguet M, Weissmann C (1993) Mice devoid of PrP are resistent to scrapie. Cell 73:1339–1347

3. Büeler H, Fischer M, Lang Y, Bluethmann H, Lipp HP, DeArmond SJ, Prusiner SB, Aguet M, Weissmann C (1992) Normal development and behaviour of mice lacking the neuronal cell-surface PrP protein. Nature 356:577–582

4. Chiofalo N, Fuentes A, Galvez S (1980) Serial EEG findings in 27 cases of Creutzfeldt-Jakob disease. Arch Neurol 37:143–145

5. Creutzfeldt HG (1920) Über eine eigenartige herdförmige Erkrankung des Zentralnervensystems. Z Gesamte Neurol Psychiatr 57:1–18

6. DeArmond SJ, Prusiner SB (1995) Etiology and pathogenesis of prion diseases. Amer J Pathol 146:785–811

7. Gajdusek DC, Gibbs CJ, Alpers M (1966) Experimental transmission of a kuru-like syndrome to chimpanzees. Nature 209:794–796

8. Gajdusek DC, Zigas V (1957) Degenerative disease of the central nervous system in New Guinea: epidemic occurrence of „kuru" in the native population. N Engl J Med 257:974–978

9. Gerstmann J, Sträussler E, Scheinker I (1936) Über eine eigenartige heriditärfamiliäre Erkrankung des Zentralnervensystems. Zugleich ein Beitrag zur Frage des vorzeitigen lokalen Alterns. Z Neurol 154:736–762

10. Goldfarb LG, Petersen RB, Tabaton M, Brown P, LeBlanc AC, Montagna P, Cortelli P, Julien J, Vital C, Pendlebury WW, Haltia M, Willis PR, Hauw JJ, McKeever PE, Monari L, Schrank B, Swergold GD, Autilio-Gambetti L, Gajdusek C, Lugaresi E, Gambetti P (1992) Fatal familial insomnia and familial Creutzfeldt Jakob disease: disease phenotype determined by a DNA polymorphism. Science 258:806–808

11. Hadlow WJ (1959) Scrapie and Kuru. Lancet 289–290

12. Hsiao KK, Baker HF, Crow TJ, Poulter M, Owen F., Terwilliger JD, Westaway D, Ott J, Prusiner SB (1989) Linkage of a prion missense variant to Gerstmann-Sträussler syndrome. Nature 338:342–345

13. Hsiao KK, Scott M, Foster D, Groth DF, DeArmond SJ, Prusiner SB (1990) Spontaneous neurodegeneration in transgenic mice with mutant prion protein of Gerstmann-Sträussler syndrome. Science 250:1587–1590

14. Jakob A (1921) Über eigenartige Erkrankungen des Zentralnervensystems mit bemerkenswertem anatomischem Befunde (spastische Pseudosklerose-Encephalomyelopathie mit disseminierten Degenerationsherden). Dtsch Z Nervenheilkd 70:132–146

15. Kretzschmar HA (1993) Neuropathology of human prion diseases (spongiform encephalopathies). Dev Biol Stand 80:71–90

16. Oesch B, Westaway D, Wälchli M, McKinley MP, Kent SBH, Aebersold R, Barry RA, Tempst P, Teplow DB, Hood LE, Prusiner SB, Weissmann CA (1985) cellular gene encodes scrapie PrP27–30 protein. Cell 40:735–746

17. Prusiner SB (1982) Novel proteinaceous infectious particles cause scrapie. Science 216:136–144

18. Prusiner SB (1992) Natural and experimental prion diseases of humans and animals. Curr Opinion Neurobiol 2:638–647

19. Scott M, Foster D, Mirenda C, Serban D, Coufal F, Wälchli M, Torchia M, Groth D, Carlson G, DeArmond SJ, Westaway D, Prusiner SB (1989) Transgenic mice expressing hamster prion protein produce species-specific scrapie infectivity and amyloid plaques. Cell 59:847–857

20. Taraboulos A, Jendroska K.,Serban D, Yang SL, DeArmond SJ, Prusiner SB (1992) Regional mapping of prion proteins in brains. Proc Natl Acad Sci USA 89:7620–7624
21. Weissmann C (1991) A unified theory of prion propagation. Nature 352:679–683
22. Will RG, Ironside JW, Zeidler M, Cousens SN, Estibeiro K, Alperovitch A, Poser S, Pocchiari M, Hofman A, Smith PG (1996) A new variant of Creutzfeldt-Jakob disease in the UK. Lancet 347:921–925

Orthopädische Forschung –
Wo ist wegweisend Innovatives zu erwarten?

Von Volker Ewerbeck

Magnifizenz, Spectabilis, sehr verehrte Gäste, liebe Freunde der Orthopädie und nicht zuletzt liebe *Studenten*, nachdem ich mich vor gut 2½ Jahren um das Ordinariat für Orthopädie der Universität Hamburg beworben hatte, wurde ich zu einem Probevortrag eingeladen mit der sich daran üblicherweise anschließenden Befragung durch die Berufungskommission. Dort wurden mir eine Reihe von Fragen gestellt, auf die ich mich vorbereitet hatte, weil man derartige Fragen erwartet:

Wie stellen Sie sich die künftige Organisationsstruktur der Abteilung vor?

Wie wollen Sie eine wirtschaftliche Arbeitsweise der Abteilung sicherstellen?

Welche Forschungsschwerpunkte werden Sie setzen?

Wie sollte nach Ihrer Auffassung der studentische Unterricht gestaltet werden?

Doch dann stellte der Vorsitzende der Untersuchungskommission folgende Frage:

„Wo ist nach Ihrer Meinung auf dem Gebiet der orthopädischen Forschung zukünftig wegweisend Innovatives zu erwarten?"

Auf diese Frage war ich unglückseligerweise, zumindest in dieser Form, nicht vorbereitet und fing dementsprechend an, zu improvisieren. Die Kommission hörte sich das ganze freundlich an und schließlich bemerkte der Vorsitzende ebenso freundlich: „Sehr interessant – aber mit den von Ihnen angekündigten Forschungsschwerpunkten stimmen diese Prognosen nicht überein !"

Sie können sich vorstellen, meine Damen und Herren, mit welch fieberhaften Bemühungen ich während des Restes der Vorstellung damit beschäftigt war,

---

* Öffentliche Antrittsvorlesung 13. 11. 1996

diesen präzisen Niederschlag zumindest wieder auszugleichen. Letztlich hat mir jedoch die Frage so gut gefallen, daß sie mich nicht mehr losgelassen hat.

Ich finde, der Anlaß einer Antrittsvorlesung hier in Heidelberg ist eine gute Gelegenheit, eine Antwort zu versuchen – ich hätte das gleiche Thema naturgemäß sicher in Hamburg gewählt.

Um sich den möglichen Antworten zu nähern möchte ich zunächst einmal versuchen, die Frage etwas genauer unter die Lupe zu nehmen:

Was ist gemeint mit orthopädischer Forschung, was mit wegweisend und was mit innovativ?

Orthopädische Forschung kann definiert werden als diejenige Forschung, die von Orthopäden durchgeführt wird. Eine solche Definition ist denkbar und aus berufspolitischer Sicht sogar auch sinnvoll. Sie ist jedoch unpräzise und in keiner Weise ausreichend, da es durchaus Orthopäden gibt, die sich mit nichtorthopädischer Forschung beschäftigen und umgekehrt, Nicht-Orthopäden, die auf dem Gebiet der Orthopädie fruchtbare Wissenschaft betreiben. Hierauf wird später noch zurückzukommen sein.

Für die etwas weiter gefaßte Definition „unter Beteiligung von Orthopäden" gelten grundsätzlich ähnliche Einschränkungen, sodaß die sauberste Definition die letzte wäre: Orthopädische Forschung ist Forschung auf dem Gebiet der Orthopädie – unabhängig davon, wer sie durchführt.

Daß sie – aus welchen Gründen auch immer – am besten unter Beteiligung von Orthopäden stattfindet, ergibt sich von selbst.

Die nächste Begriffsbestimmung betrifft das Wort „wegweisend".

Hier bekommen wir ein noch größeres Problem als mit dem Begriff orthopädische Forschung: Da es viele Ziele gibt, gibt es auch viele Wege und somit viele Wegweisungen. Die Antwort auf die Frage, was denn wegweisend sei, hängt stark davon ab, wer gefragt wird. Dies mag an einer Reihe von Persönlichkeiten des öffentlichen Lebens deutlich werden, denen wir diese Frage fiktiv einmal stellen wollen.

Unser Arbeitsminister würde wahrscheinlich Forschung dann für wegweisend halten, wenn sie es fertigbringt, mehr Arbeitsplätze zu schaffen als wegzurationalisieren. Demgegenüber unterstelle ich einmal dem Forschungsminister, er würde Projekte dann für wegweisend halten, wenn sie

1. im weitesten Sinne den Forschungsstandort Deutschland nicht nur sichern, sondern ausbauen würden und
2. – fast noch wichtiger – sich ausschließlich über Drittmittel finanzieren.

Letzterem würde sich der Finanzminister ohne Mühe anschließen können, nicht ohne Überlegungen anzustellen, ob die eingeworbenen Drittmittel nicht besteuert werden könnten.

Im übrigen könnte ich mir vorstellen, daß ihm Projekte aus dem Bereich der Biomaterialforschung am ehesten geeignet schienen, zu wegweisenden

Ergebnissen zu kommen, da sie sich ja in erster Linie damit beschäftigen, unerwünschte Defekte zu überbrücken. Schließlich würde unser Gesundheitsminister eine Wegweisung dann annehmen, wenn die Forschung zu einer Leistungsausweitung für die Versicherten bei gleichzeitiger Kostensenkung im Gesundheitssystem führen würde.

Doch zurück zum medizinischen Kern des Themas: Wir müssen auch hier fragen: Wegweisend – wohin?

Hier sind verschiedene Ziele denkbar:
- Es kann ein Weg gewiesen werden zu besseren klinischen Ergebnissen, oder anders herum kann orthopädische Forschung auch darin bestehen, nachzuweisen, daß bisher beschrittene Wege nicht gangbar sind.

Neue Wege können beschritten werden in Verfahrensfragen:
- Es können neue diagnostische Methoden entwickelt werden,
- es können neue Behandlungen entdeckt werden, die bisher unheilbare Krankheiten heilbar machen,
- und schließlich – kaum weniger wichtig – können neue Verfahren zur Sicherung der Qualität dessen, was wir tun, entwickelt werden.

Das Ziel, wohin der Weg gewiesen werden soll, kann natürlich auch die Erweiterung unserer Grundlagenkenntnisse bedeuten, die letztlich wieder einfließen sollen über Verfahrensfragen in das klinische Ergebnis.

Und schließlich – da sind wir uns mit den Politikern einig – kann Forschung auch dadurch wegweisend sein, daß sie zu mehr Wirtschaftlichkeit in unseren Aufgabenbereichen führt. So ist ja mühelos vorstellbar, daß die Implantat- oder Materialforschung zu wesentlich kostengünstigeren Implantaten führt, als dies bisher der Fall war.

Schließlich sollte der Vollständigkeit halber noch der Begriff innovativ definiert werden. Zunächst einmal würde man meinen, das einzig wesentliche an einer Innovation ist die Tatsache, daß sie neu ist. Darüber hinaus ist nach der Definition des Dudens aber auch von Bedeutung, ob dieses Neue auch zur Anwendung gelangt. Dies scheint mir wichtig. Daß die Frage nach der Neuheit häufig erst vor Gericht entschieden wird ist keine Erscheinung, die ausschließlich unserer Zeit vorbehalten ist. Kein Mensch würde daran zweifeln, die Einführung der Äthernarkose vor 150 Jahren durch den Chirurgen John Warren in Boston als wegweisend und innovativ zu halten. Trotzdem starb er verarmt und verbittert wegen der Tatsache, daß ihm vor Gericht das Urheberrecht streitig gemacht wurde.

Wir kommen also dazu, eine wegweisende Innovation dann anzunehmen, wenn sie grundlegend neu ist und darüber hinaus einen bedeutenden Einfluß auf weitere Forschung oder auch praktische Anwendung hat. Dies darf nicht allein der Erfinder oder Forscher selbst glauben, sondern es muß übereinstimmend bestätigt werden durch Experten.

Welche Indikatoren stehen nun zur Verfügung, um wegweisende Innovationen als solche zu erkennen? Ich denke wir sind uns alle einig, daß eine Promotion allein dies nicht sein kann. Gleiches gilt im Prinzip wohl auch für die meisten Habilitationsschriften. Wenig Probleme hätte man jedoch damit, den Nobelpreis als einigermaßen zuverlässigen Indikator für eine wegweisende Innovation zu halten.

Als Beispiel mag die Entdeckung des Penicillins 1928 durch Alexander Fleming dienen, der dafür 1945 mit dem Nobelpreis zu Recht ausgezeichnet wurde. Ganz zweifellos eine wegweisende Innovation. Die Tatsache, daß wir zur Zeit dabei sind, uns in die sogenannte Nachantibiotika-Ära zu bewegen, in der unsere Operationsabteilungen durch Bakterien bedroht werden, die gegen alle bekannten Antibiotika resistent sind, schmälert den Wert dieser wegweisenden Innovation Flemings in keiner Weise. Völlig unverständlich ist jedoch die Tatsache, daß vorgesehen ist, das Antibiotikum der letzten Wahl – Vancomycin – als Beimischung zu Tierfuttermitteln zuzulassen.

Doch zurück zum Nobelpreis als Indikator:

Der Nobelpreis wird seit 1901 vergeben – bis heute also 96 mal. Dreimal erhielten ihn Wissenschaftler für Leistungen im Gebiet der operativen Medizin:

- der Schweizer Chirurg Emil Theodor Kocher für die Durchführung der ersten Strumaresektion,
- der Portugiese Moniz – übrigens ein Neurologe – für die Durchführung der ersten Leukotosmie (eine heroische neurochirurgische Operation)
- und schließlich 1956 der Heidelberger Forssmann für den ersten im Selbstversuch durchgeführten Herzkatheterismus.

Das macht insgesamt den spärlichen Anteil von 3,2 % aller Nobelpreise für die gesamte operative Medizin. Ein Orthopäde war nicht dabei.

Wenn man sich demgegenüber die Statistik der Betriebskrankenkassen über die prozentuale Verteilung der Arbeitsunfähigkeitstage in der Bevölkerung, aufgeschlüsselt nach Ursachen (1), anschaut, mit ihrem überwältigenden Überwiegen von Krankheiten des Haltungs- und Bewegungsapparates, die ja meist durch Orthopäden behandelt werden, so tauchen Fragen auf. Fühlen sich die Patienten mit Störungen im Bereich des Haltungs- und Bewegungsapparates so häufig krank, weil auf orthopädischem Gebiet so wenig wegweisend geforscht wird?

Oder wird andersherum so wenig wegweisend geforscht, weil die gesamte Zahl der Orthopäden von der Betreuung der zahlreichen Kranken in Anspruch genommen wird? Oder hat das Eine mit dem Anderen überhaupt nichts zu tun?

Eines scheint immerhin klar zu werden: Es gibt Forschungsbedarf.

Wenn schon das Nobelpreiskomitee die Leistungen der operativen Medizin im Allgemeinen und die der Orthopädie im Speziellen bisher ungenügend oder überhaupt nicht würdigen konnte, sollten wir uns doch immerhin fragen, welche Leistung auf unserem Fachgebiet wir für wegweisend innovativ halten würden, um anhand solcher Beispiele der Beantwortung unserer Frage näher zu kommen. Ein solches Beispiel ist unbestreitbar die Einführung des künstlichen Gelenkersatzes zur Behandlung von schwersten Verschleißerscheinungen (2). Weltweit werden hunderttausende von Patienten auf diese Weise mit einem hohen Grad an Zuverlässigkeit von schwersten Schmerzen befreit und einem lebenswerten Leben wieder zugeführt. Dies wäre ein Beispiel auf dem Bereich wegweisende Innovation auf dem Gebiet der Therapie. Auf dem Gebiete der Diagnostsik ist dem österreichischen Orthopäden Graf (3) vor wenig mehr als 10 Jahren ebenfalls eine wegweisende Innovation gelungen:

Die Ultraschalluntersuchung der Säuglingshüfte ermöglicht ohne Verwendung von Röntgenstrahlen vom ersten Lebenstag an den Ausschluß oder den Nachweis einer Hüftdysplasie. Diese in der Tat wegweisende Innovation führte erstmalig zur zuverlässigen Früherkennungsmöglichkeit von Hüftluxationen und somit zur schonenden Frühbehandlungsmöglichkeit durch unterschiedliche Bandagentypen. Als Resultat ist festzuhalten, daß wir zukünftig wesentlich seltener als früher mit solchen verheerenden Folgezuständen nicht erkannter oder wesentlich zu spät behandelter Hüftdysplasien zu tun haben werden.

Diese beiden Beispiele mögen als Blick zurück zunächst einmal genügen. Wie soll es nun weitergehen mit der orthopädischen Forschung?

Ich hatte Ihnen von der wegweisenden Innovation des künstlichen Gelenkersatzes berichtet. Im Laufe der Jahrzehnte hat sich herausgestellt, daß diese Technik nicht ganz unproblematisch ist. Das nach wie vor ungelöste Problem besteht in der Verankerung sowohl von Pfanne als auch vom Prothesenstiel. Als Folge dieses Problemes wurden zahllose Implantattypen mit unterschiedlichen Verankerungstechniken entwickelt.

Eine zentrale Aufgabe jeder klinischen Forschung ist die Ergebnisforschung. Wir müssen nachweisen, ob unsere Neuentwicklungen das halten, was wir uns von ihnen versprechen. Das besondere Merkmal der orthopädischen Ergebnisforschung ist die Tatsache, daß sich in den allermeisten Fällen Unterschiede zwischen den Behandlungsverfahren erst nach vielen Jahren zeigen. Das macht unsere Ergebnisforschung so aufwendig.

Eine Arbeitsgruppe aus unserer Klinik hat sich der Mühe unterzogen, drei unterschiedliche Hüftpfannen-Implantate auf ihr Langzeitergebnis zu untersuchen. Dies ist bei insgesamt zur Zeit über 700 Patienten ein aufwendiges Unterfangen. Es konnte zweifelsfrei gezeigt werden, daß mindestens 1 Implantat-Typ nach bereits 5 Jahren ein so schlechtes Ergebnis zeigt, daß diese Version vom Markt genommen werden mußte (4). Ich halte diese Art von Forschung für absolut unverzichtbar und wie sich gezeigt hat, in diesem Falle auch wegweisend. Innovativ kann sie nicht sein, aber wegweisend.

Sie weist den Weg in die Notwendigkeit zur Entwicklung anderer Implantate, nach neuartigen biomechanischen Prinzipien, die zunächst im Tierversuch getestet werden müssen. Diese Forschung muß zweifelsfrei als innovativ bezeichnet werden, ob sie wegweisend ist, wird sich zeigen. Derartige Projekte sind naturgemäß nur durch breit angelegte Kooperationen zwischen Klinikern, Theoretikern und Technikern zu realisieren.

Es fehlt uns nun noch ein Beispiel für möglicherweise Wegweisendes oder gar Innovatives aus dem Bereich der orthopädischen Grundlagenforschung. Die Orthopädie als das Fachgebiet, welches sich den angeborenen oder erworbenen Erkrankungen des Stütz- und Bewegungsapparates widmet, beschäftigt sich mit dem stabilsten, was der Mensch zu bieten hat, und das ist, abgesehen natürlich von seinem Charakter, das Skelett. Dieses Skelett unterliegt bekanntlich einem ständigen Umbau, der darin besteht, daß spezialisierte Zellen – die Osteoklasten – Knochen an bestimmten Stellen abbauen und andere Zellen – die Osteoblasten – den Knochen wieder aufbauen. Diese Aktivitäten verlaufen im Normalzustand gekoppelt, sodaß eine ständige Erneuerung des Skelettes resultiert. Störungen dieses Gleichgewichtes machen sich durch einen Schwund von Knochensubstanz oder durch eine Vermehrung bemerkbar, wobei die beiden Zelltypen jeweils mit entsprechendem Übergewicht nachweisbar sind. Nun gibt es Erkrankungen, wo dieses Gleichgewicht von Aufbau und Abbau nicht mehr funktioniert. Es entsteht plötzlich scheinbar ungeregelt eine große Menge neuen Knochengewebes, ohne daß es gleichzeitig abgebaut wird, wie am Beispiel eines Osteosarkomes deutlich wird. Noch merkwürdiger sind Erkrankungen, wo ohne bisher erkennbare Ursache innerhalb kurzer Zeit Knochen nahezu reaktionslos verschwindet.

Insbesondere am Beispiel des verschwindenden Knochens wird deutlich, daß hier wohl nicht nur eine Funktionsstörung der Einheit zwischen Osteoklasten und Osteoblasten besteht. Viel wahrscheinlicher ist die Vermutung, daß hier Gewebe untergegangen ist, daß hier Zelltod stattgefunden hat. Hier stoßen wir auf ein merkwürdiges und faszinierendes Phänomen: Zelltod ists nicht gleich Zelltod. Er kann beispielsweise eintreten im Rahmen einer von außen herbeigeführten Energiekrise – Unterbindung der Sauerstoffzufuhr. Es entwickelt sich eine Nekrose. Demgegenüber gibt es ein vollständig anderes Phänomen, welches ebenfalls den Zelltod zur Folge hat, die Apoptose.

Unter Apoptose verstehen wir den Zelltod als Folge einer aktiven Eigenleistung der Zelle (5, 6, 7). Es wird ihr also nicht von außen irgend etwas gewalttätiges angetan, worauf die Zelle stirbt, sondern in der Zelle selbst ist ein genetisch festgelegtes Programm vorhanden, welches die Zelle zu bestimmten Eigenleistungen aktiviert, die schließlich ihren eigenen Tod zur Folge haben.

Dies ist der Grund, warum das Phänomen der Apoptose auch programmierter Zelltod oder genetisch festgelegtes Selbstsmordprogramm genannt wurde.

Der durch Apoptose herbeigeführte Zelltod ist von charakteristischen Veränderungen der betroffenen Zellen begleitet, die es ermöglichen, die Apoptose von der Nekrose abzugrenzen. Es kommt zum Schrumpfen der Zelle und der Zellkerne, zum Abschnüren von Membranvesikeln – dem sog. „blebbing" –, zur Fragmentierung und Degradierung der DNA und zur vollständigen Phagozytose der Zellvesikel. Demgegenüber kommt es im Falle der Nekrose zu einem Anschwellen der Zelle, schließlich zur Ruptur der Zellmembran und im Anschluß an die Ausschwemmung der intrazellulären Partikel zu einer mehr oder weniger ausgeprägten Entzündungsreaktion.

Die durch Apoptose hervorgerufenen Veränderungen hinterlassen mikroskopisch charakteristische Bilder.

Ähnlich dem balancierten Verhalten der Osteoklasten und Osteoblasten gibt es in Gewebe, in denen das Phänomen der Apoptose nachgewiesen wurde, offenbar ein Gleichgewicht zwischen dem Prozeß der Proliferation, also der Gewebsneubildung und dem Prozeß der Apoptose – dem Prozeß des programmierten Zelltodes. Bei Überwiegen der Apoptose, also des aktiven Zelltodes, können verschiedene Phänomene eintreten:

Abgesehen vom Zelltod mit folgendem Gewebsverlust kann es auch zu einer Entwicklungshemmung von Gewebe kommen, welches eigentlich entwickelt werden sollte, oder zur Rückbildung von Gewebe, welches besser nicht gebildet worden wäre – der Tumorrückbildung.

Umgekehrt führt die Unterdrückung der Apoptose zum Überleben der Zelle, zur Gewebsneubildung, zur Rückbildungshemmung und im schlimmsten Fall zur Tumorentstehung. Alle Prozesses konnten bereits in verschiedenen Gewebstypen nachgewiesen werden. Auch auf dem Gebiet der Orthopädie sind verschiedene Vorgänge bereits nachweislich Apoptose-abhängig oder zumindest hochwahrscheinlich von einem Gleichgewicht zwischen Proliferation und Apoptose abhängig.

So ist bekannt, daß bei der Organogenese bestimmte Zwischenstufen der Rückbildung anheim fallen als Folge des programmierten Zelltodes. So sind die 5 Finger unserer Hand in der Embryonalentwicklung zunächst einmal nicht getrennt angelegt, sondern weichteilig miteinander verbunden. Die Weichteilbrücken fallen der Apoptose anheim, wodurch schließlich – wie gewünscht – 5 Finger entstehen. Bei einer Störung dieses Prozesses kommt es zum Ausbleiben dieser Rückentwicklung und einer Syndaktylie.

Auch im Rahmen der Knochenheilung scheint der Prozeß der Apoptose eine Rolle zu spielen. Ein Knochendefekt heilt bei ausreichender Durchblutung nach mehr oder weniger langer Zeit zuverlässig ab. Zuständig für die knöcherne Defektheilung sind Osteoblasten, die in großer Zahl dichtgedrängt nebeneinander Knochenbälkchen produzieren. Ihre Aktivität ist jedoch auf wenige Tage beschränkt, sie sind nicht teilungsfähig und verschwinden nach kurzer Zeit wieder. Nur wenige verbleiben am Rande des Knochenbälkchens als sogenannte lining cells. Die meisten von ihnen fallen wohl der Apoptose anheim.

Ein ähnliches Phänomen ist von den Chondroblasten – also den knorpelbildenden Zellen – bekannt, die im Rahmen des Längenwachstums in der Nähe der Wachstumsfugen eine starke produktive Phase erleben und dann möglicherweise ebenfalls ihren eigenen Untergang herbeiführen. Allen Zellen der Gewebe des Haltungs- und Bewegungsapparates – also dem Zielorgan des Orthopäden – ist gemeinsam, daß über die für sie zutreffenden Gesetzmäßigkeiten der Apoptose so gut wie nichts bekannt ist.

Um so glücklicher konnten wir uns schätzen, daß uns unsere Feunde aus der Kinderklinik, die sich seit Jahren mit dem Phänomen der Apoptose aus hämatologisch-onkologischer Sicht beschäftigt hatten, auf die Idee brachten, stellvertretend für andere Zellen des Stützgewebes entartete Zellen, also Zellinien des Osteosarkomes hinsichtlich ihrer Apoptoseabhängigkeit zu untersuchen. Ein funktionstüchtiges zellbiologisches Labor, wie es an der Orthopädischen Universitätsklinik etabliert wurde, ist für solche Untersuchungen Voraussetzung.

Um Ihnen nur einen kleinen Einblick in den komplexen Untersuchungsweg zu vermitteln, muß ich sie leider mit einigen Erkenntnissen aus der Molekularbiologie erschrecken:

Am besten ist das Phänomen der Apoptose wohl bei immunkompetenten Zellen, wie den T-Zellen untersucht. Diese T-Zellen besitzen neben vielem anderen einen sogenannten T-Zell-Rezeptor und ebenfalls einen sogenannten CD 95-Rezeptor. Über eine T-Zell-Rezeptor vermittelte Aktivierung kann die zelleigene DNA dazu stimuliert werden, den sog. CD 95-Liganden zu produzieren und aus der Zelle auszuschleusen. Dort kann er sich mit dem zelleigenen CD 95-Rezeptor verbinden und so über eine Kaskade von aktiven Prozessen den Zellselbstmord auslösen. Die Zelle produziert also gleichsam eigenhändig die Substanzen, die nötig sind, um das eigene Selbstmordprogramm zu starten.

Zwischen den unterschiedlichen Zellen und innerhalb der Zelle selbst besteht ein Kommunikationssystem, welches an Komplexität und Störanfälligkeit der zwischenmenschlichen Kommunikation wohl kaum nachsteht. Wie bei allen Individuen, die miteinander sprechen, gibt es bei komplizierten Signalübertragungswegen Verständigungsprobleme. Sie können dazu führen, daß von der einzelnen Zelle an sie gerichtete Signale von außen nicht mehr verstanden werden, oder daß sie sich schließlich selbst nicht mehr versteht. Die Induktion der Apoptose geschieht über membranständige Rezeptoren, die einen extrazellulären und einen intrazellulären Anteil besitzen. Die beiden wichtigsten Vertreter scheinen der sogenannte Apo 1-Rezeptor und der TNF-

Rezeptor zu sein. Sie werden aktiviert durch natürlich Liganden, die von der Zelle selbst produziert werden oder durch agonistische Antikörper. Die Aktivierung besteht in der Bündelung der Rezeptoren zu einem Trio – man spricht von einer Trimerisierung – welches seinerseits in der Lage ist, intrazellulär bestimmte Signalübertragungsmoleküle zu aktivieren. Deren Aktivität kann durch andere Proteine wiederum gehemmt oder gefördert werden. Schließlich sind sie jedoch in der Lage, bestimmte Proteasen – das sind eiweißspaltende Enzyme – zu aktivieren, die ihrerseits spezifische Substrate spalten können und letztlich den Zelltod herbeiführen können. Eine Arbeitsgruppe aus unserem Hause hat nun mit tatkräftiger Unterstützung der Kollegen aus der Kinderklinik und dem DKFZ für die Osteosarkomzellen folgendes zeigen können: Mittels Durchflußzytometrie wurde nachgewiesen, daß alle drei untersuchten Osteosarkom-Zellinien den wichtigen Apo 1-Rezeptor besitzen.

Das Funktionieren der Apoptose ist u.a. abhängig von einem funktionsfähigen Signalweg. Wenn es gelingt, den Zellselbstmord durch ein Signal von außen – beispielsweise durch einen spezifischen Antikörper, hier Anti Apo 1 genannt – auszulösen, ist der Beweis erbracht, daß der Signalweg intakt ist. Die Inkubation der Osteosarkomzellinien mit diesem spezifischen Antikörper führt im Vergleich zur Kontrollgruppe nicht zur Apoptose. Cycloheximit als Proteinsynthesehemmer erreicht auch nichts. Wenn man jedoch die Proteinsynthese der Zelle hemmt und sie dann mit dem agonistischen Antikörper konfrontiert, kommt es zum Zelltod. Dies beweist, daß die Ostsosarkomzelle selbst ein Protein synthetisiert, welches den Signalweg blockiert.

Osteosarkome sind chemotherapiesensible Tumoren. Die Wirkungsweise einiger dieser Chemotherapeutika ist bisher unbekannt. Drei von ihnen – Doxorubicin, Cisplatin und Methotrexat – lösen jedoch nach unseren Untersuchungen den Zellselbstmord aus. Bei den Substanzen Doxorubicin und Cisplatin geschieht dies dosisabhängig, merkwürdigerweise beim Methotrexat jedoch dosisunabhängig.

Wie diese Chemotherapeutika die Apoptose vermitteln, wissen wir nicht. Es konnte jedoch gezeigt werden, daß durch Hemmung der sog. ICE-Proteasen durch einen speziellen Inhibitor das Selbstmordprogramm um 50 % schlechter aktiviert wurde. Wir haben also für die untersuchten Osteosarkomzellen folgendes zeigen können (8):

Wichtige Rezeptoren zur Auslösung des Zellselbstmordes sind vorhanden.

Der Signalübertragungsweg in der Zelle ist intakt, aber blockiert durch von der Osteosarkomzelle selbst produzierte Substanzen. Dies ist beileibe natürlich nicht der Endpunkt unserer Untersuchungen, sondern lediglich ein Start, wir halten ihn für wegweisend, vielleicht sogar irgendwann einmal für innovativ. Es konnte u.a. gezeigt werden, daß ein Teil der Untersuchungsergebnisse auch für normale Osteoblasten Gültigkeit hat.

Wo kann das hinführen? Diese Frage kann zur Zeit noch niemand beantworten. Wir wünschen uns natürlich, daß die Heilungschancen der betroffenen Patienten in ähnlicher Weise verbessert werden können, wie das zwischen 1960 und 1990 durch die Einführung und Modifizierung der Chemotherapie für die Osteo- und Ewing-Sarkome gelungen ist. Aber bis dahin ist es mit Sicherheit noch ein sehr, sehr langer Weg.

Nun könnte jemand fragen: Was hat denn diese Art Forschung auf molekularbiologischer Ebene mit orthopädischer Forschung zu tun?

Ich möchte erwidern mit einer Gegenfrage: Wer soll sich denn zur Erforschung der Gesetze des Gleichgewichtes zwischen Überleben und Sterben der Zellen des Haltungs- und Bewegungsapparates aufgerufen fühlen – wenn nicht Orthopäden? Wer weiß denn von der alltäglichen Bedeutung dieses Gleichgewichtes mehr als die Orthopäden? Woher sollen die Molekularbiologen *allein* denn die Energie zur Forschung hernehmen, wenn nicht durch Anbindung an die Klinik, wo das Problem der Fehlregulation täglich durch zum Teil unsägliches menschliches Leid präsentiert wird? Wieso soll denn der Orthopäde darauf warten, daß er durch den Molekularbiologen in die Forschung eingebunden wird? *Ihm* und seinen Patienten brennt doch das Problem auf den Nägeln! Forschung über das Gewebe des Haltungs-und Bewegungsapparates auch auf zellbiologischer oder molekularbiologischer oder molekulargenetischer Ebene muß ganz zwangsläufig und folgerichtig das Interesse des Orthopäden wecken, zumindest aktiv daran teilzunehmen!

Wir haben eine solche Fülle von Krankheitsbildern, bei denen das gestörte Gleichgewicht zwischen Proliferation und Apoptose wahrscheinlich, zumindest aber denkbar ist. So das große Gebiet der Fehlbildungen: Es gibt Anhaltspunkte dafür, daß hier ein Selbstmordprogramm nicht gebremst wurde.

Ebenso können Wachstumsstörungen, wie die spondylo-epiphysäre Dysplasie mit grotesken Fehlentwicklungen der Gelenke und der Wirbelsäule auf dem Boden derartiger Regulationsstörungen entstanden sein.

Die Tumorentwicklung als Folge eines blockierten Apoptosesignalweges wurde bereits angesprochen.

Im Bereich der Prothetik kennen wir das Problem der Streßprotektion: An unerwünschter Stelle verschwindet Knochen, so daß Prothesen auslockern.

Die Ursache von angeborenen Pseudarthrosen – sprich Knochenentwicklungsstörungen – ist unbekannt.

Das zerstörerische Werk von rheumatischen Synovialzellen ist wahrscheinlich Folge der Tatsache, daß sie nicht der Apoptose unterliegen.

Die Ursache des Knochenschwundes im Alter ist letztlich in den meisten Fällen noch völlig ungeklärt – niemand weiß, welche Rolle das gestörte Gleichgewicht zwischen Proliferation und Zelluntergang hier spielt.

Überall, wo körpereigene Substanz auf unerklärlichem Wege verschwindet, ist diese Frage naheliegend: Selbst das Krankheitsbild der Hüftkopfnekrose mit Einbruch des Hüftkopfes und folgender Gelenkzerstörung, ist nicht bis ins Letzte geklärt. Gleiches gilt für sog. degenerative Erkrankungen der Wirbelsäule: Warum „verschwindet" eine Bandscheibe?

Und abschließend muß nach wie vor ein großer Teil der Arthrosen als idiopathisch bezeichnet werden – d.h. man kennt die Ursache nicht.

So gibt es eine große Zahl von Patienten, bei denen manchmal innerhalb von wenigen Monaten oder gar Wochen, der Gelenkknorpel vollständig verschwindet. Haben diese Hüftgelenke Selbstmord begangen? Ich denke, all dies sind spekulative, jedoch in jedem Falle spannende Fragen, Fragen die ureigenstes orthopädisches Fachgebiet betreffen.

Wem dies alles zu theoretisch ist, der sei auf eine weitere Entwicklung aufmerksam gemacht, die in den Bereich der klinischen Anwendung gehört und mit Sicherheit wegweisend und innovativ ist.

Wir verfügen bekanntlich seit kurzem über ein hochmodernes Kernspintomographiegerät, welches gemeinsam mit unseren radiologischen Freunden betrieben wird. Diese in der Tat wegweisende Technologie ermöglicht uns bildgebende Darstellungen von Krankheitsprozessen in bisher ungekannter Präzision. Das wichtigste an dieser Technologie ist neben der perfekten Bildgebung die Tatsache, daß die Daten in digitalisierter Form bereitgestellt werden. Dies ermöglicht uns die Weiterverarbeitung dieser Daten auf alle mögliche Weise. So lassen sich bereits jetzt dreidimensionale Bilder durch den Computer herstellen, die es uns ermöglichen, 1 : 1 Modelle maschinell fräsen zu lassen, nach denen maßgefertigte endoprothetische Ersatzmaterialien hergestellt werden können. Darüber hinaus lassen sich mittels dieser digitalisierten Anatomiedaten chirurgische Navigationssysteme bereitstellen, die es uns ermöglichen, an komplizierten Stellen Implantate ohne Gefährdung sensibler Strukturen, wie der Nervenwurzeln oder des Rückenmarkes, in wunschgemäßer Weise präzise zu plazieren. Die im Computer gespeicherten Bilddaten können über ein System von Kameras und Sensoren mit der jeweiligen Position chirurgischer Instrumente in situ verglichen werden, so daß Fehlpositionierungen auch in Gebieten, die dem Auge des Operateurs nicht zugänglich sein können, mit hoher Zuverlässigkeit vermieden werden können. Es zeichnet sich ab, daß diese Technologie, welche zur Zeit noch in den Kinderschuhen steckt, erheblichen Einfluß auf die gesamte orthopädische Chirurgie haben wird.

Lassen Sie mich die eingangs gestellte Frage nun noch einmal wiederholen: Orthopädische Forschung – wo ist wegweisend Innovatives zu erwarten?

Genau kann das niemand sagen. Wenn wir uns noch einmal die möglichen Definitionen für orthopädische Forschung ins Gedächtnis zurückrufen und definieren, daß dies die Forschung sei, die nur von Orthopäden durchgeführt wird, so muß die Antwort heute lauten: Womöglich ist nirgendwo wegweisend Innovatives zu erwarten. Eines der entscheidenden Kennzeichen zukunftsträchtiger Forschungsprojekte ist in der heutigen Zeit die Interdisziplinarität.

Das Projekt Apoptose hätte niemals von uns alleine auch nur erfolgversprechend gestartet werden können. Wir waren angewiesen auf die massive Unterstützung der Kollegen aus der Universitäts-Kinderklinik, federführend Professor Debatin und dem DKFZ. Hier sei besonders der zu Berühmtheit gelangt Professor Krammer erwähnt, der für seine Forschungen auf dem Gebiet der Apoptose mehrfach ausgezeichnet wurde. Für uns sind diese Kontakte unschätzbar. Auch innerhalb unserer Klinik hat sich der Verbund zwischen Klinik, repräsentiert durch Ärzte, und Naturwissenschaft, repräsentiert durch Biologen, denen ich hier ausdrücklich für ihre konstruktive Unterstützung danken möchte, auf das äußerste bewährt. Ein weiteres Projekt, welches ich hier – pars pro toto – erwähnt habe, ist die Entwicklung neuer Hüftendoprothesen. Auch dieses Projekt ist durch die Orthopädische Klinik alleine nicht zu bewerkstelligen. Es war von vorne herein – initiiert durch meinen Vorgänger Horst Cotta – breit fachübergreifend angelegt.

Ich wünsche mir, meinen Kollegen und Ihnen liebe Studenten, daß Sie sich ermutigen lassen, an solchen Projekten teilzunehmen, Ihre Ideen und Ihre Ernergie dort einzubringen. Sie werden sehen, daß dann die Chance besteht, an Wegweisendem oder Innovativem teilzuhaben.

Lassen Sie sich nicht dadurch abschrecken, daß es auf dem Forschungsgebiet gelegentlich Staus gibt.

Ich habe mich immer wieder gewundert, wie gerade auf Gebieten, die man für abgegrast hielt, plötzlich bahnbrechend neue Erkenntnisse veröffentlicht wurden. Lassen Sie sich nicht davon abschrecken, daß Sie gelegentlich auf der Stelle treten oder sich im Kreise zu drehen scheinen. Dies gehört dazu.

Sie werden immer wieder in Situationen geraten, in denen Sie nicht wissen, welchen Weg Sie einschlagen sollen. Und Sie werden feststellen, daß es Ihnen niemand sagen kann. Lassen Sie sich nicht entmutigen, wenn einer dieser Wege mit Hindernissen gepflastert zu sein scheint. Dies gilt wahrscheinlich für alle Wege. Zukünftig werden wir sogar noch mit mehr Hindernissen rechnen müssen, da der allgemeine Mangel an finanziellen Ressourcen administrative und dirigistische Eingriffe provoziert.

Glauben Sie nicht, daß Sie auf diesem Weg immer nur freie Fahrt hätten, fahren Sie ruhig langsam und gut geplant, sie kommen sonst „ins Schleudern".

Dies können Sie am ehesten vermeiden, wenn Sie umfassende Interdisziplinarität walten lassen. Dies gilt schon für die Ideensammlung, erst recht für die Planung, die Durchführung und die Evaluation und schließlich die Publikation dessen, was Sie erforschen wollen.

Nach meiner festen Überzeugung ist dies der einzige Weg, zu richtungsweisenden Innovationen zu kommen.

Literatur

Orthopädie Memorandum (1995) Eine aktuelle Informationsschrift zur Orthopädischen Medizin in Praxis und Klinik. Präsidium der Deutschen Gesellschaft für Orthopädie und Traumatologie e V

Charnley J (1961) Arthoplasty of the hip: a new operation. Lancet I:1129

Graf R (1989) Sonographie der Säuglingshüfte, ein Kompendium. Bücherei der Orthopäden Bd 43, 3. Aufl. Enke, Stuttgart

Simank H-G, Brocai D, Reiser D, Thomsen M, Sabo D, Lukoschek M (1997) Middle-term results of threaded acetabular cups. High failure rates five years after surgery. J Bone Jt Surgery, Vol 79B:366–370

Krammer PH, Behrmann I, Bier V, Daniel P, Dhein J, Falk MH, Garcin G, Klas C, Knippin E, Lücking-Famira KM, Matzku S, Oehm A, Richards S, Trauth BC, Bornkamm GW, Falk W, Möller P, Debatin K-M (1991) Apoptosis in the APO-1 system. Cold Spring Harbor Laboratory Press, Cold Spring Harbor

Debatin K-M, Goldmann CK, Waldmann TA, Krammer PH (1993) APO-1-induced apoptosis of leukemia cells from patients with adult T-cell leukemia. Blood, Vol, 81, No 11, June

Trauth BC, Klas C, Peters AMJ, Matzku S, Möller P, Falk W, Debatin K-M, Krammer PH (1989) Monoclonal antibody-mediated tumor regression by induction of apoptosis. Science, Vol 245, July

Fellenberg J, Mau H, Scheuerpflug C, Ewerbeck V, Debatin K-M (1997)Modulation of resistance to anti-APO-1 induced apoptosis in oseosarcoma cells. Angenommen zur Publikation in International Journal of Cencer,

Aspekte der computerunterstützten Informationsverarbeitung in der Medizin

Von Franz Josef Leven

1. Einleitung

Marvin Minsky vom Massachusetts Institute of Technology, einer der Pioniere der Künstlichen Intelligenz, sieht eine zentrale Aufgabe der Wissenschaft darin, den Tod zu überwinden. Sterben bedeutet in seinem Menschenbild nichts anderes als den Tod der Informationen, die das Gehirn eines Menschen im Laufe seines Lebens gespeichert hat. Den Tod zu besiegen, hieße, diese Informationen zu retten, indem man sie auf einen Computer kopiert und für alle Zeiten, d.h. auch für ein posthumanes Zeitalter speichert [1].

Minskys im Prinzip menschenverachtende Position ist natürlich heftig umstritten und eröffnet ein Spektrum von Fragen, das hier zu behandeln die Zeit nicht zuläßt, aus dem ich aber die Frage nach dem Phänomen *Information* herausgreifen möchte. Dieses Phänomen kennzeichnet – nach der Epoche der Dampfmaschine und der Epoche der Automatisierung – die derzeitige 3. industrielle Revolution, die durch Begriffe wie *Informationstechnik* und *Informierte Gesellschaft* geprägt ist. Information ist eine industrielle Ressource geworden, die in Deutschland 1993 ein Volumen von 382 Mrd. DM hatte. [2] Im Vergleich dazu umfaßt der Bundeshaushalt 1997 ca. 440 Mrd. DM, das Gesamtbudget der 2.400 Krankenhäuser mit ihren ca. 1,2 Mio. Beschäftigten betrug in 1995 ca. 90 Mrd. DM. Ob bzw. wie diese Revolution die Medizin tangiert, soll im folgenden exemplarisch betrachtet werden.

---

* Vortrag, gehalten bei der Promotionsfeier der Medizinischen Fakultäten zu Heidelberg und Mannheim am 15. Februar 1997 in der Alten Aula der Universität Heidelberg.

2. *Gliederung*

Auf folgende Fragen möchte ich näher eingehen:

1. Was sind Informationen, was ist computerunterstützte Informationsverarbeitung?
2. Am Beispiel von Anwendungen in den Bereichen *Medizinische Dokumentation, Krankenhaus-Informationssysteme* und *Wissensbasierte Systeme*: Was wurde bei der computerunterstützten Informationsverarbeitung in der Medizin bisher erreicht, welche Tendenzen sind erkennbar?
3. Welche Chancen, welche Risiken bietet die computerunterstützte Informationsverarbeitung in der Medizin?

3. *Begriffe „Daten, Informationen, Wissen"*

Wenn der Patient aufgenommen wird, wenn der Arzt den Patienten untersucht, wenn Labortests durchgeführt werden, dann fallen *Daten* an. Daten sind Merkmale, die ein Datenobjekt, z.B. einen Patienten, beschreiben.

Wenn nun Daten für eine Entscheidung, z.B. eine Diagnose- oder Therapieentscheidung interpretiert werden und sich als entscheidungsrelevant erweisen, werden sie zu *Informationen*. Informationen besitzen also einen Wert und können diesen Wert auch wieder verlieren und zu bloßen Daten werden, z.B., wenn sie nicht mehr aktuell sind. Der Wert von und damit auch die Kosten für Informationen sind dadurch bestimmt, daß sie zuverlässig, vollständig, präzise und zum richtigen Zeitpunkt am richtigen Ort, d.h., beim richtigen Empfänger, verfügbar sein sollen. Informationen sind also Daten, die entscheidungsrelevant sind.

Wissen kann man, einfach ausgedrückt, als die Fähigkeit bezeichnen, Daten richtig zu interpretieren, oder, etwas präziser, als die Gesamtheit der Wahrnehmungen, Erfahrungen und Kenntnisse eines Menschen.

Das Potential von Informationen, Entscheidungen zu unterstützen, ist übrigens das Grundprinzip fast aller bis heute entwickelten Digitalrechner, das John von Neumann, der konzeptuelle Vater des programmgesteuerten Rechners in den 50er Jahren durch das Äquivalenzprinzip *Information = Steuerung* beschrieb, ein Prinzip, das häufig als mit den bekannten Äquivalenzprinzipien der Physik – wie *Energie = Wärme* oder *Energie = Masse* – gleichrangig eingestuft wird.

Wir leben heute in einem expandierenden Datenuniversum, in dem es zu viele Daten und zu wenig Information gibt. Der Umfang der Daten wächst global exponentiell, man denke allein an die 3.800 biomedizinischen Zeitschriften, die in MEDLINE erfaßt werden.

Wir sind mit dem Paradoxon des Datenwachstums konfrontiert, daß mehr Daten weniger Information bedeuten. Man denkt unwillkürlich an die Metapher von der Stecknadel im Heuhaufen, wobei die Stecknadel die gesuchte Information ist und das Datenvolumen, der Heuhaufen also, exponentiell wächst.

Ein Beispiel für einen derartigen Heuhaufen stellt z.B. das World Wide Web im Internet dar mit derzeit mehr als 50 Mio. Seiten, das – trotz suggestiver Werbung – die oben erwähnten Kriterien für ein Informationssystem nicht erfüllt, da es z.B. unmöglich ist, festzustellen, ob sich eine bestimmte Information im Netz befindet. [3]

Im Hinblick auf das gerade skizzierte Spektrum *Daten-Informationen-Wissen* unterscheiden wir in der Entwicklung des Computereinsatzes in der Medizin folgende Phasen:

1. die Phase der *Datenverarbeitung,* die sich z.B. mit der medizinischen Dokumentation und der – numerischen – Verarbeitung von Daten, z.B. in der Signalverarbeitung, befaßt,
2. die Phase der *Informationsverabeitung,* z.B. mit online-anwendbaren Krankenhausinformationssystemen, und
3. die Phase der *Wissensverarbeitung,* die geprägt ist durch die Entwicklung von wissensbasierten Systemen, u.a. von Expertensystemen.

Aus diesem Spektrum sollen nun einige Anwendungsbeispiele betrachtet werden.

4. Beispiele für computerunterstützte Informationsverabeitung in der Medizin

4.1 Medizinische Dokumentation

Von zentraler Bedeutung für alle Bereiche der Medizin ist die medizinische Dokumentation durch die Bereitstellung von Informationen zur Unterstützung von Diagnose und Therapie, zur Erfüllung gesetzlicher Auflagen, zur Abrechnung und Kostenanalyse, für die Qualitätssicherung und für die medizinische Forschung.

Obwohl seit Beginn der Informationsverabeitung in der Medizin Gegenstand intensiver Beschäftigung – man denke an einen der Pioniere in diesem Bereich, Prof. Gustav Wagner aus Heidelberg – sind gerade in der medizinischen Dokumentation bemerkenswerte Entwicklungen im Gange:

- 1992 wurde in den USA das Computer-Based Patient Record Institute gegründet mit dem Ziel der Einführung einer computergestützten lebenslangen Patientenakte und der Bereitstellung eines standardisierten medizinischen Vokabulars. [4] Allerdings hat die elektronische Krankenakte, die im Gegensatz zur konventionellen Krankenakte schneller verfügbar und besser auswertbar sein soll, bis heute ihren Eingang in die Routine nicht gefunden, weil – so die Kritiker des Konzeptes – die praktikable Erfassung der Daten und deren kompakte, aber auch flexible Repräsentation bisher nicht befriedigend bewerkstelligt wurde. [5]

- Im Hinblick auf eine allgemein akzeptierte, standardisierte universelle Nomenklatur zur Beschreibung medizinischer Konzepte sind aktuelle Entwicklungen wie SNOMED International und das Unified Medical Language System (UMLS) [4] der National Library of Medicine zu nennen, die durch Anwendungen wie MEDLINE und das Visible Human Project bekannt ist. UMLS stellt u.a. einen Metathesaurus bereit, der als übergeordnetes Verzeichnis medizinischer Terme fungiert und die Konzepte der wichtigsten medizinischen Kataloge (z.B. MeSH, SNOMED, ICD, usw.) integriert. Die Notwendigkeit für vor allem auch wissenschaftlich auswertbare Schlüsselsysteme – nicht nur für die Diagnosen, sondern vor allem auch für die Vielfalt der diagnostischen Aussagen aus den verschiedenen Teilbereichen, wird bei uns insbesondere im Hinblick auf die zunehmenden gesetzlich vorgeschriebenen Verschlüsselungen betont, die – so wird kritisch angemerkt – einseitig darauf abzielen, das ärztliche Tun von außen überprüfbar zu machen, anstatt die Qualität der Versorgung in den Vordergrund zu stellen. [5]

4.2 Krankenhaus-Informationssysteme

Der bedeutendste Anwendungsbereich im Zusammenhang mit Informationssystemen im Gesundheitswesen sind Krankenhaus-Informationssysteme, deren Aufgabe darin besteht, die Informationen zu managen, die der ärztlich-pflegerische Bereich, der administrative Bereich, die Allgemeine Versorgung und die Technik benötigen, und die Kommunikation zwischen allen an der Behandlung des Patienten Beteiligten zu unterstützen.

Die Infrastruktur von Krankenhaus-Informationssystemen ist heute durch ein klinikweites Rechnernetz geprägt, über das Befunde zeitnah auf Station übermittelt werden können und an das Arbeitsplatzrechner angeschlossen sind, über die Arztbriefe und Operationsberichte on-line abrufbar sind. Außerdem werden Leistungsdaten automatisch erfaßt und an administrative Systeme über standardisierten Nachrichtenaustausch übermittelt.

Kritisch beurteilt wird in diesem Bereich die Tatsache, daß Krankenhaus-Informationssysteme bis dato primär auf die Verwaltung ausgerichtet sind und die genuin ärztlichen und pflegerischen Aufgaben noch zu wenig unterstützt werden. Dazu müssen Strategien für die Integration der Fülle der Einzelbefunde, aber auch für deren spätere Kompression und Reduktion auf das Wesentliche entwickelt werden.

Es wurde vorhin vom expandierenden Datenuniversum gesprochen. Am Beispiel eines Krankenhaus-Informationssystems für ein Universitätsklinikum sei dies einmal mit Zahlen konkretisiert [6]: Über die jährlich ca. 50.000 stationär und ca. 200.000 ambulant behandelten Patienten entstehen ca. 20.000 Operationsberichte, ca. 250.000 Arztbriefe und über 1 Mio. klinisch-chemische, radiologische, usw. Befunde. Pro Jahr entstehen ca. 300.000 Krankenakten mit ca. 6 Mio. Dokumenten. Täglich werden ca. 1.000 Akten aus den Archiven angefordert. Bei konventioneller Archivierung entspricht dies übrigens einem Aktenvolumen von ca. 1.500 m pro Jahr – 30 Jahrgänge sind in der Regel aufzubewahren. Die mit einem derartigen Datenvolumen zusammenhängenden Probleme wie Raumknappheit, Öffnungszeiten des Archivs, immense Suchzeiten, usw. bewältigen zu können, wird an der Universität Heidelberg die rechnergestützte optische Archivierung vorangetrieben, wobei das jährlich anfallende Datenvolumen auf ca. 2 Terabyte geschätzt wird, das ist die Kapazität von 1.000 PC-Platten à 2 Gigabyte.

Ein wichtiger Aspekt ist insbesondere die Integration und auch die Abgrenzung von Klinikinformationssystem und Abteilungssystemen. Hierbei geht es nicht nur um Fragen der technischen Kompatibilität, sondern auch des Datenschutzes, der ärztlichen Schweigepflicht und der Verfügbarkeit über Daten, die der wissenschaftlichen Auswertung dienen.

In diesem Zusammenhang ist auch die enge bereichsübergreifende Kooperation zwischen der zentralen Abteilung für Medizinische Informatik und den DV-Repräsenten der einzelnen Abteilungen von großer Bedeutung wie sie in Heidelberg in der *KITOS*, der *Kommission für Integration, Technologie, Organisation und Standardisierung in Medizinischer Informationsverarbeitung* erfolgreich praktiziert wird. Damit kann dem vielerorts beklagten Wildwuchs von medizinischer Individual- und PC-Standard-Software in den einzelnen Bereichen gegengesteuert werden.

Trotz vieler Ansätze im Bereich von Krankenhaus-Informationssystemen muß konstatiert werden, daß häufig die folgenden Ziele nicht oder nur ansatzweise erreicht werden, nämlich alle anwendungsbezogenen Datenbestände zur bereichsübergreifenden Nutzung zu integrieren, alle krankenhausbtrieblichen Betriebsbereiche und Leistungsstellen einzubeziehen und durch eine neutrale Institution wie eine Abteilung Medizinische Informatik Interessenkollisionen zwischen den einzelnen Bereichen zu vermeiden.

Wir erleben im Moment im Bereich der Dokumentation und Kommunikation einen Paradigmenwandel von herkömmlichen einfachen Texten, Daten und Bildern hin zu multimedialer Technologie. Dies sei an drei Beispielen illustriert:

1. In Zukunft wird die natürlichsprachliche Eingabe von Daten und Texten, d.h. die automatische Spracherkennung eine große Rolle spielen, z.B. in der Befundung und in der Arztbriefschreibung.

2. Im Hinblick auf die Unterstützung der Kommunikation und des elektronischen Datenaustausches zwischen verschiedenen an der Behandlung eines Patienten beteiligten Ärzten und Einrichtungen – man spricht von *Shared Care* oder verteilter Pflege – wird möglicherweise die Anwendung von *Chipkarten* oder *Smart Cards* bedeutsam, wenngleich derzeit noch heftige Kontroversen bzgl. des Datenschutzes diskutiert werden. Auf einer Smart-Card können sämtliche medizinisch relevanten Daten eines Patienten gespeichert werden. [7]

3. Bei der medizinischen Dokumentation spielt die Bildverarbeitung eine immer größere Rolle. Bildgebende Verfahren wie CT, MR, PET usw. bilden die Grundlage für die Weiterentwicklung diagnostischer Methoden mit dem Ziel, den Körper des Menschen zu durchleuchten, ohne ihn verletzen zu müssen. [6] So wird z.B. bei einem System zur computergestützten Chirurgie der Schädelbasisregion aus CT- oder MR-Bildern ein 3-dimensionales Modell der Operationsregion im Computer gebildet, welches über Markierungen wie z.B. eine Tätowierung auf der Haut mit dem realen Patienten korreliert wird. Damit können die Position des Instrumentes im Operationsgebiet und seine Darstellung auf dem Bildschirm zur Deckung gebracht werden. M.a.W., der Operateur kann über den Bildschirm sein Instrument positionieren, und zwar mit einer Genauigkeit von weniger als 1 mm. [8]

4.3 Wissensbasierte Systeme

Die Übergänge zwischen datenverarbeitenden, informationsverarbeitenden und wissensbasierten Systemen sind fließend.

So gibt es z.B. Krankenhaus-Informationssysteme wie das System HELP aus Salt Lake City, welche eine wissensbasierte Komponente besitzen, die den Arzt in der Patientenführung durch die vielfältigen Untersuchungen unterstützen und ihn auf ungewöhnliche Parameterwerte aufmerksam machen. Besonderes Interesse haben im Zusammenhang mit medizinischer Entscheidungsunterstützung *Expertensysteme* erregt, die versuchen, formalisiertes Wissen menschlicher Experten auf gegebene Patienten-Falldaten bei Diagnose- und Therapieentscheidungen anzuwenden. Das Potential wurde häufig falsch eingeschätzt, zumal solche Systeme aus dem Bereich der Künstlichen Intelligenz ursprünglich vor dem Hintergrund des Paradigmas des denkfähigen, intelligenten Computers gesehen wurden.

Als Beispiel sei das erste große und wohl berühmteste Expertensystem MYCIN erwähnt, das in den 70er Jahren mit einem Aufwand von über 100 Mannjahren an der Stanford University zur Diagnose von Blutinfektionskrankheiten entwickelt wurde. Evaluationen dieses Systems attestierten ihm hervorragende Fähigkeiten, selbst im Vergleich mit medizinischen Experten.

Allerdings war das System nicht in der Lage, die Grenzen seiner Kompetenz zu erkennen: McCarthy, einer der Pioniere der Künstlichen Intelligenz, führte 1984 folgendes Experiment durch: Im Dialog mit dem System MYCIN beantwortete er jede Frage des Systems mit Daten, die Symptome für eine Choleraerkrankung (Darminfektionskrankheit) darstellten. Am Ende der Sitzung diagnostizierte MYCIN aber eine Erkrankung des Blutsystems (da seine Wissensbasis auf diesen Bereich beschränkt war).

Heute spricht man eher von *wissensbasierten Systemen* als von Expertensystemen, um auszudrücken, daß lediglich eine Rechnerunterstützung von derartigen Systemen erwartet wird und daß die Verantwortung für das ärztliche Handeln nicht auf den Einsatz solcher Systeme verlagert werden kann. In diesem Zusammenhang könnten juristische Aspekte für den Einsatz wissensbasierter Systeme interessant werden: Wann darf ein Arzt ein solches System einsetzen? Wann muß er ein solches System konsultieren, wenn er nach dem Stand der Wissenschaft handeln will? Kann auf solche Systeme die Produkthaftung angewendet werden?

Beispiele für den erfolgreichen Einsatz von wissensbasierten Systemen finden sich heute z.B. in der klinisch-chemischen Labordiagnostik, wo in Ergänzung zu dem Ausdruck der Laborparameter labordiagnostische Hinweise und Entscheidungsvorschläge ausgegeben werden, oder in der pädiatrischen Onkologie, wo auf der Basis von gespeichertem Wissen zur Krebs-Chemotherapie Therapiepläne für die Behandlung krebskranker Kinder erstellt werden. [6]

Ein wichtiges Ziel für die künftige Entwicklung wissensbasierter Systeme wird darin bestehen, neben der *oberflächlichen* Beschreibung von Krankheiten in bezug auf ihre Ätiologie, Diagnostik und Therapie auch *tieferes* Wissen zu repräsentieren, z.B. zur Anatomie, zu Pathomechanismen oder zu quantitativen Modellen über Funktionsstörungen bis hin zur Repräsentation von Wissen über das Genom.

Derartiges Wissen soll sprachunabhängig, datenschutzgerecht weltweit verfügbar und multipel verwendbar sein, wie dies heute z.B. über den *Wissensserver* im Klinikumsnetz in Heidelberg etwa mit Literaturwissen aus MEDLINE oder Fertigarzneimittelinformation aus der Roten Liste möglich ist. Dieser Server ist rund um die Uhr verfügbar und wird intensiv über ca. 400 medizinische Arbeitsplatzsysteme und andere Arbeitsplatzrechner im Kommunikationsnetz des Klinikums sowohl für die wissenschaftliche Arbeit als auch im Zusammenhang mit einem klinischen Fall, einer aktuellen klinischen Fragestellung und für die Weiterbildung genutzt.

Nicht nur für die Patientenversorgung, sondern auch für die ärztliche Aus- und Weiterbildung spielt ein derartiges Wissens-Serving eine immer stärker werdende Rolle. Dies gilt insbesondere auch für die mittlerweile zahlreichen verfügbaren computer-basierten Lehr-/Lernsysteme in der Medizin, die studentisches Selbstlernen und fallbasiertes problemorientiertes Studium fördern und die z.T. den Charakter intelligenter tutorieller Systeme besitzen. Vor ca. 3 Jahren wurde im hiesigen Klinikum das *Labor für computerunterstützte Ausbildung in der Medizin* im Hygiene-Institut eingerichtet [9], das kennenzulernen das Studiendekanat jedem Habilitanden in der Medizin nachdrücklich empfiehlt.

Als ein Beispiel für ein Computer-Based-Training-System sei aus dem Bereich der Physiologie das Programm SimNerv erwähnt, in dem der bekannte Frosch-Versuch simuliert wird. Bei diesem Versuch wird ein Frosch getötet und der Ischias-Nerv herauspräpariert. Die Reaktionen des Nerven auf elektrische Reize (Summenaktionspotentiale) werden an einem Oszilloskop aufgezeichnet und vom Anwender vermessen. SimNerv ist der digitale Ersatz für bisherige Versuche am Tier – die Dekapitierung und Präparation des Frosches findet nur in einem Video auf dem Bildschirm statt – ist ein virtuelles Labor, in dem die Einzelschritte beliebig oft wiederholbar sind.

Eine neue Dimension erhalten computerbasierte Lehr-/Lernsysteme, wenn sie über das Internet angeboten werden und vom Studenten ortsunabhängig genutzt werden können. Allerdings sind bei uns die infrastrukturellen Voraussetzungen einer breitbandigen Anbindung an das Internet außerhalb der Hochschule noch nicht ausreichend.

5. Chancen und Risiken der computerunterstützten Informationsverarbeitung in der Medizin

Medizin ohne computerunterstützte Informationsverabeitung ist, wie die bisherigen Ausführungen gezeigt haben, nicht mehr vorstellbar. Dabei konnten viele neuere Entwicklungen, insbesondere im Bereich der Medizintechnik, in den bisherigen Ausführungen nicht behandelt werden.

Beispiele sind Cochlea-Implantate, durch die Taube heute wieder hören können, Roboter, die eingesetzt werden, um präzise Kanäle in Oberschenkelknochen zu fräsen, in denen künstliche Hüftgelenke genauen Halt finden, oder die Entwicklung eines Mikrochips für das Auge. Ein Beispiel wäre auch die Fernoperation auf dem Schlachtfeld oder im Weltraum, die „Distanzchirurgie". [10] Dabei legt der Operateur das Skalpell aus der Hand, setzt sich in eine Kommandozentrale und dringt mit Hilfe von Telemanipulationssystemen über Satellit und Kabel mit ferngesteuerten Instrumenten in den Patienten, wobei ihm Kameraaufnahmen aus dem Körperinnern den Weg weisen.

In diesem Zusammenhang wird häufig vor dem *Machbarkeitswahn* [11] gewarnt, man spricht vom *Eid des Technocrates* [12], der die Medizin beherrscht. Das Mögliche, so die Argumentation, wird unbezahlbar. Der Atomphysiker Niels Bohr wird zitiert, der gesagt hat: „Der Verstand unterscheidet zwischen möglich und unmöglich. Die Vernunft unterscheidet zwischen sinnvoll und sinnlos. Es ist Zeit, daß die Vernunft auf den Plan tritt und das, was heute möglich ist, noch rechtzeitig auf das Sinnvolle begrenzt."

Angesichts der ca. 440 Mrd. DM, die das Gesundheitswesen im letzten Jahr verschlang [10], wird andererseits gerade mit dem Kostenargument für neue Verfahren geworben. Die Vernetzung von Kliniken, Arztpraxen und Versicherern werde künftig die Diagnose und Therapie der Patienten verbessern, meinen viele Befürworter der *Telemedizin*; auch seien drastische Kosteneinsparungen zu erwarten, weil teure Mehrfachdiagnosen vermieden werden und Warte- und Behandlungszeiten verkürzt werden können. US-Experten schätzen das Sparvolumen im amerikanischen Gesundheitssystem auf jährlich rund 36 Mrd. $, entsprechende Zahlen für Deutschland wären interessant.

Am Gesundheitswesen hängen mittlerweile ca. 4,2 Mio. Arbeitsplätze. [11] Jedes zweite medizintechnische Gerät wird in den USA hergestellt. Die im internationalen Vergleich gut dastehende deutsche Medizintechnik klagt über zögerliche Investitionen. Siemens will im Bereich der Medizintechnik deshalb ca. 1.000 Stellen abbauen.

Computer verändern die Medizin. Die moderne Medizin und damit jeder Arzt und jede Ärztin geraten immer mehr in das Spannungsfeld zwischen technischem Fortschritt, Finanzierbarkeit und Qualität der Patientenversorgung. Die Qualität der Patientenversorgung jedoch ist die Maxime: *Salus aegroti suprema lex.*

Für den Arzt wird es immer selbstverständlicher werden, mit dem Computer, mit computerunterstützten Informationssystemen umzugehen. Das bedeutet jedoch nicht nur eine Entlastung und eine Qualitätsverbesserung in der Routine, sondern die Systeme erfordern eine entsprechende Einarbeitung und Souveränität im Umgang mit der Technik und damit auch eine neue Belastung des Arztes. Während früher eine Literatursuche einen professionellen Rechercheur erforderte, recherchiert der Arzt heute am PC selber. Während früher für jegliche Art von Problemlösungen mit dem Computer Programmierer erforderlich waren, kann heute jedes zweite Anwendungsproblem durch den Anwender am Computer selber – unterstützt durch leistungsfähige Software-Systeme – gelöst werden: Man spricht von *Programmerless Programming.*

Jedoch, Computer und SW sind niemals fehlerfrei. Im Durchschnitt haben wir pro 1.000 Befehle einen Fehler. Durch noch so gutes Testen können wir bestenfalls Fehler finden, niemals aber die Abwesenheit von Fehlern behaupten, zumindest nach dem heutigen Stand der Technik. Und so sind trotz der immensen technologischen Fortschritte der letzten Jahre die Risiken im Umgang mit Computern nicht verschwunden, im Gegenteil, wenngleich ich die Situation keineswegs so dramatisch sehe, wie Joseph Weizenbaum, der wohl bekannteste Computerkritiker, ein Pionier der Informatik und insbesondere der Künstlichen Intelligenz und Kollege von Marvin Minsky am MIT, der zu Beginn zitiert wurde.

Weizenbaum formulierte seine Bedenken bzgl. Computerisierung und technologischer Entwicklung vor kurzem folgendermaßen: *In einem Jumbo-Jet meldet sich der Kapitän bei den Passagieren: „Ich habe zwei Nachrichten für Sie, eine gute und eine schlechte. Die gute zuerst: Wir haben phantastische Flugbedingungen, tollen Rückenwind, ideales Wetter. Und nun die schlechte: Wir wissen nicht, wo wir sind. "*

Literatur

[1] Der 8. Tag der Schöpfung: Künstliche Intelligenz, Roboter, Cyberspace, Virtual Reality (Wissenschaft). Wissen auf Video. ISBN: 3-86148-837-X

[2] BMWI Report (1996) Die Informationsgesellschaft. Bundesministerium für Wirtschaft

[3] Stoll C (1996) Die Wüste Internet. S. Fischer-Verlag

[4] Krüger G (1996) Medizinische Dokumentation. Biomedical Journal 46:20–24

[5] Scriba PC (1996) Ziele und Aufgaben der Medizinischen Informatik. Informatik, Biometrie und Epidemiologie 27(3):161–163

[6] Haux R (1996) Ziele und Aufgaben der Medizinischen Informatik. Informatik, Biometrie und Epidemiologie 27(3):149–160

[7] Elsässer KH, Köhler CO (1993) Shared Care: Konzept einer verteilten Pflege. Informatik, Biometrie und Epidemiologie 24(43):188–198

[8] Mösges R (1993): Computerunterstützte Chirurgie der Schädelbasisregion. European Archives of Oto-Rhino-Laryngology (Suppl 1993/I):373–383.

[9] Leven FJ et al. (1996) Labor „Computerunterstützte Ausbildung in der Medizin" am Klinikum der Universität Heidelberg. In: Koebke, Neugebauer, Lefering (Hrsg.) Die Qualität der Lehre in der Medizin. Urban & Schwarzenberg, S 251–257

[10] Blech J (1996) Chirurgie im Cyberspace. Die Zeit 48:33

[11] Blech J (1996) Die Ingenieure der Gesundheit. Die Zeit 47:33

[12] Selbmann HK (1996) Medizinische Informationsverarbeitung, Medizinische Informatik oder Telematik? Informatik, Biometrie und Epidemiologie 27(3):169–170

Hochschule für Jüdische Studien

Integration und Identifikation

Von Gisbert Frhr. zu Putlitz

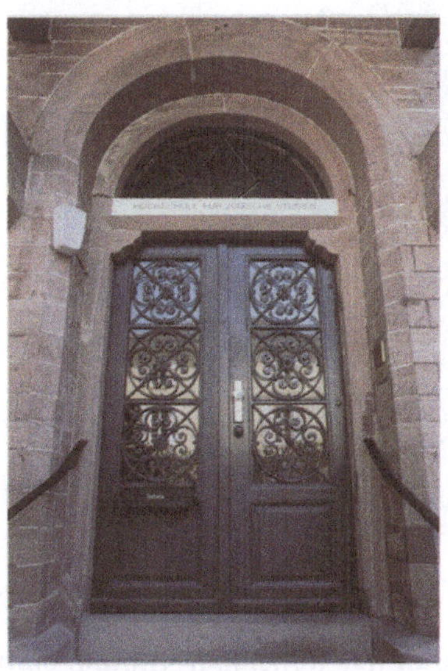

Abb. 1. Die Eingangstür der Hochschule für Jüdische Studien

Heute ist ein wichtiger Tag für die Hochschule für Jüdische Studien! Nach
acht Jahren der kontinuierlichen Entwicklung dieser Hochschule für Jüdische
Studien unter Rektor Carlebach tritt sie unter dem Rektorat von Michael
Graetz in eine neue Periode ein. Die Periode Carlebach hat die Existenz der
Hochschule gesichert, ihr ein hohes Ansehen unter den jüdischen hohen
Schulen erobert und ihre Stellung in der weltweiten Gemeinschaft jüdischer
Studien etabliert. Das Rektorat von Michael Graetz kann an diese Kontinuität
anknüpfen und verspricht einen Aufbruch zu neuen Ufern in die Welt der

* Rede des Vorsitzenden des Freundeskreises der Hochschule für Jüdische Studien, gehalten
am 15. 5. 97 anläßlich der Amtseinführung von Professor Dr. Michael Graetz und der Verabschiedung von Professor Dr. Julius Carlebach als Rektor der Hochschule für Jüdische Studien.

Lehre und der Wissenschaft. Diese Entwicklung ist überaus erfreulich, besonders auch für den Freundeskreis der Hochschule für Jüdische Studien, für den ich hier spreche. Dessen Mitglieder haben es sich zur Aufgabe gesetzt, die Arbeit der Hochschule nach besten Kräften zu unterstützen. Lassen Sie mich deshalb zuerst die Glückwünsche des Freundeskreises für den neuen Rektor Graetz und sodann den Dank der Freunde für die vertrauensvolle Zusammenarbeit an den scheidenden Rektor Carlebach überbringen.

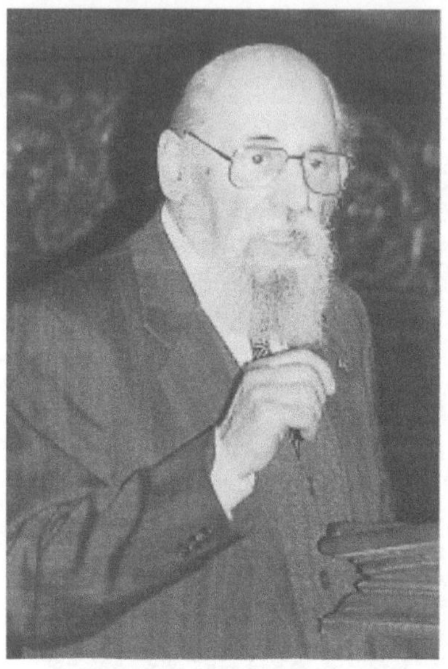

Abb. 2. Der scheidende Rektor der Hochschule für Jüdische Studien, Prof. Dr. Julius Carlebach

In der akademischen Welt der jüdischen Studien stellt diese Hochschule in Heidelberg eine Besonderheit dar. Nirgendwo in Europa besteht eine Hochschule, in der Judentum auf wissenschaftlich-akademischem Niveau in der Kompetenz der Juden selbst gelehrt wird. Bei der Gründung der Hochschule 1979 – angeregt durch die Rabbiner Roth und Levinson – wurden große Ziele anvisiert. Wie bei allen Gründungen von akademischen Institutionen ging es am Anfang bergab und bergauf. Ein Blick auf die ersten Jahre der freundschaftlich verbundenen Ruperto Carola zu Heidelberg zeigt, daß dieses Auf und Ab akademischen Institutionen nicht fremd ist. Nach acht Jahren des Rektorats Carlebach steht die Hochschule aber nun – im 18. Jahr ihrer Existenz – auf festen Beinen. Die Erfolge wurden schon erwähnt – eine steigende Zahl jüdischer und nichtjüdischer Studenten, eine immer größere Anzahl von Absolventen, die in jüdischen Gemeinden als Rabbiner oder in Hochschulen als Lehrer und jüdische Professoren dienen, die Ansiedlung des Archivs für die Geschichte der Juden in Deutschland, das Promotionsrecht, die Etablierung von Forschungsprojekten, die durch die DFG finanziert werden – das sind Meilensteine auf dem Weg in die Normalität einer hohen Schule in Deutschland.

Die Grundsteine für eine positive Entwicklung sind gelegt. Grundsteine dienen aber nur als Fundament, um darauf zu bauen.

Die Identifikation der Juden in Deutschland mit ihrer Hochschule – ihrer einmaligen Hochschule – ist wohl der eine Grundpfeiler, auf der das Haus der Jüdischen Hochschule beruhen muß. Gerade in dieser Zeit, in der sich Gesellschaft und Politik von den akademischen Institutionen eher abwenden, darf die Zuwendung derjenigen, denen diese Hochschule dienen wird, nicht in Zweifel geraten und schon gar nicht nachlassen.

Die Integration der Hochschule für Jüdische Studien in die deutsche Gesellschaft, besonders auch der akademischen Gesellschaft, ist der zweite Grundpfeiler, auf dem das Selbstverständnis dieser Hochschule ruht. Wir deutschen Nichtjuden müssen dankbar sein, daß es eine Institution wie die Hochschule für Jüdische Studien in Deutschland gibt, daß sie an die geistige Tradition der Hochschule für die Wissenschaft des Judentums anknüpft und daß sie anders als die inzwischen zahlreich gegründeten Fachbereiche für jüdische Studien an deutschen Hochschulen ihre Studien nicht nur mit akademischer Schärfe und Intellektualität, sondern auch mit dem Glanz jüdischen Glaubens erfüllt.

Diesen zweiten Grundpfeiler der Hochschule für Jüdische Studien zu stärken hat sich der Freundeskreis der Hochschule für Jüdische Studien zum Ziel gesetzt. Dazu gehört, daß sich Juden und Nichtjuden in gleicher Weise in diesem Freundeskreis zusammenfinden, um einander kennenzulernen, auch lernen, miteinander umzugehen und um die Anliegen der Hochschule für Jüdische Studien zu unterstützen. Jeden hier in diesem Kreis und darüber hinaus rufe ich deshalb auf, abzuwägen, ob nicht auch seine Identifikation mit den einmaligen Zielen dieser Hochschule und seine Unterstützung des Freundeskreises als Mitglied zur stärkeren Integration dieser Hochschule in die deutsche Gesellschaft beitragen kann.

Meine sehr verehrten Damen und Herren! Als ich vor mehr als zehn Jahren mit meinem Kollegen Rau die Leitung der Hochschule für Jüdische Studien übernahm – ein Interim von zweieinhalb Jahren –, war deren Existenz und Weiterbestand nicht gesichert. Mitte 1988 begann ich erste Gespräche mit Herrn Carlebach in Brighton in Sussex in seinem Haus mit dem Blick auf die Weite des Ärmelkanals. Ich versuchte, ihn von der Notwendigkeit zu überzeugen, die Leitung der Hochschule in Heidelberg zu übernehmen. Angesichts der kritischen Einstellung der jüdischen Welt zu dieser Institution in Deutschland, aber auch angesichts des persönlichen Schicksals, welches die Familie Carlebach in Deutschland durch Deutsche erleiden mußte, erschrak ich selbst vor meinem Ansinnen. Daß Sie, lieber Herr Carlebach, sich dennoch bereitgefunden haben, dieser Institution mit aller Kraft zu dienen, ihr Ansehen zu mehren und ihre Kontinuität zu sichern, dafür möchte ich mich an dieser Stelle heute noch einmal in meinem Namen und auch im Namen des Freundeskreises von ganzem Herzen bedanken. In diesen Dank will ich auch Ihre liebe, verehrte Frau Gemahlin Myrna Carlebach mit einschließen. Nach einer großen Leistung geben Sie, lieber Herr Carlebach, den Stab weiter an Ihren Nachfolger Professor Graetz, von nun an eine Normalität für die Hochschule für Jüdische Studien.

Tora und Wissenschaft

Von Daniel Krochmalnik

Die Hochschule wird im Oktober dieses Jahres volljährig. Wenn man das Leben der Institution mit dem Leben einer Person vergleichen kann, dann haben Sie, Herr Professor Carlebach, die Hochschule in den vergangenen acht Jahren durch schwere Wachstumskrisen geführt und sie in ihrer Persönlichkeit mehr als alle ihre Vorgänger geprägt. Das gilt insbesondere für die Bildung des Lehrkörpers, für den ich hier sprechen darf. In der Zeit Ihres Rektorats wurden nach Jahren der Unsicherheit die meisten Stellen im Lehrkörper dauerhaft besetzt und damit die Voraussetzung für die Kontinuität der Lehre geschaffen. Sie haben auch der Forschung an der Hochschule zahlreiche Möglichkeiten eröffnet, und wir können auf eine lange Reihe von geförderten wissenschaftlichen Projekten, Konferenzen und Publikationen zurückblicken, die den Ruf der Hochschule in der allgemeinen und besonders in der jüdischen akademischen Welt gefestigt haben.

Bei Ihrer Arbeit wurden Sie von einem Prinzip geleitet, das Ihnen durch Ihre Familie in die Wiege gelegt worden ist, das Sie später wissenschaftlich erforscht haben und das Sie zuletzt an seinem Herkunftsort verwirklichen wollten. Es ist die Losung, dem sich die deutsche Neoorthodoxie im letzten Jahrhundert verschrieben hatte: *Tora im derech erez!* Mit vielen Fußnoten könnte man diese Losung vielleicht mit: „Religiöse *und* säkulare Bildung!" wiedergeben. Es war Ihr Traum, an der Hochschule für Jüdische Studien eine Synthese von „Tora" und „Wissenschaft", von „Lernen" und „Studieren" herzustellen. Als Historiker und Soziologe, der sich mit dem Völkermord an den Juden und seinen Folgen auseinandergesetzt hat, konnten Sie sich freilich nicht verhehlen, welche Schwierigkeiten einem solchen Programm im heutigen Deutschland entgegenstehen.

Sie haben den jüdischen Charakter der Hochschule stets betont; Sie haben aber den Mitgliedern des Lehrkörpers, man könnte sagen, mit britischer Tole-

---

* Dankesrede an den scheidenden Rektor Prof. Dr. Julius Carlebach der Hochschule für Jüdische Studien

ranz, die Freiheit gelassen, wie sie die jüdische Identität jeweils auffassen und leben wollen, und so ist die Hochschule ein Spiegelbild der Mannigfaltigkeit des heutigen Judentums geworden.

Schwieriger erwies sich die von Ihnen so sehr gewünschte Einbindung der Hochschule in das Gefüge der jüdischen Institutionen und Bildungseinrichtungen der Bundesrepublik. Hier wurden oft Erwartungen an die Hochschule herangetragen, die zu erfüllen sie nicht eingerichtet ist; und es wurden ebenso oft Möglichkeiten übersehen, die von der jüdischen Gemeinschaft bisher nicht genügend genutzt werden. Ein Trost war für sie zuletzt die Statistik, die beweist, daß immer mehr jüdische Absolventen der Hochschule in den Gemeindedienst gehen und so die Brücke zwischen Wissenschaft und Praxis schlagen.

Die Richtung, die Sie gewiesen haben, die Anstöße, die Sie gegeben haben, die Erfolge, die Sie erzielt haben, sind ein Vermächtnis und ein Auftrag für die Zukunft. Ihrem Nachfolger wünschen wir bei der Bewältigung dieser Aufgaben eine glückliche Hand und Ihnen, lieber Herr, liebe Frau Carlebach, die wohlverdiente Ruhe und, mit Gottes Hilfe, noch viele gesunde und schöpferische Jahre.

Judentum am Fin de siècle

Von Michael Graetz

In weniger als drei Jahren liegt das 20. Jahrhundert hinter uns. Verständlicherweise ist man da versucht, rückblickend eine erste Wertung anzustellen. Aus jüdischer Perspektive wird das 20. Jahrhundert für alle Zeiten das Jahrhundert des Holocaust bleiben, das Jahrhundert der traumatischsten Katastrophe in der Geschichte der Juden seit der Zerstörung des Zweiten Tempels und dem Auszug ins Exil.

Jedoch ist das 20. Jahrhundert, und das dürfen wir nie vergessen, auch das Jahrhundert einer wunderbaren Renaissance des Judentums geworden, durch die in gewissem Masse die Endzeitprophezeiung der Propheten eine Bestätigung gefunden hat, daß nämlich apokalyptische Katastrophe und erlösendes Ereignis zeitlich nahe beieinander liegen. Der schrecklichste Vernichtungskrieg gegen die Juden ereignete sich nicht nur unmittelbar vor der Staatsgründung und der Sammlung der Zerstreuten Israels, im Jahrhundert des Holocaust hat vielmehr auch eine geistig-kulturelle Revolution dem Judentum neue Lebenskraft eingehaucht. Seinen eklatanten Ausdruck findet dieser dramatische Wandel in der kraftvollen Erneuerung einer totgeglaubten Sprache. Hebräisch ist wieder die Sprache von mindestens fünf Millionen Juden geworden, der Hälfte der Überlebenden des Holocaust.

Das Unglaubliche an dieser Entwicklung ist, daß diese noch in der Diaspora begann, ohne die Mithilfe von staatlichen bzw. wissenschaftlichen Instanzen und innerhalb von wenigen Generationen zum Erfolg führte. Noch am letzten Fin de siècle war Hebräisch für die Mehrheit des jüdischen Volkes ähnlich wie in den Jahrhunderten des Mittelalters immer noch die „heilige Sprache" gewesen, d.h. fast ausschließlich die Sprache des religiösen Rituals, der klassischen Texte, der Bibel, der Mischna und der rabbinischen Schriften – kurzum: Hebräisch war im jüdischen Leben präsent, aber vor allem als Sprache der Religion. Vor hundert Jahren war es keineswegs selbstverständ-

---

* Vortrag aus Anlaß der Übergabe des Rektoramtes der Hochschule für Jüdische Studien am 15. April 1997.

lich gewesen, Hebräisch außerhalb der religiösen Sphäre zu benützen und dadurch quasi zu profanisieren. Im osteuropäischen, traditionsgebundenen Judentum war der Widerstand gegen eine Desakralisierung der Sprache groß, um so mehr als ihm für die profanen Dinge des Alltags, für den zwischenmenschlichen Dialog die jiddische Sprache zur Verfügung stand. Vieles aus dem Wortschatz der hebräischen Sprache war zwar in der osteuropäischen Wirklichkeit allgegenwärtig und schwebte über dem Diskurs der Juden, für manche Lebensbereiche fehlten jedoch ganz einfach die Worte. Ein lebendiger Dialog in Hebräisch war somit praktisch unmöglich, und der Alltag der Kinder war nicht durch den Klang und das Vokabular dieser Sprache geprägt. Sie wuchsen mit Jiddisch und später mit Russisch bzw. Polnisch auf.

Aber auch die säkularisierten Juden im Westen zeigten kein Interesse an einer Umfunktionierung des Hebräischen zu einer modernen Alltags- und Literatursprache. Jüdische Schriftsteller schrieben in der Landessprache sogar, wenn sie sich jüdischen Themen zuwandten. Als Heine in seinem „Rabbi von Bacharach" der mittelalterlichen aschkenasischen Lebenswelt ein bleibendes Denkmal setzen wollte, tat er dies in deutscher Sprache, und auch die Väter der Wissenschaft des Judentums, Leute wie Zunz, Geiger, Graetz und Steinschneider, die im Unterschied zu Heine der hebräischen Sprache noch kundig waren, verfaßten ihre Schriften in Deutsch. Selbst in Theodor Herzls Roman „Altneuland" sprechen die Bewohner des zukünftigen Judenstaates Deutsch und nicht Hebräisch.

Die Schaffung einer literarischen Sprache, die europäischen Standards genügen sollte, machte eine besondere schöpferische Anstrengung notwendig. Das Hebräisch der klassischen Gesetzesliteratur mußte angereichert und der Wortschatz erweitert werden, um der Abfassung von säkularen Texten politischen oder wissenschaftlichen Inhalts, aber auch moderner Poesie und Prosa zu genügen. In wenigen Generationen nur mußten die Schöpfer des modernen Hebräisch sich mit linguistischen Problemen messen, an deren Bewältigung man in Europa bereits seit Jahrhunderten, seit der Renaissance gearbeitet hatte.

Im Werk des in Heidelberg promovierten Arztes und Dichters Saul Tschernichowski (1875–1943) spiegeln sich die Bemühungen wider, diesen Rückstand aufzuholen. Er bemühte sich, das Spektrum hebräischer Lyrik durch das politische Gedicht und die Ballade als episch-erzählerische Dichtung zu erweitern. Als Inspirationsquelle von außen dienten ihm die russischen symbolistischen Dichter, aber auch innerjüdischen Quellen blieb er verpflichtet. In seinem Bestreben, das literarische Hebräisch zu bereichern, übersetzte Tschernichowski homerische, finnische und babylonische Epik, russische und amerikanische erzählerische Dichtung, deutsche Lyrik und ein ganzes Buch des griechischen Dichters Anacreon.

Der Übersetzung von klassischen Werken der Weltliteratur als Mittel zur Bereicherung der hebräischen Ausdrucksformen kommt bis heute ein ganz besonderes Gewicht zu. Im Ringen um die Renaissance der eigenen Sprache dienten europäische Sprachen und Literatur als Vorbild. Shakespeare, Moliere, Voltaire, Balzac, Lessing, Schiller, Goethe, Gogol, Tolstoi, Dostojewski und viele andere hatten, jeder in seiner Muttersprache, wichtige Vorarbeit für den linguistischen und literarischen Modernisierungsprozeß geleistet. Mit Blick auf diese Vorbilder, also durch bewußte Öffnung auf die Kultur Europas, wurde die Erneuerung der hebräischen Sprache in Angriff genommen.

Die Erweckung der altehrwürdigen Sprache der Juden zu neuem Leben wird von vielen mit Elieser Ben-Jehuda (1858–1922) verknüpft. Dieser aus Litauen stammende Absolvent einer Talmudakademie wandte sich früh dem Erwerb von allgemeinem Wissen zu. Er besuchte ein russisches Gymnasium und reiste dann nach Paris, um dort Medizin zu studieren. Letztendlich aber entschied er sich, auf diesen Beruf zu verzichten, um nach Palästina zu emigrieren und in Jerusalem nur noch *ein* Ziel zu verfolgen: die Erneuerung der hebräischen Sprache. „Wir können nie freie Menschen werden, solange wir siebzig verschiedene Sprachen sprechen ...", betonte Ben Jehuda, und kämpfte deshalb hartnäckig bis zu seinem Tode im Jahre 1922, damit Hebräisch die Sprache der Juden in Palästina werde. Zur Verwirklichung seiner Absicht arbeitete er an einem Wörterbuch in siebzehn Bänden, was zweifellos eine unerhörte Leistung für einen einzelnen Wissenschaftler war. In diesem philologischen Meisterwerk, das auch heute seine Bedeutung nicht verloren hat, sind alle wichtigen Schichten der hebräischen Sprache präsent: Bibel- und Mischnahebräisch sowie das Hebräisch des Mittelalters. Dennoch sollte die Renaissance der Sprache nicht als Kunstgriff eines Einzelnen verstanden werden, sondern als ein Entwicklungsprozeß, der einer Konvergenz von politischen, ideologischen und sozio-kulturellen Faktoren zu verdanken ist, die eine Dynamik des kulturellen und sprachlichen Wandels ankurbelten. Die Voraussetzungen für diesen Prozeß, der vor einem Jahrhundert in der Diaspora in Schwung kam, – und zwar zuerst als Erneuerung der Schriftsprache in der hebräischen Literatur und Publizistik, noch bevor die Juden ein eigenes Territorium besaßen – möchte ich hier kurz ansprechen.

Eine der wichtigsten Voraussetzungen war das Auftreten einer jugendlichen Trägergruppe, die sich dieses Erneuerungsbestreben zu eigen machte, deren Befähigung zum Kulturtransfer und nicht zuletzt ihre ideologische Motivation.

Diese Trägergruppe mußte fähig sein, eine mentale Revolution in Gang zu setzen und einen Modernisierungsschub zu provozieren, ohne die Brücken zum vormodernen Judentum abzubrechen. Es war, was nicht überrascht, eine Gruppe von jungen Menschen, zu der Intellektuelle, Schriftsteller und Studenten zählten, die fast ausnahmslos aus dem osteuropäischen Schtetl stammten, d.h. aus einer Lebenswelt, in der die Orientierung auf die Tradition und das alte jüdische Bildungssystem mit Cheder und Talmudakademie seine Gültigkeit nicht verloren hatte. In den klassischen Texten des Judentums – ob in Hebräisch oder Aramäisch – waren sie bewandert, zugleich jedoch verspürten sie den Drang zur Innovation und zur Umorientierung auf säkulare Wissenschaft und Bildung und strebten den Eintritt in die Universität an. Diejenigen unter ihnen, denen diese Möglichkeit wegen des „numerus clausus" in Rußland versagt blieb, schlugen den Weg in den Westen ein. So gelangten seit den 80er Jahren des vorigen Jahrhunderts, seit der ersten Pogromwelle in Rußland, Hunderte von jungen Juden nach Deutschland an die Universitäten in Berlin, Breslau, Königsberg, Leipzig, München und nicht zuletzt auch in Heidelberg. Obwohl sich damals der studentische Antisemitismus in Deutschland spürbar verschärfte, bot dieses Land den Lerneifrigen aus dem Osten allemal mehr Freiheit als das Rußland von Nikolai II. Am Vorabend des Ersten Weltkrieges war die Zahl der an deutschen Universitäten und Technischen Hochschulen immatrikulierten russisch-jüdischen Studenten bis auf 2500 angewachsen. Sie nahmen mit Begeisterung die Gelegenheit wahr, Philosophie, Literatur, Philologie, Geschichte, Mathematik, Chemie, Medizin usw. – d.h. europäische Wissenschaft und Kultur zu studieren. In gewissem Masse wiederholte sich mit ihnen, was sich bereits am Ende des 18. Jahrhunderts mit Salomon Maimon ereignet hatte, als er von Litauen nach Deutschland gewandert war und sich den profanen Wissenschaften und der Philosophie der Aufklärung zuwandte. Von Salomon Maimon jedoch war kein Impuls für eine Wiederbelebung der hebräischen Sprache als Sprache aller Lebensbereiche, der sakralen wie der profanen, ausgegangen. Damals hatte es noch an einer wichtigen Voraussetzung gemangelt: an der Bereitschaft, den Kulturtransfer von außen nach innen, von der europäischen zur jüdischen Kultur konsequent unter Wahrung einer jüdischen Eigenständigkeit zu fördern.

Der kulturelle Transfer von außen nach innen und nicht der Bruch mit den Quellen des Judentums kennzeichnete das Verhalten der Erneuerer. Die Intellektuellen und Schriftsteller des letzten Fin de siècle hatten zwar die traditionsgebundene Lebenswelt ihrer Eltern hinter sich gelassen, übten teilweise harte Kritik am alten normativen Judentum und legten besonderes Gewicht auf das Studium der säkularen Wissenschaften, dennoch neigten sie nicht zu einer einseitigen Orientierung auf die Sprache und Kultur der nichtjüdischen Mehrheit. Angesichts des zunehmenden Judenhasses versprachen sie sich wenig von einer Selbstververleugnung. Vielmehr bemühten sie sich, den Kulturtransfer von außen nach innen voranzutreiben. Sie wollten von den kulturellen Trends der Zeit profitieren, ästhetische und philosophische Konzepte in den Kontext des Judentums einbringen und es reformieren. Als kleine marginale Gruppe, die für eine Umformung tradierter Inhalte und Bedeutungen eintrat, stießen sie auf merklichen Widerstand der Mehrheit und begegneten dem durch innovatives Denken und Handeln. Ihr transformiertes Verständnis des Judentums fand seinen Niederschlag in der hebräischen Sprache und Literatur.

Zu den Trägern dieser Renaissancebewegung im Judentum gehörte Josef Chajim Brenner (1881–1921), einer der bedeutendsten Schriftsteller dieses Zeitraums, auch er ein Zögling des alten traditionsgebundenen Bildungssystems in Osteuropa und ein Meister der hebräischen Sprache. Zwar artikulierte er scharfe Kritik am alten Lebensstil, dennoch verstand er sich und seine Gesinnungsgenossen keineswegs als Abtrünnige des Judentums, ganz im Gegenteil, ihre jüdische Identität bleibe intakt, behauptete er. Nicht zuletzt biete ihm und seinen Kollegen die hebräische Sprache die Möglichkeit, aus den immanenten Quellen des Judentums zu schöpfen und letzteres durch literarisches Schaffen zu erneuern.

Brenner zählte zu jener Gruppe der Schriftsteller und Intellektuellen, die die sozio-kulturelle Isolierung der Ghettogesellschaft verurteilten und vor einer Öffnung nach außen nicht zurückschreckten, ja in ihr sogar eine notwendige Voraussetzung für einen innerjüdischen Erneuerungsprozeß, für eine Belebung von hebräischer Sprache und Kultur erblickten.

Eine solche Position nahm auch der aus einer Familie chassidischer Rabbis stammende Schriftsteller Micha Josef Berdiczewski (1865–1921) ein. Er studierte mit Erfolg in einer litauischen Talmudakademie, wandte sich aber vom orthodoxen Judentum ab und verließ Rußland im Jahr 1892, um abwechselnd an den Universitäten Breslau, Berlin und Bern zu studieren, wo er sich in das Studium der Philosophie, in Schriften von Schopenhauer und Nietzsche vertiefte. Vor allem das Denken des letzteren wirkte auf ihn prägend und lieferte ihm die Begrifflichkeit, aufgrund der er eine umfassende „Umwertung der Werte" im Judentum postulierte. Die Spuren des Nietzscheanischen Denkens sind sowohl in den Essays als auch in den Erzählungen Berdiczewskis erkennbar, die er im Jahr 1900 in neun Bänden herausbrachte. Dieser moderne hebräische Schriftsteller zeigte äußerst wenig Respekt vor rabbinischer Autorität und vor kanonisierten Texten des normativen Judentums. Man spürt bei ihm geradezu die Freude am Niederreißen geheiligter Instanzen im Sinne Nietzsches: „Um einen Altar zu errichten, muß ein Altar zerstört werden". Er führte einen regelrechten Feldzug gegen alles, was seinen Vorfahren in Osteuropa heilig war, gegen das geschriebene und das mündliche Gesetz im Judentum. Berdiczewski forderte eine radikale Revision des traditionellen jüdischen Geschichtsbildes seit biblischen Zeiten. Nur durch einen kraftvollen Befreiungsschlag könne das Judentum aus seiner Erstarrung erwachen, sich vom Joch der alten Normen befreien und neue Schaffenskraft sammeln.

Berdiczewski berief sich auf Nietzsches Schrift „Vom Nutzen und Nachteil der Historie für das Leben" und verlangte eine „monumentale Geschichte" der

Juden, die den Werten der Gegenwart entsprechend ihre Vorbilder in den
Helden des physischen Kampfes sucht. Nicht Rabbi Jochanan ben Sakai, jener
große Gelehrte der Halacha, der das Studium des Gesetzes der politischen
Unabhängigkeit vorgezogen hatte, sondern die Führer des Aufstandes gegen
die Römer waren seine Helden. Und dieser häretische Schriftsteller, der sich
gegen Erstarrungsgefahr und gegen Unterwerfung der jüdischen Gegenwart
unter die Vergangenheit empörte, dieser antitraditionalistische Geist der Jahrhundertwende hätte entrüstet die Anschuldigung zurückgewiesen, er habe mit
dem Judentum gebrochen. Bis zu seinem Lebensende im Jahre 1921 lebte er
in Deutschland, aber verfaßte sein literarisches Werk in Hebräisch. Durch
sein Schaffen übte er einen prägenden Einfluß auf die Weiterentwicklung der
hebräischen Literatur aus. Die klassischen Texte des Judentums blieben für
ihn Quelle der Inspiration, nicht allein bei der sprachlichen Abfassung seiner
Erzählungen, sondern auch bei der Vorbereitung einer umfangreichen Sammlung von Legenden (1913), in der er die Formen volkstümlicher jüdischer Re-
ligiosität erblickte.

Drei russisch-jüdische Studenten, Hermann Schapira (1840–1898), Joseph
Klausner (1874–1958) und Saul Tschernichowski (1875–1943), die in Heidelberg studierten, der eine Mathematik, der zweite semitische Sprachen,
Philosophie, Literatur und Geschichte, der dritte Medizin, seien hier besonders erwähnt, sozusagen stellvertretend für eine Vielzahl von jüdischen Studenten aus Osteuropa, die in den meisten Universitätsstädten des deutschsprachigen Kulturbereichs um die Jahrhundertwende anzutreffen waren. Sie bildeten eine Art „Republik" der Intellektuellen, die einen intensiven Austausch
der Ideen führten und ein neues Gespür für kulturelle Kreativität im Judentum
entwickelten.

Alle drei, Schapira, Klausner und Tschernichowski, nützten ihr frisch er-
worbenes allgemeines Wissen, um an der Wiederbelebung der hebräischen
Sprache mitzuwirken, obwohl für keinen der drei Hebräisch die Muttersprache war. Im Alltag sprachen sie Jiddisch, ihre Kultursprache war Russisch,
und ihre Promotionsarbeiten an der Universität Heidelberg verfaßten sie in
deutscher Sprache. Klausner schrieb über „Die messianische Idee zur Zeit der
Tannaiten". Seine Arbeit wurde ausgezeichnet, und der Dekan der philosophisch-historischen Fakultät (Prof. Bizold) bot ihm damals, im Jahr 1902, sogar eine Dozentur an der Universität an, aber Klausner lehnte ab, mit der Begründung, er wolle für sein Volk und dessen Sprache wirken, „für das ärmste
aller Völker und für die vernachlässigste aller Sprachen".

Klausner setzte seine in Heidelberg erworbenen wissenschaftlichen Kenntnisse für den Modernisierungsprozeß des Judentums ein, vor allem für die
Belebung der hebräischen Sprache und Literatur. Als Redakteur einer Kultur-
zeitschrift, „Haschiloach", förderte er eine neue Schriftstellergeneration, und
nachdem er 1925, im Gründungsjahr der Hebräischen Universität Jerusalem,

an dieser zum Professor für Hebräische Literatur ernannt worden war, schrieb er eine der ersten Geschichten dieser Literatur. Permanent war er bemüht, die Methoden der deutschen Literaturwissenschaft des späten 19. Jahrhunderts (namentlich Wilhelm Scherers Theorie der Literaturgeschichte) auf das Studium der hebräischen Literatur zu übertragen.

Während Klausner den wissenschaftlichen Beitrag zur Wiederbelebung der hebräischen Sprache leistete, trug Tschernichowski seinen Teil als Dichter dazu bei. Obwohl er Jahrzehnte als praktizierender Arzt in Deutschland gelebt hatte, bevor er in den dreißiger Jahren nach Palästina emigrierte, verfaßte er seine Texte in Hebräisch. Sein Lebens- und Kulturideal hatte sich zwar unter dem Einfluß europäischer Philosophie und Literatur stark gewandelt und entsprach nicht mehr den traditionellen Normen und Werten des Judentums – wie sonst hätte er eine Ode „Vor der Statue Apollos" verfassen können –, sein Selbstverständnis als hebräischer Dichter jedoch hatte sich nicht abgeschwächt, sondern im Gegenteil noch vertieft. Mittels seines dichterischen Diskurses hoffte er an der Gestaltung einer neuen Kultur der Juden teilzuhaben.

Heidelberg war auch der Ort, an dem um die Jahrhundertwende Pläne entworfen wurden, um der Wiederbelebung der hebräischen Sprache und Kultur den nötigen institutionellen Rückhalt zu verschaffen. Der begabte Mathematiker Hermann Schapira propagierte von hier aus erstmals die Idee einer „Jüdischen Hochschule" in Palästina, die zwei Jahrzehnte später unter dem Namen „Hebräische Universität" ganz im Sinn der Sprachbegeisterten in die Tat umgesetzt wurde.

Hinter dem Kult der hebräischen Sprache verbarg sich ein ideologischer Kern in Form einer national-jüdischen, zionistischen Überzeugung, die aber keineswegs zwangsläufig das etatistische Denken Herzls in den Vordergrund rückte, sondern dem Postulat einer geistig-kulturellen Erneuerung im Judentum den Vorrang einräumte. Kein eng gefaßter Nationalismus motivierte die jungen Hebraisten in Heidelberg und in anderen Universitätsstädten, sondern ein liberal-humanistisches Bildungsideal oder wie Buber es formulierte, dessen Stimme in dieser „Republik" der Intellektuellen schon damals unüberhörbar ermahnte: „Nicht territoriale Expansionskraft, sondern Rückbesinnung auf das Wesen der eigenen Kultur und Sprache ist unser Ziel, um letztendlich an einer allgemeinen völkervereinigenden Bewegung teilzuhaben".

Diese zions- und kulturbegeisterten Studenten, zu denen auch Chaim Weizmann, der spätere erste Präsident des Staates Israel, zählte, hatten der Pflege von Wissenschaft, Sprache, Literatur und Kunst das Primat eingeräumt. Ein humanistischer Geist der Öffnung nach außen unter Wahrung einer jüdischen Eigenständigkeit bildete den Kern eines Programms, das einige von ihnen im Hause von Josef Klausner in Heidelberg im Jahre 1902 formulierten und das die Grundlage einer Kulturpolitik bildete, die sich einer Überbetonung etatistischer Aspirationen in der kurz zuvor gegründeten zionistischen Bewegung entgegenstellte. Dies war ein Versuch, den Plan einer Verpflanzung des sprachlichen und literarischen Erneuerungsprozesses, der in der Diaspora begonnen hatte, nach Palästina zu entwerfen.

Es war das Programm einer neuen Generation von Juden, deren jüdisches Selbstverständnis sich unter dem Einfluß der Europäisierung und Akademisierung säkularisiert hatte, die aber dank ihrer hervorragenden Kenntnis des Fundus klassischer Texte und der hebräischen Sprache dem Judentum als Kultur verpflichtet blieben. Scholem, der Begründer einer Wissenschaft der jüdischen Mystik und ein überzeugter Anhänger eines Judentums, das den humanistischen Geist der Öffnung mit Werten der Tradition verband, artikulierte dies folgendermaßen:

„Wer die Texte in Hebräisch liest, hört unwiderstehlich die klassischen Stimmen des Judentums – die Stimmen der Propheten und deren messianische Erlösungsbotschaft".

Abschließend möchte ich betonen, daß der Fall der hebräischen Sprache paradigmatisch für eine viel breiter angelegte historische Entwicklung steht, die die Überlebenschancen des jüdischen Volkes, seiner Religion und Kultur betrifft. Eine Vorentscheidung diesbezüglich fiel bereits an der Schwelle dieses Jahrhunderts. Mit dem Auszug von 2½ Millionen Juden aus Europa nach Amerika und einer kleinen Zahl unverbesserlicher Idealisten nach Palästina konstituierten sich zwei neue Pole des Judentums, in denen sich der kulturelle Wandel und die Neubelebung der hebräischen Sprache, die um die Jahrhundertwende begonnen hatten, fortsetzen konnten. Hebräisch wurde im Staate Israel zur „Grundsprache" einer ganzen Gesellschaft, ihrer Individuen wie ihrer Texte. In dieser Sprache artikulierte sich ein transformiertes jüdisches Selbstverständnis, dem nun bereits eine fünfte Generation von hebräischen Schriftstellern Ausdruck verleiht.

Dank des Rettungsakts, der durch die ideologisch motivierte Altersgruppe der osteuropäischen Studenten und Intellektuellen am letzten Fin de siècle in die Wege geleitet wurde, ist heute ein Wiederaufbau von Zentren jüdischer Wissenschaft und Kultur in Europa möglich geworden.

Die Hochschule für Jüdische Studien in Heidelberg steht nicht in einer direkten Kontinuität zur Hochschule für die Wissenschaft des Judentums in Berlin oder zu ähnlichen Instituten der Vorkriegszeit. Ihre direkten formativen Inspirationsquellen liegen in jenen Polen jüdischer Gesellschaft und Kultur, die es dank eines Rettungsakts möglich machten, einen Teil des jüdischen Volkes und mit ihm lebenswichtige Komponenten seiner Kultur zu retten.

Die Wiedereinpflanzung eines solchen Judentums als Wissenschaft in Deutschland vollzieht sich unter veränderten Vorzeichen, nicht zuletzt deshalb, weil die Idee der Pflege einer Minderheitskultur an Legitimität gewonnen hat und Stimmen wie jene eines Treitschke, der am letzten Fin de siècle vor einer „Mischkultur" gewarnt hat, zwar auch heute laut werden, aber nicht mehr unbeantwortet bleiben.

Heute ist in Heidelberg möglich geworden, was am letzten Fin de siècle in Deutschland unvorstellbar war: der Aufbau eines Zentrums jüdischer Wissenschaft und Kultur mit tatkräftiger Unterstützung von Stadt, Land und Staat. Dies ist ein Zeichen demokratischer Stärke in einem nicht unproblematischen Umfeld.

Der jüdische Arzt aus Königsberg, Johann Jacoby, ein Kämpfer für ein liberales demokratisches Deutschland im Jahre 1848, machte damals die Aussage, die Haltung einer Gesellschaft zu ihrer Minderheit sei ein Gradmesser für ihr eigenes Wohlbefinden, für die Festigkeit ihres demokratischen Bewußtseins.

Dem heutigen Heidelberg mit seinem Dokumentationszentrum der Sinti und Roma und seiner Hochschule für Jüdische Studien hätte er ein gutes Zeugnis ausgestellt.

Meine Damen und Herren, der Stadt und Universität Heidelberg, dem Land Baden-Württemberg, der Bundesrepublik Deutschland und den jüdischen Gemeinden hat sich die Chance eröffnet – und sie scheinen entschlossen, diese wahrzunehmen – Judentum in seiner neu gestalteten Vielfalt zu fördern. Unter günstigeren Vorzeichen als am letzten Fin de siècle wird Judentum in all seinen wesentlichen Komponenten: als Sprache, als Literatur, als Geschichte, als Philosophie, als Kunst und als Religion aufgrund ihrer klassischen Texte, gemäß den universalen Kriterien der Wissenschaft, Juden und Nichtjuden zugänglich gemacht. Dieses umfassende Verständnis von Judentum als Kultur und Wissenschaft bestimmt die Besonderheit dieser Hochschule in der Bundesrepublik. In diesem Sinne übernehme ich das Amt als neugewählter Rektor der Hochschule für Jüdische Studien.

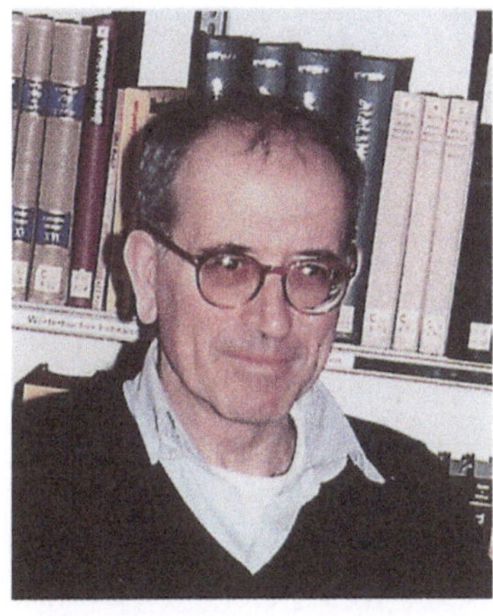

Abb. 1. Der Rektor der Hochschule für Jüdische Studien, Prof. Dr. Michael Graetz

Mäzenatentum und Aufgaben des Staates
– Eine historische Betrachtung zur Gegenwart –

Von Paul Kirchhof

Wenn wir nach der Funktion des Privateigentums fragen, rechtfertigt die Rechtsgeschichte das Eigentum zumindest in vier Bedeutungen: Der Mensch benötigt die Herrschaft über Eigenes, um seine und seiner Familie Existenz zu sichern; um seinen zukünftigen Erwerb vorzubereiten, zu festigen und zu erweitern; um eine ökonomische Grundlage seiner freiheitlichen Entfaltung im übrigen zu gewinnen und um zur Freigebigkeit fähig zu sein. Nach diesem Eigentumsverständnis, das die griechische Rechtsphilosophie ebenso wie die Lehren bei Thomas von Aquin und die moderne Grundrechtsdogmatik kennzeichnet, ist der Eigentümer notwendig auch Mäzen. Er fördert die Kultur, indem er eigene Finanzkraft nicht nur für den eigenen, sondern auch für den gemeinen Nutzen einsetzt. Er steht an der Schnittstelle zwischen gemeinnützig handelndem Staat und privatnützig handelnder Gesellschaft und verwendet privat verfügbares Eigentum freigebig für das Gemeinwohl. Er finanziert Theater, Opernhäuser, Stücke und Kompositionen, um Kunst finanzwirt-

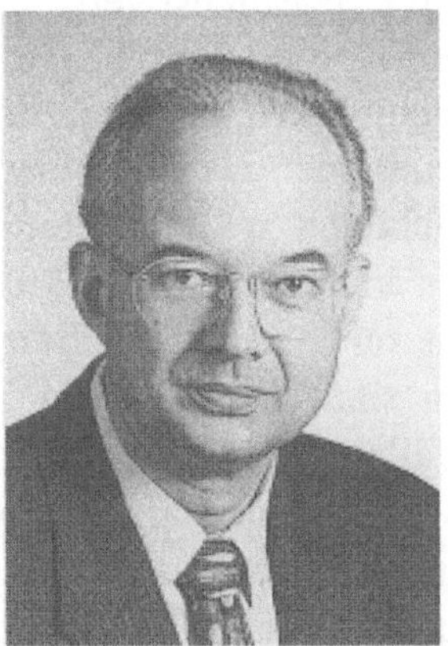

Abb. 1. Prof. Dr. Paul Kirchhof, Ordinarius des Juristischen Seminars und Mitglied des Bundesverfassungsgerichts

schaftlich zu ermöglichen. Er unterstützt die Wissenschaft, um Forschung und Lehre im Dienste der Gesellschaft wirksam werden zu lassen. Er fördert die Religion, um den Blickwinkel der Gesellschaft über das Politische und Wirtschaftliche hinaus zu weiten.

Dieses Mäzenatentum bestimmt die Kultur eines Gemeinwesens, die nur in Teilbereichen staatlich organisiert und in anderen Teilbereichen auf privatnütziges Handeln gestützt werden kann, die aber durch den gemeinwohlverpflichteten Einsatz von Privateigentum ergänzt werden muß. Dieses möchte ich Ihnen in vier Schritten zeigen:

Der erste handelt von der Entwicklung des Mäzenatentums in Abhängigkeit vom Verständnis der dem Staat und der Gesellschaft zugewiesenen Aufgaben. Der zweite entwickelt vier Kriterien des Mäzenatentums in der Rechtsgeschichte. Der dritte handelt von den Erscheinungsformen des Mäzenatentums in der Gegenwart. Der vierte schließlich enthält die Hauptaussage meiner heutigen Überlegungen, wenn er sich einem individuellen Beispiel des Mäzenatentums in Heidelberg widmet.

I. Die Entwicklung von Gemeinwohlaufgaben und Privatnützigkeit

Die Entwicklung des Staates in Deutschland bestätigt seit germanischer Zeit, daß die Förderung und Verwirklichung des Gemeinwohls Aufgabe und Rechtfertigung des Staates ist. Anfangs war diese Gemeinwohlverpflichtung eine das gesamte Gemeinwesen umfassende Bindung, die den Herrscher wie den einzelnen Herrschaftsunterworfenen verpflichtete. Die Königsgewalt, aber auch Landesherrschaft und Städte, Genossenschaften und Zünfte und der Einzelne sollen dem gemeinen Nutzen dienen.

Nach germanischem Recht hatten die freien Leute dem Gemeinwesen unmittelbar und unentgeltlich das zu leisten, wessen es bedurfte. Deshalb war jeder freie Volksgenosse zum Kriegsdienst verpflichtet. Er hatte den sein Amt im Umherziehen ausübenden König und sein Gefolge zu bewirten, am Bau von Befestigungsanlagen mitzuwirken, Naturalleistungen zu erbringen, an die uns heute noch die Heuscheuer oder das Heidelberger Faß erinnern. Daneben entwickelte sich die Verpflichtung zu Geldleistungen, die anfänglich nur bei Heerfahrten erhoben wurden und als „Bede" – als Bitte – begannen, später aber von einer Rechtspflicht zur „stiura", zur Stärkung des Staatshaushaltes, zur Steuer abgelöst worden sind. Diese Steuer war anfangs ein Finanzierungsinstrument in Sonderfällen – etwa der Heirat der Fürstentochter, der Auslösung des Fürsten aus Gefangenschaft, der Rodung eines Gebietes zur Neuansiedlung oder der Naturkatastrophe –, weitete sich später aber zur ständigen Grundlast aus und bereitete so die Entwicklung eines allgemeinen Steuerwesens vor.

Allerdings galt noch bis zum Ende des 15. Jahrhunderts – auf dem Wormser Reichstag 1495 und bei der dort beschlossenen Einführung eines „Gemeinen Pfennigs" – die Steuer als Merkmal der Unfreiheit. Nach dem damaligen Freiheitsverständnis war der Freie von sich aus – ohne Zwang – freigebig und wirkte gemeinnützig. Freigebigkeit ist eine der Kardinaltugenden des Freien. Deshalb sagen wir noch heute: Wer nicht freigebig ist, verdient die Freiheit nicht.

Mit dem Übergang zur Neuzeit wandelte sich der Staatszweck: Die Aufgabe des Staates war es nicht mehr nur, inneren und äußeren Frieden, Sicherheit und Ordnung zu gewährleisten. Vielmehr tritt der Wohlfahrtsgedanke in den Vordergrund. Das „jus reformandi" verpflichtet den Herrscher, für das Seelenheil der Untertanen Sorge zu tragen. Die merkantilistische Wirtschaftstheorie drängte auf eine staatliche Regelung und Lenkung des Wirtschaftslebens und eine Erziehung des Volkes zur Vorbereitung auf die Industrialisierung. Die Naturrechtsphilosophie definierte die Glückseligkeit der Untertanen als Staatszweck.

Mit einer Überspannung des Wohlfahrts- und Glückseligkeitsgedankens wurden die Untertanen jedoch mehr und mehr in ein staatlich, nicht individuell definiertes Glück gedrängt, die einzelnen Menschen damit rechtlich schutzlos. Deshalb machten sich die Staatsphilosophie und das Staatsrecht auf den Weg, Staatsgewalt und vor allem Polizeigewalt durch Freiheitsrechte und parlamentarische Bindung zu begrenzen. Dabei bleiben Wohlfahrt und Glückseligkeit der Bürger als Staatszweck übewiegend anerkannt. Der Weg zur Verwirklichung dieses Glücks – modellhaft weiterhin die erste amerikanische Verfassung von 1776 – besteht aber nicht mehr in der staatlichen Verwirklichung des individuellen Glücks, sondern in dem Freiheitsrecht des einzelnen, sein Glück selbst zu definieren und zu suchen. Vereinzelt wird bereits die allgemeine Handlungsfreiheit ausdrücklich in den Begriff der zu fördernden Glückseligkeit mit aufgenommen.

In Deutschland gelang der Durchbruch zur Mäßigung der unter dem Rechtstitel der Glücksgewähr sich ausbreitenden Staatsgewalt durch die ersten Schritte der Demokratisierung, der Mitsprache der Landstände und später der Parlamente. „Abgabenlast, Verschuldung und Verschwendung des Fürsten" sollten durch einen Bewilligungsvorbehalt des Parlaments begrenzt werden. Das neue Recht folgte dem einleuchtenden Grundgedanken, daß ein Parlament, das ausschließlich von Steuerzahlern besetzt sei, eine hinreichend maßvolle Steuerlast verläßlich sichern werde. So ist bis heute die Steuer- und Budgethoheit des Parlaments eine der zentralen Gewährleistungen der Demokratie.

Als später aber die parlamentarische Monarchie durch einen gewaltengeteilten Rechtsstaat mit parlamentarisch gewählter Regierung abgelöst wurde, entfiel der Gegensatz zwischen verschwenderischem Fürsten und abgabenmäßigendem Parlament. Das Parlament selbst übernahm die Rolle des Fürsten und gerierte sich in Zukunft mehr als Vordenker für Ausgabenprogramme denn als Garant maßvoller Abgabenlast. So nahm die Entwicklung von ständig wachsenden Staatsaufgaben und damit einhergehend ständig wachsenden Abgabenlasten ihren Lauf. Staatliche Abgaben- und Ausgabenfreude wurde weniger im Verhältnis zwischen Parlament und Regierung begrenzt, sondern allenfalls im Verhältnis von Parlament und Rechtsprechung. Erst gegenwärtig erleben wir zwei Entwicklungslinien, die das Wachstum von Aufgaben- und Abgabenlast hemmen oder sogar in ihr Gegenteil verkehren. Die erste stützt sich auf beachtliche Ansätze des Parlaments, die Steuerlasten grundlegend zu vereinfachen und zu vermindern. Der Erfolg dieser Gesetzesinitiativen wird davon abhängen, ob der schlichte und zutreffende Gedanke allgemein vermittelt werden kann, daß der demokratische Rechtsstaat nur das geben kann, was er vorher genommen hat. Wer weitere Staatsleistungen fordert, verlangt auch weitere Abgaben. Wer die Wahrung von Besitzständen – der Industriesubventionen, der sozialen Sicherung oder der Ausstattung öffentlicher Einrichtungen – erwartet, muß folgerichtig auch die Erhaltung der bisherigen Steuerlasten fordern oder – angesichts der Staatsverschuldung ehrlicher – deren Erhöhung.

Die zweite Hoffnung richtet sich auf die Mäzene, die durch ihre Freigebigkeit öffentliche Aufgaben finanzieren und damit zugleich entstaatlichen, insoweit – im Umfang ihrer Spende – auch die Macht des Steuerstaates zurückdrängen. Dieses Mäzenatentum versammelt öffentliche Aufgaben in gesellschaftlichen gemeinnützigen Organisationen, entfaltet so ein Stück Kunst, Wissenschaft und Religion außerhalb des Staates zum gemeinen Nutzen. Der Staat selbst unterwirft sich strikt den Geboten der Unbestechlichkeit, der Unbefangenheit auch gegenüber dem erwerbswirtschaftlichen Motiv, handelt nach dem Grundsatz der Entkommerzialisierung der staatlichen Verwaltung. Er darf sich seine Leistungen deshalb außerhalb von begrenzten Gebühren- und Beitragstatbeständen nicht entgelten lassen. So haben sich Institutionen und Organisationen des Mäzenatentums – insbesondere gemeinnützige Stiftungen – entwickelt, die als Teil der Gesellschaft private Handlungsmittel für öffentliche Zwecke einsetzen und teilweise auch die finanzielle Beweglichkeit und Zukunftsoffenheit öffentlicher Körperschaften sichern, ohne daß dadurch die Unbefangenheit dieser Institutionen finanzwirtschaftlich gefährdet würde. Der Mäzen spendet an die Stiftung, um gemeindienliche Einrichtungen zur Entfaltung zu bringen, und drängt insoweit den Zugriff des Steuerstaates zurück.

II. Kriterien des Mäzenatentums

Beobachten wir den Mäzen an der Schnittstelle zwischen Gemeinwohldien-
lichkeit und privatem Nutzen, so wird der Mäzen in der Rechtsordnung vor
allem sichtbar, wenn er wegen seiner gemeinnützigen Leistung von staatlichen Lasten freigestellt ist. Dieser Gemeinnutzausgleich wurde vor allem Be-
rufsgruppen zugesprochen, die besonders ausgebildet waren und die deshalb
von den Städten und Regionen in ihrem Gebiet angesiedelt werden sollten. So
sind die „artes liberales" entstanden, die Freiberufler, die noch heute im Unterschied zu den Gewerbetreibenden und zur Landwirtschaft im Steuerrecht
einen besonderen Tatbestand bilden und insbesondere von der Gewerbesteuer
freigestellt sind. Ärzte, Apotheker, Geistliche und Rechtsberater, aber auch
die Repräsentanten der damaligen Spitzentechnologie, die Büchsenmacher,
waren von der Besteuerung schlechthin freigestellt. Sollte dem Steuerstaat der
Gegenwart daran gelegen sein, einen ähnlichen Anreiz für Wissenschaft und
Forschung anzubieten, so ergäben sich daraus schöne Perspektiven für die gegenwärtige Steuerreform. Doch verbietet die Verpflichtung auf ein allgemeines, gleiches und einfaches Steuerrecht eine Fortführung dieses Gedankens.

Während anfangs die gemeinnützige Leistung des einzelnen Mäzens im
Mittelpunkt stand, weist das Gemeinnützigkeitsrecht im 19. Jahrhundert das
Mäzenatentum weniger der einzelnen Person als der gemeinnützigen Organisation zu. Der Staat verstand sich selbst als „Wohlfahrtsanstalt", der „jeden
Stand und Untertanen in seinem Wesen, Wohlstand und Nahrungen zu schützen und zu handhaben" verpflichtet war, rechnete sich aber auch wohltätige
nichtstaatliche Einrichtungen zu und definierte diese Organisationen als gemeinnützig. Die milden Stiftungen – piae causae – hatten zum „Endzweck"
„die Beförderung der Religion, oder die Unterstützung und Verpflegung ar-
mer und hilfsbedürftiger Personen, oder auch die Erreichung anderer aus
Frömmigkeit und Menschenliebe herrührender wohltätiger Absichten".

Nach diesen Maßstäben befreite z.B. das Königlich-Württembergische De-
kret vom 22. Juni 1820 in § 5 die „Aktiv-Kapitalien" folgender Einrichtungen
von der Steuer:

> „1. Zucht-, Waisen- und Irrenhäuser;
> 2. die Universität Tübingen ..."

Der Übergang von der materiellen Unterstützung Bedürftiger zur Förderung
der Allgemeinheit auf geistigem und sittlichem Gebiet gelingt also lücken-, ja
geradezu atemlos.

Im Ergebnis aber gilt bis heute, daß nicht die natürliche Person, sondern
nur die juristische Person rechtlich als gemeinnützig anerkannt wird. Das
Handeln des einzelnen Freiheitsberechtigten kann nicht generell auf gemeinnützige Zwecke verpflichtet, wohl aber eine Organisation in ihrem Organisa-

tionsstatut und in ihren Handlungsermächtigungen ausschließlich in der Gemeinnnnnützigkeit gebunden werden.

Auch im 19. Jahrhundert wird das Mäzenatentum noch als Tätigkeit gleichsam auf der Seite des Staates verstanden, als Handeln – wie es das germanische Recht sagte – in Treue zum Staat: damals durch Waffendienst und Befestigungsleistung, jetzt im Dienst der großen „Wohlfahrtsanstalt" Staat. Als dann jedoch die Bürger sich ihrer Unabhängigkeit, ihrer Freiheit vom Staat bewußt wurden und damit die Gegenläufigkeit von freiheitsberechtigter Gesellschaft und freiheitsverpflichtetem Staat zum Ordnungsschema des Rechts geworden war, bestimmte sich das Mäzenatentum nicht mehr aus der Treue zum Staat, sondern allein aus der kulturellen Zweckbindung: der Leistung und Zuwendung an kulturfördernde, mildtätige, gemeinnützige Vereinigungen, die Teil der Gesellschaft waren, aber Aufgaben erfüllten, die andernfalls dem Staat zugefallen wären.

(An dieser Stelle, an der ich von der historischen Betrachtung zur Rechtslage der Gegenwart übergehe, würde ich im Hörsaal, in dem ich Lehrverantwortung trage, nun eine historische Zwischenbilanz in zusammenfassenden Stichworten ziehen und die Studenten veranlassen, sich die Merkworte von 1. der Leistung des Mäzens, 2. der festen Organisation des Mäzenatentums, 3. deren Treuebindung gegenüber dem Staat und 4. schließlich der Verallgemeinerung dieses Treuegedankens zu einer Bindung an gesellschaftliche Zwecke einzuprägen.

Doch heute genießen wir die Leichtigkeit eines akademischen Vormittags und dürfen es uns deshalb einfacher machen. Wenn Sie also nicht nur die Geschichte nachdenken, sondern auch das Ziel unserer gemeinsamen Überlegungen vorausdenken wollen, so brauchen Sie sich nicht die vier Stichworte Leistung, Organisation, Treue, Zweckbindung zu merken, sondern es genügt, sich bloß die Anfangsbuchstaben dieser Merkworte einzuprägen: LOTZ.)

III. Heutige Erscheinungsformen gemeinnützigen Handelns

Die Gegenwart kennt vier Kategorien gemeinnützigen Handelns:

1. Die Personen, die Beachtliches für das Gemeinwohl leisten; diese nennen wir Spender.
2. Die Personen, die Hervorragendes für das Gemeinwohl leisten; das sind die Mäzene.
3. Die Personen, die Hervorragendes leisten und zudem gemeinnützige Organisationen gründen und leiten; sie verdienen die Bezeichnung Großmäzene.
4. Die Personen, die etwas für das Gemeinwohl leisten, dieses aber mit betrieblichen Anliegen verbinden, die Sponsoren.

Wenn ich nun unsere Festversammlung vor Augen habe, sehe ich in Ihren Reihen vereinzelt Spender, weitaus überwiegend Mäzene. Deshalb fühle ich mich berechtigt, meine folgenden Überlegungen ausschließlich auf die heute noch ungeklärte Rechtsfigur der Sponsoren und sodann auf einen aktuellen Fall des Großmäzenatentums auszurichten.

Der Sponsor handelt im Grenzbereich zwischen erwerbswirtschaftlichem Aufwand und gemeinnütziger Spende. Das Sponsoring ergänzt die herkömmliche Form der Werbung und Öffentlichkeitsarbeit durch privatwirtschaftliche Unternehmen: Der Gesponserte stellt seine Tätigkeit oder sein Ansehen in den Dienst der Werbung des Sponsors, dieser bezahlt als Gegenleistung dafür ein Entgelt, fördert damit aber zugleich andere – insbesondere sportliche, kulturelle und soziale – Zwecke. Im Gegensatz zur herkömmlichen Werbung, die dem Nachfrager ein bestimmtes Produkt empfiehlt, rückt das Sponsoring den Produzenten in das Bewußtsein und sucht ihn als sympathisch, anerkannt, vertrauenswürdig und erfolgsgewiß darzustellen. Bei der geläufigen Form des Sportsponsorings weist der Sportler durch seine Kleidung, seine Sportgeräte oder auch durch seine Aussagen im Erlebnis des Sieges auf den Sponsor hin und deutet damit eine Gemeinsamkeit des Siegens im Wettbewerb an. Er bezieht in der Darstellung von Körperkraft und sportlichem Erfolg den Sponsor in das Glück von Jugend, Gesundheit und Erfolg ein; er lenkt in Interview und Selbstdarstellung den Willen des Betrachters, dem Sportler nahe zu sein, auch in die Nähe des sponsornden Unternehmens; er verbindet seine Tugenden von Trainingsfleiß, Ausdauer und Selbstdisziplin auch mit Person und Unternehmung seines Sponsors.

So kennen wir alle das Bild des Skifahrers, der nach dem Durchfahren der Ziellinie nicht mehr den Menschen – das strahlende Gesicht, die Person des Siegers – zeigt, sondern der seine Skier hochreißt, um den Blick auf den Belag seiner Skier freizugeben, mit denen er gefahren ist, oder das Emblem einer Autofirma ins Bild zu rücken, mit der er nicht gefahren ist.

Derartige Formen des Sponsoring, bei dem Finanzmittel für sportliche, kulturelle oder soziale Tätigkeiten bereitgestellt, damit aber zugleich Ziele unternehmerischer Werbung verfolgt werden, sind auch zugunsten der Universität und ihrer Angehörigen möglich. Dabei stelle ich mir nun nicht vor, daß in Zukunft der Medizinprofessor bei seiner Diabetes-Vorlesung seinen weißen Kittel durch Farbtupfer der Margarineindustrie auflockert, der Psychologieprofessor den Schokoladenmohr auf dem Stirnband trägt oder der Physiker auf Rollschuhen mit dem besten Kugellager der Welt in den Hörsaal schwebt. Vielmehr gibt es gegenwärtig auch akadamische – diskrete – Formen des Sponsoring, wenn das Unternehmen sich etwa den Teilnehmern von Fachtagungen vor den Hörsälen empfiehlt, auf den Schlußblättern einer wissenschaftlichen Publikation auf sein Mäzenatentum hinweist oder mit der kostenlosen Vergabe von Lernmitteln die spätere Erinnerung der Studenten an seine Großzügigkeit vorbereitet.

IV. Der Großmäzen Kurt Lotz

Damit komme ich zur Hauptaussage unserer heutigen Betrachtung, die einem Großmäzen der Gegenwart in Heidelberg gilt. Dieser Mäzen sind Sie, verehrter, lieber Herr Lotz, dem wir heute als Mitbegründer, Vorsitzendem und maßstabgebendem Förderer der Stiftung Universität Heidelberg Dank sagen. Sie haben den Beginn der Stiftung geschildert; ich füge den Erfolgsweg der Stiftung in den vergangenen 10 Jahren hinzu.

Wenn wir gleichsam auf der grünen Wiese eine Stiftung gründen und nach dem idealen Mitbegründer suchen würden, so würden wir nach einer Persönlichkeit Ausschau halten, die in ihrem Beruf innerhalb der Privatwirtschaft sehr erfolgreich ist, die in gemeinnützigen Ämtern bereits Herausragendes geleistet hat, die der Wissenschaftsförderung besonders nahe steht und die deshalb die Anerkennung von Staat und Wissenschaft erfahren hat.

Wenn wir nach diesen Maßstäben einen Stiftungsgründer finden, der als Vorsitzender des Vorstandes des Volkswagenwerkes über die Entwicklung neuer Autos mit wassergekühlten Motoren und Frontantrieben zukunftsweisende Weichen gestellt und den Käfer in die Golfregionen hat laufen lassen, der als Umweltschutzberater der Landesregierung von Baden-Württemberg sich einer der zentralen Aufgaben staatlicher und privater Umweltpolitik für die nächste Generation gewidmet hat, der 10 Jahre lang als Vorstandsvorsitzender der Umweltstiftung WWF den Umweltgedanken bei vielen Menschen vertieft und das Zeichen von WWF, das sympathische Gesicht des Pandabären, in Deutschland verbreitet hat, der als Mitglied und späterer Vorsitzender im Deutschen Rat für Landespflege in Fragen der Naturschutzpolitik wissen-

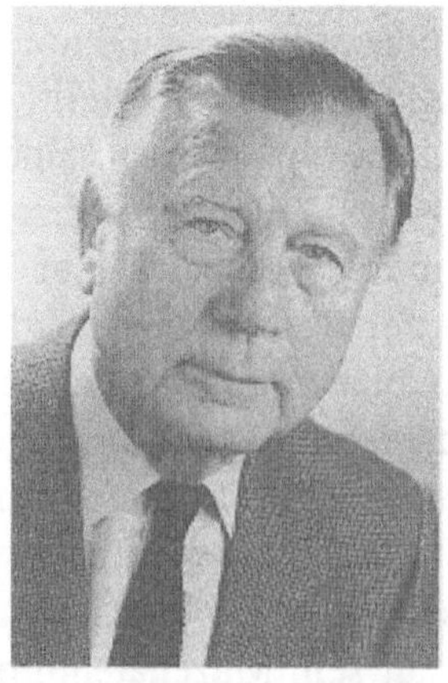

Abb. 2. Prof. Dr. h.c. Kurt Lotz, Ehrensenator und Vorstand der Stiftung Universität Heidelberg

schaftliche Politikberatung erbracht hat, der seit vielen Jahrzehnten die Wissenschaft an Universitäten und Technischen Hochschulen tatkräftig gefördert hat, dessen wissenschaftliche Leistungen durch die Ernennung zum Ehrendoktor der Universität Mannheim, zum Honorarprofessor der Technischen Universität Braunschweig und zum Ehrensenator der Universität Heidelberg gewürdigt worden sind, der die Verdienstmedaille des Landes, die große Universitätsmedaille Heidelberg und das Große Verdienstkreuz der Bundesrepublik Deutschland erhalten hat, – wenn wir uns alles dies bewußt machen, dann überrascht es nicht, daß die von Ihnen zusammen mit dem damaligen Jubiläumsrektor zu Putlitz gegründete Stiftung Universität Heidelberg eine so schöne Entwicklung genommen hat. Aus dem Anfangsstiftungskapital von 500 000 DM sind 3 Millionen geworden. Die jährlichen Erträge aus dem Stiftungsvermögen von mehr als 200 000 DM zeigen, daß dieses Vermögen mit ökonomischem Sachverstand und gediegener Weitsicht verwaltet wird. Ein hinzutretendes jährliches Beitragsaufkommen von rund 70 000 DM bestätigt der Stiftung, daß sie von einem Kreis forschungsinteressierter und handlungsfreudiger Personen umgeben ist.

Dieses wirtschaftliche Fundament mit einer Bilanzsumme von mehr als 4 Millionen DM erlaubt es der Stiftung Universität Heidelberg, vier Förderungszwecke folgerichtig zu verfolgen: die Finanzierung der wissenschaftlichen Infrastruktur unseres Heidelberger Internationalen Wissenschaftsforums, das – anknüpfend an die Tradition der Heidelberger Gesprächskreise zu Beginn dieses Jahrhunderts – den wissenschatlichen Austausch unter Forschern des In- und Auslands und zwischen Lehrern und Schülern pflegt und ausbaut. Für diese Wissenschaftsförderung hat die Stiftung bisher mehr als 1 Millionen DM bewilligt.

Daneben hat die Universität eine Rücklage zum Erwerb von Wohnungen für Gastwissenschaftler in dem derzeit entstehenden Gästehaus der Universität gebildet, die den Kauf von 7 Wohnungen für insgesamt 1,3 Millionen DM erlaubt, die Gastwissenschaftlern, die für mehrere Monate hier in Heidelberg forschen wollen, einen angemessenen Lebensmittelpunkt anbieten werden. Als drittes ist es ein Anliegen der Stiftung, herausragende Leistungen junger Wissenschaftler durch den von der Stiftung gegründeten Ruprecht-Karls-Preis anzuerkennen und damit den Lichtkegel universitärer und öffentlicher Aufmerksamkeit auf die jungen Wissenschaftler zu richten, deren Entwicklung die Zukunft der Universität ist. Dieser Preis wird heute zum 7. Male verliehen.

Schließlich übernimmt die Stiftung auch vorübergehend spezielle Aufgaben, wie die Mitfinanzierung des Forschungsmagazins „Ruperto Carola", in dem Forschungsleistungen der Universität publiziert werden, damit der innere Zusammenhalt der universitären Forschungsgemeinschaft gefestigt, aber auch die Bedeutung der Forschungsinstitution Universität Heidelberg in die Öffentlichkeit getragen und so in der ständigen Begegnung mit Staat und Gesellschaft angeregt, belebt und erweitert wird.

Diese Entwicklung verdanken wir Ihnen, lieber Herr Lotz, der Sie dafür Ihre Kraft zu wirkungsvollen Initiativen, Ihre glücklichen weitgreifenden Verbindungen, in hohem Maße auch eigene Mittel eingesetzt haben. Dabei haben Sie dem ganzen Geschehen in der Stiftung – dem Gewinnen von Mäzenen, dem Ablauf unserer Sitzungen, der Begegnung mit Wissenschaft und Wissenschaftlern – ein persönliches Gepräge nach drei Prinzipien gegeben: 1. die Zielstrebigkeit, 2. die Freude am Ehrenamt, 3. ein Hauch des Familiären, der die gesamte Stiftung umgibt.

1. Die Zielstrebigkeit:

Unsere Gründungszeit war die Zeit der Waldspaziergänge. Nicht nur auf dem Capitol in Washington, nicht nur bei den Abrüstungsverhandlungen in Genf, auch in Heidelberg fanden Waldspaziergänge mit bedeutenden Ergebnissen statt. Ich weiß nicht, seit wieviel Jahren Sie, lieber Herr Lotz, im Wald spazierengehen. Ich weiß nur, daß Sie seit 25 Jahren Ihre Kraft, teilweise uneingeschränkt Ihre gesamte Arbeitskraft gemeinnützigen Aufgaben widmen und dabei aus dem schönen Heidelberger Wald mit Entwicklungskonzepten, in konkreten Namen begriffenen Institutsvorstellungen, Visionen von einem stets sich erweiternden Spenderkreis, auch konkreten Vorstellungen über Kooperation und Fusion innerhalb der Heidelberger Wissenschaftslandschaft zurückgekehrt sind. Die Forschungsförderung hat Sie also auch in Ihren Mußestunden häufig beschäftigt, und das mit greifbarem Erfolg.

2. Die Freude am Ehrenamt:

Ihr zweiter Grundsatz lautete schlicht: Das Ehrenamt muß Freude machen. Gerade weil die Forschungsförderung im wesentlichen Menschen mit hohem beruflichem Anspruch an sich selbst zusammenführt, bedarf es eines Klimas des gemeinsamen Arbeitens und Erlebens, in dem jeder gerne mitgewirkt hat. Unsere Vorstandssitzung fand stets in der großzügigen Gastlichkeit Ihres Hauses – am Berg in der Ludolf-Krehl-Straße oder später in der Bergstraße – statt. Ihr Weinkeller ist berühmt, Ihr Rotwein legendär. Die Kuratoriumssitzungen waren immer mit einer Betriebsbesichtigung oder einem Kulturereignis verbunden und enden stets in einer Huldigung an Bacchus und Lucull. Die Sitzungen der Jury für den Ruprecht-Karls-Preis sind immer ein fakultätsübergreifender Austausch von Forschungsbeurteilungen und Ergebnisgewichtungen in der Privatheit Ihres Hauses der wissenschaftsoffenen Tür und der hohen Kultur des Wortes und des Weines.

3. Ein Hauch des Familiären:

Diese Großzügigkeit wurzelt drittens in der Tatsache – auch hierin werden Sie mir zustimmen –, daß der Vorstandsvorsitz unserer Stiftung letztlich von zwei

Personen ausgeübt worden ist, nämlich von Ihnen und Ihrer verehrten lieben Frau. Sie, verehrte Frau Lotz, begleiten stets die Entwicklung und die zu bedenkenden Alternativen der Stiftung persönlich, geben unseren Zusammenkünften die private familiäre Note, bilden den Mittelpunkt unserer Festlichkeiten, sind eine glanzvolle Gastgeberin in Heidelberg und in Kitzbühl und Partnerin vieler Gespräche und auch Nachdenklichkeiten.

So darf ich zum Abschluß drei Worte sagen:

Sie, verehrter, lieber Herr Lotz, haben sich um die Stiftung Universität Heidelberg verdient gemacht.

Wir schulden Ihnen dafür Dank.

Wir empfinden deshalb für die Zukunft zu Ihnen und Ihren Vorhaben eine bleibende Verbundenheit.

100 Jahre Karl Löwith

Karl Löwith

Von Peter Ulmer

Ich begrüße Sie herzlich zu der Festveranstaltung zum 100. Geburtstag von Karl Löwith in der Alten Aula unserer Universität. Die Vorträge der Herren Kollegen Biser und Wieland sowie Ihr Schlußwort, verehrter Herr Gadamer, werden das Wirken Karl Löwiths aus der Perspektive des Freundes, des Philosophen und des Heidelberger Forschers beleuchten. Dem Rektor bleiben einige Bemerkungen zu Karl Löwith aus der Perspektive der Universität vorbehalten, soweit das ohne persönliche Kenntnis des Menschen und Philosophen Löwith und aus der Distanz eines Vierteljahrhunderts möglich ist.

Als der 57jährige Karl Löwith 1952 dem Ruf auf den zweiten Lehrstuhl für Philosophie an dieser Universität folgte, war das für ihn sicherlich kein einfacher Schritt. 1897 geboren, hatte er zunächst in München, ab 1919 in Freiburg studiert und war bei Husserl und dessen damaligem Assistenten Heidegger, dem er 1925 nach Marburg folgte, in die Lehre gegangen. Nach seiner Habilitation bei Heidegger im Jahr 1928 begann er seine Lehrtätigkeit in Marburg, mußte sie jedoch 1934 angesichts der radikalen politischen Umwälzungen mit der Emigration nach Italien beenden. 1935 wurde ihm aufgrund der Nürnberger Gesetze der Marburger Lehrauftrag entzogen, und schon drei Jahre später wurde er auch aus seinem italienischen Exil vertrieben. Er nahm einen Ruf an die Sendai-Universität in Japan an, den er dank der weltweiten Ausstrahlung seiner Forschungen erhalten hatte. Auf Druck der deutschen Botschaft mußte er freilich wenige Jahre später auch Japan verlassen und ging in die USA, zunächst an das Hartford Theological Seminary, sodann 1949 als Professor an die New School of Social Research in New York.

Daß es der Ruperto Carola gelang, Löwith zur Rückkehr nach Deutschland zu gewinnen, lag wohl nicht zuletzt am „Heidelberger Geist". Schon in seiner Freiburger Zeit war Löwith damit in Berührung gekommen. Dazu lesen wir in seinem 1959 vor der Heidelberger Akademie gehaltenen Curriculum Vitae:

---

* Grußwort des Rektors der Universität Heidelberg, Prof. Dr. Dres. h.c. Peter Ulmer, zum Festakt anläßlich des 100. Geburtstags von Karl Löwith am 20. Januar 1997

„In diesen entscheidenden Jahren nach dem Zusammenbruch von 1918 wurde ich durch die Freundschaft mit Percy Gothein vor die Wahl gestellt: sollte ich mich dem Kreis um Stefan George und Gundolf anschließen, oder als Einzelgänger Heidegger anschließen, der auf ganz andere Weise eine nicht minder diktatorische Macht über die jungen Gemüter ausübte (...)." Löwith entschied sich damals für Heidegger, auch wenn er sich über dessen problematische Seiten, wie er in seiner 1953 unter dem Titel „Heidegger – Denker in dürftiger Zeit" erschienenen Monographie näher darlegte, durchaus bewußt war. Max Weber hat ihn beeindruckt, auch ohne daß er sich dessen „existenziellem Relativismus" anschloß. Dazu schreibt Löwith: „Ich hatte 1919 das Glück, Max Webers Münchener Vortrag *Wissenschaft als Beruf* zu hören, und seitdem weiß ich, was ein großer Mann ist." Rückblickend war es aber sogar ein Glück, daß Löwith sich damals für Marburg entschied. Denn seit seiner Marburger Zeit verband Löwith die Freundschaft mit Ihnen, Herr Kollege Gadamer, und wenn meine Information zutrifft, ist es ganz wesenlich Ihnen zu verdanken, daß die Universität Karl Löwith aus den USA zunächst 1949/50 für eine Gastprofessur und schließlich 1952 für den zweiten Lehrstuhl für Philosophie gewinnen konnte.

Nach Deutschland zurückgekehrt, fand Löwith die Universitätsverhältnisse nach 18 Jahren Abwesenheit, wie er in seinen Erinnerungen schreibt, „merkwürdig unverändert". Er behielt die amerikanische Staatsbürgerschaft bei und konnte seinen Diensteid daher erst 1953 ablegen. Die Skepsis gegenüber philosophischen Schulen, gegenüber jeglicher Dogmatik und der Geschichte selbst, die Herr Kollege Gadamer in der Laudatio zum 65. Geburtstag Löwiths als eigenstes Anliegen der Löwithschen Philosophie bezeichnet hat, prägte auch seinen Umgang mit der Universität. Er war mit seiner Beteiligung an der Selbstverwaltung zurückhaltend; von seinen Vorlesungen hat die breite Öffentlichkeit wenig Kenntnis genommen. Zwar hieß es in der Laudatio anläßlich seiner Berufung, Löwith sei ein glänzender Schriftsteller sowie ein zurückhaltender, stiller und sympathischer Gelehrter, der ein brillantes Kolleg lese und es verstehe, die Studenten auf vielfache Weise anzuregen und zu fördern. Seinen amerikanischen Erfahrungen mit dem dort üblichen, offeneren und zwangloseren Umgang mit den Studierenden blieb er dann wohl auch in Heidelberg treu, jedoch färbten sie anscheinend weniger auf den Stil seiner Vorlesungen ab. Dies entnehme ich jedenfalls der folgenden Anekdote, die ich Herrn Stichweh verdanke:

„In Amerika nahm Löwith die eher schulterklopfende Beziehung der Studenten zu ihrem Professor mit trockener Ironie als selbstverständliche Wirklichkeit zur Kenntnis. Für die, die ihn später in Heidelberg kannten, mag dies kaum glaubhaft erscheinen. Aber viele spätere Begegnungen bestätigten es. Als der später berühmt gewordene Allan Bloom, Schüler von Leo Strauss, als junger Mann nach Heidelberg kam und kurz nach seiner Ankunft in Löwiths

Vorlesung ging, ihm an deren Ende einen Empfehlungsbrief von Leo Strauss überreichte, wurde er von Löwith gleich zum Mittagessen eingeladen, wo er das Gespräch mit der Frage eröffnete: ‚Herr Löwith, warum halten Sie so langweilige Vorlesungen?‘ Löwith, weder verärgert noch auch nur verwundert, antwortete: ‚Seit Heidegger ist so ein hektischer Ton in die deutsche Philosophie gekommen; was ich tue, ist gegen diesen Ton gerichtet.‘ Das war Mitte der 50er Jahre.“

Hervorhebung verdient vor allem auch Löwiths Wirken in der Forschung, mit dem er weit über die Grenzen der Philosophischen Fakultät hinaus auf die Literaturwissenschaft und Theologie starken Einfluß ausgeübt hat. „Mehrere Schüler“, vermerkt die Rhein-Neckar-Zeitung 1957, „sind nur seinetwegen aus Japan, Korea und den USA nach Heidelberg gekommen. In seinen Vorlesungen und Übungen sitzen auffallend viele Ausländer.“ Einen Ruf an die Universität Hamburg lehnte Löwith 1954 ab; im Wintersemester 1962/3 vertrat er in Basel den Lehrstuhl von Karl Jaspers nach dessen Emeritierung. Bis zu seinem Tod im Jahr 1973 blieb Löwith der Universität Heidelberg verbunden, eine Entscheidung, die er, wie das Nachwort seiner Frau zu seinem 1986 erschienenen Lebensbericht betont, bis zuletzt nicht bereut hat.

Lassen Sie mich das Grußwort mit einer doppelten Feststellung schließen. Sie geht zum einen dahin, daß sich die Berufung von Karl Löwith für die Ruprecht-Karls-Universität als ein großer Gewinn erwiesen hat. Sein Kommen hat auch dann, wenn Löwith – wie er selbst schrieb – keine Schule bildete, das wissenschaftliche Ansehen (oder: „Profil“) der Universität vermehrt und die Philosophie in Heidelberg weiter gestärkt. Zum anderen ehrt es die Universität aber auch – das darf man nicht zuletzt im Rückblick auf die 50er Jahre festhalten –, daß sie entgegen verbreiteten Restaurationstendenzen nach Kriegsende nicht zögerte, den Emigranten Löwith zurückzuholen, als sich die Chance dafür bot. Da aus jener Zeit auch von anderen Verhaltensweisen berichtet worden ist und es bis Anfang der 90er Jahre dauerte, bis eine Gedenktafel für die in der NS-Diktatur vertriebenen und entrechteten Heidelberger Kollegen im Foyer dieses Hauses angebracht wurde, verdient auch dieser Aspekt der damaligen Entscheidung der Heidelberger Philosophischen Fakultät dankbare Erwähnung.

Karl Löwith in Heidelberg

Von Wolfgang Wieland

Zu dem heutigen Festakt aus Anlaß des einhundertsten Geburtstages von Karl Löwith darf ich Sie auch im Namen der Philosophisch-Historischen Fakultät und des Philosophischen Seminars begrüßen, im Namen also der beiden Institutionen unserer Universität, in denen und an denen Karl Löwith in seiner Heidelberger Zeit wirkte. Über „Karl Löwith in Heidelberg" zu sprechen, ist eine Aufgabe, die leicht und auch wieder schwierig ist. Leicht mag sie erscheinen, weil einem die Gestalt Löwiths auch nach Jahrzehnten immer noch lebendig vor Augen steht, wenn man das Glück hatte, als junger Student und danach als Assistent auch in seinem Umkreis die ersten Schritte in die Philosophie tun zu können. Schwierig ist diese Aufgabe aber deswegen, weil man zu dem, was den eigenen Weg auf nachhaltige Weise mitbestimmt hat, niemals den Abstand gewinnen kann, der nötig wäre, um sich an einem Bericht oder gar an einer Würdigung zu versuchen.

Karl Löwith in Heidelberg – das sind die beiden letzten Jahrzehnte seines Lebens, das hier wenigstens nach außen hin zur Ruhe gekommen zu sein schien, nachdem er im Jahre 1952 zunächst als Gastprofessor, dann als Ordinarius auf einen der beiden Lehrstühle für Philosophie berufen worden war, über die unsere Universität damals verfügte. Der Weg, der ihn nach Heidelberg führte, spiegelt auf seine Weise den Weg wieder, der Deutschland in die Katastrophe geführt hatte. Nach 1933 suchte er, als Marburger Dozent in Deutschland sehr bald entrechtet, zunächst in Italien Zuflucht. Zu diesem Land hatte er eine besonders enge Beziehung, seitdem er dort als schwerverwundeter Soldat des Ersten Weltkriegs in die Kriegsgefangenschaft geraten war. Gerade von seinen Bewachern und von den Ärzten des Kriegsgegners durfte er Beispiele von praktischer, gelebter Humanität erfahren, an die er sich zeitlebens immer dankbar erinnert hat. Doch Italien mußte er bald wieder verlassen, als der faschistische Staat Rassengesetze nach deutschem Muster vorbereitete. Sein Weg führte ihn von Italien nach Japan. Aber auch hier, wo er auf eine ehrenvolle Professur an der Universität Sendai berufen worden war, wurde seine persönliche Situation der politischen Gegebenheiten wegen immer bedrückender. Er nahm die Gelegenheit wahr, kurz vor Pearl Harbour, Japan zu verlassen und in die Vereinigten Staaten überzusiedeln, wo er zunächst an einem theologischen Seminar, sodann in New York an der New School of Social Research lehrte. Von dort kehrte er 1952 nach Deutschland, nach Heidelberg zurück.

Hier in Heidelberg war sein Wirken sehr bald von einer außergewöhnlich großen Ausstrahlung begleitet, die weit über die Grenzen des Fachs reichte. Es war indessen eine Ausstrahlung, die in einem eigentümlichen Kontrast zu der Distanz stand, die Karl Löwith gegenüber den Menschen in seinem Umkreis, erst recht aber gegenüber Institutionen einnahm. Darin drückte sich eine Haltung aus, die ihn auch über sein Lebensschicksal zumeist schweigen ließ. Und doch: Wenn er einmal fast beiläufig nur von den „Zeitläuften" sprach oder von den „ereignisreichen und nun so armen Jahren", als die dunkelsten Jahre der deutschen Geschichte gemeint waren, oder wenn er in der Heidelberger Akademie der Wissenschaften bei seiner Antrittsrede die „heute vergessenen Nürnberger Gesetze" erwähnte, so war mit solchen Andeutungen für jeden, der hören konnte, wohl mehr gesagt, als manch ein anderer, der in dieser Zeit nichts zu erleiden hatte, in wortreichen Ausführungen zu sagen sucht und doch nicht sagen kann.

Spricht man von Karl Löwith als Lehrer an unserer Universität, so läge es nahe, wie bei jedem Hochschullehrer, den Blick auch auf die Schüler zu richten, die durch ihn geprägt und von ihm ausgebildet worden sind. Nun hat sich um ihn trotz vieler Schüler, die den Weg zu ihm gefunden hatten, doch niemals eine Schule gebildet. Beinahe unwillig hat er es sogar von sich gewiesen, Jüngeren in seinem Fach nur eine „Ausbildung" zukommen lassen zu sollen oder sie gar auf bestimmte Lehrmeinungen und Methoden zu verpflichten. Doch darin drückte sich nur eine Haltung aus, die den anderen Menschen, gerade auch den jungen Studenten, in seiner Freiheit ernst nahm; es war eine Haltung, der die Einsicht zugrunde lag, daß es gerade im Denken niemandem erspart bleibt, sich seinen eigenen Weg suchen zu müssen. Die Freiheit, deren es dazu bedarf, ist ohnehin die strengste Schule, die die Philosophie kennt.

Will man in einem einfachen Ausdruck zusammenfassen, was Karl Löwith lehrte, mit seiner Lehre zugleich aber auch verkörperte, so muß man von seiner Skepsis sprechen. Mit diesem Wort „Skepsis" darf man dann aber nicht eine bestimmte Lehrmeinung charakterisieren wollen, sondern vielmehr eine Haltung, die einen dazu befähigt, der Welt und allen Dingen gegenüber die Position eines leidenschaftslosen Betrachters einzunehmen. Es ist zugleich aber auch eine Haltung, die einen veranlaßt, sich von radikalen Fragen und von extremen Antworten ebenso wie von apodiktischen Thesen und Dogmatismen zu distanzieren. Vor allem erlaubt es einem diese Haltung, Fragen notfalls auch unbeantwortet offen zu lassen. Gerade deswegen ist der Skeptiker, wie es eine Formulierung Löwiths ausdrückt," der einzige, der noch daran glaubt, daß man etwas wissen – und auch nicht wissen könne". Vor allem diese Haltung der Nüchternheit und Illusionslosigkeit war es, mit der Karl Löwith auf seine Schüler gewirkt hat. Das waren längst nicht nur Studenten der Philosophie, sondern auch Literaturwissenschaftler und Soziologen, Philologen und Politikwissenschaftler, Historiker, Juristen und Theologen, die sich in seinen Vorlesungen trafen, nicht zu vergessen auch alle diejenigen, die von den früheren Stätten seines Lehrens und Wirkens her den Weg nach Heidelberg gefunden hatten, aus Italien, aus Fernost und aus den USA – aber auch aus dem damals noch jungen Staat Israel.

Löwiths Vorlesungen konnten den Anfänger gewiß zunächst einmal irritieren. Hier wurden mit leiser, fast monoton wirkender Stimme und kaum bewegter Miene die Gedanken wie in einem Monolog entwickelt. Auch hier wurde jene Haltung der Distanz fühlbar, die dem Hörer die von ihm geforderte Anstrengung keinesfalls abzunehmen bereit war. Wer diese Anstrengung dann aber auf sich nahm, wurde reich belohnt, sobald er entdeckt hatte, daß dem Vortrag Löwiths eine Kunst der Andeutung, der Anspielung und, auch im übertragenen Sinne des Wortes, eine Kunst der leisen Töne zugrunde lag. So mußte der Student zunächst ein Sensorium für diese feinen Zwischentöne entwickeln, wie sie die von Löwith zumeist bis aufs Wort ausgearbeiteten Kollegmanuskripte enthielten. Man konnte in den Kollegs aber auch erfahren, was es erfordert, einen anspruchsvollen Text auch nur angemessen vorlesen zu können. So erinnere ich mich, wie Karl Löwith in einem Hegelkolleg einmal eine Seite aus der „Phänomenologie des Geistes" vorlas – und die Dinge waren auf einmal klar, man konnte plötzlich nicht mehr glauben, daß dieser Text als einer der schwierigsten gilt, die die Philosophie kennt. Bei einer solchen Gelegenheit wurde deutlich, warum der Wortlaut eines Textes nur ein Hilfsmittel ist, dessen man sich lediglich bedient, um die verhandelte Sache selbst zur Sprache kommen zu lassen.

Ein Sensorium für die leisen Töne war nicht nur in den Vorlesungen vonnöten. Auch in den Publikationen trug Karl Löwith beispielsweise Kritik zumeist auf außerordentlich diskrete, aber nichtsdestoweniger entschiedene Weise vor. Man mußte freilich, um dergleichen zu verstehen, gelernt haben, das Gewicht einer Kritik richtig einzuschätzen, die die Auffassung des Gegners lediglich als „sonderbar" apostrophierte. Ähnlich verhielten sich die Dinge in Löwiths Umgang mit seinen Schülern. Einer der Schüler beleuchtet dies in seinen unlängst erschienenen Lebenserinnerungen einmal sehr treffend, wenn er berichtet, die schärfste Kritik, die man von Löwith zu hören bekam, habe bestanden in einem leicht hingeworfenen „so, meinen Sie wirklich?".

Karl Löwiths Skepsis bewährte sich in seinen Schriften wie auch in seiner Lehre an ganz unterschiedlichen Gegenstandsbereichen: Als Beispiele erwäh-

ne ich hier nur die Sphäre der Religion und die der Geschichte. Mit seinem
auf die Religion gerichteten Nachdenken hat Löwith in Heidelberg besonders
das Interesse der Theologen auf sich ziehen können. Nun hat er, zumal in
Heidelberg, niemals eine von religiösen Prämissen ausgehende Philosophie
vorgetragen. Es war in der Tat ein eigenartiges Mißverständnis, wenn ihn ein
bekanntes Nachschlagewerk als „christlichen Existenzphilosophen" einordnen
zu können glaubte. Sein Interesse an der Religion zielte in eine ganz andere
Richtung: Er wollte in unserer philosophischen Tradition alle die Elemente
dingfest machen, deren Ursprung nicht im Nachdenken, sondern im Glauben
zu finden ist. Es war gerade die Skepsis gegenüber jedem an einer Religion
orientierten Nachdenken sowie seine Bemühung um eine von religiösen Voraussetzungen und Implikationen gänzlich freie Philosophie, die die Theologen
davon überzeugen konnte, daß gerade aus der Abgrenzung heraus zugleich der
Kern auch ihrer Sache getroffen war. – Die Skepsis gegenüber der Religion
findet ein Pendant in der Skepsis gegenüber der Geschichte. Löwiths Geschichtsphilosophie, wenn man sie denn so nennen kann, erhebt keinen Anspruch, den Lauf der Geschichte von irgendeinem inneren oder äußeren Ziel
her deuten zu können. Gerade in den Deutungen, die dem Lauf der Geschichte
ein solches Ziel unterlegen, fand Löwith immer nur Elemente einer verborge-
nen Theologie. Dem sich an sein Nachdenken haltenden Menschen kann jedenfalls die Geschichte keine Maßstäbe liefern, an die er sich halten könnte,
wenn er sich um eine Orientierung in der Welt, in der er lebt, und um die Bestimmung seiner Position in ihr bemüht. Löwith liebte einen Vergleich, der
diesen Sachverhalt auf bildhafte Weise ausdrückt: „Sich inmitten der Geschichte an ihr orientieren zu wollen, das wäre so, wie wenn man sich bei einem Schiffbruch an den Wogen halten wollte".

Karl Löwith hatte sich für seine erste größere philosophische Arbeit seinerzeit „Das Individuum in der Rolle des Mitmenschen" als Thema gewählt.
Manche der in dieser phänomenologischen Anthropologie vor Augen gestell-
ten Strukturen hat er später, gerade auch in der Lehre, für die Auslegung philosophischer Texte fruchtbar gemacht. So ist es kein Zufall, daß er, um die
Grundstrukturen eines Philosophierens zu beleuchten, mit Vorliebe immer
wieder auf den Briefwechsel der von ihm gedeuteten Autoren zurückgriff.
Auch pflegte er philosophische Positionen dadurch zu charakterisieren, daß er
sie aufeinander bezog, sie in einen fiktiven Dialog eintreten ließ und sie damit
gleichsam aneinander spiegelte, um auf diese Weise ihre Konturen deutlich
hervortreten zu lassen. So wurden Hegel und Goethe zueinander in Beziehung
gesetzt, Karl Marx wurde auf Max Weber bezogen, Nietzsche und Jacob
Burckhardt aus ihrem gegenseitigen Verhältnis beleuchtet. Nur Martin Heidegger schien zunächst eine Gestalt zu sein, die allein stand. Aber auch ihm
wurde schließlich ein Pendant in Gestalt von Franz Rosenzweig zugeordnet

als des einzigen „Zeitgenossen, der diese Bezeichnung nicht nur im chronologischen Sinne verdient".

Man kann nicht von Karl Löwith sprechen, ohne die Rede auf Martin Heidegger zu bringen, der nicht nur sein Lehrer, sondern der Lehrer einer ganzen Generation war. Auch wenn man sich auf die Berichte stützt, die Heideggers Schüler gegeben haben, ist es für uns Heutige gewiß nicht mehr möglich, sich eine angemessene Vorstellung von der eruptiven Wirkung zu machen, die der junge Heidegger in seinem Schülerkreis zeitigte, eine Wirkung, hinter der eine einmalige denkerische Kraft, um nicht zu sagen eine Dämonie stand. Mit einer Formulierung, die Löwith so freilich nicht mit unterschrieben hätte, hat Leo Strauss, ein persönlich, wissenschaftlich und politisch gleich unverdächtiger Zeitzeuge, dies in Worte gefaßt, wenn er davon spricht, daß im Vergleich zum frühen Heidegger selbst eine Gestalt wie Max Weber blaß gewirkt habe. Löwith, der in seinen Marburger Lehrjahren die Korrekturen von Heideggers Hauptwerk „Sein und Zeit" mitgelesen hatte, ging in seinem Denken freilich schon bald ganz andere Wege als sein Lehrer. Trotzdem war dieser Lehrer aber auch noch in Löwiths Heidelberger Zeit stets präsent. Gewiß wurde Heidegger in Löwiths Kollegs immer wieder auf eine pointenreiche Weise attackiert. So wurde etwa die Position des späten Heidegger mit einer gedrechselten Formulierung als „apokalyptische Bodenständigkeit" apostrophiert. Dennoch mußte der Student zugleich lernen, daß Heidegger Maßstäbe gesetzt hatte, und daß es ihm, dem Studenten, nicht zustand, Löwiths manchmal sarkastische Kritik an seinem Lehrer nachzureden. Der Respekt, an dem es Löwith gegenüber seinem Lehrer, trotz allem, niemals fehlen ließ, gewann auch dadurch noch ein besonderes Gewicht, daß er noch nicht einmal durch Heideggers politische Verstrickungen ernstlich eingeschränkt wurde. Über sie und deren Ursprünge hatte er schon in einer unmittelbar nach Kriegsende in Frankreich erschienenen kleinen Studie gehandelt, die über diese Dinge gewiß Erhellenderes sagt als alles, was seither über sie geschrieben worden ist. Karl Löwith hat jedenfalls in seinem Beitrag zu dem Kolloquium, das die Heidelberger Akademie der Wissenschaften zum 80. Geburtstag Heideggers ausgerichtet hatte, seinem Lehrer in der Anrede an ihn mit einem „trotzdem Ihr Schüler" den Dank dafür abgestattet, daß er „der einzige war, der entscheidende Anstöße zur Selbstbesinnung gab, der Unterschiede demonstrierte, nämlich den Unterschied zwischen dem, was und wer etwas ist, und dem, woran nichts ist".

Die Heidelberger Philosophie durfte in den fünfziger Jahren noch einmal eine Glanzzeit erleben. Es war ein Glücksfall, wie hier mit Karl Löwith und Hans-Georg Gadamer zwei Philosophen einander ergänzten, die aus derselben Schule stammten, über lange Zeit durch Freundschaft verbunden, in ihrem Philosophieren dann doch unterschiedliche Wege gegangen waren. Vielleicht läßt sich aber jetzt aus der Optik der nachfolgenden Generation das Gemeinsame klarer erkennen. In beiden Fällen war es ein Philosophieren, das sich den Ansprüchen und Kriterien der Wissenschaft stellte, insbesondere der Kritik der historischen und überhaupt der geisteswissenschaftlichen Disziplinen. In beiden Fällen handelt es sich aber auch um ein Philosophieren, das weit davon entfernt war, in einer derartigen Fachwissenschaft gänzlich aufzugehen, und zwar schon deswegen nicht, weil die Frage, warum und mit welchen Zielen man überhaupt Wissenschaft betreibt, gewiß nicht ohne sie, aber eben auch nicht durch sie allein beantwortet werden kann. Wo man Philosophie treibt, geht es immer auch um Dinge, die man schon deswegen nicht vollständig objektivieren kann, weil man selbst von ihnen in Anspruch genommen und von ihnen abhängig ist. In unserer Zeit geht es hier im besonderen um die Frage, wo die Grenzen dessen liegen, wovon man sich distanzieren kann und wovon nicht. Sie führt zu der weiteren Frage, ob es Dinge gibt, die der Mensch schlechterdings nicht delegieren kann. Die Entwicklung der modernen Wissenschaft und der mit ihr verbundenen Technik hat es in einem erstaunlichen Umfang ermöglicht, Arbeit zu delegieren. Delegiert werden kann mittlerweile aber auch der Gewinn, der Besitz und die Verwaltung von Wissen und Erkenntnis – genauer gesagt: von dem, was sich vom Wissen und von der Erkenntnis in das transformieren läßt, was man heute Information zu nennen pflegt. Die Überführung von Wissen in Information hat es ermöglicht, auch die Wissenschaft unter die Gesetze der Arbeitsteilung zu stellen. Aber es bleibt die Frage, was in diesen Prozeß gerade nicht eingehen kann. Auf jeden Fall gehören dazu zwei Dinge, für deren Wahrnehmung einem gerade von der Heidelberger Philosophie das Bewußtsein geschärft werden konnte. Es gehört dazu einmal das Verstehen, das man immer nur in eigener Person realisieren, aber niemals delegieren kann, jenes Verstehen, dessen Theorie Hans-Georg Gadamer in den fünfziger Jahren zu ihrer endgültigen Gestalt entwickelte. Was auch immer die Erarbeitung und die Verarbeitung von Information an Resultaten zeitigen mag –, am Ende steht immer ein Ergebnis, das noch darauf wartet, verstanden zu werden.

Zu den Dingen, die nicht delegierbar sind, gehört aber auch das Bewußtsein von den engen Grenzen, die dem Menschen, seinem Wissen und seinem Erkennen von der Natur gezogen sind. Über diese Grenzen kann der Mensch nicht verfügen. Gerade der Skeptiker kann das, was ihn und seine Haltung ausmacht, immer nur in seiner eigenen Person verkörpern. Gerade er bleibt immer auf sich selbst gestellt. Indessen ist jede Skepsis, auch die von Karl Löwith, in Wahrheit immer darauf aus, doch noch auf etwas zu stoßen, was der skeptischen Reduktion Widerstand leistet. In diesem Sinne mündet Löwiths Skepsis schließlich in eine Philosophie der Natur – nicht der Naturwissenschaft –, jener Natur nämlich, wie sie der Mensch als eine Macht erfahren kann, die seine Existenz trägt, die ihm und seinem bewußten Leben aber auch Grenzen setzt. Karl Löwith hat dies in der schon erwähnten Heidegger-Rede –

übrigens eine seiner schönsten Arbeiten – an dem scheinbar ganz einfachen Beispiel des Schlafes gezeigt, dem er dort eine meisterhafte phänomenologische Skizze widmete. Niemand konnte damals ahnen, welche Brisanz gerade diesem Thema später in den Diskussionen im Umkreis der sogenannten Bioethik noch einmal zuwachsen sollte.

Spricht man über Karl Löwiths Heidelberger Jahre, so darf man nicht übersehen, daß in diese Zeit auch das Jahr 1968 fällt. Schon vorher war Löwith von einem politisch engagierten jüngeren Kollegen, der später zu einem der ideellen Garanten der achtundsechziger Bewegung werden sollte, vorgeworfen worden, er übe eine privatistische Abkehr von der politischen Welt, er betreibe eine humanistische Verklärung der Natur und er wolle die Rückkehr von der Moderne zur Antike in Szene setzen. Es liegt auf der Hand, daß solche Vorwürfe allenfalls das Resultat einer Banalisierung von Löwiths philosophischem Ansatz sein konnten. Sie wären freilich geeignet gewesen, gerade ihn den Pressionen der Jahre um 1968 auszusetzen, die ja in Heidelberg, wie jederman weiß, besonders widerwärtige Formen angenommen hatten. Es ist auch bis heute unvergessen, daß einer unserer Dozenten von solchen auf ihn ausgeübten Pressionen in den Tod getrieben worden ist. Ein gütiges Geschick hat es gefügt, daß Karl Löwith, damals schon emeritiert, in diese Dinge nicht mehr unmittelbar verwickelt war und sie nur noch aus der Distanz des Betrachters wahrzunehmen brauchte. Deutlicher als viele andere hatte er jedoch gesehen, daß es in dieser Rebellion gar nicht um ernsthafte politische Ziele ging, weil es sich, wie er schrieb, nur um eine „Rebellion aus Saturiertheit und Überdruß" handelte.

Gewiß kehrte nach einiger Zeit wieder Ruhe ein; die Universität trug auch danach immer noch ihren alten Namen, auch wenn die Nebel von 1968 in vielen Köpfen noch für lange Zeit präsent blieben. Die Universität wurde nun jedoch immer stärker in den Funktionszusammenhang der modernen Welt und ihrer Bedürfnisse einbezogen. Die Philosophie hat hier einen besonders schweren Stand, wenn sie sich behaupten will. Doch es handelt sich um eine Entwicklung, deren Ergebnisse sich aus vielen Gründen nicht mehr rückgängig machen lassen. Ohnehin komme ich auf diese Dinge nur deswegen zu sprechen, weil vor dem Hintergrund der heutigen Universität die Konturen der Gestalt Löwiths noch schärfer hervortreten. Ihn sich in der heutigen Universität vorzustellen, fällt schwer: Einen Philosophen, der zu allen Dingen skeptische Distanz hielt, den man sich als Partner in einer wie auch immer gearteten Teamarbeit nicht vorstellen kann, der die Werke, durch die er berühmt wurde, allesamt noch mit der Hand geschrieben hatte, der seinen Assistenten so gut wie niemals für irgendwelche Hilfeleistungen bei seiner eigenen Arbeit in Anspruch nahm, der niemals an etwas beteiligt war, was man heute ein Forschungsprojekt nennt, der schlechterdings keine Drittmittel in Anspruch nahm. Wollte man die Evaluationskriterien anlegen, mit deren Hilfe man heute die Leistungsfähigkeit der in der Universität vertretenen Fächer ebenso wie die Effizienz ihrer Fachvertreter zu testen sucht –, Karl Löwith hätte vor diesen Kriterien einen denkbar schweren Stand. Es ist gewiß überflüssig zu bemerken, daß damit nur etwas über diese Kriterien ausgesagt ist.

Um so mehr gilt jedoch, daß sich die Universität selbst ehrt, wenn sie in dankbarer Erinnerung das Andenken von Karl Löwith ehrt, der wie wenige andere zum Glanz der alten Heidelberger Universität beigetragen hat. Er blieb jedenfalls darin immer ein treuer Schüler seines Lehrers, daß auch er, freilich auf seine schlechterdings unnachahmliche Art, den Blick für die Unterschiede geschärft hat, „zwischen dem, was und wer etwas ist, und dem, woran nichts ist".

Karl Löwith: Kritiker – Deuter – Lehrer

Von Eugen Biser

Wer sich aus Anlaß seines 100. Geburtstags Karl Löwith, diesen ebenso mild resignierenden wie unerbittlich kritisierenden und stoisch in sich beharrenden Skeptiker, zu vergegenwärtigen sucht, wird sich an Nietzsches ‚Ecce homo‘ erinnert fühlen, das sich dem Untertitel zufolge als Antwort auf die alte Frage versteht, „wie man wird, was man ist". Wie er der wurde, als der er ebenso in seinen Schriften wie im Andenken seiner Gefährten und Gegner weiterlebt: diese Frage hat er selbst in seinem Curriculum vitae (1959) beantwortet. Noch nach vierzig Jahren, so berichtet er dort, seien ihm die herben Schlußworte gegenwärtig, in die Max Weber seinen Vortrag über ‚Wissenschaft als Beruf‘ (1919) ausklingen ließ. Es war das aus Israels Exilzeit stammende – schon von Mendelssohn Bartholdy in seiner sinfonischen Kantate ‚Lobgesang‘ in Erinnerung gerufene – Wächterlied des Buchs Jesaja, das in den Worten gipfelt:

> Es kommt ein Ruf aus Seir in Edom: Wächter, wie lange noch die Nacht?
> Der Wächter spricht: es kommt der Morgen; aber noch ist es Nacht.

So entsprach es dem Zeitgefühl, das Martin Buber nach der Katastrophe des Zweiten Weltkriegs veranlaßte, den Charakter der Weltstunde insgesamt als den der „Gottesfinsternis" zu bestimmen. Für den nüchternen Max Weber hieß das, sich an die Arbeit zu machen, um der „Forderung des Tages" gerecht zu werden; für den hellhörigen Löwith war es der Anstoß zu seinem philosophischen Lebenswerk.

Der Kritiker

Löwiths philosophische Biographie begann, so gesehen, mit einem Schock, den dieses wahrhaft prophetische Wort in ihm auslöste, und der sich in mehrfacher Brechung dann in seiner Lebens- und Denkgeschichte wiederholte: an-

---

* Festrede zu seinem 100. Geburtstag

gefangen von dem schockierenden Eindruck, den der denkerische Radikalismus des frühen Heidegger in ihm hinterließ und der ihn veranlaßte, ihm in der Entscheidung zwischen dem George-Kreis und dem „Elementarereignis", das ihm, mit einer Wendung Hans-Georg Gadamers gesprochen, in seiner Person entgegengetreten war, nach Marburg zu folgen, bis hin zu dem kaum weniger schockierenden Leseerlebnis der Frühschriften von Karl Marx, in denen die Aufhebung der sich selbst reflektierenden – und genügenden – Philosophie angesagt war; vor allem aber in der schockierenden Betroffenheit durch die über Deutschland hereinbrechende Finsternis, die ihn zur Emigration über Rom und Japan nach Amerika zwang, und nicht zuletzt in der schockierenden Entdeckung, daß Nietzsches Zielsetzung der Wiedergewinnung der Welt, die ihm so sehr zum eigenen Programmziel wurde, in deren nihilistisches Gegenteil umgeschlagen war, so daß es ihm nur noch darum gehen konnte, den unvollständigen Nihilismus in den vollkommenen zu überführen. Hierin dürfte es begründet sein, daß Löwith über Nietzsche, so sehr er ihm in anderer Hinsicht verhaftet blieb, hinausging, um sich „ausgewogeneren" Denkern wie Jacob Burckhart und Paul Valéry, diesen „Klassikern der Skepsis und Resignation", zuzuwenden. Mit Michael Jaeger könnte man diese Wende geradezu als Löwiths „Bekehrung" von der Radikalität Nietzsches zur resignativen Position seiner späteren Vorzugsautoren bezeichnen. Daraus dürfte es sich aber auch erklären, daß er im Gegenzug zu Nietzsche und der in ihm auslaufenden Geistesgeschichte gleichsam im freien Sprung Anschluß an das antike Kosmosdenken zu gewinnen suchte.

Durch diesen wiederholt gebrochenen Denk- und Lebensweg wurde Löwith, fast unvermeidlich, zum Kritiker, und dies aus Beruf und Leidenschaft, Schwerpunkt seiner Kritik war, wie aus menschlichen so aus politischen und philosophischen Gründen, diejenige an Heidegger, eine Kritik, die sowohl direkt als auch über einen weitgespannten Umweg auf ihr Ziel zustieß. Direkt geschah das in der Streitschrift ‚Heidegger, Denker in dürftiger Zeit' (1953); den Umweg dokumentiert seine aufgrund von Eindrücken in einem theologischen Seminar, vermutlich des von ihm kritisch beurteilten Paul Tillich in Amerika, verfaßte Abhandlung ‚Weltgeschichte und Heilsgeschehen' (1953), die trotz oder vielleicht wegen ihrer Einschätzung als Paradigma einer protestantischen Geschichtstheologie (Balthasar) entscheidend zu seiner Berühmtheit beitrug. Da das Buch bis heute nichts von seiner Faszination eingebüßt hat, dürfte deren Grund allerdings tiefer liegen. Er kommt vermutlich zum Vorschein, wenn man es vor dem Hintergrund von Löwiths Habilitationsschrift ‚Das Individuum in der Rolle des Mitmenschen' (1928) und dem darin geistvoll interpretierten Pirandello-Stück ‚Sechs Personen suchen einen Autor' liest, in welchem eine sechsköpfige Familie in eine Theaterprobe einbricht, um auf die Bühne und dadurch zum wirklichen Leben gebracht zu werden. Fast will es scheinen, als verhielten sich die in ‚Weltgeschichte und Heilsgeschehen' aufgerufenen Gestalten im Schwerefeld von Löwiths Interpretationskunst ebenso: als drängten sie auf die Bühne seines Denkens, um sich in ihrer geistesgeschichtlichen Interaktion darzustellen und ihre Gegenwartsnähe zu beweisen. Insbesondere gilt das von Joachim von Fiore, von Vico, Voltaire, Bossuet, Marx und Burckhardt.

Die wahre Absicht des Werkes legte Löwith nach eigenem Bekunden in ‚Wissen, Glauben und Skepsis' (1956) offen, aber doch wohl auch schon in der gleichzeitig mit diesem Essay erschienen Heideggerkritik. Dort ging es ihm zwar vordergründig um den Aufweis des Widerspruchs, in den sich Heidegger verfing, als er am Schluß seines Kantbuchs fragte, ob sich die in ‚Sein und Zeit' entwickelte Metaphysik der Endlichkeit „ohne eine vorausgesetzte Unendlichkeit" überhaupt rechtfertigen lasse, als er dann aber doch nichts Unzerstörbares und Bleibendes anerkannte, „es sei denn in Gestalt des unbedingten Feststandes des Todes" und damit der Nichtigkeit, hintergründig jedoch um eine ingrimmige Auseinandersetzung mit dem Konstrukt der Seinsgeschichte, in welchem er den Angelpunkt von Heideggers atheistischer Theologie und antitheologischer Philosophie erblickte.

Gleiches läßt sich aber auch von ‚Weltgeschichte und Heilsgeschehen' sagen, die vordergründig die „Kritik der christlichen Überlieferung" – so der Titel der für ihren Verfasser „zentral wichtigen" Aufsatzsammlung von 1966 – und damit die Destruktion der theologisch konzipierten Geschichtsphilosophie betrieb und in dieser Absicht ihren gesamten Weg durchschritt, angefangen von Augustin, der nach dem Ereignis der Inkarnation keine Möglichkeit eines Fortschreitens sah, über Joachim von Fiore, der mit seiner am Trinitätsmysterium abgelesenen Idee eines triadischen Progresses die Wende nach vorwärts einleitete, und Giambattista Vico, der sie metaphysisch unterbaute, bis hin zu Hegel, der durch die Umsetzung des theologischen Modells in seine dialektische Denkfigur die Aufhebung der Religion in philosophische Spekulation herbeiführte und dadurch den Weg zu Marx freigab, der durch die gesellschaftskritische Funktionalisierung des Hegelschen Ansatzes das Ende der klassischen Philosophie heraufbeschwor und ihre Denkleistung an die Politik auslieferte. Hintergründig aber geht es Löwith auch hier darum, dem Konstrukt der Seinsgeschichte, das er als philosophische Ururpation der Offenbarungsgeschichte mit dem Ziel, dem Sein heilsgeschichtliche Dignität und Wirkmacht zuzusprechen, durchschaute, den Boden zu entziehen. Nicht umsonst attackierte er das Konstrukt mit dem „berühmten Sprachbild" (Ries):

Sich inmitten der Geschichte an ihr orientieren zu wollen, das wäre so, wie wenn man sich bei einem Schiffbruch an den Wogen festhalten wollte.

Denn, so hält er Heidegger mit Nietzsches Zarathustra entgegen: „Der Bauch des Seins redet gar nicht zum Menschen, es sei denn als Mensch"; deshalb ist es schwer zu beweisen und „schwer zum Reden zu bringen". Dabei konnte es ihm nicht entgehen, wie bestechend das Konstrukt auf eine dafür anfällige Theologie wirkte, so etwa auf diejenige Bernhard Weltes, der in einem Beitrag über die „Lehrformel von Nikaia" die Übernahme der Denkformen des mittleren Platonismus auf die Weise zurückführte, wie sich das Sein des Seienden dem damaligen Denken zugesprochen habe. Begreiflich, daß Löwith in Opposition gegen das Heideggersche Konstrukt, aber auch gegen die von Marx erhobene Forderung politischer Veränderung anstelle theoretischer Interpretation, den von der Geschichtstheologie und ihren Zerstörern vergeblich gesuchten Halt im Rückgriff auf den antiken Kosmosbegriff anstrebte, wie ihn bereits Nietzsche, wenngleich vergeblich, gesucht hatte, dem er deshalb seine interpretatorische Kunst mit besonderem Nachdruck zuwandte.

Der Deuter

Mit dem Versuch, das Konzept der „biblisch interpretierten" Weltgeschichte und, zusammen mit ihm, das der Heideggerschen Seinsgeschichte aus den Angeln zu heben, war Löwith der Ansatz seiner Nietzsche-Interpretation gegeben. Er drängte sich ihm förmlich auf in dessen „Gegenwurf" in Gestalt der ewigen Wiederkunft des Gleichen, verstanden als die Restitution des zyklischen, an der Struktur des Kosmos abgelesenen Geschichtsbilds der Antike, wenn nicht gar als eine zyklische Neudeutung des Identitätsprinzips. Deshalb steht für ihn die in den Bildbegriffen von Kreis, Schlange, Mittag und Ewigkeit veranschaulichte Lehre von der in endlosen Umschwüngen in sich kreisenden Welt im Zentrum von Nietzsches Denken. Doch dies nicht nur aus formalen und figuralen Gründen. Vielmehr entspricht, wie Löwith betont, „die besondere Form der philosophischen Rede im Gleichnis" auch aus Sachgründen dem Konzept der ewigen Wiederkehr. Denn auf der Ebene der Gleichnisrede gelingt der Versuch, die getrennten, einander aber zugleich entsprechenden Sphären der physikalischen modernen Welt und der nihilistischen modernen Existenz im Sinne der Wiederkunftslehre zu vereinbaren; aber auch nur auf der bildhaften Ebene, dagegen nicht auf der gedanklichen; denn im rationalen Disput fallen sie wieder auseinander, so daß Nietzsches Experimentalphilosophie in ihrer höchsten Zielsetzung als gescheitert zu gelten hat.

Da es für einen vom jüdisch-christlichen Subjektivismus geprägten Denker wie Nietzsche jedoch nicht weniger um die Bestimmung der „Stellung des Menschen im Kosmos" (Scheler) zu tun war, stellte sich für ihn gleichzeitig – und mit gleicher Dringlichkeit – die anthropologische Frage, die Nietzsche mit der von Löwith besonders hervorgehobenen Lehre von den drei Verwandlungen zu Beginn seines ‚Zarathustra' beantwortet: der Verwandlung des heteronomen Menschen (Kamel) in den autonomen (Löwe) und dessen krönende Verwandlung in das im reinen – von Nietzsche freilich nie erreichten – Seinsglück ruhende Kind. Für Nietzsche verwandelte sich dieses Zielbild dann freilich nochmals in das des gesichtslosen Übermenschen und schließlich in das der despotischen „Herren der Erde", wodurch er den „Tätern", die sich darauf beriefen, zwar nicht das Motiv, wohl aber den verbalen Vorwand für ihre Barbarei bot. Das mag für Löwith, zusätzlich zu Heideggers Daseinsanalytik, der Anstoß gewesen sein, eigene anthropologische Untersuchungen in Angriff zu nehmen.

Sie setzen mit dem Aufsatz ‚Max Scheler und das Problem einer philosophischen Anthropologie' (1935) ein, der die Aporie offenlegt, in die die Besinnung auf den Menschen nach dem Verfall des antiken und des christlichen Menschenbildes und der Krise der Vorbildidee dadurch geraten war, daß eine „beispiellose Sehnsucht nach Führerschaft" allenthalben um sich griff. In dessen Folge war – so der Beitrag ‚Natur und Humanität des Menschen' (1957) – der Niedergang der noch von Plessner und Gehlen vertretenen philosophischen Anthropologie nicht mehr aufzuhalten, zumal ihre Ansätze „durch Heideggers ontologische Analyse des Daseins" überholt worden waren. Im Gegenzug dazu bemüht sich der nachgelassene Aufsatz ‚Was ist der Mensch?' (1975) um die Rehabilitierung dieser offensichtlich für ihn ins Wanken geratenen Frage, die er durch den Aufweis der wie ein Leitmotiv durchgehaltenen „Naturbestimmtheit des Menschen" zu stabilisieren sucht. Bei aller Betonung der Exzentrizität des Menschen ist der Aufsatz letztlich der Ausdruck des für Löwiths Menschenbild – und wohl auch für sein Selbstverständnis – konstitutiven Urvertrauens in eine naturale Geborgenheit; denn:

> Selbst angenommen, daß alles vorbewußte, unterbewußte und unbewußte Sein auf Bewußtwerdung angelegt wäre, so bliebe doch die andere Hälfte der ganzen Wahrheit nicht minder wahr, daß auch während unseres bewußten und wachen Lebens und Existierens das allermeiste ohne Bewußtsein geschieht und wir zumeist nur nicht wissen, wie tief und weit die Physis des leibhaftigen Menschen in seine bewußte Existenz hineinreicht.

Dem war er jedoch, wenngleich nur indirekt, in seiner Würdigung des Menschen als Sprachwesen mit einer bemerkenswerten Infragestellung der klassischen Grundfrage zuvorgekommen. Wie vor ihm schon Franz Rosenzweig in seinem ‚Stern der Erlösung' (1921) griff er hier im Bewußtsein, daß der Mensch als Person „nicht gegenstandsfähig ist" (Scheler) und sich als solcher der – mit der Wasfrage gemeinten – Suche nach seinem „Wesen" entzieht, auf die an Adam gerichtete Gottesfrage „wo bist du?" (Gen 3, 8) zurück, die ihn von seiner Konstitution her als das antwortende und deshalb noch nicht „zu sich selbst gekommene" Wesen erweist. Doch dadurch erscheint er als Fremdling in der Welt der Gegebenheiten, der sich in seine Welt „wie in etwas Anderes einhausen muß", um „im Anderen bei sich selbst sein zu können". Das präzisiert der Eingang der Habilitationsschrift noch dahin, daß der Mensch in seiner Rückbezüglichkeit nicht so sehr von den „Objekten" als vielmehr von „Seinesgleichen" und damit von seiner „Mitwelt" her zu sich selbst zurückkehre.

Aufgrund dieser stets neu zu überwindenden Distanz gegenüber der Welt und damit auch seiner eigenen Natur hat der Mensch, anders als das Tier, die „Freiheit zum Tode", über die Löwith in einm titelgleichen Rundfunkvortrag (1969) meditierte. Sie ist nach seinen abschließenden Bemerkungen jedoch ebenso rätselhaft wie die Freiheit des nach der Bibel von Gott geschaffenen Menschen, „sich gegen seinen Schöpfer zu wenden". Nur die Selbstfindung in einem Anderen, das weder Gott im biblischen Verständnis noch Natur wäre, könnte dieses Dilemma beheben. Dieses Andere scheint Löwith aber nicht in einem Dritten, sondern in einer spinozistischen Gleichsetzung von Gott und Natur gefunden zu haben: in jenem „Deus sive natura", das nach dem Schlußwort von ‚Gott, Mensch und Welt in der Metaphysik von Descartes bis zu Nietzsche' (1967) genau an der Grenze steht, „an der das Vertrauen in Gott erlischt und der kritische Überschritt zur Anerkennung eines gottlosen Weltalls geschieht".

Dieser Fokussierung von Löwiths Interpretationswillen auf Nietzsche und dessen zweideutiges Welt- und Menschenbild entspricht eine nicht minder ausgeprägte Streuung, die sich ebenso auf die in ‚Weltgeschichte und Heilsgeschehen' erörterten Geschichtsdenker wie auf die in ‚Von Hegel zu Nietzsche' behandelten Vertreter der Hegelschen Linken und zuletzt auf Valéry erstreckte. Dennoch gewinnt man den Eindruck, daß es sich dabei lediglich um Markierungspunkte des Zeitgeschehens handelt, auf das sich sein interpretatorisches Interesse zentral bezog. Seinem programmatischen Wort zufolge ging es ihm letztlich darum, „gegen die Zeit und dadurch auf die Zeit und so vielleicht zugunsten einer künftigen Zeit zu wirken". Dabei entdeckte er den Drehpunkt der neuzeitlichen Geistesgeschichte in Vicos Eingriff in die Transzendentalienlehre mit dem Ziel, die klassische Gleichsetzung von ens und verum durch den Grundsatz „verum et factum convertuntur" zu ersetzen und dadurch den „ganz gewiß vom Menschen gemachten" mondo civile, also die gesellschaftlich-geschichtliche Menschenwelt, zur Basis aller Gewißheit zu erheben. Die Triebfeder des damit freigesetzten Prozesses entdeckte er, nicht minder ingeniös, in der zur Fortschrittsideologie denaturierten Hoffnung, die sich in dieser säkularisierten Form nicht mehr auf das jenseitige Heil, sondern, zurückgekoppelt auf innerweltlich Machbares, auf die diesseitige Wohlfahrt richtete. An die Stelle der klassischen theoria und ihres christlichen Äquivalents, der Weisheit, trat jetzt das Prinzip der technischen, ökonomischen und politischen Veränderung, die Macht, die um so rascher ins kollektive Verderben führte, als sich der Fortschritt der rationalen Kontrolle entzog und um seiner selbst willen vorangetrieben wurde. Hellsichtig warnte Löwith vor den drohenden Konsequenzen, indem er als einer der ersten vom „Verhängnis des Fortschritts" sprach und damit auf den Umschwung in seiner Bewertung hinwirkte. So dachte er gegen die Zeit, um, wenn nicht schon einer künftigen vorzuarbeiten, so doch vor einem Rückfall in unlängst vergangenes Unheil abzuhalten.

Der Lehrer

„Man vergilt einem Lehrer schlecht, wenn man immer nur der Schüler bleibt", erklärt Zarathustra. Mit diesem oft bemühten Zitat beschloß Löwith das Vorwort zu seiner Heideggerkritik. Und dieses Wort umriß zweifellos auch seinen eigenen Standpunkt als Lehrer. Er wollte Anreger sein und „weitergedacht" werden, so wie er selbst Nietzsche „weitergedacht" und Hegel wie Heidegger, zumindest aus seiner Perspektive, kritisch „zuendegedacht" hatte. Als Schüler eigener Kompetenz erwies sich in der Folge Gerd-Günther Grau, als er einen von Löwith eher beiläufig – gegen Ende seiner Untersuchung ‚Von Hegel zu Nietzsche' – behandelten Text aus Nietzsches ‚Genealogie der Moral' (III, § 27) ins Zentrum seiner Auslegung rückte und den Prozeß der spekulativ-säkularistischen Destruktion des Christentums demgemäß als dessen „Selbstaufhebung" bestimmte. Die Präzisierung dieser These, wonach das Christentum im Begriff stehe, an seiner Moral zugrundezugehen, so wie es in der Reformation als Dogma zugrundegegangen sei, ist, wie heute zunehmend begriffen wird, von geradezu bestürzender Aktualität, nachdem sich ein konfessionsübergreifender Konsens in der Meinung herausbildete, daß das Christentum definitiv in sein moralisches Studium eingetreten sei und dem heutigen Menschen demgemäß nur noch „als Ethik" vermittelt werden könne (Trillhaas). Der bekümmerte Beobachter dieser Entwicklung wird daraus nur eine Konsequenz ziehen können, und dies in Form des Appells: zurück von der (moralischen) Peripherie zur (mystischen) Mitte; denn das Christentum ist im Unterschied zu Judentum und Islam keine moralische, sondern von seinem Zentrum her eine therapeutische und mystische Religion. Zweifellos liegt hier einer der entscheidenden Gründe der konfessionsübergreifenden Kirchenkrise, die sich intern in einer Identitätskrise bekundet und kirchensoziologisch darin, daß sich bestürzend viele, frustriert von der moralischen Kopflastigkeit der Verkündigung und Lehre, in ihrem ungestillten Verlangen nach Glaubenserfahrung und Mystik asiatischen Meditationsformen zuwenden.

Abschließend seien drei weitere Linien ausgezogen, auf denen Löwith „weitergedacht" werden kann. Eine erste, die sich in Form einer Extrapolation seiner Fortschrittsanalyse auf das Schicksal der religiösen Ideen im Säkularisierungsprozeß bezieht. Im Zug dieser Depotenzierung wurde die von Paulus als Grundbestimmung des Christentums herausgestellte Freiheit zur Liberalität, die Geduld (hypomone) zur Toleranz und die Liebe zur Solidarität. Doch in dieser – herabgesetzten – Form wurden die christlichen Prinzipien zu Tragpfeilern der freiheitlich-demokratischen Lebensordnung; und gleichzeitig drangen sie in Lebensbereiche ein, die ihnen in ihrer Ursprungsgestalt unerreichbar geblieben wären. Es gibt offensichtlich nicht nur den von Karl Rahner hervorgehobenen „anonymen Christen", sondern nicht weniger auch den in den Denk- und Verhaltensformen präsenten „anonymen Christus". Auch in dieser Richtung hatte Nietzsche mit seiner Befürchtung vorgedacht, wir würden Gott nicht los, „weil wir noch an die Grammatik glauben".

Doch führt auch die Fortschrittsanalyse selbst zu einer weitreichenden Folgerung. Wenn der neuzeitliche Säkularisierungsprozeß im Fortschritt seinen zentralen Antrieb hatte und Löwith dahin recht behält, daß er heute als angsterregendes Verhängnis empfunden wird, ist dem scheinbar unaufhaltsamen Prozeß buchstäblich das Rückgrat gebrochen, auch wenn er sich noch eine zeitlang eigengesetzlich fortsetzt, so daß die Folgen seines tatsächlichen Versandens noch kaum in Erscheinung treten.

Eine streng theologische Folgerung könnte sich überdies an Löwiths Evaluierung von Vicos Gedanken von der Konvertierbarkeit von verum und factum anschließen. Denn dieser Grundsatz gilt nicht nur der „ganz gewiß vom Menschen gemachten Menschenwelt". Vielmehr erinnert er auch spontan an das johanneische Schlüsselwort „et verbum caro factum est". Der heimliche Metaphysiker Löwith widersprach nicht, als im Kopfbeitrag zu der aus Anlaß seines 70. Geburtstags erschienenen Festschrift ‚Natur und Geschichte‘ (1967) davon im Anschluß an Hans Urs von Balthasars Begriff des „Universale concretum" auf das Prinzip einer genuin christlichen Denkform zurückgeschlossen wurde. Denn es war nicht, wie Welte meinte, der Zuspruch der Seinsgeschichte, sondern, wie schon Augustin erkannt hatte, eine prekäre „Anleihe", was dazu führte, daß die platonische Begrifflichkeit zur Interpretation des Evangeliums und in deren Konsequenz zur Konstituierung der abendländischen Theologie geführt hatte. Um so dringlicher erhebt sich heute, am Ende der hellenistischen Interpretation der biblischen Botschaft, die Frage nach der nicht mehr von außen an sie herangetragenen, sondern ihr entnommenen und durch sie vorgegebenen Denkform.

‚Weltgeschichte und Heilsgeschehen‘ schließt, gewiß nicht zufällig, mit einem Wort aus Zarathustras Unterredung mit dem letzten, durch den Tod Gottes „außer Dienst" gekommenen Papst, der in seiner Hellsichtigkeit dem Gottlosen versichert: „du bist frömmer, als du glaubst, mit einem solchen Unglauben!" Angesichts dieses frommen Unglaubens darf – mit einem Seitenblick – zuletzt noch nach Löwiths Beitrag zum Glauben gefragt werden. Der Seitenblick gilt Löwiths „Mitstreiter" Hans-Georg Gadamer, dem die christliche Glaubenstheorie den entscheidenden Hinweis zur Überwindung der Aporie verdankt, in die sie durch die Autoritätskrise geraten war. Indem er neben der Autorität des Machthabers die des Lehrers herausstellte, gab er den Weg zu einem hermeneutischen Glaubensverständnis frei. Danach ist Glaube nicht so sehr die Unterwerfung unter die undurchschaubare Autorität des allmächtigen Gottes als vielmehr der lebenslange Versuch, sich in das mitgeteilte Gottesgeheimnis zu vertiefen, also nicht Gehorsam, sondern ein Gott-Verstehen.

Indessen krankt der Christenglaube nach der von Martin Buber in ‚Zwei Glaubensweisen' (1950) geübten Kritik auch daran, daß er sich als ein Fürwahr-halten versteht anstatt so, wie ihn die Sprecher der jüdischen Glaubenswelt im Sinne der emuna verstanden: als den Versuch, vertrauend in der Gotteswirklichkeit Halt und Stand zu gewinnen. Wie aber soll das gelingen, wenn der Mensch in seiner gegenwärtigen Lebenswelt einen progressiven Entzug gerade auch der von ihm selbst gemachten Wirklichkeit erleidet, wenn er also, wie Hartmut von Hentig im Blick auf die heutige Medienszene registrierte, allabendlich einem „allmählichen Verschwinden der Wirklichkeit" ausgesetzt ist? Angesichts dieser Aporie hat der „fromme" Atheist Löwith, dieser „glaubenslose Mensch des Denkens", wie er Valéry nannte und dabei sich selbst charakterisierte, mit seinem insistenten Versuch einer Wiedergewinnung der Welt eine hilfreiche Gegensteuerung ins Werk gesetzt. Denn dabei handelt es sich gerade auch nach seinem Verständnis um die den Menschen am unmittelbarsten betreffende naturale Wirklichkeit, theologisch gesehen um jenes „Stück Erde" (Vico), von dem aus er sich, zumindest im Sinn der klassischen Gottesbeweise, noch am sichersten zur Wirklichkeit des Absoluten vorzutasten vermag. In theologischer Redeweise könnte man von einer Hilfe im Bereich der praeambula fidei, also im Vorfeld des Glaubens sprechen.

Mit dem Programm der „Wiedergewinnung der Welt" hat Löwith aber auch der Gegenwartsphilosophie ein Ziel vorgegeben, das zeitgerechter kaum sein könnte, sofern es nicht mehr noch einer „künftigen Zeit" zugute kommt, zumal diese noch ungleich mehr von den Medien beherrscht, strukturiert und verfremdet sein wird als die gegenwärtige. In dieser sich zusehends ins Virtuelle auflösenden Lebenswelt gibt es vermutlich keine vordringlichere Aufgabe als die der Wiedergewinnung der Wirklichkeit, die das von Löwith ständig verfolgte Ziel seines Denkens war. Wenn aber so von ihm gesprochen werden kann, ist er mit seiner Denkleistung noch immer wirksam und präsent. Und das ist doch wohl das Schönste, was Karl Löwith an seinem hundertsten Geburtstag nachgesagt werden kann.

Literatur

Jaeger M (1995) Autobiographie und Geschichte, Stuttgart Weimar
Löwith K (1981ff.) Sämtliche Schriften Bd 1–9, hrsg v Klaus Stichweh. Stuttgart
Natur und Geschichte (1967) Karl Löwith zum 70. Geburtstag. Stuttgart
Ries W (1992) Karl Löwith (Sammlung Metzler, Bd 264). Stuttgart

„Es ist mit unserem Leben etwas ganz anderes geworden.“
Zwei Briefe von Löwith und Jaspers

Von Dominic Kaegi

Freunde in dem Sinne, in dem Max Scheler einmal gesagt hat, nur für Freunde könne man überhaupt philosophieren, sind Löwith und Jaspers nie gewesen. Schon früh äußert sich Löwith unverhohlen über den „leeren“, evokativen Gestus der Jaderschen Philosophie, Jaspers reagiert mit einem schonungslosen Psychogramm, das in seiner Schärfe aus heutiger Sicht fast denunziatorisch wirkt.[1] Daß auch Löwith Extreme nicht gescheut hat, verrät seine Polemik gegen Jaspers' berühmteste und populärste Schrift ›Die geistige Situation der Zeit‹, Hitler habe 1933 „die Situation der Zeit mit weniger Geist entschieden“, vor der Jaspers vornehm überlegen „in der Form eines Weder-Noch“ kapitulierte.[2] Es besteht kein Anlaß, den Gegensatz zwischen Löwith und Jaspers nachträglich in ein συμφιλοσοφεῖν umzudeuten.

---

[*] Die Originale der im folgenden abgedruckten Briefe befinden sich im Deutschen Literaturarchiv/Schiller-Nationalmuseum Marbach. Der Edition zugrunde liegt eine Kopie des handschriftlichen Originals von Löwiths Brief an Jaspers sowie eine Kopie der maschinenschriftlichen Abschrift von Jaspers' Brief an Löwith, mit geringfügigen handschriftlichen Änderungen Jaspers'. Löwiths Schreiben ist auf dem Briefpapier des Hartford Theological Seminary verfaßt. Der Briefkopf lautet: „The Hartford Seminary Foundation / A University of Religion / Hartford, Connecticut“.
Für die Edition wurden Rechtschreibung und Kommasetzung modernisiert sowie Abkürzungen ausgeschrieben. Offensichtliche Versehen sind stillschweigend korrigiert. Löwiths Kürzel „+“ wurde an allen Stellen durch „und“ ersetzt. Textkritische Anmerkungen sind mit lateinischen Buchstaben numeriert.
Die vollständige Publikation des Briefwechsels zwischen Jaspers und Löwith ist im Rahmen einer von der Karl Jaspers-Stiftung (Basel) herausgegebenen Edition der Jaspersschen Korrespondenz geplant. – Für zahlreiche Hinweise und zusätzliche Materialien danke ich Enrico Donaggio (Turin), Hans Saner (Basel) und Klaus Stichweh (Paris).

[1] Vgl. Karl Jaspers, *Notizen zu Martin Heidegger*. Hrsg. von H. Saner, München: Piper 1989, 207.

[2] Vgl. Karl Löwith, *Mein Leben in Deutschland vor und nach 1933. Ein Bericht*. Mit einer Vorbemerkung von R. Koselleck und einer Nachbemerkung von A. Löwith, Stuttgart: Metzler 1986, 71 f.

Erst vor dem Hintergrund dieses Gegensatzes läßt sich die Herausforderung verstehen, die die Wiederaufnahme des Briefwechsels nach Kriegsende für beide bedeutete.[3] Die persönliche Distanz bestand weiter, aber mit ihrem Leben war es „etwas ganz anderes geworden", wie Jaspers schrieb. „Die Welt sieht uns mit anderen Augen an."

Zur persönlichen Distanz kamen sachliche Differenzen, die in beiden Briefen klar benannt sind: die Auseinandersetzung um Nietzsche und das Verhältnis von Existenzphilosophie und Theologie. Löwith hat in Jaspers' existenzphilosophischer Nietzsche-Deutung den Versuch gesehen, Nietzsches radikaler Kritik am Idealismus auszuweichen durch eine Verinnerlichung der Transzendenz. Jaspers behalte von Nietzsche nur das Moment der Verneinung, des Übersteigens aller Bestimmtheiten zurück, um die bloße Bewegung des Transzendierens dem Wesen der Existenz selbst zuzuschlagen. „Wo Nietzsche ein eindeutiges Ja und Nein festsetzt, kann Jaspers nur dogmatische Verfestigungen einer transzendierenden Bewegung erkennen. Alles Positive und Bestimmte erscheint ihm als platt und banal und noch nicht im Bereich des Philosophierens. Es ist aber die ungewollte Paradoxie dieser Existenzphilosophie, daß Jaspers gerade dort, wo er zu ‚appellieren' vermeint, in Wirklichkeit eine lange Rede hält, durch die er das ‚Ganze' von Nietzsches Bewegung zu umgreifen und zu überschauen scheint, während er doch nur das Entweder-Oder von Nietzsche und Kierkegaard umgeht."[4] Auf Jaspers mußte diese Kritik als Affront wirken, als ein grundsätzliches Mißverständnis seiner Anstrengung, Nietzsche nicht der Schulphilosophie zu überlassen, sondern die Provokation Nietzsche und damit die Herausforderung des Nihilismus existenziell lebendig zu halten. Jaspers seinerseits hat Löwiths Projekt einer systematischen Nietzsche-Interpretation, orientiert am „eindeutigen Ja und Nein", im Sinne einer Redogmatisierung aufgefaßt – einer Redogmatisierung, in der er ausgerechnet die autoritative Denkhaltung Heideggers wiedererkennen wollte. Löwith unterliege wie sein Lehrer dem „Zauber der Objektivität", der „Konstruktionen", des „Ausgesagten". „Der durch den Denkenden ergänzungs-bedürftige Gang philosophischer Form", notiert sich Jaspers zu Löwiths Kritik, bleibt „leer für den, der ihn mit nichts erfüllt."[5]

Von gegenseitigen Mißverständnissen geprägt war auch das Thema Existenzphilosophie und Theologie. Wenn Löwith erklärte, ihm schiene die Existenzphilosophie als „moderne Antwort auf die alte Frage nach Ewigkeit bzw. Schöpfung der Welt", hatte er nicht primär, wie Jaspers annehmen mußte, den Streit zwischen antiker Kosmologie und christlicher Schöpfungslehre vor Au-

---

[3] Es ist unsicher, ob die Korrespondenz nach 1945 erst mit den hier publizierten Briefen einsetzt. Beide Briefe vermitteln diesen Eindruck, einer Notiz Ada Löwiths zufolge soll Jaspers jedoch schon 1945 an Löwith geschrieben haben.
[4] Karl Löwith, *Sämtliche Schriften, Bd. 6: Nietzsche*. Stuttgart: Metzler 1987, 490.
[5] Karl Jaspers, *Notizen zu Martin Heidegger*, 108.

gen, sondern die Konstellation von Schöpfung und Ewigkeit in Franz Rosenzweigs ›Der Stern der Erlösung‹. Nähe und Distanz Rosenzweigs zu Heidegger bedeuteten für Löwith eine Entdeckung, die seine eigene intellektuelle Biographie maßgeblich bestimmte. In der Einleitung zu einem Aufsatz über „M. Heidegger und F. Rosenzweig or Temporality and Eternity" hat Löwith die Faszination beschrieben, die für ihn von Rosenzweig ausging; mit einem Seitenhieb auf Jaspers heißt es: „If Heidegger ever had a ‚contemporary‘ who would deserve of such a denotation in a more than external sense, it was this German Jew whose own thoughts were not even remotely known to Heidegger or his pupils."[6] Jaspers dagegen war Rosenzweigs „neues Denken" fremd[7] – wie fremd, zeigt seine Antwort an Löwith, „beim Philosophieren kommen mir doch die letzten 3000 Jahre wie eine einzige Gegenwart vor". Mit der vehementen Bestreitung dieser Kontinuität eröffnet der „Stern": Die Philosophie „von Jonien bis Jena", von Thales bis Hegel ist unwiderruflich zu Ende.

Bei den Differenzen also ist es geblieben, sie sind durch Löwiths Publikationen in den 50er Jahren zu Nietzsche und zu Heidegger sogar noch größer geworden. Geblieben ist es aber auch, trotz aller Irritationen, bei einem offenen, aufrichtigen Respekt vor dem jeweiligen Lebensschicksal des anderen in einer Zeit, in der viele „mit dem Nationalsozialismus eine Strecke mitgemacht haben".[8] Jaspers wußte Löwith, in diesem Punkt, als einen Vertrauten, auch als er Deutschland, in das Löwith zurückkehrte, aus Enttäuschung über die verpaßte Umkehr verlassen hatte: „Über den Erdball getrieben haben Sie am Ende wieder Fuß gefaßt im Lande ihrer Herkunft, hellhöriger als andere. Mögen Sie Ihr bedeutendes historisches Lebenswerk nun ungehemmt fortsetzen, mitwirken an der Erinnerung des Großen und mithelfen am Denken vor drohenden Katastrophen."[9]

---

[6] Karl Löwith, *M. Heidegger and F. Rosenzweig or Temporality and Eternity.* Philosophy and Phenomenological Research 3 (1942/43), 53–77, 53.

[7] Vgl. auch die Äußerungen zu Rosenzweig in Hannah Arendt/Karl Jaspers, *Briefwechsel 1926–1969.* Hrsg. von L. Köhler und H. Saner, München: Piper 1985, 563.

[8] Brief Jaspers' an Löwith vom 24. Oktober 1952.

[9] Glückwunschtelegramm Jaspers' an Löwith zum 60. Geburtstag am 9. Januar 1957.

Karl Löwith, Ph.D.

17. März 47

Lieber Herr Jaspers,

Gestern sah ich im New York Times' Magazine ein Bild von Ihnen, im Hörsaal dozierend.[10] Das bringt endlich meinen längst gehegten Plan zur Durchführung, Ihnen zu schreiben. Ich bewundere sehr, wie Sie das alles leisten können, was seit Kriegsende die neue Situation von Ihnen fordert. Aber größer war wohl die Bewältigung der seelischen und physischen Aufgabe des Erduldens, für Sie und Ihre Frau, während der 10 Jahre zuvor![11] Ich selbst trage schwer daran, daß es mir nicht gelang, meine Mutter rechtzeitig aus Deutschland heraus zu retten – sie hat 1942 in einem Lager ihrem Leben selbst ein Ende gemacht.[12] – Und die arme Afra![13]

Durch Frank,[14] dem es in Bryn Mawr recht gut geht, höre ich öfters von Ihnen, und als ich ihn kürzlich anläßlich eines Vortrages von Toynbee[15] besuchte, sah ich bei ihm Ihre Neubearbeitung der Psychopathologie[16] und die

---

[10] Das im Times Magazine veröffentlichte Bild stammt vermutlich aus dem Februar/März 1947; Jaspers las in diesem Wintersemester in der Alten Aula der Universität über „Deutsche Gegenwart und Philosophie". – Die Abbildung im Times Magazine erschien mit folgendem Untertext: „In an unheated lecture hall at Heidelberg students wear overcoats as they listen to Professor Karl Jaspers, one of Germany's leading philosophers, who is devoting his lectures to the political re-education of German youth. Universities are overcrowded with young people who cannot get jobs or whose education was interrupted by six years of war."

[11] Jaspers wurde 1937 nach § 6 („Vereinfachung der Verwaltung") des Gesetzes zur Wiederherstellung des Berufsbeamtentums in den Ruhestand versetzt.

[12] Löwiths Mutter entzog sich durch ihren Freitod in einem Sammellager in München-Milbertshofen der drohenden Deportation.

[13] Afra Geiger, Schülerin von Jaspers und Heidegger, befreundet mit Löwith, starb im KZ Ravensbrück. – Vgl. K. Löwith, *Mein Leben in Deutschland vor und nach 1933*, 59. Afra Geiger steht möglicherweise hinter der Figur der Agnes Schlegel in Löwiths früher Autobiographie *Fiala. Die Geschichte einer Versuchung*. Internationale Zeitschrift für Philosophie 1/1997, 139–167, 151 ff.

[14] Erich Frank, 1883–1949; Habil. bei Jaspers 1923, 1927 ao. Prof. in Heidelberg, 1928 Ordinarius in Marburg als Nachfolger Heideggers, zwangsemeritiert 1935, Emigration in die USA 1939, 1945 Prof. am Bryn Mawr College, 1948 Prof. an der University of Pennsylvania. – *Plato und die sogenannten Pythagoreer. Ein Kapitel aus der Geschichte des griechischen Geistes*. Halle: Niemeyer 1923. Für die Theologische Rundschau hatte Frank 1933 Jaspers' „Philosophie" rezensiert, *Die Philosophie von Jaspers*. Theologische Rundschau 5 (1933), 301–318, Wiederabdruck in *Wissen, Wollen, Glauben. Gesammelte Aufsätze zur Philosophiegeschichte und Existentialphilosophie*. Zürich: Artemis 1955, 269–288.

[15] Arnold Joseph Toynbee, 1889–1975; 1919–1924 Prof. für Byzantinistik und neugriechische Sprache, Literatur und Geschichte an der University of London, 1925–1955 Direktor am Royal Institute of International Affairs und Prof. für internationale Geschichte an der University of London. 1919 und 1945 Mitglied der britischen Delegation bei den Pariser Friedenskonferenzen. – *A Study of History*. 12 vols., London: Oxford University Press 1934–1961

[16] Karl Jaspers, *Allgemeine Psychopathologie. Mit 3 Abbildungen*. 4., völlig neubearbeitete Auflage, Berlin: Springer 1946

Schrift über Nietzsche[17], auf die ich besonders gespannt bin, denn sein Problem ist ja keineswegs erledigt, sondern gegenwärtiger denn je. Ich weiß nicht, ob Sie mein 1941 in Zürich erschienenes Buch „Von Hegel bis Nietzsche"[18] zu Gesicht bekamen, ich würde es Ihnen gern schicken, aber der Verlag schrieb mir gerade, daß es vergriffen ist. Mit Gadamer[19] und Bultmann[20] bin ich in Verbindung, über Heidegger[21] weiß ich nur indirekt – falls Sie in

---

[17] Gemeint ist vermutlich die auch im Postskriptum erwähnte Schrift über Nietzsche und das Christentum: Karl Jaspers, *Nietzsche und das Christentum*. Hameln: Verlag der Bücherstube Fritz Seifert, o.J. [1946]; geringfügig veränderter Wiederabdruck in *Aneignung und Polemik. Gesammelte Reden und Aufsätze zur Geschichte der Philosophie*. Hrsg. von H. Saner, München: Piper 1968, 331–388.

[18] Karl Löwith, *Von Hegel bis Nietzsche*. Zürich: Europa 1941. Zweite Auflage unter dem Titel *Von Hegel zu Nietzsche. Der revolutionäre Bruch im Denken des 19. Jahrhunderts. Marx und Kierkegaard*. Zürich: Europa/Stuttgart: Kohlhammer 1950 (vgl. Sämtliche Schriften Bd. 4: Von Hegel zu Nietzsche. Stuttgart: Metzler 1988, 1–490).

[19] Hans-Georg Gadamer, *1900; Habil. bei Heidegger 1929, 1939 Ordinarius an der Universität Leipzig, 1947–1949 Prof. an der Universität Frankfurt/M., 1949 Nachfolger von Jaspers in Heidelberg, Emeritierung 1968. – *Wahrheit und Methode. Grundzüge einer philosophischen Hermeneutik*. Tübingen: Mohr 1960 (Gesammelte Werke Bd. 1: Hermeneutik I. Tübingen: Mohr 1986); *Philosophische Lehrjahre. Eine Rückschau*. Frankfurt/M.: Klostermann 1977, daraus: *Karl Löwith*. Gesammelte Werke Bd. 10: Hermeneutik im Rückblick. Tübingen: Mohr 1995, 418–423. – Gadamer, seit der gemeinsamen Marburger Studienzeit mit Löwith befreundet, hatte maßgeblichen Anteil an der Berufung Löwiths nach Heidelberg 1952.

[20] Rudolf Bultmann, 1884–1976; 1916 ao. Prof. in Breslau, 1920 Ordinarius an der Universität Gießen, 1921–1951 Prof. für Neutestamentliche Theologie an der Universität Marburg. Kontroverse mit Jaspers über die Frage der Entmythologisierung, vgl. Karl Jaspers/Rudolf Bultmann, *Die Frage der Entmythologisierung*. München: Piper 1954. – *Theologie des Neuen Testaments*. Tübingen: Mohr 1953.

[21] Martin Heidegger, 1889–1976; 1923–1928 ao. Prof. in Marburg; 1928 Ordinarius als Nachfolger Husserls an der Universität Freiburg, 1946 Lehrverbot durch die französische Militärregierung, 1951 ordentliche Emeritierung. – *Sein und Zeit*. Tübingen: Niemeyer 1927 (Gesamtausgabe Bd. 2, hrsg. von F. W. v. Herrmann, Frankfurt/M.: Klostermann 1976); *Drei Briefe Martin Heideggers an Karl Löwith*. In: Zur philosophischen Aktualität Martin Heideggers. Symposium der Alexander-von-Humboldt-Stiftung vom 24.–28. April 1989 in Bonn-Bad Godesberg, Bd. 2: Im Gespräch der Zeit. Hrsg. von D. Papenfuss und O. Pöggeler, Frankfurt/M.: Klostermann 1990, 27–39. – Heidegger hat sich offensichtlich noch im Oktober 1933 für Löwith eingesetzt (vgl. O. Pöggeler, *Neue Wege mit Heidegger*. Freiburg: Alber 1992, 90) und war 1934 in einem parteiinternen Dossier attackiert worden, den „Halbjuden" Löwith habilitiert zu haben. Von einer ersten, mißglückten Begegnung zwischen Heidegger und Löwith nach dem Krieg berichtet Hannah Arendt: „Was dabei vermutlich wirklich passiert ist oder passiert sein könnte, ist, daß Löwith mit ganz guten Absichten hinkam und dann irgendeine Äußerung fiel, die wieder alles verdarb." (Hannah Arendt/Heinrich Blücher, *Briefe 1936–1968*. Hrsg. von L. Köhler, München: Piper 1996, 298). – Löwiths Bemerkung „über Heidegger weiß ich nur indirekt" steht im Zusammenhang mit den universitätspolitischen Konstellationen (und Komplikationen) im Zuge der sog. „épuration" unmittelbar nach der Besetzung Freiburgs im April 1945. Ausschlaggebend für die Haltung der Bereinigungskommission der Freiburger Universität und schließlich die Erteilung des Lehrverbots war ein informelles, von Heidegger selbst initiiertes Gutachten Jaspers' (vgl. H. Ott, *Martin Heidegger. Unterwegs zu seiner Biographie*. Frankfurt/M.: Campus 1988, 315–317;

290   Dominic Kaegi

Heidelberg Sartre's[22] Zeitschrift „Les Temps Modernes"[23] haben, finden Sie
im Nov. 46 Heft von mir einen Beitrag,[24] dessen Veröffentlichung zwar un-
vermeidlicherweise falsch ausgedeutet werden wird,[25] mir aber dennoch rich-

---

Martin Heidegger/Karl Jaspers, *Briefwechsel 1920–1963*. Hrsg. von W. Biemel und H. Saner, Frankfurt/M.: Klostermann/München: Piper 1990, 270–273), in dem Jaspers für Heideggers „Suspension vom Lehramt für einige Jahre" plädierte.

[22] Jean-Paul Sartre, 1905–1980; zwischen 1931 und 1944 Gymnasiallehrer in Le Havre, Laon
und Paris, deutsche Kriegsgefangenschaft (1940–1941), nach Kriegsende freier Schriftsteller,
Literatur-Nobelpreis 1964 (abgelehnt). – *L'être et le néant. Essai d'ontologie phénoménolo-
gique*. Paris: Gallimard 1943.

[23] Die erste Ausgabe von „Les Temps Modernes" erschien 1945 unter der Herausgeberschaft
Sartres. Dem Redaktionskomitee gehörten u.a. Raymond Aron, Michel Leiris, Maurice Mer-
leau-Ponty und Simone de Beauvoir an.

[24] K. Löwith, *Les implications politiques de la philosophie de l'existence chez Heidegger*. Les
Temps Modernes, n° 4, Novembre 1946, 343–360, übers. von J. Rovan. – Löwith hat später
wiederholt auf den in „Les Temps Modernes" publizierten Text zurückgegriffen, dem ursprünglich Passagen über Heidegger aus dem 1939/40 in Sendai verfaßten Harvard-Bericht
zugrundeliegen: „L'essai qui suit a été écrit hors d'Allemagne, en 1939, dans le but unique
d'éclairer nos propres idées et sans intentions de publication. Aujourd'hui, nous le publions
en traduction française, car nous sommes convaincus que les implications politiques im-
médiates, c'est-à-dire nationales-socialistes, de la notion heideggerienne de l'Existence, si
elles semblent etre dépassées par les événements, possèdent cependant une histoire et une
portée qui vont bien au delà de la personne d'Heidegger et au delà de la situation de
l'Allemagne entre les deux geurres. Le fait qu' Heidegger ait trouvé durant la dernière guerre
cette nombreuse audience parmi les intellectuels français, que lui refuse l'Allemagne actuel-
le, est un symptome qui mérite de retenir l'attention." (A.a.O., 343; vgl. *Mein Leben in
Deutschland vor und nach 1933*, 27 ff.; *Der europäische Nihilismus. Betrachtungen zur geistigen Vorgeschichte des europäischen Krieges*. Sämtliche Schriften Bd. 2: Weltgeschichte
und Heilsgeschehen. Zur Kritik der Geschichtsphilosophie. Stuttgart: Metzler 1983, 473–
540, 515 ff. sowie *Der okkasionelle Dezisionismus von C. Schmitt*. Sämtliche Schriften
Bd. 8: Heidegger – Denker in dürftiger Zeit. Zur Stellung der Philosophie im 20. Jahrhundert. Stuttgart: Metzler 1984, 32–71, 61 ff.). An die Veröffentlichung schloß sich eine Debatte zwischen Alphonse de Waelhens und Löwith an (Waelhens, *La Philosophie de Heidegger et le Nazisme*. Les Temps Modernes, n° 22, Juillet 1947, 115–127; Löwith, *Réponse
à M. de Waelhens*. Les Temps Modernes, n° 35, Août 1948, 370–373; Waelhans, *Réponse à
cette Réponse*. A.a.O., 374–377; siehe unten Anm. 25). Heidegger selbst hat vor allem auf
Löwiths Kritik in *Heidegger – Denker in dürftiger Zeit*, Frankrurt/M.: Fischer 1953 (Sämtliche Schriften Bd. 8, 124–227), verbittert reagiert, vgl. den Brief an Elisabeth Blochmann
vom 19. 1. 1954, Martin Heidegger/Elisabeth Blochmann, *Briefwechsel 1918–1969*. Hrsg.
von J.W. Storck, Marbach a.N. 1989, 102f. Unmittelbar auf den Artikel in „Les Temps Modernes" dürfte sich Heideggers Bemerkung gegenüber H.W. Petzet beziehen, daß Löwith „als
Emigrant unter den USA-Emigranten, über die Schweiz und Paris, die übelsten Lügen gegen
mich ausstreute", H.W. Petzet, *Auf einen Stern zugehen. Bemerkungen und Gespräche mit
Martin Heidegger 1929–1976*. Frankfurt/M.: Societäts-Verlag 1983, 98. Zu einer gewissen
Aussöhnung zwischen Löwith und Heidegger kam es erst 1969 anläßlich eines Kolloquiums
in Heidelberg zu Heideggers 80. Geburtstag.

[25] Wie Löwith seinen Beitrag richtig gedeutet wissen wollte, zeigt ein Brief an Delio Cantimori
vom 9. 1. 1948: „Heidegger halte ich (trotz meines Aufsatzes in Sartres Zeitschrift) nach wie
vor für den einzigen bedeutenden Philosophen der Gegenwart. Sie fanden diesen Aufsatz
‚cattivo ma bello' [boshaft, aber schön] – warum cattivo? Im Grunde ist es eine <u>Apologie</u>

tig erschien. Die „Wandlung"[26] sehe ich gelegentlich bei Freunden in New York, bitte grüßen Sie Sternberger[27] von mir. Es ist möglich, daß ich im Laufe des kommenden Jahrs zu Gastvorlesungen nach Marburg komme. Bei allem Für und Wider eines solchen Experiments hoffe ich doch, daß die mehr als 10jährige Entfernung nicht nur hinderlich, sondern auch förderlich sein kann.[28] Vieles, was von hier zu berichten wäre, ließe sich besser mündlich erzählen und von Frank werden Sie gewiß orientiert sein über die sehr andersartigen Unterrichtsziele und Lehrbedingungen. Mein Unterrichtsfach ist durch den theologischen Rahmen bestimmt und auf Religionsphilosophie und -geschichte[a] beschränkt. Doch habe ich Zeit zu eigenen Arbeiten und ich bin gerade dabei, eine Studie über Welt-[b] und Heilsgeschichte abzuschließen.[29] Der „Existenzialismus" dringt nun auch hier via Sartre allmählich ein, aber da weder Ihr noch Heideggers Werk übersetzt ist, kommt eine sachlich ernsthafte Diskussion nicht zu Stande. Eine[c] philosophische Tradition ist seit W. James,[30]

Heideggers." Eric Weil (vgl. *Les cas Heidegger.* Les Temps Modernes, n° 22, Juillet 1947, 128–138) habe das verstanden, im Gegensatz zu Waelhens, „auf dessen Kritik ich gerade [eine] Antwort schreibe, cattivo und nicht bello! Komisch, daß diese französischen Existentialisten gar nicht merken, daß sie mit dem Feuer spielen und daß ‚Politik' nicht von <u>Geschichte</u> und Geschichte nicht von <u>Philosophie</u> getrennt werden kann."

[26] „Die Wandlung. Eine Monatsschrift" erschien zwischen 1945 und 1949, herausgegeben von Dolf Sternberger unter Mitwirkung von Jaspers, Werner Krauss und Alfred Weber.

[27] Dolf Sternberger, 1907–1989; Promotion 1932 in Frankfurt/M. bei Paul Tillich; 1934–1943 Redakteur der „Frankfurter Zeitung", 1960–1972 Prof. für Politische Wissenschaften an der Universität Heidelberg. – *Der verstandene Tod. Eine Untersuchung zu Martin Heideggers Existenzial-Ontologie.* Leipzig: Hirzel 1934 (Schriften Bd. 1: Über den Tod, Frankfurt/M.: Insel 1977, 69–264).

[28] Um eine Gastprofessur für Löwith in Marburg hatten sich u.a. Bultmann und der damalige Rektor, Julius Ebbinghaus, bemüht. Löwith verband mit dem – nicht zustandegekommenen – „Experiment" offensichtlich schon frühzeitig den Gedanken an eine endgültige Rückkehr nach Deutschland.

[29] Die genannte Studie wurde zunächst in englischer Sprache publiziert: *Meaning in History. The theological Implications of the Philosophy of History.* Chicago: The University of Chicago Press 1949. Eine Vorfassung bildet der Aufsatz *The theological Background of the Philosophy of History.* Social Research 13 (1946) 51–80. Die deutsche, von Löwith „neu durchgesehene" Übersetzung von „Meaning in History" erschien 1953 als *Weltgeschichte und Heilsgeschehen. Die theologischen Voraussetzungen der Geschichtsphilosophie* (Sämtliche Schriften Bd. 2, 7–239). In *Anteile. Festschrift für Martin Heidegger zum 60. Geburtstag,* Frankfurt/M.: Klostermann 1950, 106–153, hatte Löwith, ebenfalls unter dem Titel „Weltgeschichte und Heilsgeschehen" (Sämtliche Schriften Bd. 2, 240–279) bereits den, wie er sagt, „verschärften Leitgedanken" der Buchfassung präsentiert. Vgl. auch die Nachweise und Anmerkungen zu Bd. 2 der Sämtlichen Schriften, a.a.O., 607 ff.

[a] -geschichte] im Text: „geschichte"

[b] Welt-] im Text: „Welt"

[c] eine] gestr.: „Die"

[30] William James, 1842–1910; 1880–1885 Assistent Prof., 1885–1907 Prof. für Psychologie und Philosophie an der Harvard University. – *The Principles of Psychology.* 2 vols., New York: Holt 1890 (The Works of William James, Bd. 8, Cambridge, Mass.: Harvard University Press 1983).

Royce[31] und Santayana[32] kaum mehr vorhanden, eher noch innerhalb der protestantischen Theologie durch den Einfluß Niebuhrs[33], Berdiajews[34] usw. Ich selbst bin immer mehr in den Bereich der frühchristlichen Auseinandersetzung mit der Antike hineingeraten und habe so nach 10 Jahren den geschichtlichen Boden für Nietzsches Wiederkunftslehre gefunden.[35] Auch das Ereignis der <u>Existenz</u>philosophie sehe ich nun in diesem Horizont, d.h. als die moderne Antwort auf die alte Frage nach der <u>Ewigkeit</u> bzw. <u>Schöpfung</u> der Welt. Der Radikalismus der Existenzfrage erweckt hier keine Resonanz, weil die[d] naturrechtliche Tradition und ein[e] säkularisierter Protestantismus, mit stark sozialer Betonung, noch vorherrschend sind.

Über die heterogenen Tendenzen im heutigen Deutschland und die tägliche Not und Hoffnungslosigkeit, sowie das Interesse an Kunst und die Neigung zur Religion sind wir einigermaßen im Bilde durch viele Briefe von Freunden und den 5 Geschwistern meiner Frau in den verschiedenen Zonen. So ist unser inneres Leben seit Kriegsende empfindlich hin und her gerissen zwischen hier-[f] und dortsein. In Sendai war das in gewisser Weise[g] viel einfacher, weil dort ja ein wirkliches Sicheinleben und Neubeheimaten nicht in Frage kam.

---

[31] Josiah Royce, 1855-1916; 1892–1916 Prof. an der Harvard University, 1892 als Prof. für Geschichte der Philosophie, 1914 als Prof. für Natural Religion, Moral Science, and Civil Polity. – *The Problem of Christianity*. 2 Vols., New York: MacMillan 1913.

[32] George Santayana, 1863–1952; 1889–1912 Prof. an der Harvard University, verließ die Vereinigten Staaten 1912, um als freier Schriftsteller in Europa zu leben. – *Scepticism and Animal Faith. Introduction to a system of Philosophy*. New York: Scribner's 1923.

[33] Reinhold Niebuhr, 1892–1971; lehrte zwischen 1928 und 1960 am Union Theological Seminary in New York, zunächst als Associate Prof. für Religionsphilosophie, später als Prof. of Applied Christianity, Ethics, and Theology. – *The Nature and Destiny of Man*. 2 vols., New York: Scribner's 1941, 1943. – Niebuhr und Tillich vermittelten Löwith 1941 die Stelle am Hartforder Theological Seminary.

[34] Nikolai Berdiajew, 1874–1948; nach der Oktoberrevolution 1920–1922 Philosophiedozent an der Universität Moskau, Exil in Berlin und Paris. – Selbstdarstellung in *Philosophen-Lexikon*. Unter Mitwirkung von G. Jung verfaßt und hrsg. v. W. Ziegenfuß, Berlin: de Gruyter 1949, Bd. 1, 102–108.

[d] die] „die" eingef.

[e] ein] „ein" eingef.

[f] hier-] im Text: „hier".

[g] Weise] „Weise" eingef.

[35] Löwith bezieht sich offensichtlich auf sein 1935 erschienenes Buch *Nietzsches Philosophie der ewigen Wiederkunft des Gleichen*. Berlin: Verlag Die Runde, in zweiter, bearb. Auflage unter dem Titel *Nietzsches Philosophie der ewigen Wiederkehr des Gleichen*. Stuttgart: Kohlhammer 1956 (vgl. Sämtliche Schriften, Bd. 2, 101–384). Für die Erstauflage hatte Löwith als Anhang einen Überblick über aktuelle Nietzsche-Deutungen geplant, der Abdruck wurde wegen Löwiths damals inopportuner Kritik am Baeumler untersagt. Der Text erschien erst im Anhang zur zweiten Auflage („Zur Geschichte der Nietzsche-Deutung [1894–1954]"), ergänzt u.a. um eine kritische Analyse von Jaspers' Nietzsche-Interpretation (Karl Jaspers, *Nietzsche. Einführung in das Verständnis seines Philosophierens*. Berlin: de Gruyter 1936).

Aber ich möchte die 5 Jahre östlicher Erfahrungen nicht missen, man lernt aus solchen Perspektiven sich selbst und den Westen ganz anders sehen.[36] Damals las ich, im Zusammenhang mit meinen Studien über Hegel und die Hegelianer, Bruno Bauers 1853 erschienene Schrift über „Russland und das Germanentum"[37] – die Frage, die Bauer dort aufwarf,[38] scheint mir bereits definitiv beantwortet zu sein. Aber ich weiß nicht, ob auch Sie, am westlichen Rand der westlichen Zone, dieses Gefühl haben werden?

Empfehlen Sie mich bitte Ihrer Frau und seien Sie herzlich gegrüßt von Ihrem

Karl Löwith

PS. falls Sie noch ein übriges Exemplar Ihres „Nietzsche und das Christentum" haben, möchte ich Sie bitten, es mir, wenn möglich, zukommen zu lassen.

Heidelberg, 28. 3. 1947

Mr. Karl Löwith
The Hartford Seminary Foundation
Hartford, Connecticut

Lieber Herr Löwith!

Ich habe mich außerordentlich gefreut, von Ihnen einen Brief zu bekommen, der mir von Ihrem Wohlergehen berichtet in dem Sinne, wie ein solches überhaupt noch möglich ist. In der Tat kann man es ja so nicht mehr nennen. Wie soll ein Mann darüber hinwegkommen, seine Mutter auf diese Weise verloren zu haben! Und wie können wir Afra's Schicksal vergessen! Es ist mit unserem Leben etwas ganz anderes geworden. Die Welt sieht uns mit anderen Augen an.

---

[36] Im Exil lehrte Löwith von 1936 bis 1941 an der Kaiserlichen Universität Sendai; die „östlichen Erfahrungen" sind in mehrere kleinere Arbeiten eingegangen, vgl. *Sämtliche Schriften Bd. 2*, 541 ff.

[37] Bruno Bauer, *Russland und das Germanentum*. Charlottenburg: Egbert Bauer 1853 (ND Aalen: Scientia 1972); auszugsweiser Wiederabdruck in: *Die Hegelsche Linke. Texte aus den Werken von Heinrich Heine, Arnold Ruge, Moses Hess, Max Stirner, Bruno Bauer, Ludwig Feuerbach, Karl Marx und Sören Kierkegaard ausgewählt und eingeleitet von Karl Löwith*. Stuttgart: Frommann 1962, 75–122.

[38] Wie das Kapitel über Bauer in *Von Hegel zu Nietzsche* zeigt, meint Löwith „die Frage: Rußland oder Europa" (Sämtliche Schriften 4, 140). Löwith zitiert in diesem Zusammenhang Bauer, die Frage der Gegenwart sei, „ob die germanische Welt den Untergang der Zivilisation ... überleben, oder ob die russische Nation allein die neue Zivilisation bestimmen wird – ob das beginnende Zeitalter das russische heißen, oder ob ihm im Verein mit dem Russentum auch das Germanentum seinen Namen beilegen wird." (A.a.O., 138 f.)

Ihr Buch „Von Hegel bis Nietzsche"[39] habe ich mir in der Schweiz beschafft und zum größten Teil gelesen. Wie immer bin ich Ihnen dankbar für Sachen, auf die Sie aufmerksam machen. Das Buch als Ganzes schien mir dem Titel nicht voll Genüge zu tun. Doch bin ich vielleicht ungerecht. – Sartres Zeitschrift ist mir bisher nicht in die Hände gekommen. Die Mode des Existenzialismus ist wunderlich. Sie hat mit unserem Philosophieren wenig zu tun. Wunderlich ist auch der Gang der Welt, bei dem Menschen wie Puppen abwechselnd in die Mottenkiste getan und wieder hervorgeholt werden, um bei diesem Kinospiel verwendet zu werden.

Die Bedeutung der Frage: „Ewigkeit der Welt" oder „Schöpfung" ist gewiß sehr groß. Beide Antworten sind ihrer Natur nach Chiffern, aber welche von ihnen sprechend ist, ist wesentlich für das Seinsbewußtsein. Ihre Betonung der ewigen Wiederkehr bei Nietzsche ist in diesem Sinn gewiß gehörig, und doch kann ich bei dem Reichtum der Nietzscheschen Philosophie[h] und dem eigentlichen Ernst dieses Ethos solche Dinge nur als beiläufig sehen.

Was Sie über die amerikanische Philosophie, oder vielmehr das Abreißen der Tradition schreiben, ist erschreckend und vielleicht doch nicht völlig richtig. Ich habe hier junge Amerikaner gesprochen, die ein lebhaftes philosophisches Interesse hatten. Irgend etwas muß daraus in Amerika doch hervorgehen. Niebuhr scheint auch mehr zu sein als nur ein Theologe.

Da wir bis zu 500 gr. als Brief, auch gedruckte Sachen, jetzt schicken dürfen, ist es mir eine Freude, Ihnen meine kleine Schrift „Nietzsche und das Christentum" zu senden, – außerdem eine Rede, die ich in Genf gehalten habe.[40] Ich tue es mit einer gewissen Scheu, denn ich weiß, daß für Ihre Denkungsart die Weise, wie mich Nietzsche interessiert, gleichgültig ist.[41] Sie

---

[39] Siehe oben Anm. 18 – In Jaspers' Bibliothek befindet sich ein Exemplar der ersten Ausgabe Zürich 1941.

[h] Philosophie] handschriftl. eingef., im Text: „Prophetie".

[40] Karl Jaspers, *Vom europäischen Geist.* Vortrag gehalten bei den Rencontres Internationales de Genève September 1946. München: Piper 1947. Wiederabdruck in *Rechenschaft und Ausblick. Reden und Aufsätze.* München: Piper 1951, 233–264; *Das Wagnis der Freiheit. Gesammelte Aufsätze zur Philosophie.* Hrsg. von H. Saner, München: Piper 1996, 59–85.

[41] Löwith hatte sich in einer Sammelrezension in der Zeitschrift für Sozialforschung 6 (1937) 405–407 (Sämtliche Schriften Bd. 6, 489–492) äußerst negativ zu Jaspers Nietzsche-Buch von 1936 geäußert; dieser frühe Text liegt auch der Jaspers-Kritik in der zweiten Auflage von *Nietzsches Philosophie der ewigen Wiederkehr des Gleichen* zugrunde (siehe oben Anm. 35). Über Jean Wahl wußte Jaspers von Löwiths harschem Urteil (vgl. Karl Jaspers, *Notizen zu Martin Heidegger,* 108, sowie die bei Wahl – Recherches philosophiques 6 (1936/37) 346–362 – wiedergegebenen Äußerungen Löwiths zu Jaspers). In einem späteren Brief vom 1. Juli 1955 hat Jaspers noch einmal „die radikale Differenz zwischen uns in der Nietzsche-Auffassung" betont: „Sie beschäftigen sich noch einmal mit der Ewigen Wiederkehr, gewiss eine interessante Sache. Aber in welchem Sinne ‚zentral'? Für Nietzsches Stimmung in gewissen Augenblicken, wenn er von dem Geheimnis nur leise seinen Freunden Kunde gab? Oder weil in einem systematisch zu entwerfenden Gedankenzusammenhang die-

fühlen sich in einer gewissen Modernität, der ich meinerseits wenig Zutrauen schenke, ohne mich doch unmodern zu fühlen. Vielleicht ist es ein Übermut, wenn ich mich außerhalb von modern und unmodern stelle und die Klassifikation, die Sie in diesem Sinne gelegentlich – in einer Besprechung, die ich 1938[i] in Luxemburg[42] las – auf meine Arbeit angewandt haben, als mich nicht betreffend empfinde.[43]

Alle Welt treibt jetzt Geschichtsphilosophie, ich auch eine Weile. Aber beim Philosophieren kommen mir doch die letzten 3000 Jahre wie eine einzige Gegenwart vor und der Gang der Dinge zwar sehr gefährlich für unser Dasein, aber nicht bestimmend für unsere Philosophie. So halte ich jetzt im Sommer eine Vorlesung über die chinesische, griechische und indische Philosophie in ihrer Parallele in dem Jahrtausend vor Christus,[44] ohne dabei die Vergangenheit als vergangen gelten zu lassen. In den Jahren der Not und Einsamkeit hat mir besonders das Lesen von Übersetzungen aus dem Chinesischen ungemein wohlgetan, um den Glauben an den einen Ursprung des Menschseins zu stärken.

---

ser Begriff unerlässlich ist? Oder weil für die Bedeutung des Nietzscheschen Philosophierens hier ein besonderes Gewicht liege? In dem letzten Sinne würde ich Ihnen nicht zustimmen. In den beiden ersten Fragen dagegen würde ich Ihnen rechtgeben. Wir haben uns, glaube ich, niemals darüber unterhalten, aber ich vermute ein[e] radikale Differenz zwischen uns in der Nietzsche-Auffassung, die wiederum gründet in der Differenz über den Sinn von Philosophie überhaupt."

[i] 1938] im Text korrigiert: „1918".

[42] Jaspers war von Aline Mayrisch nach Colpach eingeladen worden und reiste im September 1938 für mehrere Tage nach Luxemburg, vgl. Aline Mayrisch/Karl Jaspers, *Briefwechsel 1938–1946*. Galerie. Revue culturelle et pédagogique 11 (1993) n° 3, 394–404.

[43] Löwith veröffentlichte 1932 einen Artikel *Existenzphilosophie* (Zeitschrift für Deutsche Bildung 8 (1932) 602–613; Sämtliche Schriften Bd. 8, 1–18) und im darauf folgenden Jahr einen Artikel *Die geistige Situation der Zeit* (Neue Jahrbücher für Wissenschaft und Jugendbildung 9 (1933) 1–10; Sämtliche Schriften Bd. 8, 19–31, Wiederabdruck in *Karl Jaspers in der Diskussion*. Hrsg. von H. Saner, München: Piper 1973, 142–152). Mit der „Besprechung" hat Jaspers vermutlich den zweiten Aufsatz im Auge. Wie eine Stelle aus einem Gutachten über Löwith vom 17. 10. 1934 nahelegt, hat Jaspers in der Kritik Löwiths zugleich eine grundsätzliche „Verwerfung" seines Hauptwerks, der *Philosophie* (Berlin: Springer 1932), gesehen: „Eine ungemein kritische Begabung hat sich m.E. in seinen [sc. Löwiths] Besprechungen gezeigt. Selbst aus dem von ihm Abgelehnten vermag er meistens auch das Positive sprechen zu lassen. Daß ich persönlich seinem Philosophieren mangels seines Sinns für Transcendenz fremd gegenüberstehe, ist unausweichlich, zumal ich von ihm die kritische Verwerfung meines Hauptwerks, in nobelster Form, erfahren habe."

[44] Laut Vorlesungsverzeichnis hatte Jaspers für das Sommersemester 1947 eine zweistündige Vorlesung „Geschichte der Philosophie im Altertum" angekündigt. Die Vorlesung, die im Wintersemester fortgesetzt wurde, ist als Vorarbeit zu *Vom Ursprung und Ziel der Geschichte* (München: Piper 1949) zu verstehen.

Meine Frau läßt Sie grüßen. Sie hat mit herzlicher Anteilnahme und mit dem uns nicht mehr verlassenden Grauen gelesen, was Sie uns vom Tode Ihrer Mutter schreiben. Ich wünsche Ihnen herzlich alles Gute und würde mich freuen, einmal wieder von Ihnen zu hören.

Ihr
Karl Jaspers

---

^j mit] in Text korrigiert: „von".

Das Universitätsmuseum

von Susanne Himmelheber

Im Juni vergangenen 1996 wurde im Erdgeschoß der Alten Universität Heidelbergs jüngstes und kleinstes Museum eröffnet: das Universitätsmuseum.

Das Bedürfnis der Heidelberger Universität nach historischer Selbstdarstellung offenbarte sich zum ersten Mal 1587 in der „Oratio historica de fundatione et conservatione laudatissimae Academiae Heidelbergensis" von Georg Sohn. Gestützt auf die Akten des Archivs beschrieb der Prorektor „ursprung und vortgang" der Universität, pries die kurfürstlichen „Beschirmer der Academie", lobte Professoren und Studenten, die mit „lesen und lehren ... mit zuhören und lernen das ihrige vleißig verichtet" und rügte die Heidelberger Bürger, die „den Studenten grossen uberlast und unrecht getan." Auch in der Folgezeit erschienen vornehmlich zu den Jubiläen neue Werke zur Universitätsgeschichte, zuletzt 1985 die sechsbändige Festschrift „Semper apertus" herausgegeben von Wilhelm Dörr und 1986 „Die Universität Heidelberg: 1386–1986" von Eike Wolgast.

Die Einrichtung einer Universitätsabteilung oder gar eines Universitätsmuseums scheint in Heidelberg jedoch eher ein bürgerliches denn ein unversitäres Anliegen gewesen zu sein: So erhielt der Heidelberger Künstler Georg Philipp Schmitt 1835 vom Grafen Graimberg den Auftrag, Mitglieder aller Fakultäten für seine Alterthumshalle zu porträtieren. Graimbergs Vorbild war jener „Freund der Künste, ... der unter dem Pfalzgrafen Kurfürst Karl Ludwig die Bildnisse der damaligen durch ihre Gelehrtheit hochberühmten Professoren der Heidelberger Hochschule auf ebensolche Weise wie ich gesammelt und im Jahre 1660 in dem sogenannten Parnassus Heidelbergensis in Kupfer gestochen und veröffentlicht hat" (Graimberg). Auch in unserem Jahrhundert fanden Ausstellungen zur Geschichte der Ruperto Carola nicht in der Universität, sondern meist im Kurpfälzischen Museum statt, das in den 60er Jahren eine eigene Abteilung dem „Heidelberger Geistesleben" widmete, die dem Umbau zum Opfer fiel.

Der Wunsch nach musealer Selbstdarstellung scheint 1977 erwacht zu sein, als nach der Schließung des Collegium Academicum und dem Umzug der

Verwaltung in dessen Gebäude, Raum im Erdgeschoß der Domus Wilhelmiana frei wurde. Der Wunsch wurde zum Bedürfnis bei einem Besuch von Rektor Peter Ulmer im St. Petersburger Universitätsmuseum – nach seiner Rückkehr berief er eine Kommission, die mich im Wintersemester 93/94 mit der Einrichtung des Museums betraute. Wohl eher der naive Pragmatismus einer bis dahin mit universitären Bräuchen unvertrauten Person als fachliche Kompetenz bewog die Kommission zu dieser Wahl.

Die inhaltliche Grundlage meines Einrichtungskonzepts war Eike Wolgasts Universitätsgeschichte, ein Buch dessen Forschungen, Wertungen und bisweilen Formulierungen sich in der Ausstellung wiederfinden; als glücklicher Zufall erwies sich, daß die räumliche Dreiteilung der Wolgastschen Gliederung entsprach. Reich an Namen, Daten und Fakten ist das Universitätsmuseum arm an originalen Exponaten und an Ausstellungsfläche. Leihgaben aus dem Badischen Landesmuseum und der Staatlichen Kunsthalle, Karlsruhe vor allem aber aus dem Fundus des Kurpfälzischen Museums der Stadt Heidelberg verleihen den Wänden dennoch ein wenig die Aura originaler Kunstwerke. Dank der Innenarchitektur des Ingenieurbüros Cut gelingt ein Gang durch 600 Jahre Universitätsgeschichte entlang den Exponatenwänden, die mit Faksimiles aus dem Universitätsarchiv, der Universitätsbibliothek, dem Generallandesarchiv, aber auch der Bibliotheca Vaticana bestückt sind.

1. Raum: Die Kurpfälzische Geschichte 1386–1803

Die Reihe der Exponate im ersten Raum beginnt mit der Bulle „In supremae dignitatis", dem Gründungsprivileg Urbans VI. aus dem Jahr 1385, die dem sparsamen Pfälzer Kurfürsten erst ein Jahr später – nach Bezahlung der Botengebühr – zugestellt wurde. Von der ökonomischen Grundlage der mittelalterlichen Universität künden die Inkorporationsbulle Bonifaz IX., aber auch der Rotulus, ein überlanger Bettelbrief der Heidelberger Universitätsmitglieder an den Lateran. Den Lehrstoff der mittelalterlichen und der humanistischen Zeit illustrieren Faksimiles aus der Bibliotheca Palatina, für die eine vatikanische Genehmigung notwendig wurde. Der wertvollste Besitz der Universität, die Szepter des Rektors und der Artistenfakultät aus der Gründungszeit sind in diesem Raum ausgestellt. Einsam hängt im männlichen „Parnassus Heidelbergensis" das Porträt der Olympia Fulvia Morata, jener „doctissima foemina", der Friedrich II. einen Lehrauftrag für Griechisch zudachte, die aber zu früh verstarb; so mußte die Alma Mater noch fast 400 Jahre auf die erste Heidelberger Professorin warten. Die Einführung der Reformation und den vierfachen Konfessionswechsel in der zweiten Hälfte des 16. Jahrhunderts dokumentieren ein Porträt Melanchthons, der den Aufenhalt in der kurpfälzischen Residenz scheute: „Et scio Heidelbergae magnam esse voluntatem dissimilitudinem", ferner Faksimiles des Heidelberger Katechismus und die

Rede Georg Sohns zum ersten feierlichen Jubiläum 1587 – eine Eloge auf die tragende Rolle der Universität bei der „abschaffung der Bäpstischen Greuel".

Thema der folgenden Tafeln sind die tolerante Konfessionspolitik des Kurfürsten Carl Ludwig nach dem Dreißigjährigen Krieg, aber auch seine Sparsamkeit: Er führte den Talarzwang für Professoren ein und empfahl ihnen ihr Geld statt für „überflißige perrucqen, rabbate und bänder vielmehr zu erkauffung guter bücher" zu verwenden. Eine Vedute des 18. Jahrhunderts zeigt die Größe des neuen Jesuitenviertels, das im Zuge der Rekatholisierung nach dem Pfälzischen Erbfolgekrieg entstand – die Institute der Jesuiten, ganz dem pädagogischen Konzept des Trienter Konzils verpflichtet, schränkten inhaltlich, aber auch räumlich den Wirkungskreis der Universität stark ein. Ihr blieb als Universitätsgebäude die neuerrichtete Domus Wilhelmiana, in deren damaligen Sammlungsräumen sich heute das Universitäsmuseum befindet. Den ersten Raum beschließt das Jubiläum 1786, die Universität feierte die „dultsamen grundsätze unter der sanften regierung" Carl Theodors, die Stadt schmückte sein Standbild auf der Alten Brücke mit einem Relief Minervas und der Inschrift: „Wer war würdiger Ruperts geliebter Tochter im hohen Alter neue jugendliche Reize zu verleihen als der Weise der Kunst und Wissen liebt und lohnt," der Mediziner Franz Anton Mai hingegen diagnostizierte bei der Alma Mater „die Gebrechen des Alters: Stumpfheit und Untätigkeit."

2. Raum: Das bürgerliche Zeitalter 1803–1903

Tatsächlich stand die Universität bei ihrem Übergang an Baden vor dem Bankrott. Der badische Markgraf Carl Friedrich, 1803 Kurfürst und seit 1806 Großherzog, sicherte ihren Bestand und verwandelte sie in eine Staatsanstalt mit geringer Autonomie. Die Universität dankte es ihm und fügte 1805 dem Namen ihres Stifters Ruprecht den ihres Reorganisators Carl hinzu. Das Universitätsmuseum zeigt seine Büste von Philipp Jakob Scheffauer aus dem Badischen Landesmuseum. Neben dem Landesherrn hängen die Bildnisse jener Professoren, die er zur Erneuerung der Universität nach Heidelberg berief. Vor allem die juristische Fakultät gewann an Bedeutung, Heise, Martin und Thibaut bildeten ein mächtiges Triumvirat: „Jede Besetzung, jede Zulage, jede Beförderung geht durch ihre Hände" klagte Friedrich Creuzer, der 1807 das erste philologische Seminar gründete. Creuzers Freunde waren Görres, Hegel, Arnim und Brentano; allgemein suchte man auch an der Universität die romantischen Ideale der Freundschaft und der Symphilosophie zu verwirklichen; Thibaut nannte die „collegialischen verhältnisse besser wie irgendwo". In der Redaktion der „Heidelberger Jahrbücher" fanden sich die Dozenten zusammen „am Abend in traulicher und geistvoller Gesellschaft vor dampfender Punsch-Bowle" (Dittenberger). Zum ersten Mal entstand in Heidelberg eine bürgerliche Geselligkeit; sie fand ihren Ausdruck in Singabenden, Ausflügen und sonntäglichen „jours fixes". Attraktionen wie der Aufenthalt Jean Pauls vereinten „Studenten und Philister, Frauen und Mädchen" gleichermaßen wie das Sammeln für des „Knaben Wunderhorn" und die „Zeitung für Einsiedler".

Neu war auch die Sicht der Professoren auf Stadt, Schloßruine und Neckartal: „So habe ich vorgestern Abend unter einem schönen Regenbogen ganz allein vom hiesigen Schloß, Besitz genommen, bescheidentlich wie sich das für so etwas geziemt, denn hier fand ich das alte große Teutschland in Trümmern.Wer da nicht ergriffen wird, der muß flach sein wie die neue Aufklärung."(Creuzer)

War die Romantik eher Episode in der Heidelberger Universitätsgeschichte und auch die „collegialischen Verhältnisse" bald nicht mehr die besten, so sollte den damals entstehenden Studentenverbindungen eine dauerhafte Zukunft beschieden sein. Zwei Studentenpfeifen und ein diaphanes Mensurbild verweisen auf diese martialisch-patriotische Form studentischen Lebens. Dem Gründer der „Deutschen Zeitung" Gervinus und seinen Kollegen Häusser, Schlosser und Mittermaier, ist die nächste Ausstellungstafel gewidmet. Die Stirnwand dieses zweiten Raums zeigt des Theologen Friedrich Wilhelm Umbreit „geistvoll poetischen Kopf" (H. Bornkamm), ein Porträt, das Anselm Feuerbach während eines Heidelbergaufenthaltes bei seiner Stiefmutter Henriette Feuerbach 1853 schuf.

Mitte des 19. Jahrhunderts wird Heidelberg zu einem Zentrum naturwissenschaftlicher Forschung: Helmholtz, Bunsen und Kirchhoff lehren und arbeiten hier „in herzlicher persönlicher Freundschaft" (Heintze). In zwei Vitrinen zeigt das Physikalische Institut die originalen Forschungsinstrumente, Joachim Heintze übernahm nicht nur die Einrichtung, sondern auch die Erläuterungen.

Mit der Erbauung des Klinikviertels in Bergheim zog die Universität gegen Ende des 19. Jahrhunderts zum ersten Mal gen Westen über die Hauptstraße hinaus – Wolfgang Eckart stellte die Fotodokumente und den Text zur Verfügung.

1886 feierte man unter der Schirmherrschaft Großherzogs Friedrich I. mit großem Aufwand das 500jährige Bestehen: Die Umgestaltung der barocken Aula im historisierenden Stil der Gründerjahre erinnert noch heute an dieses Jubiläum. Ein zweites Jubiläum beging die Ruperto Carola 1903: Dieses Mal war es die Centenarfeier der badischen Reorganisation. Auf Anregung des ersten Heidelberger Ordinarius für Kunstgeschichte Henry Thode schuf Hans Thoma die Altarbilder für die Peterskirche, die im Laufe des 19. Jahrhunderts zur Universitätskirche geworden war. Der Künstler erhielt für diesen Auftrag nicht nur ein reiches Honorar, das Frau Thode bei den Kollegen ihres Mannes eintrieb, sondern auch den Ehrendoktor der Universität. Das Museum zeigt Thomas Entwurf „Noli me tangere", eine Leihgabe der Staatlichen Kunsthalle

Karlsruhe, ebenso wie die mächtige Büste Friedrich I. von Hermann Volz –
dem Schöpfer des Bunsendenkmals.

3. Raum: Zwanzigstes Jahrhundert

„Heidelberg war damals eine Arche Noah, in der von jeder neuen Spielform
geistiger Menschen ein Exemplar vertreten war", schrieb Gustav Radbruch
über die Zeit vor dem Ersten Weltkrieg. In der Ausstellung werden zunächst
einige Mitglieder jener Kreise um die Brüder Max und Alfred Weber, Stefan
George und Friedrich Gundolf, und Wilhelm Fraenger „des Teufels ... bol-
schewistischer Abgesandter" (Zuckmayer) gezeigt. Zögernd wurden auch
Frauen zugelassen, z.B. Marianne Weber, Else Jafée, Camilla Jellinek, Marie
Luise Gothein. Zu den jüngeren Teilnehmern gehörten Ernst Toller, Carlo
Mierendorff, Georg Lukács und Ernst Bloch, der sich „an verblühte Wespen
unter den Weibern und versoffene Lokomotivführer unter den Professoren"
erinnerte.

In den zwanziger Jahren machten liberale Wissenschaftler wie Anschütz,
Radbruch, Dibelius, Mannheim, Jaspers und Hellpach Heidelberg zur
„Musteruniversität der Republik". Zentrum des fortschrittlichen Geistes war
das neugegründete „Institut für Sozial- und Staatswissenschaft".

Die Grundlagen der modernen Psychosomatik entwickelten die Mediziner
Krehl, Weizsäcker und Siebeck (Eckart). Eine Tafel ist dem Frauenstudium
gewidmet, gehörten die beiden badischen Universitäten doch zu den ersten,
die im Jahr 1900 Studentinnen immatrikulierten. Der rasche Anstieg des
Frauenanteils auf 13 Prozent erforderte schon bald einen weiblichen Numerus
clausus. Studentenausweise von Hanna Arendt, Anna Seghers, Jeanne Hersch,
aber auch die Ehrendoktorurkunde für Marianne Weber werden hier gezeigt.
Als erste Frau habilitierte sich 1923 Gerta von Ubisch, erst 1929 erhielt sie
eine außerordentliche Professur, damals notierte sie: „Es war schwer, hier
einen Ordinarius zu finden, der mit Nichtordinarien wie mit seinesgleichen
verkehrt." Auch im Fall des Internationalisten und Pazifisten Emil Gumbel
stieß professorale Liberalität an ihre Grenze: Ihm wurde 1932 die venia legendi entzogen, nachdem er eine Kohlrübe als geeignete Allegorie für ein
Kriegerdenkmal vorgeschlagen hatte. Gumbel gehörte auch zu den frühen
hellsichtigen Warnern vor dem Nationalsozialismus – ohne Erfolg, wie die
Ausstellung zeigt.

Die Zeit des Nationalsozialismus nimmt im Museum einen relativ großen
Raum ein. Diese Konzeption war nicht unumstritten in der Museumskommis-
sion, ein Gegenkonzept sah für den dritten Raum anstelle der chronologischen
Gliederung, eine Gliederung nach Höhe- und Schwerpunkten der Forschung
vor. Wir waren jedoch der Meinung, daß ein Universitätsmuseum am Ende
des 20. Jahrhunderts an seiner Darstellung der nationalsozialistischen Zeit

gemessen wird. Die verschiedenen Gesetze, wie das „Gesetz zur Wiederherstellung des Berufsbeamtentums" (1933), das „Reichsbürgergesetz" (1935) und das „Deutsche Beamtengesetz" (1937), ihre Wirkungen und ihre Folgen illustrieren Emil Gumbels Fazit „die Idee der Universität zerging vor der Frage nach der Pensionsberechtigung". Eine Tafel ist dem „Deutschen Haus", dem Zentrum akademischer Deutschtümelei gewidmet; erst 1961 wurde es „auf Initiative des damaligen Mediävisten Peter Wapneweski wieder umbenannt in Germanistisches Seminar" (K. Buselmeier). Gezeigt wird die gigantische Festdekoration zum Jubiläum 1936 anläßlich dessen Rektor Krieck der Universität attestierte, daß „alle Wissenschaft in innerer Verbundenheit mit der rassischen Struktur und der geschichtlichen Aufgabe ihres Lebenskreises entsprang". Die Darstellung der nationalsozialistischen Zeit endet mit der Erneuerung des Doktordiploms von Joseph Goebbels und einem Porträt Carl Schneiders, der als „Person und Symbol für die verbrecherische Entgleisung eines Teils der deutschen Medizin und Ärzteschaft steht" (Eckart).

Im folgenden wird die Zeit des Wiederaufbaus der Universität gezeigt, eine Zeit, in der vor allem die Naturwissenschaften an Bedeutung gewinnen – wie die Bilder der Heidelberger Nobelpreisträger beweisen. Den wachsenden Wohlstand aber auch den oft vergeblichen Kampf der Emigranten um Entschädigung und Rehabilitierung illustrieren Fotos und Briefe. Das Verschweigen der Vergangenheit führte auch in Heidelberg zur Studentenbewegung, der die vorletzte Tafel gewidmet ist. Das Museum schließt mit den Fotos vom 600jährigen Jubiläum, die die Repräsentanten der europäischen Universitäten in altem Glanz zeigen.

Der Museumsbesucher, der hier auf engem Raum 600 Jahre Geschichte durchwandert, erhält einige didaktische Hilfen: Große, aber zurückhaltend gestaltete Tafeln (Atelier Rieger) informieren über Chronologien und Themen, diese Tafeln sind inzwischen in verschiedene Sprachen übersetzt und als Heft an der Kasse erhältlich, so daß auch ausländische Gäste die Ausstellung verstehen können. Anstelle ausführlicher Bildunterschriften, schrieben wir einen Ausstellungsführer im Duodezformat, in dem nahezu alle Exponate erläutert sind – das Korrekturlesen dieses Heftes übernahmen Eike Wolgast und Reinhard Düchting, so daß es ein gutes Vademecum zur Universitätsgeschichte wurde. Ferner haben wir im Museum Leseecken eingerichtet, in welchen der Besucher einen Teil der Bücher, die dieser Ausstellung zugrundeliegen, studieren kann. Hier finden sich auch Exemplare mit Selbstdarstellungen der Heidelberger Universitätsinstitute zur Information der Gäste über den heutigen Stand der Seminare. Um das Museum vor der Versteinerung zu bewahren, haben wir den Flur des Museums freigehalten für Wechselausstellungen. Inzwischen haben schon einige Institute von diesem Angebot Gebrauch gemacht.

Das Ziel dieses kleinen Museums ist gleichwohl ein hehres: Es sollte Universitätsangehörige, Bürger und Touristen mit der Geschichte der Universität bekannt machen und wie alle Museen „eine Schöpfung der modernen sozialen Gesinnung sein: das demokratischste aller Bildungsinstitute, das jedermann ohne Legitimationsprüfung den Vorteil seiner stummen Belehrung gewährt" (G. Pauli 1921). Daß die Hoffnung auf Interesse auch in weiteren Kreisen sich erfüllte, zeigt die Tatsache, daß Heidelberger Bürgerinnen und Bürger ehrenamtlich Kassendienst und Aufsicht übernommen haben, wodurch die Folgekosten dieses ohnehin sehr preiswerten Instituts außerordentlich gering sind.

Heute wird das Museum verwaltet vom Universitäsarchiv.

Heidelberg als geistige Lebensform
Neue Bücher im Umkreis der 800-Jahr-Feier der Stadt

Von Dieter Borchmeyer

> Denn der schönste Platz, der hier auf Erden mein,
> das ist Heidelberg in Wien am Rhein.
>
> *Kurt Tucholsky: Wenn die Igel in der*
> *Abendstunde. Für achtstimmigen Männerchor*

In seinem Essay *Deutschland und die Deutschen* (1945) hat Thomas Mann die Verbindung von „Kosmopolitismus und Provinzialismus" als eines der prägenden Merkmale „deutschen Wesens" bezeichnet – wie er es am Beispiel des Komponisten Adrian Leverkühn im *Doktor Faustus* (1947) darstellen wird; dessen fiktive Heimatstadt Kaisersaschern, in der Lübeck, Naumburg und Nürnberg verschmolzen sind, bildet den Idealtypus einer deutschen Kulturstadt, in dem Provinzialität und Weltbürgerlichkeit eine spannungsreiche Verbindung eingehen. In Bezug auf seine Heimatstadt hat Thomas Mann in seiner Rede von 1926 die berühmte Formel *Lübeck als geistige Lebensform* geprägt, die ausdrücken will, daß gerade die Provinzstadt, die überschaubare Welt der Klein- oder Mittelstadt, wie er sie in seinen *Buddenbrooks* widergespiegelt hat, typische geschichtliche und individualmenschliche Verhältnisse sinnfälliger zur Erscheinung bringt als das anonyme Geflecht der Großstadt.

Daß in Deutschland der Provinz mehr als etwa in Frankreich oder England kulturtragende Funktion zukommt, ist von jeher mit sehr unterschiedlicher Wertung im In- und Ausland hervorgehoben worden. Karl Marx hat die Weltbürgerlichkeit der gebildeten deutschen Bourgeoisie von 1848 als Verschleierung ihres fehlenden Nationalbewußtseins enthüllt; er spricht von der „kosmopolitischen Aufgeblähtheit der deutschen Bürger", welche nur die Kehrseite ihrer „provinziellen Borniertheit" gewesen sei. Demgegenüber hat Richard Wagner in einem seiner Pariser Essays (1840) die höchste Verinner-

lichung und Weltbedeutung der deutschen Kunst gerade auf die Tatsache zurückgeführt, daß sie niemals ›national‹, sondern in gewissem Sinne „immer
provinzial" geblieben sei und über die Nation hinweg eine Brücke von der
Provinz zur Welt geschlagen habe.

Das Paradigma deutsch-provinzialer Weltkultur – dem Wagner in Bayreuth
als einem Anti-Paris und Anti-Berlin, aber doch als musischer Weltmetropole
nachzueifern strebte – ist in der Geschichte des deutschen Kulturmythos seit
dem späten 18. Jahrhundert natürlich Weimar gewesen. In seinem 1782 geschriebenen Gedicht *Auf Miedings Tod* hat Goethe dem Mythos von Weimar
seine klassische Gründungsformel gegeben: „O Weimar! dir fiel ein besonder
Los: / Wie Bethlehem in Juda, klein und groß!" Neben den Bethlehem-
Vergleich tritt ein weiterer: Weimar als „Ilm-Athen". Goethe, Möser und andere Intellektuelle der klassisch-romantischen Periode haben – gerade in Opposition gegen die Französische Revolution und den durch sie gestärkten
Zentralismus, aber auch gegen den preußischen und österreichischen Re-
formabsolutismus – die „deutsche Reichsverfassung, welche so viele kleine
Staaten in sich begriff", gern mit der griechischen Polis-Welt verglichen
(Goethe: *Zu brüderlichem Andenken Wielands*, 1813). Weimar als Polis und
Kosmopolis!

Etwas dem Mythos von Weimar Vergleichbares hat es in der deutschen
Geistesgeschichte wohl nur noch ein einziges Mal gegeben: im Falle des
„Mythos von Heidelberg", der bezeichnenderweise zu einer Zeit aufblühte, als
jener andere Mythos mehr und mehr bloße Geschichte wurde, spätestens seitdem Weimar mit dem Fortgang von Franz Liszt seine Rolle als kulturelle
Weltmetropole einbüßte. Nun übernahm gewissermaßen Heidelberg die Rolle
des „deutschen Athen" (Wolfgang Frommel). Freilich verlagerte sich der
Schwerpunkt des neuen Mythos von der Literatur und Kunst zur Universitäts-
bildung hin, die in Weimar seinerzeit nur im Schatten von Jena ihre Wirkung
entfaltete. Wie Bethlehem in Juda klein und groß, Polis und Kosmopolis – das
war Heidelberg in den Jahrzehnten vor und nach der letzten Jahrhundertwende in der Tat in ähnlicher Weise wie Weimar um die vorangehende Jahrhundertwende, mit den gleichen Licht- und Schattenseiten, die ein von den Metropolen abgeschiedenes geistiges Leben prägen.

Das wird in den neuen Heidelberg-Publikationen deutlicher denn je, welche
im Vorfeld und im Jahr des Stadtjubiläums von 1996 erschienen sind – nach
der 600-Jahr-Feier der Universität zehn Jahre zuvor der zweite große Anlaß
für eine Flut neuer Rühmungen und kritischer Würdigungen von Stadt und
Universität. Die wichtigste der Neuerscheinungen – *das* Heidelberg-Buch
schlechthin – ist zweifellos der von Elmar Mittler herausgegebene, mit einer
verschwenderischen Fülle von prachtvollen farbigen und schwarz-weißen Illustrationen, ja allen Raffinessen moderner Typographie und modebewußten
Layouts ausgestattete Sammelband *Heidelberg. Geschichte und Gestalt*

(1996). „Wahrscheinlich wird es ein vergleichbares Heidelbergbuch nie mehr geben", bemerkt der Herausgeber angesichts des gewaltigen Aufschwungs der neuen Medien wohl nicht zu Unrecht (S. 1 f.).

Das Phänomen Heidelberg ist in den meist vorzüglichen Beiträgen nach allen denkbaren Seiten hin ausgeleuchtet. In jeder Hinsicht wird in die Tiefe der Stadt gegangen – sei es in geologischer, so im ersten Beitrag von Volker Schweizer, sei es in historischer Hinsicht: in den Beiträgen und Chroniken von Tilmann Bechert, Arnold Scheuerbrandt, Renate Neumüllers-Klauser, Dieter Haas u.a. Hier wird die Geschichte Heidelbergs von der Frühzeit über die ersten urkundlichen Erwähnungen, den Aufstieg und Niedergang in kurpfälzischer Zeit bis in die Gegenwart verfolgt. Doch neben der Tiefe kommt auch die Breite einer sowohl diachronischen als auch synchronischen Betrachtung der vielfältigen Institutionen der Stadt zur Geltung: von Kirche (Hartmut Scheible), Universität (Eike Wolgast) und Bibliothekswesen (Elmar Mittler) über die Akademie der Wissenschaften (Udo Wennemuth) und die Hochschule für Jüdische Studien (Julius Carlebach) bis zu Theater (Edwin Kuntz in einem leider von Klischees und lokalpatriotischem Überschwang strotzenden Artikel) und Museum (Jörn Bahns). (Sonderbar, daß die Institution der Schule in dem Band keine Berücksichtigung findet. Ihr ist eine eigene schmale Veröffentlichung gewidmet; *Heidelberger Schulgeschichte(n). Vergangenheit und Gegenwart in kurzen Porträts. Heidelberger Schulen stellen sich vor.* Bearbeitet von Martin Krauß und Stefanie Hinz, 1996.)

Das Erscheinungsbild Heidelbergs, seine Altstadt (Peter Anselm Riedl) und umgebende Landschaft, das Schloß (dessen Baugeschichte bis hin zum „Schloßstreit" um die Jahrhundertwende, die heftige Fehde um Wiederherstellung der ganzen Anlage oder Konservierung der Ruine, Sigrid Gensichen in einem fulminanten Beitrag Revue passieren läßt), sakrale und profane Baukunst (Anneliese Seeliger-Zeiss u.a.) – sie werden in Mittlers Werk in mehreren umfassenden Abhandlungen gewürdigt, ebenso die Kunstgeschichte (Hans Gercke), die literarische (Michael Buselmeier u.a.) und musikalische Tradition der Stadt (Ludwig Finscher) sowie ihre gegenwärtigen Strukturprobleme, die im abschließenden Aufsatz von Werner Fricke, mit reichem statistischem Material unterfüttert, einer detaillierten Analyse unterzogen werden.

Einige wenige Beiträge seien, ohne damit eine Qualitätshierarchie aufstellen zu wollen, stellvertretend ausführlicher gewürdigt: Riedl und Gercke demonstrieren noch einmal die Besonderheit des Stadt- und Landschaftsbildes, das die Entstehung des Heidelberg-Mythos erst ermöglicht hat: die unvergleichliche Lage am Talausgang des Odenwaldes mit ihrer Versöhnung von Enge und Weite, die harmonische Dreigliederung von Berg, Ebene und Fluß, die durch Schloß, Altstadt und Brücke dergestalt urban akzentuiert und klassisch überformt wird, daß sie genau dem Idealbild der Landschaftsmalerei seit Claude Lorrain entspricht, wie schon Goethe 1797 in der berühmten Schilde-

rung des Tagebuchs seiner dritten Schweizer Reise betont hat: „Die Stadt in
ihrer Lage und mit ihrer ganzen Umgebung hat, man darf sagen, etwas Ideales, das man sich erst deutlich machen kann, wenn man weiß, was denkende
Künstler aus der Natur genommen und in die Natur hineingelegt haben." So
erklärt sich, daß Heidelberg nach Rom und Venedig die in Zeichnung, Stich
und Gemälde wohl meistabgebildete Stadt im 18. und 19. Jahrhundert wurde.
Eine erstaunliche Wirkungsgeschichte angesichts der Tatsache, daß Heidelberg im Orléansschen Krieg fast dem Erdboden gleichgemacht wurde und nur
über eine Ruine von höchstem künstlerischem Rang, ansonsten aber kaum
über bedeutende Einzelbauwerke verfügt. Doch nicht sie bilden die „Atmosphäre" oder das „Flair" eines Ortes. „Man darf vielleicht behaupten, daß das
Heidelberg-Erlebnis der anschaulichen Qualität des Zusammenspiels von
Landschaft und Stadt mehr verdankt als den geschichtlichen und künstlerischen Dokumentareigenschaften einzelner Denkmäler" (Riedl, S. 114). Das
Gepräge des Außerordentlichen gewinnt die Stadt mithin durch ihr einzigarti-
ges kulturlandschaftliches Ambiente und ihren baulichen Gesamtorganismus,
der trotz der Zerstörungen im Erbfolgekrieg sowie der barocken Überformung
und urbanistischen Umakzentuierung der Stadtstruktur in der Folgezeit (zumal
durch den Universitätsplatz und das Jesuitenviertel als Gegengewicht zum
Markt) den mittelalterlichen Grundriß und das alte, die barocke Vereinheitli-
chungstendenz durch seine Unregelmäßigkeiten immer wieder durchkreuzen-
de Straßensystem bewahrt hat.

Zu den Beiträgen, aus denen selbst der perfekte Heidelbergianer zumeist
Neues erfahren dürfte, gehört Finschers Summe der Heidelberger Musikgeschichte, sozialtypologisch aufgegliedert in „Musik am Hof, in der Kirche und
im Bürgerhaus" (so der Titel des Aufsatzes). Obwohl die Musikgeschichte der
Stadt nach den Worten des Verfassers „für die Zeit von den Anfängen bis zum
Ende des 18. Jahrhunderts ungewöhnlich schlecht dokumentiert" ist, ja vor
vor allem „die Musik selbst" fehlt (S. 408), gelingt es ihm doch, sie wenigstens imaginär zum Klingen zu bringen. Im 19. Jahrhundert ändert sich die
Quellenlage natürlich grundlegend, und so hat es Finscher hier leichter, die
musikalische Tradition Heidelbergs zu verfolgen: vom Thibautschen Singkreis und seinen prominenten Gästen wie Zelter und Mendelssohn, Weber und
Schumann, welch letzterer ebenso wie Brahms in Heidelberg wesentliche Impulse für sein späteres Schaffen empfing, bis zu Philipp Wolfrums 1885 ge-
gründetem Bachverein, der unter Hermann Meinhard Poppen seit den dreißiger Jahren noch einmal eine Blütezeit erlebte. Die großen Musikfeste machten
Heidelberg zu Beginn dieses Jahrhunderts „zu einer der führenden Mu-
sikstädte des deutschen Reiches" (Finscher, 424). Die Universität lenkte den
musikalischen Ruhm der Stadt durch eine Reihe von Musiker-Ehrenpromotio-
nen (z.B. Richard Strauss 1903, Sibelius 1911, Furtwängler 1927) auch auf
sich hinüber. Die vorerst letzte ›musikalische‹ Ehrenpromotion seit 1977

(Wolfgang Fortner) fand übrigens – in Finschers Beitrag nicht mehr erwähnt, aber von ihm mitinitiiert – im Jubiläumsjahr 1996 statt: die Philosophisch-Historische Fakultät verlieh Dietrich Fischer-Dieskau im Mai des Jahres den Ehrendoktor. Der große Sänger hatte, von Poppen entdeckt, in Heidelberg 1947 sein offizielles Sänger-Debüt erlebt: in einer Aufführung von Max Regers *Einsiedler* im Schloßhof, in Anwesenheit von Regers Witwe. Daß Heidelbergs Musikleben heute den Vergleich mit der romantischen Ära und dem frühen 20. Jahrhundert nicht mehr aushalten kann, ist nicht zu bezweifeln. Finschers Beitrag schließt mit dem etwas eulenspiegelhaften Satz: „Heidelberg ist eine ganz normale Musikstadt geworden" (S. 425).

Bewundernswert in ihrer raffenden und zugleich plastischen Darstellung ist Wolgasts Nachzeichnung der Geschichte der Universität Heidelberg von ihrer scholastisch-spätmittelalterlichen Gründungsepoche über ihre reformatorische und gegenreformatorische Phase, die Entwicklung im bürgerlichen Zeitalter, welche ihren Gipfel in den ersten drei Jahrzehnten unseres Jahrhunderts fand, dem geistigen Zusammenbruch der Universität im Dritten Reich – der sie nach einem zynischen Wort von Ludwig Curtius zur zweiten Ruine neben dem Schloß machte – bis zu ihrer Neuorientierung seit 1945, der sie wieder zu einer Universität von Weltbedeutung, doch nie mehr von so exzeptionellem Rang innerhalb Deutschlands wie in den zwanziger Jahren werden ließ.

Wolgast scheut bei aller Nüchternheit nicht vor harschen Wertungen zurück, so über die Rekatholisierung der Universität durch die Jesuiten: da äußert sich auf eine heute fast schon liebenswert-anachronistisch anmutende Weise noch einmal der protestantische Bildungshochmut früherer Generationen, die es seit Beginn des 19. Jahrhunderts verstanden haben, Katholiken entschiedener als Juden vom Lehrkörper der Heidelberger Universität fernzuhalten. Darauf wird unten noch einmal zurückzukommen sein. Durchaus nicht anachronistisch, überdies trotz ihrer Unerbittlichkeit von Selbstgerechtigkeit erfreulich frei ist Wolgasts Wertung der Entwicklung der Universität vor und nach 1933. Daß sich eine Universität, die seit der Teilnahme eines Großteils der Heidelberger Studenten am Hambacher Fest 1832 als Hochburg des südwestdeutschen Liberalismus und während der Weimarer Republik als deren „Musteruniversität", als „akademische Hochburg des neuen Deutschlands" galt – ein „Bollwerk republikanischen und demokratischen Gedankenguts" nannte sie der nach 1933 ins Exil gegangene Historiker Felix Gilbert angesichts des vehementen Einsatzes vieler Lehrstuhlinhaber für den neuen Staat, der Ehrenpromotion Stresemanns 1928, des Entzugs der Venia legendi für den antisemitischen Privatdozenten Arnold Ruge und anderer deutlicher demokratischer Signale – 1933 mehr oder weniger widerstandslos von den nationalsozialistischen Machthabern gleichschalten ließ, ist nach wie vor ein schockierendes und immer noch analytisch zu bewältigendes Ereignis.

Der schlimmste vorausgeworfene Schatten der späteren Vertreibung der
jüdischen und politisch mißliebigen Professoren war der Entzug der Lehrbe-
fugnis des jüdischen Pazifisten Emil Julius Gumbel 1932, dem freilich der
Fall des Theologen Günther Dehn gegenübersteht, dem ein Großteil der Heidelberger Lehrstuhlinhaber fast zur gleichen Zeit ihre Solidarität bekundete,
als die Berufung des engagierten Kriegsgegners zu scheitern drohte. Die Universität stand also schon vor 1933 im Zwielicht.

Ein bewegendes Zeugnis dafür sind die Erinnerungen von Raymond
Klibansky, dem letzten heute noch Lebenden unter den von den Nazis entrechteten und vertriebenen Gelehrten der Heidelberger Universität. Klibansky, drei Jahre nach dem Tode Max Webers nach Heidelberg gekommen, von
seiner Witwe wie ein Adoptivsohn behandelt und Zeremonienmeister bei den
„Geistertees" im Salon Marianne Webers in der Ziegelhäuser Landstraße 17,
eng befreundet mit Friedrich Gundolf, gibt mit untergründigem Humor seine
Erinnerungen an Heidelberg wieder, etwa an den philosophischen Dissens
zwischen Heinrich Rickert – auf der rechten Neckarseite wohnend – und Jaspers – auf der linken Seite des Flusses. Er schildert die berückende liberale
und musische Atmosphäre an der Universität, die sich mit einem Schlage ver-
finsterte, als die zuvor liberalsten Gelehrten wie Kaninchen vor der Schlange
der neuen Staatsmacht erstarrten und kapitulierten.

Die Überbewertung des Staates ist für Klibansky einer der Hauptgründe für
den Abfall der deutschen Gelehrten von der zuvor verkündeten Geistesfreiheit
im Jahre 1933. Im Rückblick auf die zwanziger Jahre schreibt Klibansky: „Es
waren Jahre, in denen die Poesie in Heidelberg herrschte. Es ist schwer, anges-
sichts der damals am Horizont auftauchenden bedrohlichen Zeichen, den
Glanz dieser Zeit und ihre Schönheit heraufzubeschwören." Und doch waren
jene Zeichen auch in Heidelberg als trübe Flecken in seinem Glanz schon
deutlich sichtbar. Deprimiert mußte Klibansky schließlich die Entfremdung
zwischen ihm, dem Juden, und seinen verehrten Lehrern erfahren. Bestürzend
die Wiedergabe eines Gesprächs mit Heinrich Rickert, das ihm verdeutlichte,
„wie sehr sich bei den meisten akademischen Lehrern die Ideale, die sie in ihren Vorlesungen und ihren Schriften verkündeten, von ihrem persönlichen
Verhalten unterschieden, das Mut erforderte. In der Theorie hatte man die
Autonomie des Individuums und seine Freiheit in den höchsten Tönen gepries-
sen; in der Praxis jedoch beherrschte der Wille desjenigen, der die Macht in-
nehatte, das Verhalten und in nicht wenigen besonders charakteristischen
Fällen die Überzeugungen" (S. 279).

Eine willkommene Ergänzung des Mittlerschen Heidelberg-Buches ist der
von Jörn Bahns herausgegebene Katalog zur Ausstellung *Zwischen Tradition
und Moderne – Heidelberg in den 20er Jahren*, die im Herbst 1994 im Kurpfälzischen Museum stattfand. Dem Thema gemäß sind die Schwerpunkte
hier anders gesetzt. Die ökonomisch-politische Krisensituation rückt stärker

ins Blickfeld, vor allem aber der Heidelberger Alltag (in dem anschaulichen, quellen- und abbildungsreichen, dem Lauf der Jahre folgenden Beitrag von Jutta Schneider) und die kollektive Wohnreform (Christoph Vierneisel). Die wichtigsten neuen – öffentlichen und privaten – Bauten, wie natürlich vor allem die Neue Universität, werden eingehend beschrieben. Auf neue oder wenig bekannte Quellen gestützte Untersuchungen gelten den Schloßfestspielen (Helmuth Kiesel/Oliver Fink), dem Heidelberger Theater und seinem Inszenierungsstil (einen theaterwissenschaftlich akkuraten Beitrag wie den von Annette Freese hätte man sich für Mittlers Heidelberg-Buch gewünscht). Ein Artikel über den „Heidelberger Geist" der zwanziger Jahre im allgemeinen (Frieder Hepp) darf natürlich nicht fehlen, und stärker noch als in dem zuvor besprochenen Sammelband steht die Universität im Mittelpunkt. Wiederum ist Eike Wolgast mit einem Aufsatz über „Die Universität im politischen Spannungsfeld" vertreten, der vor allem die universitätspolitischen Skandalfälle – Arnold Ruge, Philipp Lenard und seine „deutsche Physik", Emil Julius Gumbel, Günther Dehn – ausführlicher und quellenreicher darstellt, als das in dem auf die Gesamtgeschichte der Universität bezogenen Sammelband von Mittler möglich war. Sehr informativ sind die Portraits der bedeutendsten Heidelberger Philosophen (Dominic Kaegi), Sozialwissenschaftler (Reinhard Blomert) und Juristen (Adolf Laufs/Markus Rafael Ackermann) der zwanziger Jahre, doch vermißt man gleich gewichtige Portraits von Gelehrten anderer Fachrichtungen, die – wie die jüdischen Germanisten Friedrich Gundolf, Max Freiherr von Waldberg, der später aus dem Amt gejagte Doktorvater ausgerechnet von Joseph Goebbels (dazu Frieder Hepp S. 262), oder der 1933 ebenfalls entlassene Richard Alewyn – das geistige Leben Heidelbergs in dieser Zeit bedeutend mitgeprägt haben. Höchst verdienstvoll Margret Schuchards Beitrag über die Frauen an der Universität, wie Gerta von Ubisch, die erste Habilitandin in Baden, oder später berühmt gewordene Studentinnen wie Anna Seghers, Hannah Arendt, Jeanne Hersch, Hilde Domin, Christiane von Hofmannsthal, die Tochter des Dichters, die den Heidelberger Indologen Heinrich Zimmer heiratete, u.a. (Wenigstens knapp verwiesen sei in diesem Zusammenhang auch auf den Sammelband *Frauengestalten. Soziales Engagement in Heidelberg.* Mit Beiträgen von Ilona Scheidle u.a., 1995.)

Sind die beiden oben besprochenen Publikationen überwiegend von Heidelbergern verfaßt worden, also gewissermaßen vor Ort entstanden, ist der dritte hier anzuzeigende Sammelband mit einer Ausnahme (Wolfgang Schluchters Neuinterpretation von Max Webers Vorträgen *Wissenschaft als Beruf* und *Politik als Beruf)* von Gelehrten herausgegeben und geschrieben worden, die biographisch nichts oder wenig mit Heidelberg verbindet. Eine solche Sicht von außen ist angesichts der ausufernden Heidelberg-Literatur von Insidern sehr zu begrüßen. Es handelt sind um den Band *Heidelberg im Schnittpunkt intellektueller Kreise. Zur Topographie der „geistigen Gesellig-*

keit" eines „Weltdorfes": *1850–1950,* hrsg. von Hubert Treiber und Karol
Sauerland (1995). Was alle Beiträge verbindet, ist ihr sozialgeschichtlicher
und sozialpsychologischer Ansatz, in dessen Lichtkegel bestimmte Problem-
felder deutlicher (manchmal aber auch überscharf) hervortreten, als das in
methodisch diffusen Sammelwerken möglich ist.

Gleich in der ersten ersten Zeile des Buchs taucht Camilla Jellineks Wort
vom „Weltdorf" auf, und es findet sich der Hinweis auf Max Webers These,
es seien vor allem „Außengebiete" von Kulturzonen gewesen, wo eigene Fragen an die Welt gestellt worden seien, denen der in den großen Kultur- und
Machtzentren lebende Mensch ausgewichen sei. Éva Kárady nennt gar in ihrem Beitrag über Emil Lask Heidelberg „die heimliche Hauptstadt des geistigen Deutschlands" (S. 378). Dergleichen hört man in Heidelberg gern und
schlägt sich dabei heute noch an die von Stolz geschwellte Brust. Der Heidelberger Germanist Helmuth Kiesel hat freilich in einer Rezension des genannten Sammelbandes in der „Soziologischen Revue" (Jg. 18, 1995) einiges groß-
städtische Wasser in den provinziellen Wein gegossen. Von der heimlichen
Hauptstadt könne zumindest im Hinblick auf die moderne Kunst kaum die
Rede sein. Die „wirkungsmächtigsten Vertreter deutscher Kultur oder deutscher Geistigkeit", die bedeutendsten deutschen Schriftsteller lebten bezeichnenderweise *nicht* in Heidelberg. „Verdiente die ›Kunststadt‹ München mit
ihrer unvergleichlich dichten Präsenz von bedeutenden Schriftstellern und
Künstlern aller Art nicht viel eher den Titel einer Hauptstadt des geistigen
Deutschlands?" Die „epochal bedeutende moderne Kunst" entstand selbstverständlich in den Großstädten Berlin und München. Kiesel beruft sich seinerseits auf Max Weber, der auf dem Soziologentag von 1910 feststellte, die moderne Lyrik und Malerei seien spezifische Großstadtkunst. „Dem entspricht,
daß Stefan George in Heidelberg nicht dauerhaft leben wollte, sondern – wie
ein mittelalterlicher Kaiser – von Pfalz zu Pfalz zog, immer wieder auch in die
Großstädte München und Berlin" (Kiesel, S. 498). Auch Max Weber wechselte am Ende seines Lebens nach München über, wo er nach den Worten seiner Frau die „glücklichste Zeit" erlebte und mit seinen Vorträgen über Wissenschaft und Politik als Beruf die größte öffentliche Resonanz hatte.

Trotz seines kurzen Wirkens in der bayerischen Landeshauptstadt hält
München Max Weber nicht ganz zu Unrecht für einen seiner intellektuellen
Heroen in diesem Jahrhundert. Der Münchener Max-Weber-Platz verdankt
seinen Namen freilich nicht ihm, sondern einem längst vergessenen Kommu-
nalpolitiker des vorigen Jahrhunderts – weshalb der Soziologe Ulrich Beck
den ihm 1996 verliehenen Kulturellen Ehrenpreis der Stadt München für die
kostenaufwendige Umbenennung des Max-Weber-Platzes in Max-Weber-
Platz stiftete.

Zurück zum Sammelband von Treiber und Sauerland: In einer Reihe von
Beiträgen werden die „Formen der Institutionalisierung" analysiert, die nur in

einer Stadt von der Größenordnung Heidelbergs denkbar sind. „Heidelberg war damals wie eine Arche Noah", schreibt 1961 Gustav Radbruch im Rückblick auf die Zeit vor dem Dritten Reich, in der „von jeder neuen Spielform geistiger Menschen ein Exemplar vertreten" gewesen sei. Hubert Treiber untersucht am Beispiel des Kreises um Fedor Stepun „Freundschafts- und Spätbürgertreffen in einer deutschen Kleinstadt". Die fast unvermeidliche Straßen-Bekanntschaft, die zu intensiver Interaktion führt, der Freundschaftsbund, das Symphilosophein, aus dem ein Projekt wie „Logos" hervorgeht: die „Internationale Zeitschrift für Philosophie der Kultur" – ihr und ihrer russischen Ausgabe sind zwei eigene Beiträge gewidmet (Rüdiger Krumme, Michail Bezrodinyi) –, Salon-Geselligkeit und Vortragskultur, die im Vergleich mit Berlin oder München intimere Universitätsatmosphäre als Basis des spezifischen „Heidelberger Geistes" (Karl Jaspers), das alles wird in Treibers und anderen Beiträgen einleuchtend aufbereitet.

Es sind vor allem drei Kreise, denen sich die Beiträger widmen: den so gegensätzlichen, sich aber doch mit distanziertem wechselseitigem Interesse tangierenden Kreisen um Max Weber und Stefan George – den beiden „Heidelberger Mythen" (Wolf Lepenies) sowie dem Universitätsmilieu. Diesem ist u.a. ein auf höchst aufschlußreiches statistisches Material gestützter Aufsatz von Christian Jansen über die „Liberalität der Universität Heidelberg und ihre Grenzen" gewidmet. Jansen, dem schon mehrere wichtige Untersuchungen über die politische Geschichte der Universiät Heidelberg, so über den Fall Gumbel (1991) zu danken sind, bestätigt den Ruf Heidelbergs als heimlicher Hauptstadt des anti-wilhelminischen Deutschlands und republikanischer Musteruniversität, dokumentiert jedoch, daß der liberale Vorsprung Heidelbergs vor den meisten anderen Universitäten bereits im Vorfeld des Dritten Reichs mehr und mehr dahinschmolz und daß die Mehrzahl der Liberalen unter den Heidelberger Gelehrten einmal einem „alles verstehenden Relativismus" (so schon Radbruch), zum andern einem konservativen Denkstil anhing, dem die Widerstandkraft gegen die nationalsozialistische Vereinnahmung abging.

Vielsagend sind Jansens statistische Angaben über die soziale und religiöse Herkunft der Heidelberger Universitätsprofessoren. Daß die Hochschullehrer protestantischer Herkunft in diesem Jahrhundert weithin das Feld behaupteten, ist weniger bemerkenswert als die deutlich über den Werten anderer deutscher Universitäten liegende – und schon vor 1914 den prozentualen Anteil an der Gesamtbevölkerung weit übertreffende – Zahl der Juden unter den Dozenten, die vor den nationalsozialistischen „Säuberungen" sogar diejenige der Katholiken übertraf. Zum Vergleich: in Tübingen gab es keinen einzigen jüdischen Professor! (Über die allgemeine Rolle der Juden in der Neckarstadt informiert der umfangreiche Sammelband *Geschichte der Juden in Heidelberg. Mit Beiträgen von Andreas Cser u.a., 1996.*) Bei den nach 1933 Habilitierten und Berufenen lag übrigens Jansens Nachweis zufolge „der Katholikenanteil weit unter dem langjährigen Mittelwert, was die These von der geringen Affinität des katholischen Sozialmilieus zum Nationalsozialismus stützt" (S. 524). Seit dem Zweiten Weltkrieg ist der Katholikenanteil deutlich gestiegen. Manchen Heidelberger mag es wundern und wurmen, daß z.B. in einer in diesem Jahrhundert vollständig von protestantischen und jüdischen Gelehrten geprägten Disziplin wie der deutschen Literaturwissenschaft heute alle vier Lehrstühle von praktizierenden Katholiken besetzt sind – ein Rückfall in die Zeit der Gegenreformation?

Kein Zweifel: Max Weber ist der Held des Sammelbandes von Treiber und Sauerland. Guenther Roth verfolgt seine deutsch-englische Familiengeschichte, die seinem Charakter das kosmopolitische Ambiente gegeben hat – Weltbürgerlichkeit in der Provinz –, Tilman Allert untersucht die auf Parität bedachte „Gefährtenehe" Max und Marianne Webers auf ihre mentalen und psychosozialen Voraussetzungen hin. „Großverwandtschaftliches Arrangement" (S. 221) – Max Webers Vater war Mariannes Großonkel – ersetzte die erotische Motivation der Partnerwahl (Marianne Weber: „Eros war noch nicht im Spiel"). Nicht zuletzt dieses Faktum erklärt die erotischen Synkopen – in Gestalt der Pianistin Mina Tobler und der Weber-Schülerin Else von Richthofen – im scheinbar so musterhaften Takt dieser Ehe. (Max Webers – recht verklemmtes – Verhältnis zur Erotik beschreibt ein eigener Beitrag von Bozena Choluj.) So aufschlußreich in vieler Hinsicht Allerts Beitrag ist, seine terminologisch reichlich überzogene Darstellung streift immer wieder, wenn es um die Analyse der Intimsphäre dieser Gefährtenehe geht, das unfreiwillig Komische, so wenn der Autor über die Liebesbeziehung Webers zu Else von Richthofen schreibt, daß sie „nachträglich die externalisierte erotische Beziehungsdimension der Ehe ratifiziert" (S. 231) u.ä.

Der „Kunst der Geselligkeit" im Umkreis Max Webers widmet Gesa von Essen eine auf breites Faktenmaterial gestützte sozialpsychologische Studie. Die „Mythenbildung um Max Weber" – nach seinem Tode von seiner Frau, Karl Jaspers u.a. zu einem postmortalen Personenkult gesteigert – sei „im Zusammenhang zu sehen mit jener damals neuartigen Geselligkeitsform, die im Hause Weber als bewußter Gegenentwurf zur traditionellen Geheimratsgeselligkeit praktiziert wurde und die sich in vielem an den romantischen Geselligkeitsbegriff anzulehnen scheint", wie ihn Schleiermacher in seinem *Versuch einer Theorie des geselligen Betragens* entfaltet und Georg Simmel – auswärtiges Mitglied des Weber-Kreises – fortentwickelt hat (S. 463).

Der neue Geselligkeitstypus kristallisierte sich im „jour fixe", dem offenen Sonntagnachmittag im Hause Weber, bei dem es (anders als bei den traditionellen Professorenzusammenkünften und später bei Marianne Webers Geistertees) keinen speziellen Vortrag und kein verbindliches Diskussionsthema gab, sondern – vor allem wenn der ungeheure Persönlichkeitsdruck von seiten

Max Webers („ich laste eben auf den Leuten") bei seinen häufigen Abwesenheiten entfiel – in loser Gruppenbildung ein freies Schweifen der Gedanken und ein unprofessoral-lockerer Konversationston vorwaltete. Gelegentlich gab es Musik- und Theateraufführungen und kleine Kunstausstellungen, der Diskurs beschränkte sich also nicht auf wissenschaftliche Themen.

Was die „jours" aber vor allem prägte, war der hohe Anteil intellektueller Frauen. Die bedeutenden Heidelberger und auswärtigen Gäste der „jours" können hier nicht aufgelistet werden – sie reichen von den Mitgliedern des George-Kreises mit dem Meister als sehr seltenem, Gundolf als ständigem Gast bis zu Ernst Toller und anderen „sozialistischen und pazifistischen Studenten" (Marianne Weber). Die „jours" waren von Marianne Weber initiiert worden, um dem wegen seiner Nervenerkrankung aus dem akademischen Amt ausgeschiedenen Max Weber ein Forum zu bieten, vor dem er dozieren und sich selbst beweisen konnte. Ernst Bloch, das Enfant terrible des Kreises, von dem das böse Wort von Heidelberg als dem „schmuddeligen badischen Mekka des Geschwätzes" stammt, redete deshalb sarkastisch von Webers sonntäglichem „Seminar". In dessen Anwesenheit war die freie Gesprächsführung oft eingeschränkt, alles konzentrierte sich auf ihn und seine Ausführungen. Monologe Webers wechselten mit Streitgesprächen, deren „Kristallisationspunkte" (Marianne Weber) Georg von Lukács, Friedrich Gundolf und wohl auch Karl Jaspers als Antagonisten Webers bildeten.

Obwohl Weber den Geselligkeitscharakter der „jours" durch den von ihm dominierten wissenschaftlichen Diskurs immer wieder gefährdete (so auch die Kritik Simmels), legte er – bei aller Toleranz gegenüber den divergierendsten Meinungen – doch größten Wert auf Form. Deshalb mißfiel ihm der von Lukács eingeführte Ernst Bloch gründlich – weniger wegen seines prophetenhaften, rationale Legitimation verweigernden Auftretens, als wegen seines alle gesellschaftlichen Konventionen über Bord werfenden Benehmens. Die „integrierende Kraft" Webers lag nach Gesa von Essen in Webers Außenseitertum, daß er einerseits gegen wilhelminisches Kaiserreich und Bürgertum opponierte – ganz bewußt vom Standort der Heidelberger ›Provinz‹ aus –, anderseits sich aber von Herkunft, akademischer Laufbahn und Gesittung her diesem Bürgertum zugehörig fühlte.

Nach dem Tode Max Webers führte seine Frau den „Jour" in neuer Form fort. Mehr und mehr kristallisierte er sich nun um einen Vortrag herum. Ein solcher Vortrag ist 1997 von Friedrich Wilhelm Graf veröffentlicht worden. Es handelt sich um die Rede des Neutestamentlers Martin Dibelius am 21. Februar 1931, auf dessen Titel *Die Zersetzung des Bürgertums* bereits der dunkle Schatten des Kommenden fällt. Dibelius' Rede, welche die Gäste des Sonntags-Tees offenbar ernsthaft verstört hat, ist eine kühne Selbstkritik des Bildungsbürgertums am Vorabend des Dritten Reichs. Die Folge wirtschaftlicher Krisen seit dem Krieg habe die Sekurität des Bürgertums untergraben, das längst seine eigenen ideellen Voraussetzungen und ethischen Leitvorstellungen verraten, seine traditionellen Bindungsmächte verleugnet habe und nun seine Abdankung vorzubereiten scheine. Die „Valuta der Freiheit" sei im Wert so tief wie nie gefallen. Das Jahr 1933 wird diese Diagnose bestätigen.

Um zum Sammelband *Heidelberg im Schnittpunkt intellektueller Kreise* zurückzukehren: die Querverbindungen zwischen Weber- und George-Kreis werden – außer in der Studie von Gesa von Essen – auch von Rainer Kolk und Stefan Breuer, den beiden einzigen Aufsätzen des George-Teils, in ihren persönlichen und intellektuellen Auswirkungen verfolgt, wobei George für Weber, zumal für seine Theorie der charismatischen Herrschaft, bei aller Fremdheit und Distanz eine wesentlich größere Bedeutung gehabt haben dürfte als umgekehrt. Marianne Weber hat die Beziehung zwischen Weber und George sinnvoll auf den Begriff der „Polarität" gebracht. Jeder habe im anderen den Repräsentanten des ihm entgegengesetzten Prinzips erkannt – und respektiert.

Stefan Breuers gruppenpsychologische und -soziologische Untersuchung über das „Syndikat der Seelen", wie Rudolf Borchardt den George-Kreis genannt hat, ist die wohl bedeutendste Studie des Sammelbandes. Mythen, Rituale, Herrschafts- und Gefolgschaftsstrukturen werden kritisch analysiert, ohne freilich den ästhetischen Rang der Dichtung Georges positiv oder negativ zu würdigen. Beklemmend das Kapitel „Lernprozesse mit tödlichem Ausgang", in dessen Mittelpunkt Friedrich Gundolf und sein förmliches Zerbrechen an Georges Bruch mit ihm steht: Gundolf stirbt exakt an Georges Geburtstag, am 12. Juli 1931, im Alter von erst 51 Jahren. Besonders eindrucksvoll ist Breuers Demonstration der Distanz zwischen Meister und Jüngern beim Ausbruch des Ersten Weltkriegs. „Der angeblich so weltabgewandte Dichter, der keine Zeitung in seiner Nähe duldete, zeigte einen Sinn für Realpolitik, wie er den Leitern des Staates seit langem abhanden gekommen war." (S. 357). Dem Kriegsrausch und nationalistischen Überschwang seiner Jünger – besonders überbordend bei Gundolf („écrasez la France!" – „Es gibt wohl jetzt kein andres Volk mehr, von dem man eine neue Weltwerdung erwarten darf, wenn es nicht die Deutschen leisten") – steht George mit befremdeter Distanz gegenüber. Das Volk, dem seine Jünger nun zujubeln, schiebt sich Breuer zufolge als „Zwischeninstanz" zwischen sie und den Meister und entzieht ihm die Kontrolle über seinen Kreis (S. 360).

Den facettenreichen Porträts der beiden großen Verkörperungen des Heidelberg-Mythos werden repräsentiv einige andere in eigenen Beiträgen an die Seite gestellt: Fedor Stepun (Hubert Treiber), Emil Lask (Eva Karádi), Georg von Lukács (Mihály Vajda), Emil Lederer (Hans Ulrich Eßlinger), schließlich Gerta von Ubisch (Meike Sphia Baader). Die Bedeutung der Frauen modern-emanzipatorischen Zuschnitts für den „Geist von Heidelberg" heben schon der Herausgeber Karol Sauerland in seiner „Einleitung" und der Beitrag von Gesa von Essen hervor. Nicht zuletzt die engagierte Frauenrechtlerin Marian-

ne Weber gab da den Ton an. So „ungewöhnliche Frauen wie Marianne Weber, Camilla Jelinek, Marie-Luise Gothein, Else Jaffé-Richthofen und Claire
Schmid-Romberg" habe man selten „so nahe beieinander" erlebt wie in Heidelberg, bekannte Gustav Radbruch noch 1961.

Von den Einzelporträts sei stellvertretend das von Georg von Lukács hervorgehoben. Lukács schwankte in der Heidelberger Zeit zwischen dem Beruf
des Essayisten und Wissenschaftlers bzw. systematischen Philosophen (zu
dem er sich in seiner 1974 aus seinem Nachlaß herausgegebenen „Heidelberger Philosophie der Kunst" zu entwickeln hoffte). Nicht weniger schwankte
Max Weber in der Beurteilung seines Antipoden bei den sonntäglichen Diskussionen in der Ziegelhäuser Landstraße. So sehr er den „geborenen Essayisten" schätzte, er hätte das „genialste Mitglied seines Heidelberger Kreises"
(Vajda, S. 403)) lieber als habilitationswürdigen Systematiker gesehen. Von
diesem aber sah er Lukács sich – auf dem Wege zu seiner *Theorie des Romans* – mehr und mehr entfernen („.. der Essayist ist gewiß auch nicht um
Haaresbreite weniger als der zünftige Systematiker, – eventuell gerade im Gegenteil! Aber er gehört nicht an eine Universität und gereicht dort weder dem
Betrieb, noch vor allem sich selbst zum Heil", Weber an Lukács, 14. 8. 1916).

Weber war zudem überzeugt, daß dem Wissenschaftler „bescheidene
Zunftarbeit", nicht jedoch die Lösung „letzter (Sinn-)Fragen" aufgegeben sei.
Nach dieser Lösung aber suchte Lukács gerade, und da er sie als Systematiker
nicht fand, nahm er die „Zuflucht zum Essay" (Vajda, S. 402), damit aber zu
einem Weber suspekten Prophetentum. Vaja stellt die scharfsinnige These
auf, daß Lukács aufgrund seiner Resignation vor der Möglichkeit, als systematischer Philosoph die „letzten Fragen" beantworten zu können, und im Bewußtsein, daß der Essay nur ihre provisorische, letzlich unverbindliche Lösung bieten kann, schließlich in den Kommunismus, in die „absolute Gewißheit durch die ›Partei‹" flüchtete (S. 413).

Neben den drei großen Sammelbänden sind in den letzten Jahren einige
Monographien erschienen, die das Bild des „Heidelberger Geistes" variantenreich vervollständigen. Daß Ernst Jünger in Heidelberg geboren ist, mag angesichts des frühen Ortswechsels der Familie ein Zufall sein, doch hat Helmuth Kiesel seinem zum 100. Geburtstag des Autors veröffentlichten Buch
Wissenschaftliche Diagnose und dichterische Vision der Moderne. Max Weber und Ernst Jünger (1994) eine „lokalhistorische Einleitung" über „Heidelberg, Max Weber und Ernst Jünger" vorausgeschickt, welche demonstriert,
„daß Heidelberg in Jüngers Denken ein wichtiger Topos ist: der Ort, an dem
sich der Vater jenes positivistische und rationalistische Weltbild angeeignet
hat, das dem Sohn später als Ausdruck jener Moderne erschien, die es zu
überwinden und zu überbieten galt" (S. 9).

Max Weber und Ernst Jünger, sie verkörpern zwei gegensätzliche Reaktionen auf die „Entzauberung der Welt", den „Antagonismus von wissenschaftlicher und prophetischer Rede über den in der Moderne zur Vollendung kommenden [...] Prozeß der Rationalisierung" (S. 15). Max Weber hat diesen Prozeß mit einer negativen – von tiefer innerer Distanz zeugenden – Metaphorik beschrieben, „in Bildern des Todes, der Versteinerung, des Erkaltens und des Ersticktwerdens" (Stefan Breuer), so daß der dialektische Umschlag in der Einstellung zu ihm, ja die Opposition gegen die Rationalisierung – die Weber sich nicht erlaubte – durch jene Metaphorik schon nahegelegt wird. Die wissenschaftliche Diagnose der Entzauberung führt durch ihr negatives Vokabular bei Ernst Jünger zur prophetischen Rede von der Wiederverzauberung der Welt. Diese soll allerdings nicht durch romantische Rückkehr zu den verlorenen Paradiesen der Menschheit erreicht werden, vielmehr soll die rationalistische Moderne – nach der Konzeption des *Arbeiters* von 1932 – durch die Hingabe an die Technik und an das Arbeitsprinzip vollendet und an den „magischen Nullpunkt" geführt werden (S. 118), von dem aus die Welt die Gestalt einer im Zeichen neuer Verzauberung stehenden „Übermoderne" gewinnen kann.

Den Glauben an diese Übermoderne mit einem „vergeistigten Übermenschen" hat der späte Jünger (*Eumeswill*, 1977) freilich aufgegeben – die Erfahrung hat ihn gelehrt, daß die prozessuale ›Vollendung‹ der Moderne nicht zu einem magischen Umschlagpunkt führt, sondern sich totläuft und in der „Großen Deponie" totaler Entmenschlichung und Entnatürlichung endet. Eine neue Wertordnung, neue „Götter" können nur in einem kataklysmischen Akt der Weltneuschöpfung entstehen. Solch prophetische Rede hätte Max Weber gewiß verworfen – war sie ihm doch schon an Ernst Bloch und Lukács suspekt –, doch fragt sich, ob Weber angesichts der dehumanisierenden Auswirkungen des modernen Rationalisierungsprozesses, die er noch nicht ahnen konnte, an seiner Überzeugung festgehalten hätte, man müsse sich mit einer Art von Amor fati im „stahlharten Gehäuse" der entzauberten Moderne einrichten; die negativen Konnotationen seiner eigenen Beschreibungssprache könnten doch eher – vor dem Erfahrungshintergrund des ins Katastrophale umschlagenden Rationalisierungsprozesses – das Jüngersche Wagnis des Ausbruchs aus dem stahlharten Gehäuse nahelegen: „O du stählernste Schlange der Erkenntnis – du, die wir verzaubern müssen, wenn du uns nicht erwürgen sollst!" (*Das abenteuerliche Herz*, 1929).

Es ist kein Zufall, daß die Präsentation neuer Heidelberg-Bücher auf eine Auseinandersetzung mit Heidelbergs modernem Zentralmythos Max Weber hinausläuft. Die Präsenz seiner Wirkung bestätigt sich immer aufs neue – sehr im Unterschied zur derjenigen seines Bruders Alfred. Das demonstriert der von Hans G. Nutzinger herausgegebene Sammelband *Zwischen Nationalökonomie und Universalgeschichte. Alfred Webers Entwurf einer umfassenden Sozialwissenschaft in heutiger Sicht* (1995), der durch die biographisch akzentuierten Beiträge, die Alfred Webers Beziehungen zur Universität Heidelberg, zu seinem Bruder Max, zu Karl Jaspers und Karl Mannheim nachzeichnen, auch eine Art Heidelberg-Buch ist. Doch als Porträt des Gelehrten wirkt der Band wie ein Begräbnis erster Klasse. Alfred Webers sozialwissenschaftlicher Ansatz, selbst die Prinzipien der von ihm mitbegründeten Kultursoziologie werden überwiegend als überholt analysiert, vor allem in den Beiträgen von Wolfgang Schluchter, dessen Beitrag „Max Weber und Alfred Weber. Zwei Wege von der Nationalökonomie zur Kultursoziologie" keinen Zweifel daran läßt, welcher Weg in die wissenschaftliche Zukunft führt, und der eigene Aufsatz des Herausgebers. Glücklich sind die meisten Autoren des Bandes, ihre Zweifel an der aktuellen Bedeutung von Alfred Webers wissenschaftlichem Oeuvre hinter der Bewunderung für seine Zivilcourage in der Zeit des Nationalsozialismus und überhaupt für seine jedem Opportunismus abholde, liberale Wissenschaftlerpersönlichkeit verbergen zu können.

Die Heidelberger Soziologie bildet auch den Angelpunkt der Monographie von Dirk Hoeges *Kontroverse am Abgrund: Ernst Robert Curtius und Karl Mannheim. Intellektuelle und „freischwebende Intelligenz" in der Weimarer Republik* (1994). Auch hier ist Max Weber das geheime Zentrum. Interessant, daß die Kontrahenten Curtius und Mannheim sich in einem Punkte einig sind: in der Skepsis gegenüber der Provinzkultur. Mannheim sieht eine gewisse Tragik Max Webers darin, daß er, „der über alles verfügte, was ihn fähig zur politischen Führung gemacht hätte", als Heidelberger Professor „in der Politik nur eine Gastrolle spielen" konnte. „Max Weber ist nur ein Beispiel für die Verstopfung der Energien, die nur *eine* der großen Gefahren der Provinzkultur ist. Die andere liegt im Kleinbürgerlichen, das selbst noch den ausgezeichnetsten Menschen von der Kraft der Trägheit des sozialen Lebens aufgezwungen wird. [...] Der Antagonismus zwischen kleinbürgerlichem Leben und kosmopolitischem Denken wird hier unerhört stark spürbar" (zit. S. 27).

Mannheim hat auch treffend die geistige Achse Heidelbergs bezeichnet: „Heidelbergs geistiges Leben läßt sich an seinen zwei polaren Gegensätzen messen: der eine Pol sind die Soziologen, der andere die Georgeaner; der idealtypische Vertreter der einen ist der schon gestorbene Max Weber, der der anderen der Dichter Stefan George. Auf der einen Seite die Universität, auf der anderen die ungebundenere außeruniversitäre Literaturwelt, die eine liegt auf der Linie der protestantischen Kulturtradition, die andere orientiert sich am Katholizismus." (S. 48)

Curtius gehört zu den Heidelberger Intellektuellen, die weder der Faszination Georges – zu dessen Kreis er anfänglich gehörte, um sich bald von ihm zu entfernen – noch derjenigen Max Webers erlegen sind und kaum in seinem Kreise auftauchen (weshalb Marianne Weber ihn in ihren Erinnerungen auch nicht erwähnt). Curtius distanzierte sich von Weber vor allem als dem „Anwalt einer entpersönlichten Fachwissenschaft", der er die „Erlebnispflicht" des Gelehrten gegenüberstellt. „Curtius will mit Hilfe eines emphati-

schen Lebens- und Erlebnisbegriffes den knöchern gewordenen Historismus
überwinden und das Denken revitalisieren; für Weber liegt darin eine Gefahr
für das Denken" (Hoeges, S. 26).

Curtius' Streit mit Mannheim, der sich mehr und mehr in wechselseitige
persönliche Verachtung hineinsteigert, entzündet sich an dem, was Mannheim
mit dem von Alfred Weber formulierten epochemachenden Terminus „freischwebende Intelligenz" nennt, an der gegensätzlich gedeuteten Situation des
Intellektuellen, des homme de lettres. Mannheim knüpft an dessen Bestimmung bei Voltaire an, der ihn mit den fliegenden Fischen vergleicht: in keiner
sozialen Sphäre sei er wirklich heimisch, ortlos schwebe er über den Milieus,
gehe keine dauerhafte soziale Bindung ein und sei ausschließlich auf „huma-
nité" verpflichtet. Dem steht Curtius' Position des sozial engagierten Intellektuellen gegenüber, wie er sie in seiner Schrift *Der Syndikalismus der Geistesarbeiter in Frankreich* (1921) entfaltet hat. Der Intellektuelle solle sich
nicht in eine rein interpretative Sekundärrolle abdrängen lassen, die Kluft
zwischen Geist- und Tatmensch, reiner und angewandter Intelligenz überwinden und sich in die Gesellschaft als notwendiges Glied derselben integrieren.
„So wie zur gleichen Zeit in Heidelberg Mannheim aus seiner Isolation heraus
die Heimatlosigkeit des Intellektuellen reflektiert, die abstrakte Humanität
jenseits aller Unterschiede zur Achse einer allein dem Geist verpflichteten
Schicht erklärt, [...] so will Curtius über die Auseinandersetzung mit dem
saint-simonistisch eingefärbten Syndikalismus der Geistesarbeiter die soziale
und existentielle Randständigkeit der Intellektuellen in der europäischen
Nachkriegsperiode überwinden" (S. 43).

Als 1929 Mannheims Hauptwerk *Ideologie und Utopie* erscheint, sieht
Curtius sich in seinem „emphatischen Humanismus" durch den rigorosen soziologischen Perspektivismus des Autors, der Denken und Erkenntnis generell
historisiert, noch einmal herausgefordert. Seine Polemik gegen den angeblichen Relativismus und submarxistischen Soziologismus Mannheims nimmt
verletzende Formen, ja denunziatorische Züge an; Mannheim schlägt mit gleichen Waffen zurück, wenn er Curtius intellektuelle Beschränktheit attestiert.
„Curtius und Mannheim hatten sich in ihrer Kontroverse gegenseitig an den
Abgrund gedrängt." (S. 231) Das hier im einzelnen zu verfolgen, kann nicht
unsere Aufgabe zu ein, zumal sich dieser letzte Streit in einer Zeit abspielte,
als Curtius wie Mannheim Heidelberg bereits verlassen hatten.

Auch in Willy Birkenmaiers Buch *Das russische Heidelberg. Zur Geschichte der deutsch-russischen Beziehungen im 19. Jahrhundert* (1995) spielt
Max Weber eine wichtige Rolle. Bereits in der zweiten Hälfte des 19. Jahrhunderts war Heidelberg ein Zentrum der russischen Intelligenz, weniger der
künstlerisch-literarischen als der angehenden wissenschaftlichen. Seit der
Jahrhundertwende bevorzugten Sozialrevolutionäre die liberale Neckarstadt.
Daneben war sie eine Art Kurstadt für gelehrte und wohlhabende Müßiggän-

ger. Der Pflanzenphysiologe Timirjazev nennt Heidelberg geradezu das Mekka der russischen Naturwissenschaft. Einen gesellschaftlichen Höhepunkt erlebte die Geschichte der russischen Kolonie im Jahre 1912, als die Pigorov-Lesehalle ihr fünfzigjähriges Bestehen feierte. Bei der Jubiläumsfeier am 20. Dezember, an der eine Reihe von führenden Heidelberger Gelehrten wie Alfred Weber, Gustav Radbruch, Emil Lask u.a. teilnahmen, hielt Max Weber die leider verschollene Festrede, in der er eingehend die Beziehungen zwischen Rußland und Deutschland vor dem Hintergurnd der bedrohlichen politischen Situation am Vorabend ders Ersten Weltkriegs würdigte: „Wir sind aufeinander angewiesen auf Leben und Tod.“

Mit diesem Zitat sei Max Weber hier verabschiedet. In eine ganz andere Welt führt uns der von Martin Langner herausgegebene Sammelband *„Feuer schwarz.“ Eine deutsche Feuerwehrgeschichte am Beispiel Heidelbergs* (1996), erschienen aus Anlaß des 150. Geburtstags der Freiwilligen Feuerwehr und des 50. Geburtstags der Berufsfeuerwehr Heidelberg. Hier handelt es sich um mehr als ein Kuriosum. Die Geschichte der Heidelberger Feuerwehr wird fesselnd in die politische und Bürgertums-Geschichte eingebunden: die Feuerwehr, ursprünglich „bürgerschaftliches Selbsthilfeinstrument im Sicherheitswesen der Gemeinde“ (S. 1), ein Verein mit demokratischer Selbstverwaltung, der immer wieder das Mißtrauen der Staatsbehörden erregte, verwandelt sich nach der gescheiterten Revolution von 1848/49 und erst recht seit der Reichsgründung mehr und mehr in einen am preußischen Militär orientierten staatsbejahenden Musterverband, in eine „Schule der Nation“. Genaueres über die Geschichte der Heidelberger Großbrände wird man nirgends finden als in diesem Buch, das auch beachtliche Beiträge zur Vereinssoziologie, zur Geschichte der Feuerlöschtechnik oder zum kulturellen Ambiente der Feuerwehr, etwa ihrer musikalischen Tradition und ihrer Kommersbücher enthält. (Immerhin hat auch Richard Wagner einen Männerchorsatz *Wahlspruch für die deutsche Feuerwehr* – WWV 101 – komponiert, der in einem ausführlichen musikwissenschaftlichen Beitrag von Thomas Schipperges über die Musik der Heidelberger Feuerwehr akkurat analysiert wird.) Daß man ein Thema, dessen Behandlung zu purer Vereinspanegyrik einlädt, auf so interdisziplinär-facettenreiche Weise wissenschaftlich aufbereiten kann, wie es in diesem auch in seinem Dokumentationsteil vorzüglichen und bibliophil ausgestatteten Buch geschieht, ist erstaunlich und erfreulich.

Der letzte Teil dieser Besprechung sei nun der Tradition Heidelbergs gewidmet, die für viele Besucher der Stadt aus dem In- und Ausland ihre wichtigste ist: der literarischen. Über Literatur in Heidelberg kann man heute nicht reden, ohne gleich ihren Cicerone Michael Buselmeier zu erwähnen. Ihm ist der vielleicht originellste literarische Stadtführer zu danken, den es in Deutschland gibt. Buselmeier nennt seine *Literarischen Führungen durch Heidelberg* im Untertitel *Eine Stadtgeschichte im Gehen*. Im Vorgang des

Spazierens und Parlierens von Ort zu Ort – genauer gesagt in zwölf nicht nur
literarischen, sondern allgemein kulturgeschichtlich orientierten Wanderungen – soll sich sukzessiv die – einstige – intellektuelle Atmosphäre Heidelbergs erschließen. „Ich bin der Cicerone der euch die Paläste / der versunkenen Stadt zeigt", heißt es in Buselmeiers „Poem" *Ich rühm dich Heidelberg*,
von dem noch die Rede sein wird. Seine *Literarischen Führungen* hat Buselmeier zuerst 1991 vorgelegt, 1996 sind sie in einer völlig neubearbeiteten
Auflage erschienen.

Buselmeier hat gründlich recherchiert und eine Fülle von kaum oder gar
nicht bekannten literarischen Details aus der Geschichte Heidelbergs mitgeteilt. Um nur ein schlagendes Beispiel anzuführen: Jeder weiß, wie oft Goethe
Heidelberg besucht hat; daß aber Schiller möglicherweise weit öfter dort gewesen ist, wird so gut wie nie erwähnt. Dabei sind seine Heidelberger Begegnungen mit dem Illuminaten Adolph von Knigge in den achtziger Jahren für
seine geistige Entwicklung von großer Bedeutung gewesen, wie das Buch des
früheren Heidelberger Germanisten Hans Jürgen Schings' *Die Brüder des
Marquis Posa. Schiller und der Geheimbund der Illuminaten* (Tübingen 1996)
demonstriert hat. Buselmeier geht den so lange verwischten Spuren Knigges
im „lieben, herrlichen Heidelberg" nun erfreulich genau nach.

Was einen anderen prominenten Heidelberg-Besucher, nämlich Richard
Wagner betrifft: daß dieser 1877 mit Frau Cosima (die Hans Thoma als Maria
Magdalena in seinem Gemälde *Christus als Gärtner* in der Peterskirche ver-
ewigt zu haben scheint; S. 67) und den Kindern im Schloßhotel abgestiegen
ist und dort den Mitgliedern des Mannheimer (!) Wagner-Verbandes aus seinem *Parsifal* vorgelesen hat, weiß Buselmeier. Eine noch viel wichtigere Hei
delberg-Begegnung Wagners ist aber wohl selbst ihm unbekannt: 1871 unternehmen die Wagners von Tribschen aus eine Reise nach Deutschland, deren
äußere Höhepunkte der entscheidende, das Festspielunternehmen initiierende
Besuch in Bayreuth und Wagners Empfang durch Bismarck in Berlin sind. Ihre Rückreise führt sie über Heidelberg, und hier haben sie ein Erlebnis, das
Cosima in ihrem ausführlichen Bericht im Tagebuch vom 14. Mai als den
„schönsten Moment" der Reise bezeichnet: hingerissen verfolgen sie eine
Kasperltheateraufführung an der Alten Brücke, „bis endlich Kasperle im He-
roldsmantel meldete: ›Jetzt wird nicht mehr geguckt; warum? Weil die Lichter werden ausgespuckt.‹"

Auf das Heidelberger Kasperltheater-Erlebnis ist Wagner immer wieder zu
sprechen gekommen; es war für ihn ein Exempel für den Ursprung des Theater aus dem Geist der Improvisation. In seinem Essay *Über Schauspieler und
Sänger* (1872) schreibt er: „In dem Spieler dieses Puppentheaters und seinen
ganz unvergleichlichen Leistungen, mit denen er mich atemlos fesselte, während das Straßenpublikum in seiner leidenschaftlichsten Teilnahme an ihm
alle gemeinen Lebensverrichtungen zu vergessen schien, ging mir seit un-

denklichen Zeiten der Geist des Theaters zuerst wieder lebendig auf." Ja er redet von dem „echtesten aller Theaterspiele, die ich noch je angetroffen".

Ein Schatten der Lebendigkeit von Buselmeiers „Stadtgeschichte im Gehen" sind die etwas penetranten politisch-ideologischen Werturteile, die er immer wieder fällen muß, um zu demonstrieren, daß er einmal eine führende Figur der Studentenbewegung nach 1968 gewesen ist. Da muß es natürlich Seitenhiebe auf die vermeintlich restaurative Adenauer-Ära geben, muß der „romantische Geist Heidelberger Prägung [...] das Aufkommen des Faschismus gefördert haben" (S. 105), da wird gegen alle wissenschaftlichen Befunde behauptet, die Heidelberger Professoren der zwanziger Jahre seien „überwiegend national-konservativ" gewesen (S. 105) und andere Vulgär-Ideologismen mehr. Natürlich wird auch immer wieder betont, daß es mit Heidelberg vorbei ist („die Mythen sind aufgebraucht"), daß von den Geisteswissenschaften und der Soziologie in Heidelberg „keine belebende Kraft mehr ausgeht" und das Studium „freudlos absolviert wird" (S. 15), was Buselmeier, der vermutlich täglich in der Universität sitzt, gewiß kompetent beurteilen kann. Kurz und gut: die Universität ist heute ein Institut zur Erzeugung von Langeweile. Der Leser darf derlei als ritualisierte verbale Gesten eines in die Jahre gekommenen Achtundsechzigers oder als Hofnarreteien eines beliebten Stadt-Faktotums belächeln, das man doch in seiner kulturellen Silhouette nicht missen möchte.

Buselmeier hat – natürlich – auch den Beitrag über „Heidelberg und die Literatur" in dem Werk von Elmar Mittler und einen Beitrag über die Heidelberger Triviallyrik in dem von Helmuth Kiesel herausgegebenen Insel-Taschenbuch *Heidelberg im Gedicht* (1996) verfaßt. Daß er in seinen verschiedenen Beiträgen geschickte Mehrfachverwertung betreibt, d.h. immer wieder ganze Passagen nahezu wortgleich verwendet, mag man dem vielgefragten literarischen Stadtexperten nachsehen. „Ach Cicerone! Was wollt ihr von mir ..." (Buselmeier: *Ich rühm dich Heidelberg*).

Das erwähnte, prachtvoll illustrierte Taschenbuch *Heidelberg im Gedicht* entstand aus Anlaß des Stadtjubiläums im Auftrag der Literarischen Gesellschaft Palais Boisserée, die, von Heidelberger Germanisten gegründet, seit einigen Jahren eine literarische Brücke zwischen Universität und Stadt zu schlagen sucht. „Wohl keine andere deutsche Stadt wurde von so vielen namhaften Dichtern besungen wie Heidelberg", bemerkt der Herausgeber einleitend (S. 11). Zwölf berühmte Heidelberg-Gedichte von Martin Opitz bis Andreas Rasp werden mit knappen Interpretationen nach Art der „Frankfurter Anthologie" Marcel Reich-Ranickis vorgestellt. Unter den Interpreten finden sich auch drei Schriftsteller – Ulla Hahn für Hölderlins *Heidelberg*, Arnfried Astel für Kellers *Schöne Brücke* und Volker Braun für Gertrud von le Forts *Bestandenes Schicksal* – und zwei Studentinnen – Anja Höfer für Goethes *Gingo Biloba* und Sabine Franke für Eichendorffs *Einzug in Heidelberg* –, die

den Ton einer essayistischen Interpretation fast noch glücklicher treffen als
die gestandenen (mehrheitlich Heidelberger) Gelehrten, die zumindest in einem Falle von ihrer Gelehrsamkeit – hier, wo sie sich durchaus populär verbergen durfte – nicht lassen können.

Das Stadt-Jubiläum hat auch zwei neue Heidelberg-Gedichte bzw. -Gedicht-
zyklen hervorgebracht. Ulla Hahn verfaßte aus Anlaß des ihr von der Literarischen Gesellschaft Palais Boisserée verliehenen Ehrenpreises eine lyrische
Collage mit dem Titel *schloss umschlungen* (1996), die in virtuosem inter-
textuellem Spiel Heidelberg-Lyrismen und Prosazitate von Oswald von Wolkenstein („Ich rüm dich, Haidelwerg") bis Michael Buselmeier mischt und
neu facettiert. „Die Collage ist ein ästhetisches Zeit-Messer, mit dem die
Schriftpunkte ausgeschnitten werden, und sie ist der ästhetische Zeitmesser,
der die Zeitpunkte neue zusammen fügt", bemerkt die Autorin. Der andere
Zyklus *Ich rühm dich Heidelberg* (1996) wird von seinem Autor Michael Buselmeier „Poem in sechs Gesängen" genannt. Der panegyrische Titel wird
freilich alsbald auf den Kopf gestellt, denn der Dichter fühlt den Blick der
„heillos zerstörten Dinge" auf sich gerichtet.

> Soll ich preisen die dröhnenden Autobahnen am Neckar
> von hausbreiten Lastern versperrt
> das übernatürliche Licht im Parkhaus
> bevor der Mörder erscheint
> den Dampf der Abgase am Bismarckplatz
> in der Anlage die längst keine mehr ist
> den Glanz der Schaftstiefel des Verkehrspolizisten
> den Flitter der Fußgängerzone
> den Schnellfraß Übelkeit
> Kot im Pißbecken der Stadtbücherei
> die Intrigen der kleinen Politiker
> die keine Gedichte lesen
> Phrasen am Gürtel Lügengebrüll
> und Irrsinn jeder Couleur

Nicht nur auf die Gegenwart fällt jedoch der desillusionierende Blick dieses
Anti-Enkomiasten – auch die Vergangenheit Heidelbergs wird nicht geschont.
Natürlich fehlt auch der pessimistische Rückblick auf die Studentenbewegung
nicht. Die Stadtgeschichte löst sich zum „Nichts von 800 Jahren" auf.

> Wer bin ich ... nie weggekommen
> aus dem Mutternest
> es vielmehr stetig umkreisend
> während alle anderen rasch abgereist sind
> aus dem feuchten *Neckarloch*
> doch ihr Leben lang Heidelberg rühmten

Das poetische Heidelberg – eine von Oswald von Wolkenstein über Hölderlin bis Ulla Hahn sich fortspinnende Illusion von durchreisenden oder nur kurz ansässigen Dichtern? Wer aber in Heidelberg bleibt – „hängengeblieben an der Nabelschnur" – dem vergeht das preisende Dichten?

Kein anderer Heidelberger hat sich neben Buselmeier seit vielen Jahren der literarischen Stadtgeschichte so sehr angenommen wie der zünftige Sinologe und Privatgermanist Günther Debon. Seine Bücher *Goethes Begegnung mit Heidelberg* (1992) – den acht Heidelberg-Besuchen Goethes ist auch sein Beitrag in Mittlers Sammelband gewidmet – und *Das Heidelberger Jahr Joseph von Eichendorffs* (1992 in zweiter Auflage erschienen) sind inzwischen Standardwerke. Nun hat Debon unter dem Titel *Der Weingott und die Blaue Blume. Dichter zu Gast in Heidelberg* (1995) neue literarhistorische Studien zur Stadtgeschichte vorgelegt. Sie reichen, von farbigen Illustrationen sekundiert, von Conrad Celtis über die Romantiker bis zu Thomas Mann – und *The Student Prince*. Wie sehr Debon den affirmativen Gegenpol zum Stadt-Thersites Buselmeier bildet, zeigt sein Verhältnis zu dieser „Spectacular light opera", die letzterer nur mit Verachtung straft. Debon hingegen in den letzten Zeilen seines Buchs: „Machen wir uns getrost ideologisch fluchtverdächtig. [...] Lassen wir uns die Rührung nicht ausreden. Und wir wollen, wenn für die Liebenden die Stunde des letzten Abschieds gekommen ist, uns einer Träne nicht schämen." (S. 235)

Von den – eine Fülle von Quellenmaterial ausbreitenden – Einzelstudien Debons sei besonders das Thomas Mann-Kapitel erwähnt, das zum erstenmal alle Fakten der verschiedenen Begegnungen Manns mit Heidelberg zusammenstellt. Deren Höhepunkt war zweifellos seine Rede zur Eröffnung der Schloßfestspiele am 20. Juli 1929. Im Jahre 1937 nahm Thomas Mann die Festrede zur vierten Wiederkehr der Gründung der New Yorker „Graduate Faculty of Political and Social Science" – welche nach der Vertreibung so vieler Gelehrter aus Deutschland seit 1933 die Tradition der freien Deutschen Universität in den USA fortsetzen wollte – zum Anlaß, Gundolfs Inschrift über dem Portal der Neuen Universität „Dem lebendigen Geist" zu würdigen, welche die Nazis 1936 gegen die Version „Dem deutschen Geist" vertauscht hatten (die Gundolf zumindest zur Zeit des Ersten Weltkriegs gar nicht ferngelegen hätte). „Damit hat das Regime selbst erklärt, daß es – einstweilen – an Deutschlands Universitäten keine Heimstätte für den lebendigen Geist gibt. Ich möchte jetzt vorschlagen, daß Ihre Fakultät diese Worte übernehme und zu ihrem Motto mache, um zu bezeugen, daß der aus Deutschland vertriebene lebendige Geist in diesem Land eine Heimstätte gefunden hat."

Auch Debons west-östlicher Divan *So der Westen wie der Osten*, der „13 Kapitel zur Dichtung, Kunst und Philosophie in Deutschland und China" versammelt (1995), widmet die beiden letztem dem Thema „In und um Heidelberg" (darunter eine faszinierende Miszelle über „Heidelbergs berühmtesten

Bäcker": jenen 1720 nach Pennsylvanien ausgewanderten Conrad Beisel, dem Thomas Mann im *Doktor Faustus* ein Denkmal gesetzt hat) und der geschichtsträchtigen Verbindung „Zwischen Heidelberg und München". Daß gerade die bedeutendsten Heidelberger eine besondere Affinität zu München empfanden, sich beiden Städten zugehörig fühlten – Musterbeispiele sind die beiden Heidelberger ›Mythen‹ George und Max Weber, aber auch so viele spätere Gelehrte, die von Heidelberg nach München wechselten, wie Fedor Stepun, Thrasyboulos Georgiades oder Uvo Hölscher; Wilhelm Hausenstein schrieb eine *Liebe zu München* wie eine *Liebe zu Heidelberg* – mag damit zusammenhängen, daß München eine Art Über-Heidelberg war und wohl auch noch ist: ebenfalls ein „Weltdorf" und kaum eine eigentliche Metropole mit weltstädtischem Flair, freilich mit einer Weltbedeutung auf den Gebieten der Bildenden Kunst, der Musik, Literatur und des Theaters, die der Kleinstadt Heidelberg notwendig abgeht. Heidelberg in München wiederzufinden oder auch München in Heidelberg, das scheint der Wunsch so manches von der Anonymität der modernen Metropolen befremdeten Intellektuellen gewesen zu sein.

Bibliographie

Heidelberg. Geschichte und Gestalt. Hrsg. v. Elmar Mittler. Heidelberg 1996.

Heidelberger Schulgeschichte(n). Vergangenheit und Gegenwart in kurzen Porträts. Heidelberger Schulen stellen sich vor. Bearbeitet von Martin Krauß und Stefanie Hinz. Heidelberg 1996.

Zwischen Tradition und Moderne – Heidelberg in den 20er Jahren. Ausstellungskatalog für das Kurpfälzische Museum der Stadt Heidelberg. Hrsg. v. Jörn Bahns 1994.

Frauengestalten, Soziales Engagement in Heidelberg. Mit Beiträgen von Ilona Scheidle u.a. Heidelberg 1995.

Heidelberg im Schnittpunkt intellektueller Kreise. Zur Topographie der „geistigen Geselligkeit" eines „Weltdorfes": 1850–1950. Hrsg. von Hubert Treiber und Karol Sauerland. Opladen 1995.

Geschichte der Juden in Heidelberg. Mit Beiträgen von Andreas Cser u.a. Heidelberg 1996.

Martin Dibelius über die Zerstörung der Bürgerlichkeit. Ein Vortrag im Heidelberger Marianne-Weber-Kreis 1932. Hrsg. v. Friedrich Wilhelm Graf. In: Zeitschrift für neuere Theologiegeschichte. Bd. 4, Heft 1. Berlin und New York 1997.

Helmuth Kiesel: *Wissenschaftliche Diagnose und dichterische Vision der Moderne. Max Weber und Ernst Jünger.* Heidelberg 1994.

Zwischen Nationalökonomie und Universalgeschichte. Alfred Webers Entwurf einer umfassenden Sozialwissenschaft in heutiger Sicht. Hrsg. v. Hans G. Nutzinger. Marburg 1995.

Dirk Hoeges: *Kontroverse am Abgrund: Ernst Robert Curtius und Karl Mannheim. Intellektuelle und „freischwebende Intelligenz" in der Weimarer Republik.* Frankfurt a.M. 1994.

Willy Birkenmaier: *Das russische Heidelberg. Zur Geschichte der deutsch-russischen Beziehungen im 19. Jahrhundert.* Heidelberg 1995.

„Feuer schwarz." Eine deutsche Feuerwehrgeschichte am Beispiel Heidelbergs. Hrsg. v. Martin Langner. Heidelberg 1996.

Michael Buselmeier: *Literarische Führungen durch Heidelberg. Eine Stadtgeschichte im Gehen.* Heidelberg 1996.

Heidelberg im Gedicht. Zwölf Gedichte und Interpretationen. Hrsg. v. Helmuth Kiesel. Frankfurt a.M. 1996.
Ulla Hahn: *schloss umschlungen. Gedichte.* Edition Toni Pongratz 58. Hauzenberg 1996.
Michael Buselmeier: *Ich rühm dich Heidelberg. Poem in sechs Gesängen.* Heidelberg 1996.
Günther Debon: *Der Weingott und die Blaue Blume. Dichter zu Gast in Heidelberg.* Heidelberg 1995.
Günther Debon: *So der Westen wie der Osten. 13 Kapitel zur Dichtung, Kunst und Philosophie in Deutschland und China.* Heidelberg 1995.

Heidelberg – heimliche Hauptstadt des geistigen Deutschlands?

Von Günther Debon

Anläßlich der 800-Jahr-Feier Heidelbergs 1996 stellte die Ruperto-Carola, als „fester Bestandteil des Mythos Heidelberg", ihr Studium generale unter das Thema *Heidelberg, Stadt und Universität.*[1] Bevor sich ein neuer Mythos bildet, sei die folgende Betrachtung erlaubt.

Seinen Vortrag *Heidelberg zur Jahrhundertwende* begann Karol Sauerland mit der Bemerkung:

> Es ist gewiß eine Übertreibung, das Heidelberg der Jahrhundertwende als heimliche Hauptstadt Deutschlands zu preisen, wie es Hubert Treiber und Éva Karádi taten. Gegen diese Ansicht haben sowohl der koreanische Soziologe Song-U-Chong wie auch Helmuth Kiesel Stellung genommen.[2]

Daß unsere Stadt als heimliche oder geheime Hauptstadt Deutschlands bezeichnet wird, ist nicht neu.[3] In diesem Fall aber zielt die Verwunderung ins Leere: Hubert Treiber nämlich spricht vom Ruf Heidelbergs als der „heimlichen Hauptstadt des geistigen Deutschlands" in den Jahrzehnten vor dem Ersten Weltkrieg, Éva Karádi von der „heimlichen Hauptstadt des damaligen geistigen Deutschlands". Und zwar stehen die Sätze in dem materialreichen Sammelband *Heidelberg im Schnittpunkt intellektueller Kreise,* den Hubert Treiber und Karol Sauerland 1995 herausgegeben haben.[4]

---

[1] Ruprecht-Karls-Universität Heidelberg (Hrsg.), *Heidelberg – Stadt und Universität,* Sammelband der Vorträge des STUDIUM GENERALE, Heidelberg: Winter, 1997. Das Zitat im Vorwort des Rektorats.

[2] Ebenda, S. 193.

[3] So bei Michael Buselmeier, *Literarische Führungen durch Heidelberg.* Eine Stadtgeschichte im Gehen. Heidelberg: Wunderhorn, überarbeitete und erweiterte Neuauflage, 1996, S. 15, in Anführungszeichen.

[4] Hubert Treiber/Karol Sauerland (Hrsg.), *Heidelberg im Schnittpunkt intellektueller Kreise.* Zur Topographie der „geistigen Geselligkeit" eines „Weltdorfes": 1850–1950. Opladen: Westdeutscher Verlag, 1995, S. 9 und 378.

Selbst die erweiterten Formulierungen haben den oben erwähnten Widerspruch des Heidelberger Germanisten Helmuth Kiesel und des Max-Weber-Experten Song-U Chon hervorgerufen. Anläßlich eines Symposiums, das dem Buch *Heidelberg im Schnittpunkt intellektueller Kreise* gewidmet war, wies Helmuth Kiesel sehr zu Recht darauf hin, daß literarische Größen wie Thomas und Heinrich Mann, Gerhart Hauptmann, Hugo von Hofmannsthal, Rainer Maria Rilke oder Alfred Döblin nicht in Heidelberg gelebt haben und daß München und Berlin um die Jahrhundertwende und in den Jahrzehnten danach mindestens in demselben Maße wie Heidelberg den Titel einer geistigen Hauptstadt Deutschlands verdient hätten.[5]

Im Vorwort des genannten Sammelbandes hatte Hubert Treiber versucht, den Ruf Heidelbergs als einer heimlichen Hauptstadt des geistigen Deutschlands in den Jahrzehnten vor dem Ersten Weltkrieg mit einem Hinweis auf Max Weber zu erklären. Der schrieb im dritten Band seiner *Gesammelten Aufsätze zur Religionssoziologie,* es seien vornehmlich Grenzregionen und „Außengebiete" von Kulturzonen, wo der abseits von diesen großen Kultur- und Machtzentren lebende Mensch es noch nicht verlernt habe, „mit eigenen Fragen den Geschehnissen der Welt gegenüberzutreten".[6]

Song-U Chon nun wundert sich über solche Trennung eines politischen und geistigen Deutschlands. Gleichzeitig erfahren wir, daß in Korea, wie in vielen anderen Ländern der Welt, Heidelberg die bekannteste deutsche Stadt ist; nicht etwa wegen seiner Geistesgrößen, sondern durch das „melodramatische Musical" des „Studentenprinzen".[7]

Das ist ein schönes Lob für den Hannoveraner Wilhelm Meyer-Förster und den österreichischen Komponisten Sigmund Romberg, falls Song-U Chon nur das ‚Musical' meint. Meyer-Försters Schauspiel *Alt-Heidelberg* dürfte in Korea wie in der ganzen Welt tiefere Wurzeln der Heidelberg-Begeisterung geschlagen haben als das Musical. Mehrmals ins Japanische übersetzt, wird *Alt-Heidelberg* in Korea, das 1910 von den Japanern annektiert worden war, in der staatlich eingeführten japanischen Sprache gespielt worden sein.[8]

Kehren wir zur „heimlichen Hauptstadt des geistigen Deutschlands" zurück. In allen beigebrachten Äußerungen wird das Wort als ein stehendes zitiert, und wir haben nach der Quelle zu suchen, wenn wir es erklären wollen.

---

[5] Die vier Beiträge des Symposiums sind aufgenommen in *Soziologische Revue. Besprechungen neuer Literatur.* München: Oldenbourg, Heft 4, Oktober 1995. Der Beitrag Helmuth Kiesels heißt *„Der Mythos Heidelberg" – Vergangenheit und Gegenwärtigkeit;* das Zitat S. 497 f.

[6] *Heidelberg im Schnittpunkt intellektueller Kreise,* S. 9.

[7] Song-U Chons Beitrag heißt *Mythos Max Weber – Beobachtungen eines „Grenzgängers";* das Zitat S. 489, Anm. 3.

[8] Ebenda, S. 489, Anm. 2. – Näheres zum Schauspiel *Alt-Heidelberg* und zu der Light opera *The Student Prince* in G. D., *Der Weingott und die Blaue Blume. Dichter zu Gast in Heidelberg.* Heidelberg: Brigitte Guderjahn, 1995, S. 222–235.

Solange wir nicht eines Besseren belehrt werden, möchten wir meinen, daß es sich um ein entstelltes Zitat handelt, um eine Weiterbildung von Edgar Salins Satz: „Heidelberg war in den Jahren vor dem ersten Weltkrieg die geheime Hauptstadt des Geheimen Deutschland."[9] Damit ist das Geheime Reich Stefan Georges beschworen. Nicht, daß Salin die Geistigkeit Heidelbergs überginge. Er schreibt:

> In dieses Dämmer, das auch die verschlafene Burschenherrlichkeit amusischer Musensöhne trotz allen Lärmens nicht durchbrach, war mit dem neuen Jahrhundert ein Strahl jungen und frischen Lebens eingedrungen. Zuerst begann es sich an der altehrwürdigen Hochschule zu regen. Die Anziehungskraft, welche Berlin auf alle Gelehrten ausübte, die den wirtschaftlichen und politischen Aufstieg des wilhelminischen Reiches bewunderten und sich gern im Glanz der kaiserlichen Nähe sonnten, gab die freien und starken Naturen für die „Provinz" frei, und es war neben Freiburg und München vor allem Heidelberg, wo sich dank kluger Berufungen durch die liberale badische Regierung eine Anzahl der besten Lehrer und Forscher aus fast allen Wissensgebieten vereinigte und wo sich dann in der Folge auch der beste Nachwuchs zusammenfand. Zu ihnen trat im Frühjahr 1911 Georges erster Jünger, Friedrich Gundolf, und von da an wählte Stefan George selbst neben Bingen, Berlin und München die Stadt der fröhlichen Gassen unter duftenden Gärten zu seinem bevorzugten Sitz.[10]

Mit dem Geheimen Deutschland zitiert Edgar Salin den Meister: eine Hymne, mehrere Seiten lang und im Mittelpunkt seines letzten poetischen Bandes, *Das Neue Reich,* stehend, ist *Geheimes Deutschland* überschrieben.[11] Die Hymne wird, wie die meisten Gedichte des Bandes, zwischen 1914 und 1919 geschrieben sein; aber den Titelbegriff selbst kann George schon früher im Kreise seiner Schüler verwendet haben.

Das Geheime Deutschland ist jenseits der technokratischen, ökonomisch orientierten Welt zu suchen, jener Welt,

> Wo hinter maassloser wände
> Hässlichen zellen ein irrsinn
> Grad erfand was schon morgen
> Weitste weite vergiftet
> Bis in wüsten die reitschaar
> Bis in jurten den senn:

[9] Edgar Salin, *Um Stefan George.* Erinnerung und Zeugnis. München/Düsseldorf: Helmut Küpper vormals Georg Bondi, zweite, neugestaltete und wesentlich erweiterte Auflage 1954, S. 12.

[10] Ebenda, S. 13.

[11] Stefan George, *Das Neue Reich.* Gesamt-Ausgabe der Werke, endgültige Fassung, Bd. 9. Berlin: Georg Bondi, 1928, S. 59–65.

So heißt es in der Hymne mit erstaunlich klarem Blick, der uns Heutige prophetisch anmutet. Seiner Zeit weit voraus auch das übernächste Gedicht, ein Dialog zwischen dem Druden, dem ziegenfüßigen Naturdämon, und dem Menschen. Da spricht der Drud:

> Wenn du den lezten meiner art vertriebst
> Spähst du vergeblich aus nach edlem wild
> Dir bleibt als beute nager und gewürm
> Und wenn ins lezte dickicht du gebrochen
> Vertrocknet bald dein nötigstes: der quell.

Auch Edgar Salin fühlte sich dem Neuen Reich verpflichtet und suchte dessen Gegenwelt dort, wo sein Lehrer George sie gesucht hatte. Er schreibt:

Die Schädlichkeit der modernen Wissenschaft, ihre Lebensfeindlichkeit brauchten wir nicht erst im JAHRBUCH zu lernen, das war unsere stärkste eigene Erfahrung, die beide Heyers mit immer neuen Beispielen aus den Naturwissenschaften, Hellingrath und viele Andere aus den sogenannten Geisteswissenschaften erhellten. Und dass die Hochschulen nicht Pflanzstätten des lebendigen Geistes, sondern lebenswidrige Brutanstalten der allgemeinen Unbildung waren, das hatten wir ausserhalb Heidelbergs zur Genüge erlebt, und in Heidelberg selbst sorgte der Ent-Zauberer Max Weber dafür, dass wir nicht die Erscheinung Gundolfs – und in seiner Art auch Alfred Webers – in ihrer Bedeutung für die Erneuerung der überlebten, abgestorbenen Einrichtung überschätzten.

Darum ging unser ganzes Sinnen und Planen auf die Neubegründung einer Heimstätte des Geistes. Wie einst Platons Akademie, wie später die Klöster in Zusammenbrüchen der Antike abseits von Markt und Heerstrasse in entsagungsvoller Arbeit das geistige Menschentum erhöht und gerettet und die überkommenen Zeugnisse echter Bildung bewahrt hatten, so sollte, so musste nach unserm jugendlich starken und sicheren Empfinden in dieser unendlich gefährlicheren Weltstunde bald, nein: sogleich eine feste Burg des Geistes errichtet werden. Hellingrath entwarf Richtlinien, Wolfgang Heyer zeichnete Pläne, jedem von uns und jedem, den wir der neuen Welt zugehörig glaubten, wurde eine menschliche und fachliche Aufgabe zugeteilt.[12]

Wenn Edgar Salin die Rolle Heidelbergs als geheimer Hauptstadt dieses Reiches mit dem Weltkrieg enden läßt, so vermutlich, weil die Freunde Hellingrath 1916 und Wolfgang Heyer 1917 gefallen waren. Die treuen Gefolgsleute Georges Graf Bernhard von Uxkull-Gyllenband und Adalbert Cohrs wa-

---

[12] Op. cit., S. 130.

ren 1918 an der holländischen Grenze aus dem Leben geschieden. Der Krieg hatte tief in das Gefüge des Dichter-Staates eingegriffen.

Auch Edgar Salin war zu den Waffen geeilt und schwer verwundet worden. Als er nach Heidelberg zurückgekehrt war, besuchte ihn George in seinem geräumigen, stillen Zimmer, das er nun in der Zähringerstraße 33 bewohnte.[13]

Damals, 1919, erlebte Heidelberg eine Sternstunde des Geheimen Reiches, als in der Villa Lobstein, vor dem Eingang zum Schloß, George mit einer stattlichen Zahl begeisterter Jünglinge zu Pfingsten ein „Seelenfest" im Geiste Platons feierte.[14] Percy Gothein erinnert sich an eine Äußerung des Meisters, während seine Gefolgschaft über die breiten Treppen in den Park hinabstieg:

Ach wie habt ihr's gut in eurer jugend. Daran hätten wir früher nie denken können. Die jungen späterer zeiten werden staunen über das, was ihr erlebt habt und was sich lange so nicht wiederholen wird. Sie werden zu euch wie zu einem heroenalter hinaufblicken.[15]

Edgar Salin wenigstens ließ die Hochtage Heidelbergs nach dem „glücklichen Sommer von 1914" enden. Es bleibt die Frage, wann sie für ihn begonnen haben. Gundolf und George allein scheinen für sie nicht repräsentativ gewesen zu sein, wenn die geheime Hauptstadt im August 1914 ihr Ende findet. Wir müssen vermuten, daß Salin auch an sich und die genannten drei Freunde denkt.

Er hatte, Student in Heidelberg, Stefan George erstmals „an einem heißen Frühlingsmittag des Jahres 1913" gesehen, als der Dichter, trotz der Hitze „federnden Ganges, leichten Schrittes", von der Hauptstraße in die Akademiestraße einbog.

Eine dünne gelbe Seidenjacke wehte um den schlanken Körper; ein grosser Hut sass seltsam leicht und fremd auf seinem Kopf und dichtes braunes Haar quoll darunter hervor. Und in der Hand wirbelte ein kleiner, dünner Stock, – war es der Stab des Merkur, war es eine menschliche Gerte?

---

[13] Ebenda, S. 36 u. 307. Es war am 21. Mai 1919. – Von 1912 bis 1914 hatte Salin in der Pension Bezner, Gaisbergstraße 16a, gewohnt und dort die schönsten Freundesstunden verbracht. George hatte scherzend vom Salinianum gesprochen. Während des Krieges und wieder seit 1920 bewohnte der Meister selbst in der Pension ein Doppelzimmer im zweiten Stock, „aus dessen Fenstern sich ihm der Blick auf zwei Strassen und auf den steil ansteigenden Gaisberg bot". (S. 31 f. u. 306.) Die unverändert erhaltene Gaisbergstraße 16a ist den George-Stätten Heidelbergs noch hinzuzufügen.

[14] Es waren Friedrich und Ernst Gundolf, Ernst Glöckner, Berthold Vallentin, Woldemar Graf von Uxkull-Gyllenband, Erich Boehringer, Ernst Morwitz, Percy Gothein und Ludwig Thormaehlen. Siehe Robert Boehringer, *Mein Bild von Stefan George*. München/Düsseldorf: Helmut Küpper vormals Georg Bondi, 1951, S. 178 f. Die Tafeln 130 und 131 zeigen die Runde im Lichtbild.

[15] Zitiert von Franz Schonauer in *Stefan George in Selbstzeugnissen und Bilddokumenten*. Reinbek bei Hamburg: Rowohlt Taschenbuch Verlag, 1960, S. 137.

Der Hauch einer höheren Welt hatte den Berichterstatter gestreift.[16] Im selben Jahr 1913 vertauschte Dr. Norbert von Hellingrath seinen Wohnsitz München mit Heidelberg. So deutet manches darauf hin, daß die Neckarstadt erst seitdem, also nur für eineinviertel Jahr, die geheime Hauptstadt des Geheimen Deutschland war, für eine Frist, die sich in der Rückschau Edgar Salins zu „Jahren" rundete.

---

[16] Op. cit., S. 11 f.

Kurpfälzisches Museum: Heidelberger Stadtgeschichte

Von Frieder Hepp

Die Stadtgeschichtliche Abteilung ist die jüngste Abteilung des Kurpfälzischen Museums. Sie wurde am 22. September 1996 im Rahmen des 800jährigen Stadtjubiläums von Frau Oberbürgermeisterin Weber als Dauerausstellung der Öffentlichkeit übergeben. Mit dieser Eröffnung fand nach 15jähriger Bauzeit die Umgestaltung des Kurpfälzischen Museums seinen Abschluß.[1]

Auf zwei Stockwerken, in neun Räumen mit insgesamt mehr als 600 qm werden Brennpunkte der historischen, wirtschaftlichen, sozialen und kulturellen Entwicklung Heidelbergs aufgezeigt. Diese ist für die Zeit vom 14. bis zum 18. Jahrhundert vor allem geprägt von dem Status Heidelbergs als Residenzstadt der Kurfürsten von der Pfalz. Daneben gewinnt die 1386 gegründete Universität als älteste deutsche Hochschule zentrale Bedeutung für die stadthistorische Entwicklung. Insbesondere ab dem 19. Jahrhundert bestimmt sie vor allem das bürgerliche Leben Heidelbergs. Dies spiegelt sich in der Sammlung des Kurpfälzischen Museums wider und fand seinen Niederschlag auch in der Konzeption der stadtgeschichtlichen Dauerausstellung, die sich einerseits in das seit 1984 in mehreren Teilschritten verwirklichte Ausstellungskonzept des Kurpfälzischen Museums ergänzend einfügen wollte, andererseits aber sowohl thematisch als auch formal ein eigenständiges Profil erhalten sollte und sich drittens mit den vorhandenen räumlichen Kapazitäten im Erd-

---

[1] Vgl. hierzu Bahns, Jörn, Kurpfälzisches Museum der Stadt Heidelberg, in: Die großen Museen im Rhein-Neckar-Dreieck. Hrsg. vom Arbeitskreis Rhein-Neckar-Dreieck/Hans Joachim Bremme, Heidelberg 1995, S. 13–39. Ders., Heidelberg als Museumsstadt. Das Kurpfälzische Museum und andere Sammlungen, in: Heidelberg. Geschichte und Gestalt. Hrsg. von Elmar Mittler, Heidelberg 1996, S. 434–457. Das Kurpfälzische Museum im neuen Gewand. Dokumentation zur Wiedereröffnung am 24. März 1984. Bearb. von Günter Heinemann, Dieter Quast und Jörn Bahns, Heidelberg 1984. Neukonzeption und Gestaltung des Kurpfälzischen Museums (1967–1996), hrsg. von Peter Blum und Vincent Rexroth. Sonderveröffentlichungen des Stadtarchivs Heidelberg; Nr. 4, Mannheim 1996.

geschoß und Kellerbereich des Palais Morass sowie deren denkmalpflegeri-
schen und konservatorischen Vorgaben abfinden mußte.[2]

Lapidarium
Seindenkmäler aus der Stadtgeschichte

Der Rundgang beginnt im gewölbten Hauptkeller des von dem Mainzer Architekten Johann Adam Breunig 1715 errichteten barocken Palais Morass. Ein
Holzmodell der wittelsbachischen Kernaltstadt,[3] nach den frühen Ansichten
Sebastian Münsters (1488–1552) und Matthaeus Merians (1593–1650) gearbeitet (Abb. 1), veranschaulicht die Herkunftsorte der hier versammelten steinernen Zeugen der Stadtgeschichte aus der Zeit zwischen dem 13. und dem
18. Jahrhundert. Es handelt sich hierbei um spätmittelalterliche Epitaphien

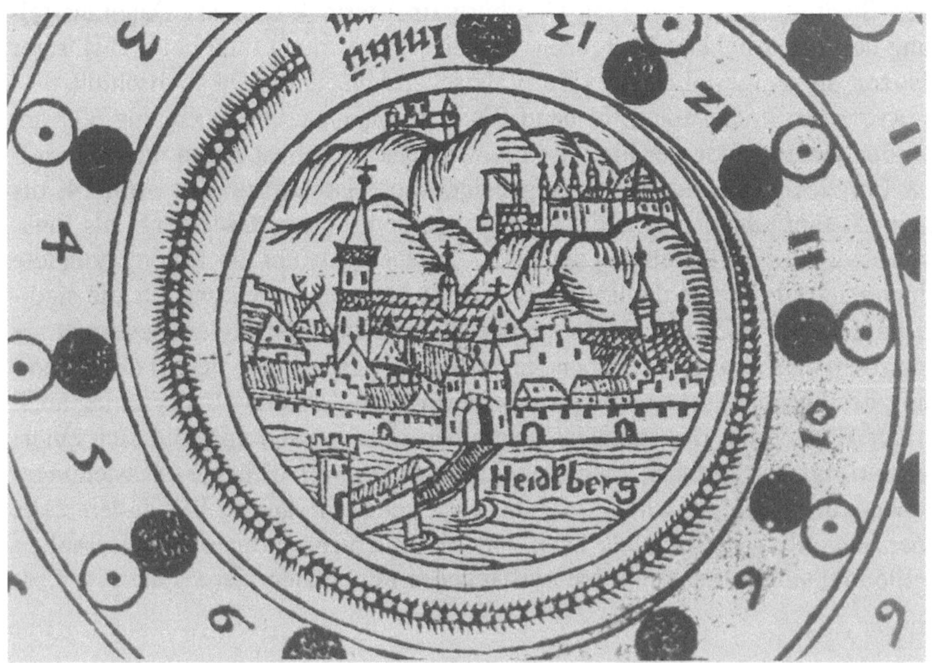

Abb. 1. Erste Ansicht Heidelbergs, Sebastian Münster (1488–1552), Holzschnitt aus dem Calen-
darium Hebraicum 1527, Archiv der Stadt Heidelberg, B 37

---

[2] Hepp, Frieder, Die Stadtgeschichtliche Abteilung, in: Neukonzeption und Gestaltung des
Kurpfälzischen Museums (1967–1996), S. 67–73.
[3] Vgl. hierzu Benner, Manfred/Wendt, Achim, „Heidelberg Incognita". Archäologische und
bauhistorische Ergebnisse zu den Anfängen Heidelbergs, in: Heidelberg. Jahrbuch zur Geschichte der Stadt, hrsg. vom Heidelberger Geschichtsverein, Jg. 1, 1996, Heidelberg 1996,
S. 61–102.

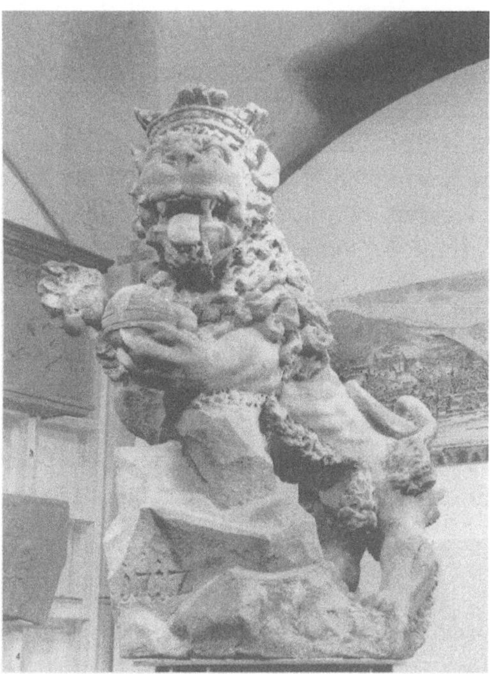

Abb. 2. Löwe vom Brunnen auf dem Universitätsplatz, Roter Sandstein, 1712, Kopie von 1903 im Lapidarium des Kurpfälzischen Museums, Foto: Hubert Vögele

und Schlußsteine aus dem ehemaligen Augustinerkloster am heutigen Universitätsplatz, um Grabsteine aus dem Friedhof der Peterskirche sowie um Architekturteile von abgerissenen oder während des Orléansschen Erbfolgekriegs 1689 und 1693 zerstörten Bürgerhäusern.[4] Ferner stehen in diesem Lapidarium frühbarocke Skulpturen wie der Löwe vom Universitätsbrunnen (Abb. 2), der Erzengel Michael und der Heilige Joseph vom Findelhaus in der Neugasse, zwei Hausmadonnen aus der Hauptstraße sowie ein Grenzstein der Heidelberger Studentenjagd aus dem Jahr 1790.

Eine eigene Sektion behandelt die im 14. Jahrhundert entstandene Bergstadt unterhalb des Schlosses, in der bis zur Auflösung im Jahr 1743 meist Hofbedienstete und „arme Leut" wohnten. Wappensteine und ein seltener Gerichtsstein stammen aus dieser Zeit.

---

[4] Vgl. u.a. Christ, Karl, Aus dem Heidelberger Lapidarium, Sonderdruck erschienen im „Heidelberger Tageblatt", 1908; Oechelhäuser, Adolf von, Die Kunstdenkmäler des Amtsbezirks Heidelberg. Tübingen 1913. Neumüllers-Klauser, Renate, Die Inschriften der Stadt und des Landkreises Heidelberg, Die Deutschen Inschriften 12, Heidelberger Reihe 4, Stuttgart 1970. Dies., Kleine Heidelberger Lapidar-Chronik. In: Heidelberg – Geschichte und Gestalt. Hrsg. von Elmar Mittler, Heidelberg 1996, S. 88–105.

Die Alte Brücke

Von spätbarocker Bildhauerkunst in Heidelberg zeugen im zweiten Raum des
Lapidariums die steinernen Großplastiken der Alten Brücke.[5] Aus der Werk-
statt des pfälzischen Hofbildhauers Franz Konrad Linck (1730–1793) stehen
hier die Statuen des Kurfürsten Carl Theodor und der Göttin Minerva nebst
ihren acht Assistenzfiguren. Ferdinand Kobells (1740–1799) Bilderzyklus des
Eisgangs von 1784 zeigt die verheerenden Folgen der Naturkatastrophe, die
zum Bau des berühmten Wahrzeichens der Stadt führten (Abb. 3). Die monumentale Statue des Nepomuk, die beim Eisgang 1784 angeblich von Fischern
aus den Fluten des Neckars gerettet wurde, steht im Blickpunkt der Halle.
Weitere Skulpturen aus dieser Zeit sind der Herkules vom Marktplatz
(Abb. 4) und die Kopie einer Büste des Kurfürsten Johann Wilhelm (1658–
1716), unter dessen Regentschaft sich der barocke Wiederaufbau Heidelbergs
in der noch heute für das Stadtbild gültigen Gestalt vollzog.

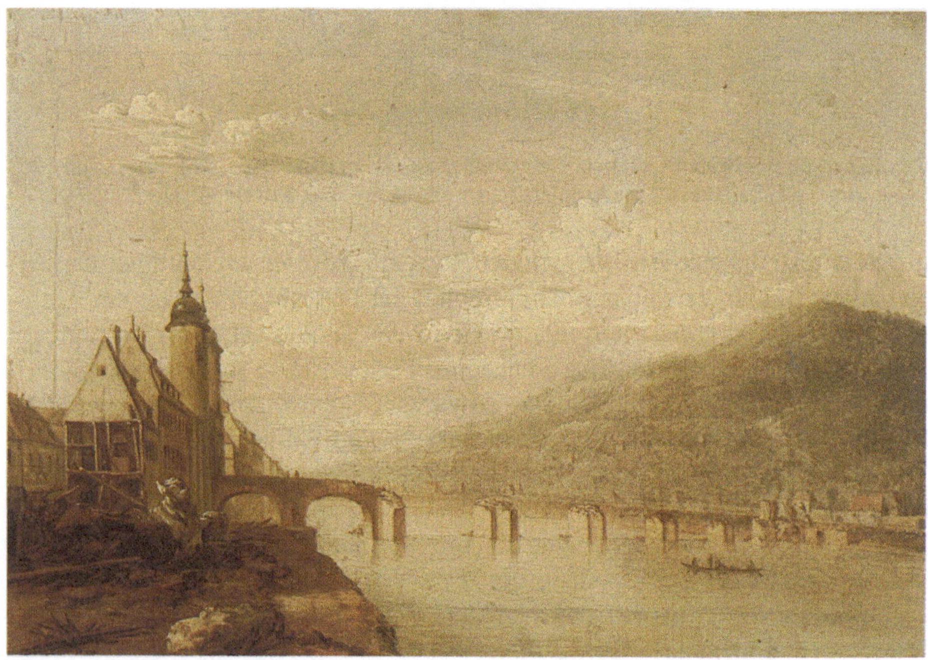

Abb. 3. Die alte Brücke in Heidelberg nach dem Eisgang 1784, Ferdinand Kobell, (1740–
1799), Öl/Lwd.; Kurpfälzisches Museum Inv. Nr. G 383

---

[5] Vgl. hierzu vor allem Prückner, Helmut (Hrsg.), Die alte Brücke in Heidelberg 1788–1988.
Heidelberg 1988.

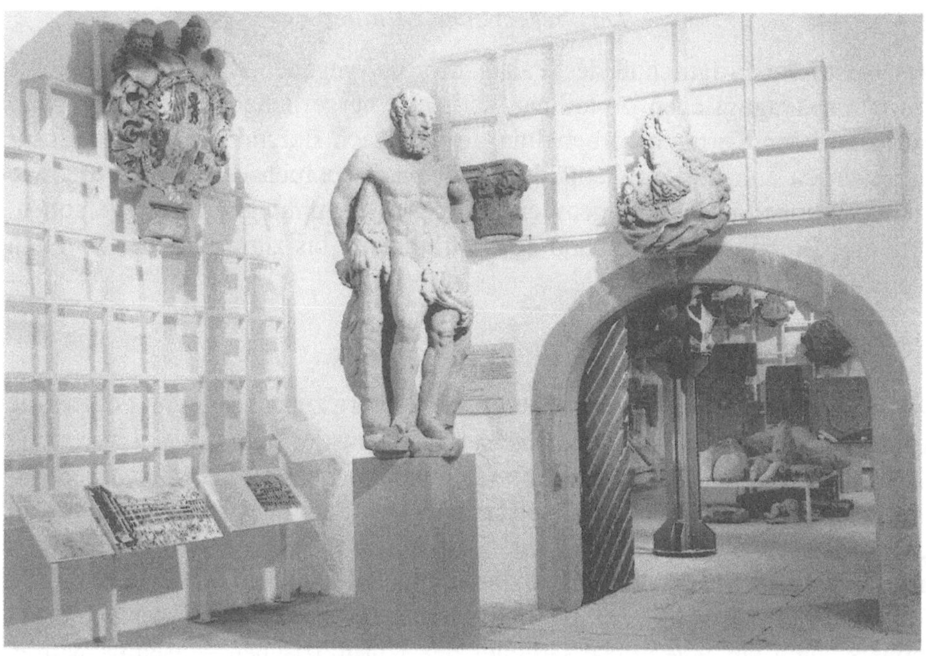

Abb. 4. Herkules vom Marktplatz, Heinrich Charrasky (1659–1710). Gelber Sandstein, 1701, Kurpfälzisches Museum Inv. Nr. PS 30

Leben in Heidelberg um 1600

Einblick in großbürgerliche Haushalte und Handwerksbetriebe des 14. bis 18. Jahrhunderts ermöglichen die sog. „Kornmarktfunde" im dritten Raum des Untergeschosses. Sie stammen aus den archäologischen Ausgrabungen von 1986/87 unter dem Kornmarkt und dem Hotel „Prinz Carl", die Reste eines Spitals, eines Pfründhauses und vor allem den Inhalt mehrerer Abfallschächte, sog. Latrinen, zutage gefördert hatten.[6] Neben einer repräsentativen Auswahl von Funden aus Glas, Holz und Keramik wird in exemplarischer Form das „Leben in Heidelberg um 1600" durch die Rekonstruktion einer Küche mit Feuerstelle, Möbeln und Hausrat gezeigt. Eine maßstabsgetreu nachgebaute Latrine im Längsschnitt dokumentiert die frühneuzeitliche Abfall- und Entsorgungspraxis, während ein Modell des ehemaligen Pfründhauses am Kornmarkt einen lebendigen Bezug zum früheren Alltagsleben in Heidelberg herstellt.

---

[6] Vor dem großen Brand: Archäologie zu Füßen des Heidelberger Schlosses. Ausstellungskatalog hrsg. vom Landesdenkmalamt Baden-Württemberg, Stuttgart 1992.

Das bürgerliche Zeitalter

Das westliche Erdgeschoß des Palais Morass, gegenüber der Malstube der
Museumspädagogischen Abteilung, ist dem bürgerlichen Heidelberg nach
Auflösung der Kurpfalz vorbehalten. In vier nach Befund restaurierten Räu-
men werden anhand von Gemälden, Möbeln, Gebrauchsgegenständen sowie
Reproduktionen nach Vorlagen der Grafischen Sammlung wichtige Personen,
Orte und Ereignisse des 19. und 20. Jahrhunderts bis zum Ende des Zweiten
Weltkriegs behandelt.

Heidelberger Romantik

Der Beginn des 19. Jahrhunderts ist für Heidelberg zunächst geprägt durch die
Romantik, die vor allem in den Kreisen der Künstler und an der Universität
viele Anhänger fand.[7] Romantische Unternehmungen wie das Bewahren altdeutscher Kunst (Sammlung Boisserée), das Sammeln von Volksliedern
("Des Knaben Wunderhorn"), der Singkreis des Juristen Anton Friedrich
Justus Thibaut (1772–1840) sowie die Sammeltätigkeit des Grafen Charles de
Graimberg (1774–1864), der nicht nur zum Retter des Heidelberger Schlosses
sondern auch der eigentliche Gründer des Kurpfälzischen Museums wurde,
kommen hier zur Sprache.

Andererseits stellen der Übergang Heidelbergs und der Kurpfalz an Baden
sowie die Folgen der napoleonischen Eroberungskriege eine gewaltige Phase
des Umbruchs in wirtschaftlicher, politischer und technischer Hinsicht dar.
Die Ambivalenz dieser Zeit zeigt sich an dem vermehrten Auftreten soge-
nannter Räuberbanden, festzumachen an dem Hochgerichtsprozeß gegen den
Räuber Hölzerlips und seine Mannen auf dem Heidelberger Marktplatz am
31. Juli 1812, den Friedrich Rottmann (1768–1816) in seinem berühmten
Aquarell festgehalten hat (Abb. 5). Die Leibfessel, mit welcher der zum Tode
Verurteilte zur Hinrichtungsstätte vor den Stadttoren geführt wurde, gehört zu
den ältesten Beständen der städtischen Sammlung.[8]

1815 wurde Heidelberg mit dem Durchzug der alliierten Truppen gegen
Napoleon für fast zwei Monate zum politischen Mittelpunkt Europas. Nachdem die badische Landwehr und die gesamte bayerische Armee durch Heidelberg gezogen waren, folgten am 24. Mai 1815 die Österreicher unter dem kaiserlichen Feldmarschall Fürst Karl von Schwarzenberg. Dieser wohnte im

---

[7] Strack, Friedrich (Hrsg.), Heidelberg im säkularen Umbruch. Traditionsbewußtsein und
Kulturpolitik um 1800. Deutscher Idealismus. Philosophie und Wirkungsgeschichte in Quellen und Studien Bd. 12. Stuttgart 1987.

[8] Mays, Albert, Erklärendes Verzeichnis der städtischen Kunst- und Alterthümersammlung zur
Geschichte Heidelbergs und der Pfalz im Friedrichsbau des Heidelberger Schlosses, Heidelberg 1/1881, Nr. 931, S. 125 „Eiserne Zwangsjacke des Raubmörders Hölzerlips, hingerich-
tet in Heidelberg 1812".

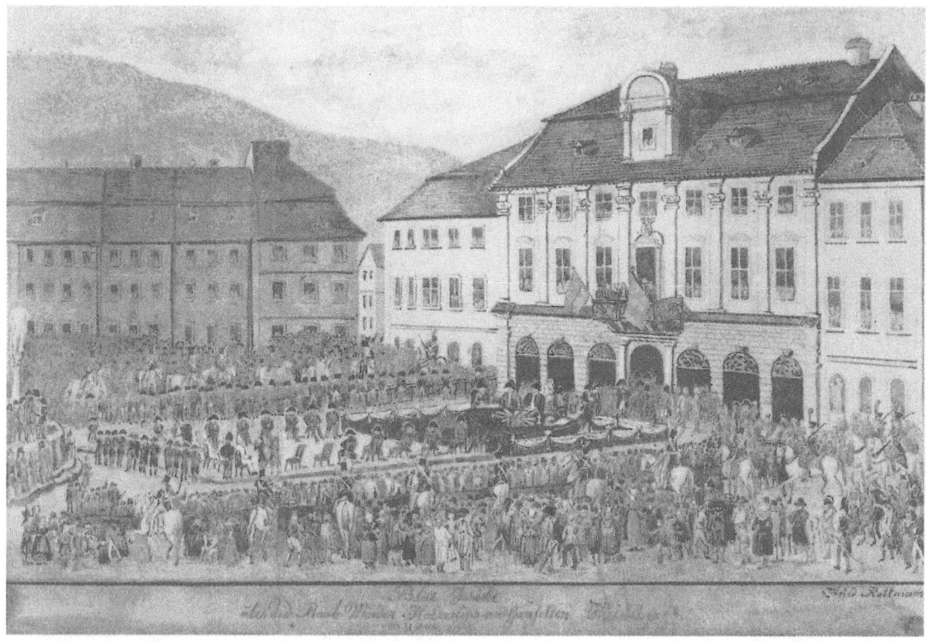

Abb. 5. Blutgericht über den Hölzerlips und seine Gesellen auf dem Heidelberger Marktplatz, Aquarell von Friedrich Rottmann (1768–1816), 1812, Kurpfälzisches Museum Inv. Nr. Z 2980

Zyllenhardtschen Haus, dem Hauptgebäude des heutigen Kurpfälzischen Museums, und erhielt zur Begrüßung einen großen Fackelzug durch die Studenten. Am 5. Juni bezog Franz I., Kaiser von Österreich seine Unterkunft am Karlsplatz im heutigen Gebäude der Akademie der Wissenschaften. Dort wurde er vom badischen Großherzog Karl empfangen; abends kam Zar Alexander I. von Rußland in die Stadt. Die Truppenparade der russischen Husaren auf dem Karlsplatz hat wiederum Friedrich Rottmann mit seinem Zeichenstift geschildert (Abb. 6).

Revolution 1848/49

Nach der Niederlage Napoleons bei Waterloo ersetzte der Wiener Kongreß 1815 das untergegangene Heilige Römische Reich Deutscher Nation durch den Deutschen Bund. Dieses restaurative Staatengebilde entsprach jedoch nicht den Erwartungen vieler aus den Befreiungskriegen in die Hörsäle der Universitäten zurückgekehrten Studenten, die in der Hoffnung auf einen freigewählten deutschen Einheitsstaat die Waffen gegen Napoleon ergriffen hatten.

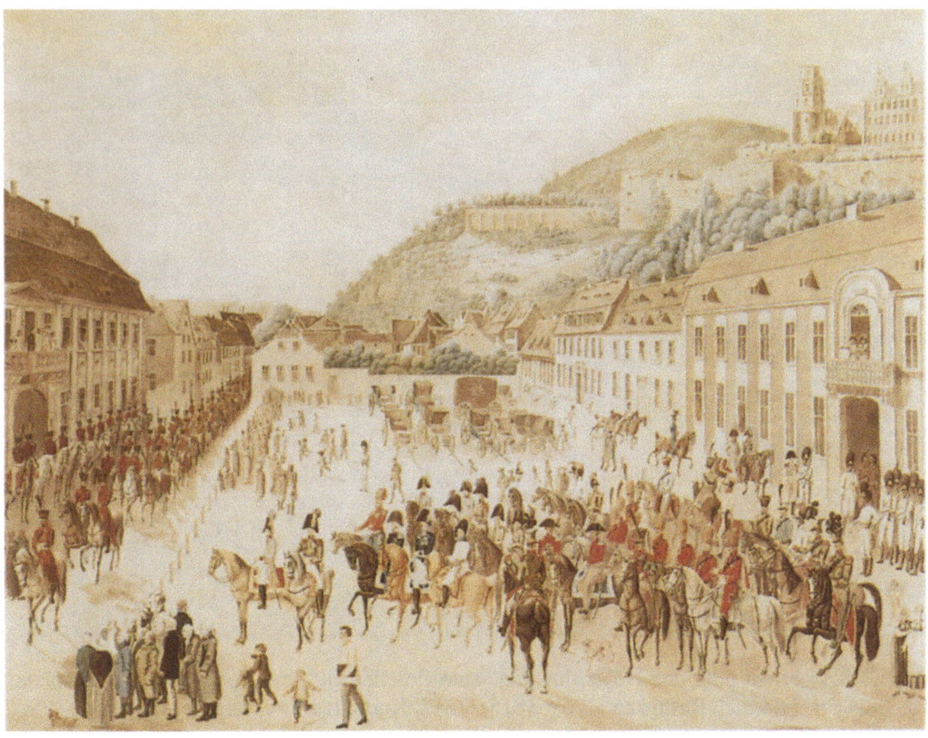

Abb. 6. Einzug der Russen in Heidelberg im Juni 1815, Aquarell von Friedrich Rottmann (1768–1816); Kurpfälzisches Museum Inv. Nr. Z 1465

Das Porträt des Studenten Carl Sand (1795–1820) und eine Locke seines Haares erinnern an dessen Mordanschlag auf den russischen Staatsrat Kotzebue, der in den Augen der liberal-demokratisch gesinnten Studenten der Exponent obrigkeitsstaatlicher Unterdrückung war. Auf Veranlassung Metternichs erfolgte daraufhin in den Karlsbader Beschlüssen die offizielle Auflösung der Burschenschaften und Corps, die Entlassung „revolutionär" gesinnter Lehrkräfte an den Hochschulen sowie eine Vorzensur für Zeitungen und kleinere Schriften.

Vor diesem Hintergrund drängte es breite Bevölkerungskreise nach Teilnahme und Mitwirkung am öffentlichen Leben. Wie andernorts auch kam es in Heidelberg zu zahlreichen Vereinsgründungen und Interessenszusammenschlüssen für die verschiedenen Lebensbereiche („Museumsgesellschaft" 1828, „Harmonie" 1832, Gesangsverein „Eintracht" 1844). 1846 konstituierte sich der Heidelberger Turnverein mit 340 Mitgliedern. Der Verein bot Studenten und Professoren, der Handwerkerjugend und den Bürgersöhnen ein Forum gegen die als erdrückend empfundenen gesellschaftlichen Verhältnisse. Eine Lithographie zeigt das Fest, mit dem der Turnverein 1847 den Jahres-

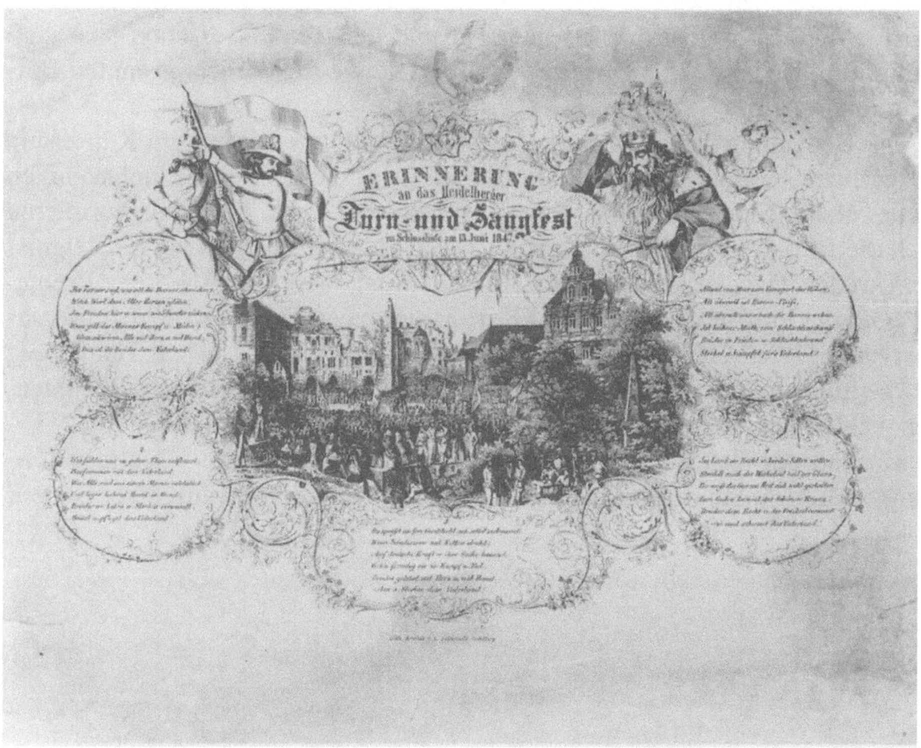

Abb. 7. Erinnerung an das Heidelberg Turn- und Sangfest im Schlosshofe am 13. Juni 1847, unbekannter Lithograph, Kurpfälzisches Museum Inv. Nr. S 2973

tag seiner Stiftung beging, zu dem von auswärts die Scharen in einem langen Zug durch die fahnengeschmückten Straßen hinauf zum Schloß strömten (Abb. 7). Unter Kanonendonner und bengalischem Feuerwerk wurden patriotische Reden gehalten, während radikale Studenten einer fortschreitenden Politisierung und Demokratisierung das Wort redeten.[9]

Das eigentlich Neue in der Entwicklung dieser als „Vormärz" apostrophierten Zeit war die Herausbildung einer demokratischen Öffentlichkeit. Man verlangte nach Aussprache und Mitteilung, nach der Möglichkeit, sich in einem Lesezimmer durch Zeitungen von den aktuellen Vorgängen zu unterrichten. Das liberale badische Pressegesetz, das am 1. März 1832 in Kraft trat, aber bereits fünf Monate später als Reaktion auf das Hambacher Fest wieder

---

[9] Derwein, Herbert, Heidelberg im Vormärz und in der Revolution 1848/1849. Ein Stück badischer Bürgergeschichte, Neue Heidelberger Jahrbücher N.F. 1955/1956, Heidelberg 1958. Mumm, Hans Martin, Die Turnfeuerwehr und die Revolution 1848/49. Von der Löschmannschaft des Turnvereins zur freiwilligen Feuerwehr. In: Langner, Martin (Hrsg.), „Feuer schwarz": eine deutsche Feuerwehrgeschichte am Beispiel Heidelbergs. Heidelberg 1996, S. 45–62.

zurückgenommen wurde, leitete einen grundsätzlichen gesellschaftlichen
Wandel ein. Es war das erste seiner Art und ließ Zeitungen schon bald zum
Mittel politischer Aktion eines selbstbewußten wie freiheitlich gesinnten Bürgertums werden.

Die Bedeutung und die Macht des neuen Mediums Zeitung im Kampf um
bürgerliche Freiheit und nationale Einheit zeigt das von einem unbekannten
Maler stammende Ölgemälde eines Lesekabinetts (Abb. 8). Hier informieren
sich die Bürger hinter verschlossenen Türen über die revolutionären Ereignisse. Um den Tisch erkennt man u.a. Robert Blum, Karl Mathy, Lorenz Brentano, Georg Gottfried Gervinus und Karl Mittermaier. Der Geschichtsprofessor
Gervinus (1805–1871), einer der Göttinger Sieben, war 1847 in Heidelberg
Mitbegründer der „Deutschen Zeitung". Zu ihren Mitarbeitern und Redakteuren zählten namhafte Professoren wie der Jurist Karl Mittermaier (1787–
1867) und der Historiker Ludwig Häusser (1818–1867). Die „Deutsche Zeitung", deren Ankündigungsblatt vom Juni 1847 im Original ausgelegt ist, war

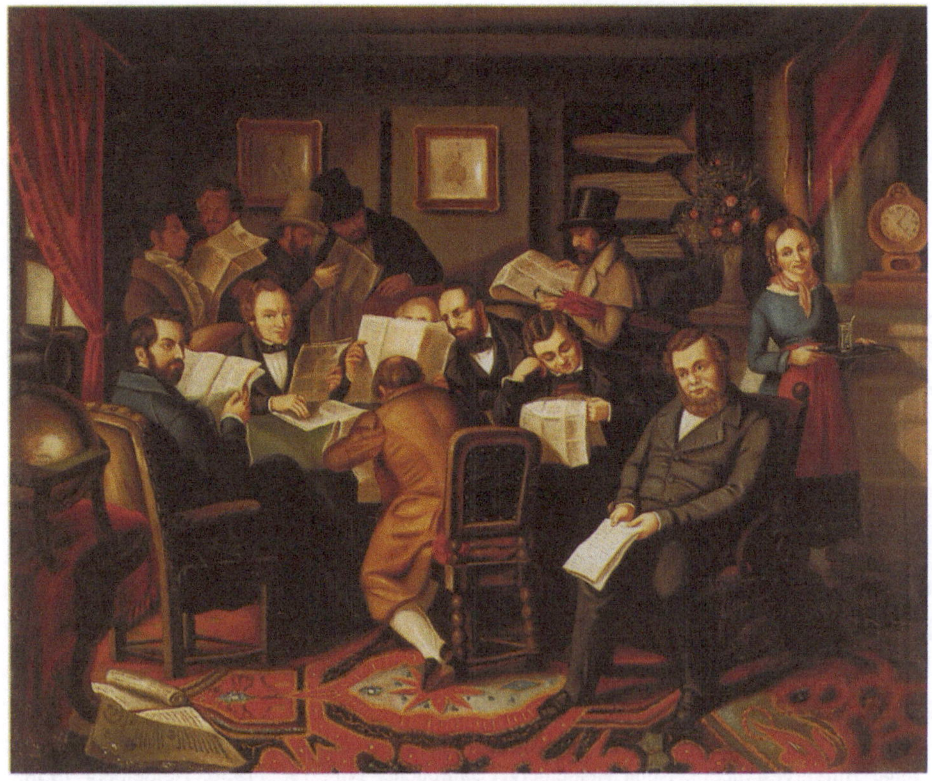

Abb. 8. Zeitungslesende Bürger „Die 1848er", unbek. Künstler um 1850, Öl auf Lwd., Kurpfälzisches Museum Inv. Nr. G 1201

das Hauptorgan jener Tage und konnte als eines der wenigen Blätter auch überregionale Bedeutung erlangen.

Ausgestellt sind ferner Schlesingers Porträt des Staatsrechtlers Karl Theodor Welcker (1790–1869), Professor an der Universität, Führer der liberalen Opposition in der 2. badischen Kammer, Mitglied des Vorparlaments, der Frankfurter Nationalversammlung und badischer Bundestagsabgeordneter, der den Antrag gestellt hatte, dem Preußenkönig Friedrich IV. die Kaiserkrone anzutragen, sowie Bronzebüste und Bürgerkrone des populären Heidelberger Bürgermeisters, „Vater" Christian Winter (1773–1858). Waren zunächst Studentenschaft und Bürgertum Träger der revolutionären Bewegung, so hatte der Drang nach Freiheit bald auch die Bauern, Gesellen und Handwerker erfaßt. In Heidelberg wurde der erste Arbeiterverein, später in Arbeiterbildungsverein umbenannt, gegründet – ein Gegenpol zur biedermeierlichen Scheinidylle, wie sie in den Werken des Heidelberger Mundartdichters Karl Gottfried Nadler (1809–1849) anklingt.[10]

Im Juni 1849 wurde Heidelberg Hauptquartier des Revolutionsheeres. Nachdem jedoch die militärische Entscheidung im Gefecht von Waghäusel am 21. Juni 1849 gefallen war, besetzte die preußische Armee Heidelberg. Die Preußen blieben bis Ende November 1850. Am 27. Juli kapitulierten die

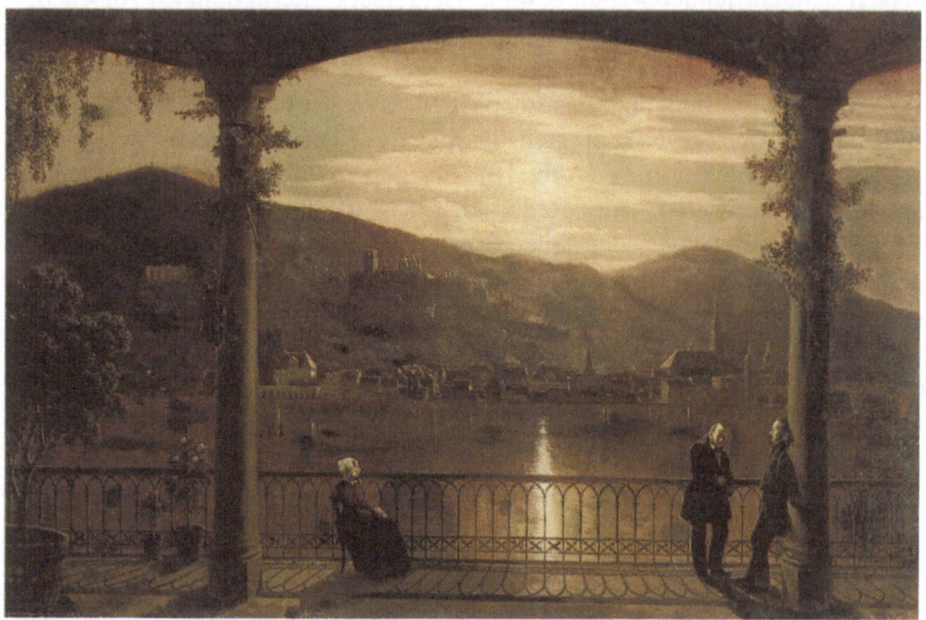

Abb. 9. Heidelberg bei Mondschein. Georg Eduard Saal (1818–1870), 1851, Öl auf Lwd., Kurpfälzisches Museum Inv. Nr. G 2488

---

[10] Mumm, Hans Martin, Der Heidelberger Arbeiterverein 1848/1849. Heidelberg 1988.

letzten Revolutionäre in der Bundesfestung Rastatt. Die Badische Revolution war zusammengebrochen. Mit der Rückkehr von Großherzog Leopold (1790–1852) nach Karlsruhe begann in Baden die Zeit der „Reaktion". Georg Eduard Saals Ölgemälde, Heidelberg bei Mondschein, das den Besuch des Historikers Gervinus bei dem Ehepaar Fallenstein im Jahre 1851 zeigt, bringt die allgemein herrschende Ruhe stimmungsvoll zum Ausdruck (Abb. 9).

Heidelberg um 1900

Das entscheidende Signal für das Hinauswachsen Heidelbergs aus seinen noch nahezu mittelalterlichen Stadtgrenzen war die Eröffnung des Bahnhofs 1846 in der westlichen Vorstadt. In der Nähe des Bahnhofs entstanden bald neue Hotels, und die „Stadt am Fluß" avancierte zur beliebten Wohnstadt vermögender Pensionäre und Rentiers.[11] Der Maler Karl Weysser (1833–1904) hielt das Sujet in einigen seiner Bilder stimmungsvoll fest.

Stadttore und Stadtmauern wurden Opfer des industriellen Fortschritts, der Ausbau des Neckarstadens trennte die Stadt von ihrem Fluß. Es entstanden als neue Stadtteile die Weststadt, Bergheim und das Klinikviertel. Die Universität wurde erweitert und neue Gebäude wie die Universitätsbibliothek, das Kurfürst Friedrich Gymnasium und die Stadthalle errichtet.

Nach der Jahrhundertwende gewann Heidelberg internationales Ansehen.[12] Persönlichkeiten wie Friedrich Gundolf (1880–1931) und Stefan George (1868–1933), Alexander von Bernus (1880–1965) und Alfred Mombert (1872–1942), vor allem aber das Ehepaar Max Weber (1864–1920) und Marianne Weber (1870–1954), prägten das geistige Klima Heidelbergs vor und nach dem Ersten Weltkrieg (Abb. 10). Für den sozialdemokratischen Justizminister und Juristen Gustav Radbruch (1878–1949) war Heidelberg „eine Arche Noah, in der von jeder neuen Spielform geistiger Menschen ein Exemplar vertreten war."[13] Andererseits war der „Geist von Heidelberg" äußerst exklusiv. Professoren und Studenten verkehrten nur mit ihresgleichen oder mit Künstlern. Weder Arbeiter noch normale „Spießbürger" wurden von dem Gros der Heidelberger Bildungselite beachtet.[14]

---

[11] Bahns, Jörn (Hrsg.), Heidelberg um 1900. Ausstellungskatalog Kurpfälzisches Museum, Heidelberg 1986.

[12] Zwischen Tradition und Moderne. Heidelberg in den 20er Jahren. Ausstellungskatalog Kurpfälzisches Museum Heidelberg 1994.

[13] Zit. nach Christian Jansen, Auf dem Mittelweg nach rechts. Akademische Ideologie und Politik zwischen 1914 und 1933. In: Buselmeier, Karin/Harth, Dietrich/Jansen, Christian (Hrsg.), Auch eine Geschichte der Universität, Mannheim 1985, S. 164.

[14] Treiber, Hubert/Sauerland, Karol (Hgg.), Heidelberg im Schnittpunkt intellektueller Kreise. Zur Topographie der ‚geistigen Geselligkeit' eines ‚Weltdorfes': 1850–1950, Opladen 1995.

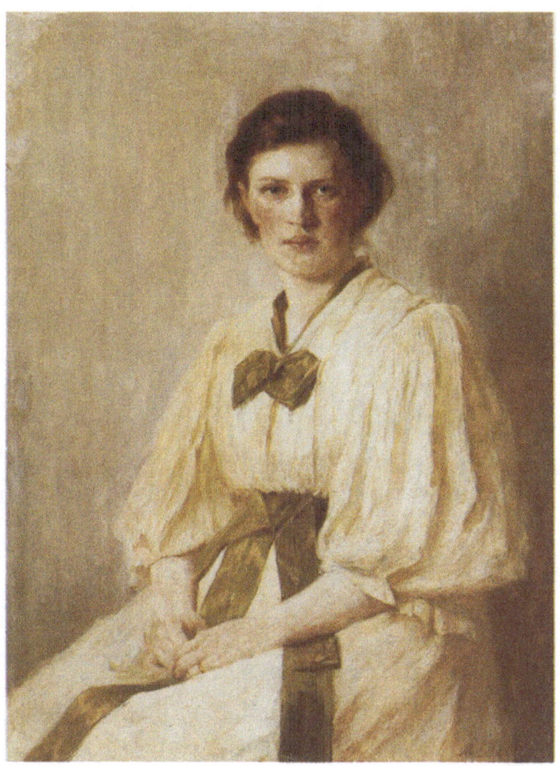

Abb. 10. Marianne Weber, geb. Schnitger, (1870–1954); Marie Davids (geb. 1874), 1896, Öl auf Lwd., Kurpfälzisches Museum Inv. Nr. G 2115

Nationalsozialismus

Obwohl Heidelberg in der Weimarer Republik als eine Hochburg liberalen Denkens galt, Zuckmayer gab der Hochschule den Titel der „fortschrittlichsten und geistig anspruchsvollsten Universität Deutschlands"[15], verhinderte dies die schnelle und radikale Machtübernahme sämtlicher Lebensbereiche der Stadt durch die Nationalsozialisten nicht. Der „Mythos Heidelberg" diente den Nationalsozialisten vor allem als Werbeträger ihres neuen Deutschlandbilds im Ausland.[16] In einer Vielzahl von vor „Kraft durch Freude" strotzender Veranstaltungen wurde Heidelberg überschwenglich als „Weltstadt des Geistes", als „lebendiger Hauch der deutschen Seele" oder als „Brennpunkt des Reichsgedankens" gefeiert. Dabei kam Heidelberg nicht zuletzt deshalb ein besonderer Stellenwert zu, weil Propagandaminister Goeb-

---

[15] Zuckmayer, Carl, Als wär's ein Stück von mir. Erinnerungen, Frankfurt a.M, 1966, S. 286.

[16] Hepp, Frieder, Verführt und verraten. Jugend im Nationalsozialismus. Bruchstücke aus der Region. Katalog der Ausstellung im Kurpfälzischen Museum, hrsg. von Jörn Bahns, Heidelberg 1995.

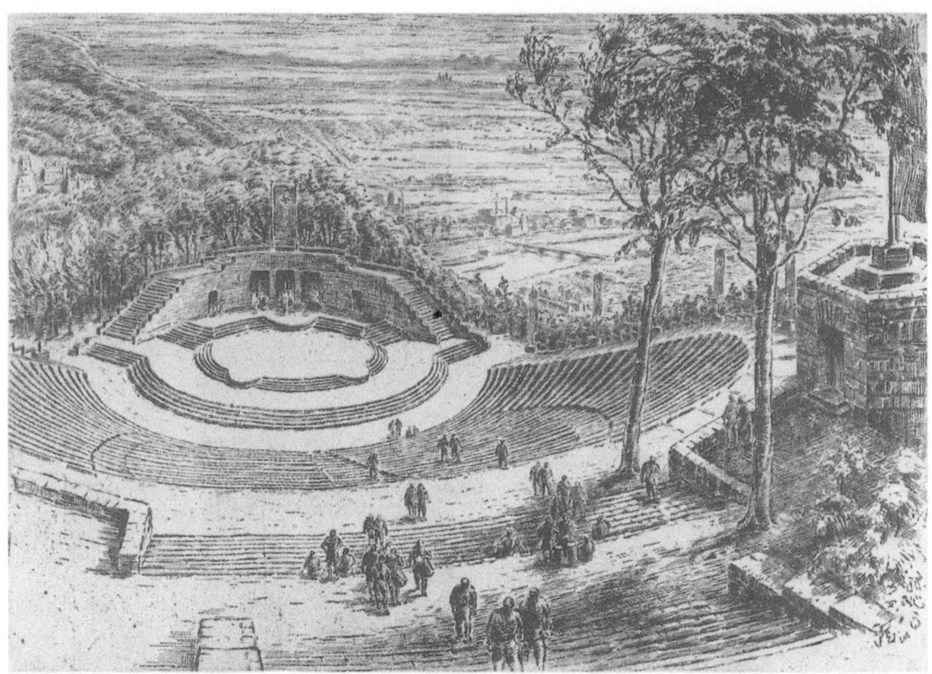

Abb. 11. Die Thingstätte auf dem Heiligenberg, unbek. Künstler, Radierung (Probedruck),
Kurpfälzisches Museum Inv. Nr. SG 3

bels an der hiesigen Universität 1922 durch den später aus dem Amt gejagten
jüdischen Literaturprofessor Max Freiherr von Waldberg zum Dr. phil. promoviert worden war. Im Schloßhof fanden 1934 erstmals die Reichsfestspiele
statt, die eine „Revolutionierung des deutschen Theaters" einleiten und
„repräsentative Zeugen" der NS-Kunstauffassung sein sollten. Auf dem Heiligenberg wurde durch den Reichsarbeitsdienst mit Unterstützung Heidelberger
Studenten die „Thingstätte" gebaut (Abb. 11), die Goebbels 1935 bei der
Einweihung als „eine wahre Kirche des Reiches" und Stätte „stein-
gewordenen Nationalsozialismus" pries.[17]
   Nicht unerwähnt bleibt der Terror der Nationalsozialisten, die Gleich-
schaltung der Institutionen, die Bücherverbrennungen, die Verfolgung und
Ermordung der politischen Gegner, der Sinti und Roma, vor allem aber die
systematische Vernichtung der Juden.[18] Die Ausstellung endet mit einem Bild

---

[17] Lurz, Meinhold, Die Heidelberger Thingstätte. Die Thingstättenbewegung im Dritten Reich:
   Kunst als Mittel politischer Propaganda, Kunsthistorisches Institut der Universität Heidelberg 10, Heidelberg 1975.
[18] Blum, Peter (Hrsg.), Geschichte der Juden in Heidelberg. Buchreihe der Stadt Heidelberg
   VI., Heidelberg 1996.

der nach Heidelberg strömenden Flüchtlinge und Kriegsinvaliden nach der Befreiung der Stadt durch die amerikanische Armee.

Universität

Zur Stadt und ihrer Geschichte gehört die Universität als prägende Institution.[19] Deshalb wird ihr zwischen Kurpfalz- und Stadtgeschichtlicher Abteilung – gleichsam als Bindeglied – ein eigener Raum gewidmet.
Gipsabgüsse der Universitätsstifter Kurfürst Ruprecht I. (1309–1350) und Großherzog Karl Friedrich von Baden (1728–1811), Büsten bedeutender Professoren und Studentica vornehmlich aus der zweiten Hälfte des 19. Jahrhunderts umgeben den Thronsessel, auf dem Großherzog Friedrich I. (1826–1907)

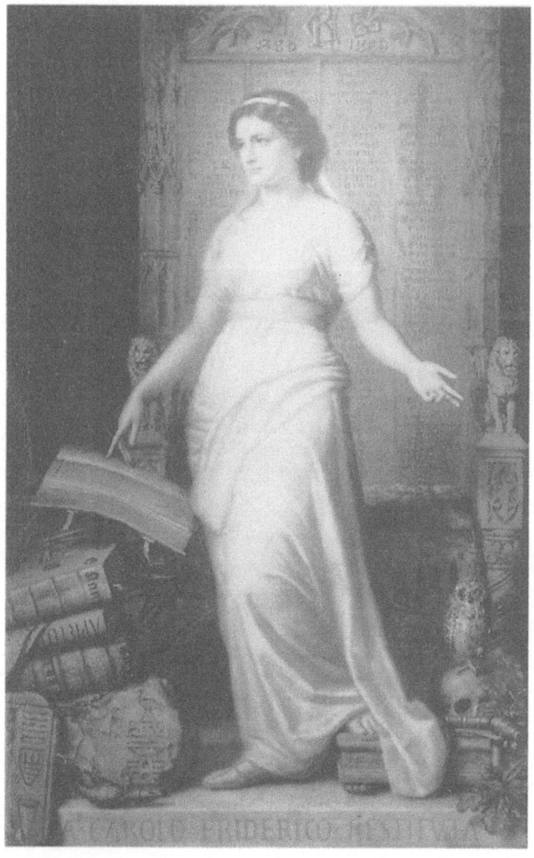

Abb. 12. Ruperto Carola, Allegorie der Universität 1886, Guido Schmitt (1834–1922), Öl auf Lwd., Kurpfälzisches Museum Inv. Nr. G 590

---

[19] Wolgast, Eike, Die Universität Heidelberg 1386–1986. Berlin-Heidelberg 1986.

als Rector magnificentissimus der 500jährigen Jubiläumsfeier 1886 in der
Alten Aula beiwohnte. Das Leporello des großen Festzugs sowie das allegori-
sche Gemälde der Ruperto Carola von Guido Schmitt (1834–1922) werfen ein
Schlaglicht auf das Bild der Hochschule am Ausgang des 19. Jahrhunderts,
ein Bild, das in nostalgischer Form von vielen Touristen noch heute mit dem
Namen „Heidelberg" assoziiert wird und wenig mit der modernen Massenuni-
versität des 20. Jahrhunderts gemein hat (Abb. 12).